U0351151

普通高等教育"十一五"国家级规划教材

全国高等医药院校教材

供临床、预防、基础、口腔、麻醉、影像、药学、检验、护理、法医等专业使用

医用物理学

第 4 版

主　编　武　宏

副主编　唐伟跃　李乐霞　刘凤芹　计晶晶

编　者　（按姓氏笔画排序）

马远新　新疆医科大学

方立铭　皖南医学院

计晶晶　包头医学院

邓　玲　第三军医大学

吕小云　青海大学

刘凤芹　山东大学

刘婉华　郑州大学

汤乐民　南通大学

李乐霞　宁夏医科大学

吴明海　山东大学

武　宏　山东大学

唐伟跃　郑州大学

盖志刚　山东大学

程桂平　皖南医学院

科 学 出 版 社

北　京

内 容 简 介

医用物理学是物理学的重要分支学科,是物理学与医学相结合所形成的交叉学科,是医学专业学生的必修课程。本书在内容上,既保持了物理学的系统性、完整性和科学性,又注重了其与医学的有机结合。本书包含了力学基本定律、物体的弹性、流体的运动、分子动力学、热力学基础、振动、波动、声学、电学、磁学、直流电、光学、激光、X 射线、原子核和放射性、量子基础等物理知识的内容,同时还包括以上物理知识在医学中的应用,例如肌肉、骨骼的力学性质,血液的流动,呼吸系统气体的流动,听觉的物理过程及听力测试,人体导电性、心电、脑电、电生理有关知识以及 X 射线、原子核的放射性,激光等在医学中的应用。本书对每章提出了明确的教学与学习要求,并给出了相当数量的思考题、习题,以便更好地帮助学生理解和掌握各章的知识。

本书适用于高等医药院校及综合大学五年制和七、八年长学制学生,也可供医药院校其他专业、生命科学有关专业的师生和研究者使用。

图书在版编目 (CIP) 数据

医用物理学 / 武宏主编 . —4 版 . —北京:科学出版社,2015.6
普通高等教育"十一五"国家级规划教材 · 全国高等医药院校教材
ISBN 978-7-03-044710-4

Ⅰ.①医… Ⅱ.①武… Ⅲ.①医用物理学–医学院校–教材 Ⅳ.①R312

中国版本图书馆 CIP 数据核字(2015)第 124220 号

责任编辑:胡治国　王　超 / 责任校对:陈玉凤
责任印制:徐晓晨 / 封面设计:范璧合

科学出版社 出版
北京东黄城根北街 16 号
邮政编码:100717
http://www.sciencep.com

北京虎彩文化传播有限公司 印刷
科学出版社发行　各地新华书店经销
*
2000 年 8 月第　一　版　开本:787×1092　1/16
2015 年 6 月第　四　版　印张:21 1/2
2018 年 8 月第十三次印刷　字数:510 000
定价:49.80 元
(如有印装质量问题,我社负责调换)

第4版前言

本教材是在第3版普通高等教育"十一五"国家级规划教材的基础上修订而成。

依据当前高等医学教育的需求,参考国内外相关教材及来自国内十几所高校一线教师的教学经验,对第3版的内容进行了调整、充实和提高。

本版添加了分子动理论、热力学基础两章,将原第3章"液体的表面现象"并入本版第四章"分子动理论",使内容结构更系统、更完善、更科学。在内容的广度和深度得到进一步提升,更好地体现了先进性、科学性和实用性。

本教材仍保持了原有的风格和特点,但教材体系和知识结构更趋系统和完善。教材内容的宽度和深度比上版有所增加,这为教师确定教学内容提供了较大的选择空间。

全书调整后共15章,适用于高等医药院校五年制和七年八年制医学、口腔、预防医学、卫生检验、护理等专业。还可作为与生命科学相关专业师生、研究人员的教学和科研参考书。

由于水平有限,难免有错漏和不妥之处,恳请读者批评指正。

编　者
2014 年 12 月

第 3 版前言

本书是在 2004 年出版的 21 世纪高等医学院校教材《医用物理学》(第 2 版)的基础上修订而成。从 2000 年出版第 1 版至今,本书多次印刷,深受广大读者的欢迎。本次修订的出发点主要有两个:一是本书被选为普通高等教育"十一五"国家级规划教材,应按照规划教材的要求进行修订;二是医用物理学是医学生学习医学基础课与专业课的必修基础课程,由于现代物理学的研究方法和技术在医学中的应用发展十分迅速,针对我国目前医用物理学教育现状以及 21 世纪高等医学教育的要求,对第 2 版的内容进行调整、充实和提高亦十分必要。

本书的修订工作主要体现在以下几个方面:

(1) 调整了章节结构。由原书的 11 章扩充为 14 章。在本书中,原第 1、2、3、5、6、7、10 章内容与原书基本相同,并相应调整成第 1、3、4、7、8、9、13 章;保留原书第 4 章中的振动,调整成第 5 章,抽出波动和声经过扩充后形成第 6 章;原书第 8、9、11 章分别调整为第 11、10 和第 14 章。

(2) 增加了新的章节。在第 3 版中新增了相对论(第 2 章)和量子力学基础(第 12 章)。

(3) 充实了部分章节内容。在第 1 章中增加了质点的运动、旋进;在第 5 章中增加了阻尼振动、受迫振动、共振;在第 11 章充实了光学的生物医学应用;在第 14 章中新增了电离生物效应及发生机制等。另外,为更好地体现教材的先进性、科学性和实用性,突出高等医药院校物理学的特点,修订时注重了物理原理在临床诊断与治疗中应用的新进展,将近几年快速发展的物理学在生物医学方面的新技术应用充实到相关章节,包括电磁定位、外科手术导航系统、光学分子成像、光学相干断层成像、核医学功能成像及应用、功能测定及应用、物理新技术疾病治疗等。

第 3 版教材仍保持了原有的风格和特点,但教材体系和知识结构更趋系统和完善。教材内容的宽度和深度比原书略有增加,这为教师确定教学内容提供了较大的选择空间。

第 3 版教材概念明确,重点突出,各物理量及其单位、符号均按《中华人民共和国标准——量和单位》标定,全书符号、名称、单位前后一致,构成一个完整体系。

本书适用于高等医药院校及综合大学五年制和长学制学生,并可作为与生命科学相关专业师生、研究人员的教学和科研参考书。

在本书修订期间,得到山东大学领导、物理学院领导、教务处以及各位编者所在学校领导的关心支持,得到科学出版社领导和责编大力支持和热心指导,在此一并表示感谢。

由于编者水平有限,书中难免有错漏和不妥之处,恳请读者批评指正。

编 者

2008 年 12 月

第 2 版前言

本教材依据卫生部医用物理学教学大纲,参考国内外有关教材,以第1版为基础,并结合我们的教学经验编写而成。在内容的广度、深度上有一定提升。其特点是针对我国目前医学教育现状及培养医学专业学生的自然科学思维能力,围绕当前提高学生素质教育的目标,精选内容、突出学生能力的培养。由于教学时数的限制和学生打好三基(基础理论、基本知识和基本技能)的特定要求,其内容以高中物理学为起点,重点讲述和医学关系密切的物理学内容,并适当地介绍当前物理学在医学应用中的新进展。

由于水平有限,不妥之处在所难免,恳请批评指正。

编 者

2003 年 9 月

目　　录

绪　　论

医用物理学是医学专业学生的基础课之一。开设这门课的目的是根据专业培养目标的要求,在中学物理学的基础上,进一步深化物理概念和物理规律,扩大物理知识的领域,为学习现代医学打下必要的物理学基础。要学好这门课,首先要了解物理学研究的对象、方法及其与医学的关系。

一、物理学研究的对象

物理学是研究最普遍、最基本的物质运动形态的科学,是探索物质运动规律、物质结构及相互作用的科学。物质是在人们周围存在着的客观实体,从粒子、原子、分子到宇宙天体,从蛋白质、细胞到人体,从电磁场到引力场都是物质。所有物质都在不停地运动和变化着,运动是物质存在的形式,是物质的固有属性。因此,物理学研究的领域非常宽广,如自然界和人类活动中最常见的机械运动、分子热运动、电磁变化、原子和原子核的运动等都属于物理学研究的范畴。物理学研究的范围在空间尺度上所涉及的从小到质子半径10^{-15}m,大到可观测到最远类星体的距离10^{26}m;在时间尺度上从短到10^{-25}s的最不稳定的粒子的寿命,直到长达10^{39}s的质子寿命。物理学所研究的运动形式,普遍存在于其他高级、复杂的物质运动形式之中。生命现象是物质世界中的高级运动形态,不管生命活动多么复杂,其中也必定涉及一些物理现象。例如,细胞、分子、电子之间都遵守万有引力定律;人体的代谢遵从能量守恒和转换定律;生物电的电学性质符合电磁学的规律等。因而,物理学是自然科学和工程技术的基础,也是医学的基础。

二、物理学与医学的关系

生产实践和科学实践是物理学发展的动力,反过来物理学的成就又促进了生产实践和科学实践的发展。物理学与医学的关系也不例外。物理学的一些新发现,为医学的发展提供了理论基础和手段。反过来,医学的不断发展,又向物理学提出了新的课题。它们互相促进,互相推动。

医学是以人为对象的生物科学。它所研究的是属于高级的、复杂的物质运动形态——生命现象。这些运动形态是以物理学和化学的运动形态为基础的。因此,不掌握物理学的基本规律,就无法深入了解医学所研究的生命现象。生命现象除了必须服从有关的物理学和化学的规律外,还有它独特的规律,因而不能简单地把生命现象看做是物理学和化学的总和。

随着人们对生命现象认识的逐步深入,生命科学已经从宏观形态的研究进入到微观机制的探讨,从细胞水平进入到分子水平。对生命现象本质的研究,需要研究生物分子本身的结构、构象、能量状态及其变化,以及这些状态和变化与功能之间的联系。这些研究应用了过去已经发展起来的以及近代正在发展的各种物理学技术,如电子显微镜、光学显微镜、荧光偏振、光散射,以及各种光谱和波谱等技术。在医学研究、预防、临床诊断和治疗方面的技术手段正日新月异地发展着,其中主要是物理学技术,如各种内镜、微波、超声、激光、磁共振成像(MRI)、电子计算机 X 线断层扫描术(X-CT)、核医学等技术。物理学每一次的新发现或技术发展到每一个新的阶段,都为医学研究和医疗实践提供更先进、更方便和更精密的仪器和方法。

物理学与医学的关系可归结为两个主要方面:①物理学知识是了解生命现象所不可缺少的基础。②物理学所提供的方法技术,为医学研究和医疗实践开辟了新的途径。

三、物理学的学习方法

物理学的发展过程是人类对自然界认识过程中的一个重要组成部分。物理学中的规律大都来自长期的科学实践。因此,物理学的研究应以观察和实验为基础,并对观察与实验的结果进行定量的或定性的分析。在观察和实验所得大量资料的基础上,经过分析、概括、判断和推理,把事物的本质和内在联系抽象到更一般的形式,于是就有了假设。由假设再经反复验证,被证明能正确反映客观规律时,则上升为定律和理论,理论再回到实践中去检验。

物理学是一门实验科学,要学好物理学,必须重视物理实验,学会使用基本仪器,掌握一些测量方法、技术操作等。在实验过程中积极思维,敢于实践,勇于创新。

我们一方面要牢固掌握书本的讲授内容,另一方面还要经常注意医学物理学的新进展、新发现,为学好医学打下必要的基础。

(武　宏)

第 1 章　力学基本规律

本章要求

（1）掌握位置矢量、位移、速度、加速度。理解这些物理量的矢量性、瞬时性和相对性。掌握自然坐标表示法。会计算质点在平面内运动时的速度和加速度，以及质点作圆周运动时的角速度、角加速度、切向加速度和法向加速度。理解运动方程的物理意义。了解求解质点的位置、位移、速度和加速度的方法以及利用加速度和初始条件求速度、运动方程。

（2）掌握牛顿定律的基本内容及其适用条件，理解惯性系；掌握用隔离体法分析物体的受力情况，能用微积分方法求解变力作用下的简单质点动力学问题。了解惯性参照系、力学相对性原理。

（3）掌握功的概念，能计算变力的功，理解保守力作功的特点及势能的概念，会计算万有引力、重力和弹性力的势能。理解动量、冲量概念，掌握动量定理和动量守恒定律。掌握动能定理，掌握运用动量和能量守恒定律分析力学问题的思想和方法。

（4）理解描写刚体定轴转动角速度和角加速度的物理意义，并掌握角量与线量的关系。理解力矩、转动动能和转动惯量概念，掌握刚体绕定轴转动的转动定律和角动量守恒定律。

（5）理解应力和应变的概念。掌握张应变、压应变和切应变，以及张应力、体应力和切应力的表示方法。理解弹性模量的概念，掌握杨氏模量、体变模量和切变模量的表示方法。

第一节　质点的运动

研究物体的运动时，如果物体的大小和形状在所研究的问题中可以忽略，在物理学中一般将其抽象为一个质量与它相同的点，叫质点（particle）。

质点在一段时间内移动的实际距离称为这段时间内的路程，其位置的改变称为它的位移（displacement），如图 1-1 所示。设质点在 t 和 $t+\Delta t$ 时刻分别通过点 A 和点 B，其位置矢量，简称位矢（position vector）为 $\boldsymbol{r}(t)$ 和 $\boldsymbol{r}(t+\Delta t)$，则位移即为 Δt 时间内的增量 $\Delta \boldsymbol{r} = \boldsymbol{r}(t+\Delta t) - \boldsymbol{r}(t)$。

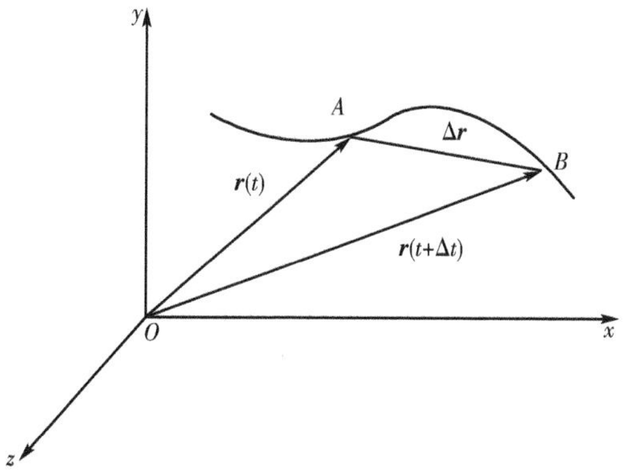

质点的运动实际上就是它的位置，即位矢随时间的变化。在直角坐标系中，用函数可以表示为

$$\boldsymbol{r} = \boldsymbol{r}(t) \qquad (1\text{-}1)$$

图 1-1　位移

式（1-1）即为质点运动方程的矢量表示式。若位矢在直角坐标系中的三个分量分别是 $x(t)\boldsymbol{i}, y(t)\boldsymbol{j}$ 和 $z(t)\boldsymbol{k}$，则有

$$r(t)=x(t)\boldsymbol{i}+y(t)\boldsymbol{j}+z(t)\boldsymbol{k} \tag{1-2}$$

作为时间函数的三个坐标值

$$x=x(t),y=y(t),z=z(t) \tag{1-3}$$

这组函数称为质点的运动函数,是运动方程的标量表示式。这三个函数表示的是质点沿各坐标轴的分运动,而实际运动是由这三个函数的总体表示的。质点的实际运动是各分运动的矢量合成,这一关系称为运动的叠加原理。

位移 Δr 和发生这段位移所经历的时间 Δt 的比称为质点在这段时间内的平均速度(mean velocity),即

$$\bar{\boldsymbol{v}}=\frac{\Delta r}{\Delta t} \tag{1-4}$$

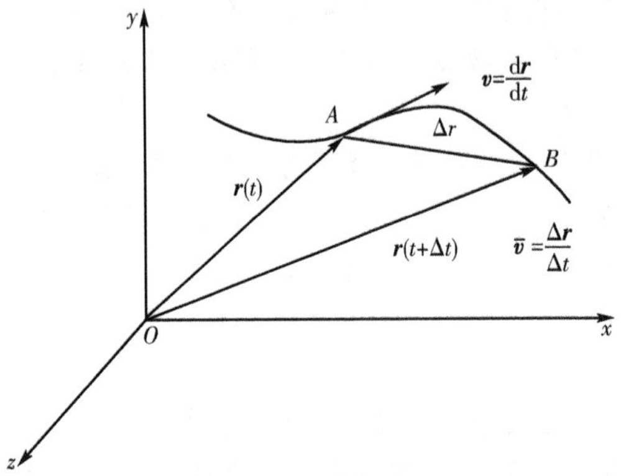

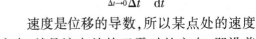

平均速度也是矢量,它的方向就是位移的方向,如图 1-2。当 Δt 趋于零时,式(1-4)的极限,即位移对时间的变化率,称为质点在时刻的瞬时速度(instantaneous velocity),简称速度(velocity)。即

$$\boldsymbol{v}=\lim_{\Delta t\to 0}\frac{\Delta r}{\Delta t}=\frac{\mathrm{d}r}{\mathrm{d}t} \tag{1-5}$$

图 1-2 平均速度与瞬时速度

速度是位移的导数,所以某点处的速度方向,就是该点处趋于零时的方向,即沿着该时刻质点所在处运动轨道的切线方向。

在直角坐标系中,速度的分量表示为

$$\boldsymbol{v}=\frac{\mathrm{d}x}{\mathrm{d}t}\boldsymbol{i}+\frac{\mathrm{d}y}{\mathrm{d}t}\boldsymbol{j}+\frac{\mathrm{d}z}{\mathrm{d}t}\boldsymbol{k}=v_x\boldsymbol{i}+v_y\boldsymbol{j}+v_z\boldsymbol{k} \tag{1-6}$$

速度的大小称为速率(speed),即

$$|\boldsymbol{v}|=\left|\frac{\mathrm{d}r}{\mathrm{d}t}\right|=\lim_{\Delta t\to 0}\frac{|\Delta r|}{\Delta t}$$

用 Δs 表示在时间 Δt 内质点沿轨道所经历的路程。当 Δt 趋于零时,$|\Delta r|$ 和 Δs 趋于相同,所以速率 v 又可写为

$$|\boldsymbol{v}|=\left|\frac{\mathrm{d}r}{\mathrm{d}t}\right|=\lim_{\Delta t\to 0}\frac{|\Delta r|}{\Delta t}=\lim_{\Delta t\to 0}\frac{\Delta s}{\Delta t}=\frac{\mathrm{d}s}{\mathrm{d}t} \tag{1-7}$$

即速率等于质点所走过的路程对时间的变化率,是标量。

当质点的运动速度随时间改变时,常常需要了解速度变化的情况。速度变化的情况用加速度(acceleration)表示。以 $\boldsymbol{v}(t)$ 和 $\boldsymbol{v}(t+\Delta t)$ 分别表示质点在时刻 t 和 $t+\Delta t$ 的速度,则在这段时间内的平均加速度是

$$\bar{\boldsymbol{a}}=\frac{\boldsymbol{v}(t+\Delta t)-\boldsymbol{v}(t)}{\Delta t}=\frac{\Delta \boldsymbol{v}}{\Delta t} \tag{1-8}$$

当 Δt 趋于零时,平均加速度的极限,即速度对时间的变化率,称为质点在时刻 t 的瞬时加速度,简称加速度,即

$$\boldsymbol{a}=\lim_{\Delta t\to 0}\frac{\Delta \boldsymbol{v}}{\Delta t}=\frac{\mathrm{d}\boldsymbol{v}}{\mathrm{d}t} \tag{1-9}$$

　　加速度也是矢量,它是速度对时间的一阶导数,同时也是位移对时间的二阶导数,见下式。不论是速度的大小发生改变,还是速度的方向发生变化,都会产生加速度。

$$a = \frac{d\boldsymbol{v}}{dt} = \frac{d^2\boldsymbol{r}}{dt^2} \tag{1-10}$$

　　在直角坐标系中,加速度的分量表示式为

$$a = \frac{dv_x}{dt}\boldsymbol{i} + \frac{dv_y}{dt}\boldsymbol{j} + \frac{dv_z}{dt}\boldsymbol{k} = a_x\boldsymbol{i} + a_y\boldsymbol{j} + a_z\boldsymbol{k} \tag{1-11}$$

　　显然,如果加速度的方向和速度的方向一致,那只是由于速度的量值发生变化而方向不变,质点在做直线运动。如果加速度的方向和速度的方向不一致,质点在做曲线运动。如果加速度的方向和速度的方向垂直,那只是由于速度的方向在改变而量值不变。所以曲线运动在任何时刻的加速度都可以分解为沿速度方向的切向加速度(tangential acceleration)$\boldsymbol{a}_t$和垂直于速度方向的法向加速度(normal acceleration)$\boldsymbol{a}_n$。切向加速度描述了速度量值的改变,法向加速度描述了速度方向的改变。

第二节　牛顿运动定律

　　研究物体运动与物体间相互作用的联系和规律是力学的动力学部分,牛顿运动定律是动力学的基本内容。牛顿运动定律一般是对质点而言,但由此可导出刚体、流体等的运动定律。因此,牛顿运动定律是整个经典力学的基础。

一、牛顿运动定律

　　牛顿总结了前人的成就,于1687年在《自然哲学的数学原理》中提出了三条运动规律,统称为牛顿运动定律。

　　牛顿第一定律:任何物体都保持其静止或匀速直线运动状态,直到其他物体的作用迫使它改变这种状态为止。

　　牛顿第一定律表明,任何物体都有保持其原有运动状态不变,即保持其速度不变的特性。这一特性叫做物体的惯性,因此,第一定律也叫惯性定律。

　　牛顿第二定律:物体受到外力作用时,所获得的加速度的大小与合外力的大小成正比,与物体的质量成反比;加速度的方向与合外力的方向相同。

　　第二定律指出,质量为m的物体,在合外力$\boldsymbol{f}$作用下,如果获得的加速度为$\boldsymbol{a}$,则

$$\boldsymbol{f} = km\boldsymbol{a} \tag{1-12}$$

式中,k为比例系数。在国际单位制中,$k=1$上式可写成

$$\boldsymbol{f} = m\boldsymbol{a} \tag{1-13}$$

这就是通常所用的牛顿第二定律的数学表达式。

　　牛顿第三定律:当甲物体有力作用于乙物体时,乙物体也必然同时有力作用于甲物体,这两个力在同一直线上,大小相等而方向相反,即$\boldsymbol{F}_甲 = -\boldsymbol{F}_乙$。

　　第三定律表明,作用力和反作用力必定分别作用在相互作用着的两个物体上。作用力和反作用力还必定是属于同一性质的力,如同属弹性力、万有引力、摩擦力等。

这三条定律是密不可分的整体。第一和第二定律分别定性和定量地说明了物体运动状态的变化和其他物体对它作用的力之间的关系。第三定律则进一步说明力的相互作用性质及相互作用的力之间的定量关系。

对于不同的参考系,同一物体的运动形式可以不同,但运动的描述是相对的,可以根据研究问题的方便任意选取参考系。那么应用牛顿定律时参考系能否任意选吗?例如,停在火车站台上的一辆小车,在站台上的人看来,小车受的合力为零,加速度也为零,符合牛顿定律。可是在加速行驶的列车车厢中的人观察这辆小车,将发现小车向列车尾部方向做加速运动。小车受的合力仍为零,合力为零而有了加速度,这是违背牛顿定律的。这是因为在不同的参考系中,物体受力相同,而加速度则可能不同。

凡牛顿定律成立的参考系叫做惯性参考系,简称惯性系。由实验表明,相对于上述惯性系做匀速直线运动的参考系都是惯性系,做变速运动的参考系是非惯性系。前面提到的加速运动的列车车厢,由于它相对于地面参考系有明显的加速度,所以不能当做惯性系看待。具体判断一个实际的参考系是不是惯性系,要根据经验观察。

二、单位和量纲

各物理量间常常通过定义或定律有一定的联系,如力、质量和加速度通过牛顿第二定律联系在一起。一般常选几个物理量作为基本量(fundamental quantity),规定它们的单位作为基本单位(fundamental unit),其他物理量及其单位通过定义或定律由基本量及基本单位导出,由基本量导出的物理量叫做导出量(derived quantity),其单位叫做导出单位(derived unit)。

基本单位选择不同,组成的单位制就不同。本书采用的国际单位制,选定长度、质量和时间为力学基本量,米(m)、千克(kg)、秒(s)为力学基本单位,力学中其他各量都是导出量。

任何物理量都可以用基本量的某种组合来表示。国际单位制中,以 L、M 和 T 分别表示长度、质量和时间三个力学基本量,力学的其他物理量 Q 可用 L、M 和 T 的幂次组合表示出来,形式为

$$[Q] = M^{\alpha} L^{\beta} T^{\gamma}$$

上式叫做物理量 Q 的量纲(dimension),M、L、T 分别为质量、长度、时间的量纲。如速度、加速度的量纲为 $[v] = LT^{-1}$,$[a] = LT^{-2}$。对于不同的单位制,如果基本量的选择不同,则同一物理量的量纲也不同。此外,量纲可用来校核等式,如一个方程式两端量纲必须相同,相加减各项量纲必须相同。由此可借助量纲检验一个等式是否正确,确定方程中系数的单位,并可推测某些定律。量纲也可以定出同一物理量不同单位之间的换算关系。

三、参　照　系

同一物体的运动在不同的参照系(reference frame)可以具有不同的形式,即运动的描述是相对的,可以根据研究问题的方便性任意选择参照系。但如果问题涉及运动和力的关系,即须应用牛顿运动定律时,是否也可以任意选择参照系呢?

如图 1-3,假如一辆小车内有一个圆球,小球与车内以及小车与地面间可无摩擦地滚动。当小车由静止开始加速向右边运动时,车内小球由于惯性就会滚到小车后侧,在小车后壁的作用力 f 的作用下,随车一起向右加速运动。从地面上观察这辆小车,小车受牵引力作用加速向右运动,符合牛顿运动定律。车内小球受支持力 f 的作用加速向右运动,也符合牛顿运动定律。但如果从车内观察小球,小球受力 f 的作用却保持静止状态,

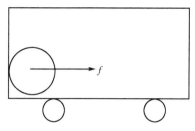

图 1-3　地面上向右运动的小车

这显然是不符合牛顿运动定律的。可见相对与做加速运动的车厢参照系,牛顿运动定律是不成立的。

由此可见,牛顿运动定律对有些参照系是成立的,对另一些参照系却是不成立的。实际上,牛顿运动定律只有在惯性参照系中才成立。惯性参照系(inertial frame)就是牛顿运动定律成立的参照系,在此参照系中,一个不受力作用的物体将保持静止或匀速直线运动状态。惯性系有一个重要的性质,即如果确认了某一参照系为惯性系,则相对于此参照系做匀速直线运动的任何其他参照系一定是惯性系,而做加速运动的参照系一定不是惯性系,是一个非惯性系。

一般来说,太阳参照系是一个很好的惯性系,地心参照系可以近似当作惯性系看待。由于地球围绕自己的轴相对于地心参照系不断地自转,所以坐标轴固定在地面的地面参照系不是惯性系。但由于地面上各处相对于地心参照系的法向加速度最大不超过 $3.40 \times 10^{-2} \mathrm{m \cdot s^{-2}}$(在赤道上),所以地面参照系也可以近似当作惯性系看待。至于前面提到的加速运动的小车,由于它相对于地面参照系有明显的加速度,因此它不是惯性参照系,不能直接运用牛顿运动定律。

在实际问题中常常需要在非惯性系中观察和处理物体的运动现象。在这种参照系中,牛顿运动定律是不成立的。但是为了方便起见,也常常在形式上利用牛顿运动定律分析问题,为此引入惯性力(inertial force)的概念。

以加速平动参照系为例。设有一质点,质量为 m,在外力 $\boldsymbol{F}$ 的作用下产生相对于某一惯性系 S 的加速度 $\boldsymbol{a}$;设另一参照系 S' 相对于惯性系统以加速度 $\boldsymbol{a}_0$ 平动;设质点相对于参照系 S' 的加速度是 $\boldsymbol{a}'$。由运动的相对性可知。根据牛顿第二定律得

$$\boldsymbol{F} = m(\boldsymbol{a}' + \boldsymbol{a}_0) = m\boldsymbol{a}' + m\boldsymbol{a}_0$$

即

$$\boldsymbol{F} + (-m\boldsymbol{a}_0) = m\boldsymbol{a}'$$

此式说明,质点所受的和外力并不等于 $m\boldsymbol{a}'$,因此牛顿第二定律在参照系 S' 中不成立。但是,如果假定在参照系 S' 中,除了实际的外力 $\boldsymbol{F}$ 外,质点还受到一个大小和方向由 $(-m\boldsymbol{a}_0)$ 决定的叫做惯性力的力,结果相对于参照系 S',质点所受到的合外力,即实际外力和惯性力之和,等于它的质量与加速度的乘积。因此在形式上就可以应用牛顿第二定律了。

在加速平动参照系中,惯性力的大小等于质点的质量与此非惯性系相对于惯性系的加速度的乘积,方向与此加速度的方向相反。以 $\boldsymbol{F}_0$ 表示惯性力,则有 $\boldsymbol{F}_0 = -m\boldsymbol{a}_0$。惯性力是一种虚拟力,不表示真实的相互作用。

绕一个相对于惯性系固定的轴转动的盘也是一个非惯性系。在这样一个非惯性系中应用牛顿第二定律也需要引入一个虚拟的惯性力。如图 1-4,设一个质量为 m 的小球置于一

个绕固定轴匀速旋转的光滑的盘上。此时以盘为参照系观测,小球虽受到细绳的拉力 T 的作用,却静止不动,不符合牛顿第二定律。为了保持牛顿第二定律的形式,假设小球还受到一个与力 T 相平衡的惯性力的作用,其大小为

$$f_c = m\frac{V^2}{R} = m\omega^2 R$$

这个惯性力也称为惯性离心力,简称离心力。

利用离心力的概念,可制成快速分离悬浮液中不同密度微粒的装置——离心机。图1-5 是离心机的原理图。使装有试样(血液、尿等)的离心管在水平面上绕轴快速旋转,试样中的微粒受到离心力的作用向管底转移。由于密度大的粒子受到的离心力大,因此经过一段时间以后,管中的微粒将按密度的大小分离,密度最大的位于管底,最小的靠近管口。如果离心机转速高,则向心加速度的值可比重力加速度 g 的值大许多倍,于是可大大加快分离的速度。近代超速离心机的转速可达 60000r/min,若以 $R = 10cm$ 计算,则向心加速度约为重力加速度的 40 万倍,即 $4×10^5 g$。这样的高速离心机可分离线度小于几个微米的病毒和蛋白质分子。

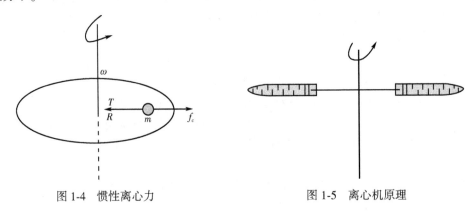

图1-4 惯性离心力 　　　　　　图1-5 离心机原理

第三节　功和能、能量守恒定律

一个物体的运动总是与其他物体的运动有联系。通过力的作用,可使机械运动从一个物体转移到另一个物体,也可使机械运动和别的运动形式相互转化,如摩擦生热就是机械运动转化为热运动。功和能量就是研究转化问题的重要物理量。

一、功

功是描述力在物体移动过程中的空间累积效应。

1. 功　物体在恒力 f 作用下做直线运动时(图1-6),力在位移方向上的分量与位移的乘积,就是力 f 对物体所做的功,即

$$A = f\cos\theta \cdot r = \boldsymbol{f} \cdot \boldsymbol{r} \tag{1-14}$$

式中,θ 为力与位移的夹角。功只有大小、正负而无方向,是个标量。由上式可见,$\theta < \pi/2$ 时力做正功;$\theta = \pi/2$ 时,力不做功;$\theta > \pi/2$ 时,力做负功。

在国际单位制中,功的单位是焦耳(J),功的量纲为 ML^2T^{-2}。

若物体在变力 f 的作用下,由 A 沿曲线轨道运动到 B 的过程中(图1-7),可将轨道分成若干小段。只要每小段足够小,就可看成直线,而且在这一小段上的力也可视为恒力。这样,力在任一小段位移 Δr 上的元功为

$$\Delta A_i = f_i\cos\theta_i\Delta r_i = f_i \cdot \Delta r_i \tag{1-15a}$$

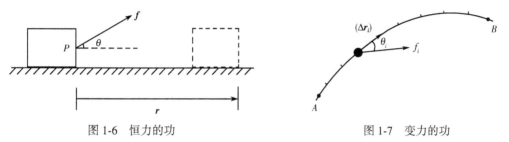

图1-6 恒力的功   图1-7 变力的功

总功 A 就是各元功之和在每一小段都趋于零时的极限值

$$A = \lim_{\Delta r_i \to 0}\sum_i \Delta A_i = \lim_{\Delta r_i \to 0}\sum_i (f_i\cos\theta_i\Delta r_i)$$
$$= \int_A^B f\cos\theta ds = \int_A^B f \cdot ds \tag{1-15b}$$

2. 功率 单位时间内完成的功称为功率。设时间 Δt 内完成的为 ΔA,则这段时间的平均功率

$$\overline{P} = \frac{\Delta A}{\Delta t} \tag{1-16}$$

当 Δt 趋近于零时,得时刻 t 的瞬时功率(简称功率)

$$P = \lim_{\Delta t \to 0}\frac{\Delta A}{\Delta t} = \frac{dA}{dt} \tag{1-17}$$

国际单位制中,功率的单位为焦耳·秒$^{-1}$,叫做瓦特(W),量纲为 ML^2T^{-3}。

二、动能、势能

能是指物体所具有的做功本领。机械运动范围内,物体的能量有动能和势能两种形式。物体由于运动,即由于具有速度而具有的能量叫做动能(kinetic energy);由于相互作用着的物体之间或同一物体各部分之间相对位置的改变而具有的能量叫做势能(potential energy)。由于相互作用力性质的不同,势能相应地分为重力势能、万有引力势能、弹性势能等等。

1. 动能 物体动能的大小应由具有一定速度的物体能对外做多少功来衡量。质量为 m 的物体,在外力的作用下沿曲线由 A 至 B(图1-8),此过程中力 f 对物体做的功

$$A = \int_A^B f\cos\theta \cdot dr = \int_{v_1}^{v_2} m\frac{dv}{dt} \cdot vdt$$
$$= m\int_{v_1}^{v_2} vdv = \frac{1}{2}mv_2^2 - \frac{1}{2}mv_1^2 \tag{1-18}$$

式中,v_1、v_2 分别表示物体在点 A、B 时的速率。如果

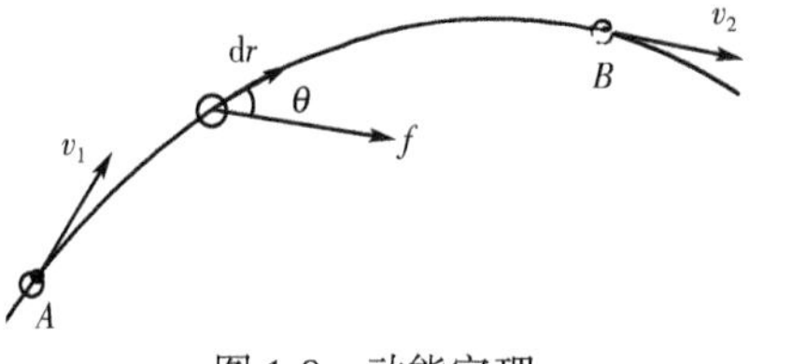

图1-8 动能定理

$v_2 = 0$，即物体由 A 点以速度 v_1 开始运动，在力 f 作用下到 B 静止，这一过程中力 f 做的功为 $-\dfrac{1}{2}mv_1^2$，或者说这一过程中物体克服外力做功为 $\dfrac{1}{2}mv_1^2$。这说明质量为 m 的物体，速度为 $\boldsymbol{v}$ 时能对外做功，即具有的能量定义为物体的动能。以 E_k 表示

$$E_k = \frac{1}{2}mv^2 \tag{1-19}$$

则（1-18）式为

$$A = E_{k_2} - E_{k_1} \tag{1-20}$$

即外力对物体所做的功等于物体动能的增量。这一结论称为动能定理。

动能和功一样，都是标量，单位和量纲与功相同。但是，动能是状态量，功是过程量，它们是不同的两个物理量，不能混为一谈。

2. 势能 同样，物体势能的大小也可通过外力对物体做功来考察。

（1）重力势能：地面物体受重力，物体位置发生改变时，重力要做功。设质量为 m 的物体由 P_1 沿路径 L_1 到达 P_2（如图 1-9），在位移 $\mathrm{d}\boldsymbol{r}$ 上重力的元功

$$\mathrm{d}A = (G\cos\theta)\,\mathrm{d}r = mg(-\cos\varphi)\,\mathrm{d}r = -mg\mathrm{d}h$$

物体由 P_1 到 P_2 过程中，重力所做的总功

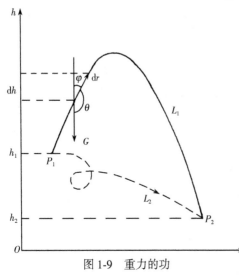

图 1-9 重力的功

$$A = \int_{h_1}^{h_2} (-mg)\,\mathrm{d}h = mgh_1 - mgh_2 \tag{1-21}$$

可以证明，若物体由 P_1 沿任一路径 L_2 运动到 P_2，这一过程重力所做的功仍为式（1-21）。这说明重力的功只与运动物体的始末位置（h_1 和 h_2）有关，而与运动物体所经过的路径无关。如果以 O 点为势能零点，则 mgh 称为物体在高度 h 处的重力势能，以 E_P 表示

$$E_P = mgh \tag{1-22}$$

则

$$A = E_{P_1} - E_{P_2} = -(E_{P_2} - E_{P_1}) \tag{1-23}$$

上式表明，重力对物体所做的功，等于物体重力势能增量的负值。

重力做功这一特点也可表述为，物体沿任一闭合路径绕行一周时，重力所做的功为零。一种力，如果它对物体沿任一闭合路径绕行一周所做的功为零，这种力叫做保守力。重力、弹性力及万有引力等都是保守力。对保守力都可引入相应的势能，保守力的功等于势能增量的负值。

势能也是标量，其量纲和单位与功相同。

（2）弹性势能：如图 1-10 所示，弹簧一端固定，另一端连接一物体，该物体在光滑水平面上运动，O 点是弹簧没有形变时物体的位置，叫做平衡位置。如果弹簧伸长量为 x，据胡克定律，在弹性限度内，弹簧的弹性力为

$$f = -kx \tag{1-24}$$

式中负号表示 f 永远指向平衡位置 O。k 叫做弹簧劲度系数,简称劲度。

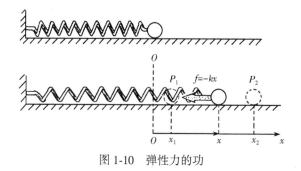

图 1-10 弹性力的功

在物体由 P_1 沿 x 轴运动到 P_2 过程中,弹性力的功为

$$A = \int_{x_1}^{x_2} f\mathrm{d}x = -\int_{x_1}^{x_2} kx\mathrm{d}x = \frac{1}{2}kx_1^2 - \frac{1}{2}kx_2^2 \tag{1-25}$$

如果物体由 P_1 先向左运动,然后再折向右运动到达 P_2 点,整个过程中弹性力的功同上。这说明弹性力的功也只与运动物体的始末位置有关,而与路径无关。弹性力是保守力,可引入相应势能来计算弹性力的功。如果以平衡位置 O 为零势能点,可将 $\frac{1}{2}kx^2$ 叫做物体在 x 处的弹性势能(elastic potential energy)

$$E_P = \frac{1}{2}kx^2 \tag{1-26}$$

则

$$A = E_{P_1} - E_{P_2} = -(E_{P_2} - E_{P_1}) \tag{1-27}$$

因此,保守力的功都等于系统势能增量的负值

三、功能原理 机械能守恒定律

1. 功能原理 势能是属于系统的。重力势能属于物体和地球系统,弹性势能属于物体和弹簧系统。下面以系统为对象研究功能关系。

系统内所有物体所受的力可分为两类:一是系统外物体对系统内物体的作用力,叫做外力;二是系统内物体之间或物体各部分之间的相互作用力,叫做内力。据相互作用的性质,内力又可分为保守内力和非保守内力。因此,对系统所做的总功应包含外力的功 $A_{外}$、保守内力的功 $A_{保内}$ 及非保守内力的功 $A_{非保内}$。按照物体系动能原理,所有外力和所有内力对物体系所做的功等于物体系总动能的增量。即

$$A_{外} + A_{保内} + A_{非保内} = E_{k_2} - E_{k_1}$$

由于保守内力的功等于系统势能增量的负值,则上式变为

$$A_{外} + A_{非保内} - (E_{P_2} - E_{P_1}) = E_{k_2} - E_{k_1}$$

即

$$A_{外} + A_{非保内} = (E_{k_2} + E_{P_2}) - (E_{k_1} + E_{P_1})$$
$$= E_2 - E_1 \tag{1-28}$$

这一规律叫做系统的功能原理。式中

$$E = E_k + E_P \tag{1-29}$$

叫做系统的机械能。系统的功能原理表明,系统外力的功和非保守内力的功的代数和等于系统机械能的增量。

2. 机械能守恒定律 如果系统外力的功和非保守内力的功的代数和为零,则 1-28 式为

$$E_{k_2} + E_{P_2} = E_{k_1} + E_{P_1} \tag{1-30}$$

即

$$E_2 = E_1 \tag{1-31}$$

这就是说,一个系统只有保守内力做功,其他非保守内力和一切外力都不做功或它们的总功为零,则系统内各物体的动能和各种势能之间虽然可以相互转化,但系统的机械能保持不变。这就是机械能守恒定律。

3. 能量守恒定律 如果系统内除了保守力外,还有非保守力做功,如摩擦力做功等,系统的机械能将发生改变。可以证明,只要系统和外界没有能量交换,则系统机械能减少或增加时,必有等量的其他形式能量的增加或减少,而系统的机械能和其他形式能量的总和仍然不变。如摩擦力做功时,随着机械能的减少,增加等量的热能。这说明,能量不能消失,也不能创生,只能从一种形式转化为另一种形式。这一结论叫做能量守恒定律。

第四节 动量守恒定律

本节讨论机械运动从一个物体转移到另一个物体,总结出力对时间累积作用的规律。动量和冲量是研究机械运动转移问题的重要物理量。

一、动量、冲量、动量定理

1. 动量 人们在对冲击、碰撞问题的研究中,发现物体对其他物体的冲击效果和该物体的质量及速度都有关。如汽锤下落,速度虽然不大,但因其巨大的质量,可以产生巨大的冲击力;子弹质量虽然不大,但因其极高的速度,也可产生很大的冲击力。因此将冲击过程中物体的质量与速度的乘积,叫做物体的动量(momentum),以 $\boldsymbol{P}$ 表示

$$\boldsymbol{P} = m\boldsymbol{v} \tag{1-32}$$

动量是一个矢量,其方向和速度的方向相同,动量的量纲为 MLT^{-1},单位为 kg·m·s^{-1}。

牛顿第二定律用动量可表述为

$$f = \frac{\mathrm{d}\boldsymbol{P}}{\mathrm{d}t} = \frac{\mathrm{d}(m\boldsymbol{v})}{\mathrm{d}t} \tag{1-33}$$

2. 冲量、动量定理 当物体受到力的作用时,其速度要发生变化,因而动量也要发生变化。由式(1-33)可知,动量变化的大小与力的大小及作用时间的长短有关,即

$$\boldsymbol{F} \cdot \mathrm{d}t = \mathrm{d}\boldsymbol{P} \tag{1-34}$$

$\boldsymbol{F}\mathrm{d}t$ 表示的是力在时间 $\mathrm{d}t$ 内的累积量,称为 $\mathrm{d}t$ 时间内物体所受合外力的冲量,以 $\boldsymbol{I}$ 表示。冲量也是矢量,其量纲与动量相同,单位为 N·s。那么,在 $\Delta t = t_2 - t_1$ 时间内的冲量

$$\boldsymbol{I} = \int_{t_1}^{t_2} \boldsymbol{F} \cdot \mathrm{d}t = \int_{P_1}^{P_2} \mathrm{d}\boldsymbol{P} = \boldsymbol{P}_2 - \boldsymbol{P}_1 = m\boldsymbol{v}_2 - m\boldsymbol{v}_1 \tag{1-35}$$

式(1-35)表明,物体在运动过程中,所受合外力的冲量等于该物体动量的增量。这一规律叫

做动量定理。由动量定理知,要改变物体运动速度,取决于作用力和作用时间的乘积。如自行车在行驶中要停下来,可以滑行,外力小,时间长;也可以刹车,外力大,时间短。又如从高处堕地的人,堕地时人体所受的冲力与碰撞 过程的时间长短有关。落在沙土、松软的土地上及落地时双膝弯曲,都可延长碰撞时间,减小冲力,减少因碰撞造成的伤害。冲量反映了力的时间累积效应。

二、动量守恒定律

某物体受到另一物体作用时,动量要改变;同时,另一物体受到它的反作用,动量也要改变。若把它们作为一个系统来研究,则两物体之间的相互作用称为内力。设两物体质量分别为 m_1 和 m_2,所受内力分别为 f'_{12} 和 f'_{21},所受外力分别为 f_1 和 f_2。见图 1-11。由牛顿第三定律

$$f'_{12} = -f'_{21}$$

由牛顿第二定律分别有

$$\frac{\mathrm{d}(m_1\boldsymbol{v}_1)}{\mathrm{d}t} = f_1 + f'_{12}$$

$$\frac{\mathrm{d}(m_2\boldsymbol{v}_2)}{\mathrm{d}t} = f_2 + f'_{21}$$

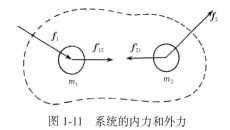

图 1-11 系统的内力和外力

合并两式,并将上式代入,得

$$\frac{\mathrm{d}}{\mathrm{d}t}(m_1\boldsymbol{v}_1 + m_2\boldsymbol{v}_2) = f_1 + f'_{12} + f_2 + f'_{21}$$

$$= f_1 + f_2$$

对于由许多物体组成的系统,因系统内所有内力的矢量和为零,所以

$$\sum_i f_i = \frac{\mathrm{d}}{\mathrm{d}t} \sum (m_i\boldsymbol{v}_i)$$

当系统所受合外力为零时,有

$$m_1\boldsymbol{v}_1 + m_2\boldsymbol{v}_2 = 恒矢量 \tag{1-36a}$$

或
$$m_1\boldsymbol{v}_1 + m_2\boldsymbol{v}_2 = m_1\boldsymbol{v}_{10} + m_2\boldsymbol{v}_{20} \tag{1-36b}$$

式中,$\boldsymbol{v}_{10}$、$\boldsymbol{v}_{20}$ 分别表示 m_1、m_2 的初速度,$\boldsymbol{v}_1$、$\boldsymbol{v}_2$ 分别表示 m_1、m_2 在任一时刻的速度。上式表明,系统不受外力或所受合外力为零时,系统总动量保持不变。这一结论叫做动量守恒定律。

动量守恒定律是一个矢量关系,应用时常用它的分量式

$$\left.\begin{array}{l} \sum_i f_{ix} = 0 \text{ 时,} \\ m_1 v_{1x} + m_2 v_{2x} = m_1 v_{10x} + m_2 v_{20x} \\ \sum_i f_{iy} = 0 \text{ 时,} \\ m_1 v_{1y} + m_2 v_{2y} = m_1 v_{10y} + m_2 v_{20y} \end{array}\right\} \tag{1-37}$$

系统合外力不为零时,系统动量不守恒,但合外力在某个方向分量为零时,系统动量在该方向分量守恒。

动量守恒定律表明,一个物体获得动量的同时,必然有另一个物体或几个物体损失和它相等的动量。就是说,内力虽不会改变系统的总动量,但正是通过内力的作用,使机械运动从一个物体转移到另一个或几个物体,而机械运动转移的量是以动量来量度的。因此,动量是机械运动的一种量度,反映了机械运动保持其运动形式不变而在物体间转移时的量。

第五节 刚体的转动

一、刚体的平动和转动

物体在外力作用下,形状和大小都或多或少地要发生变化。为了使问题简化,在有些情况下,我们可以假设无论在多大的外力作用下,物体的形状和大小都保持不变。这样的理想物体就称为刚体。

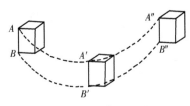

图 1-12 刚体的平动

刚体最基本的运动是平动和转动。当刚体运动时,如果刚体内任何一条给定的直线,在运动中始终保持其方向不变,那么这种运动就称为平动。如图 1-12 所示。刚体做平动时,在同一时刻,刚体内各质点有完全相同的速度和加速度,因此,刚体内任何一点的运动,都可以代表整个刚体的运动。换句话说,在刚体运动学中,做平动的刚体可简化为一个质点来处理。

刚体运动时,如果它的各个质点在运动中都绕同一直线做圆周运动,那么这种运动就称为转动,该直线称为转轴。如果转轴是固定不动的,那么就称为定轴转动。如果转轴不固定,那么物体既有平动又有转动,这时的情况比较复杂,下面我们仅讨论定轴转动。

刚体做定轴转动时,通常取垂直于定轴的平面作为转动平面。由于转动平面上各质点到转轴的距离不同,所以刚体上各点的速度、加速度以及在同一段时间内的位移各不相同。但是,各质点的半径在同一时间内绕定轴转过的角度是相同的,因此,我们通常用角量(角位移、角速度、角加速度)来描述刚体的转动。在图 1-13(a) 中,设 P 为刚体的某一点,过 P 点的转动平面与转轴 AA' 相交于 O 点,则 P 点在转动平面上绕 O 点做圆周运动,在此平面上做垂直于转轴 AA' 的参考线 Ox,半径 OP 与 Ox 的夹角 θ 决定了刚体的位置,通常称它为角位置,在任意 Δt 时间内,角位置的增量 $\Delta\theta$ 叫做刚体的角位移(angular displacement)。角位移是描述刚体转动时位置变化的物理量,它的单位用 rad〔弧度(radian)〕表示。在定轴转动中,通常用右手法则来判断角位移的正负。如图 1-13(b) 所示,在规定转轴的正方向后,将右手大拇指与其余四个手指垂直,使四个手指按角位移的方向回转,这时大拇指的方向若与转轴的正方向一致,则角位移为正;反之,角位移为负。

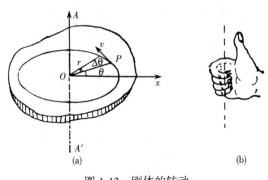

(a)

(b)

图 1-13 刚体的转动

角位移 $\Delta\theta$ 与时间 Δt 的比值称为刚体在这段时间内的平均角速度,用 $\overline{\omega}$ 表示。

$$\overline{\omega} = \frac{\Delta\theta}{\Delta t}$$

当 Δt 趋近于零时，$\Delta\theta$ 也趋近于零，比值 $\Delta\theta/\Delta t$ 则趋近于某一极限值，这个极限值

$$\omega = \lim_{\Delta t \to 0} \frac{\Delta\theta}{\Delta t} = \frac{\mathrm{d}\theta}{\mathrm{d}t} \tag{1-38}$$

就称为刚体在时刻 t 的瞬时角速度，简称为角速度。角速度 ω 是描述刚体转动快慢的物理量，单位用 $\mathrm{rad \cdot s^{-1}}$（弧度·秒$^{-1}$）或 $\mathrm{s^{-1}}$（秒$^{-1}$）。若 ω 不变，则刚体做匀速转动，若 ω 随时间而变，则刚体做变速转动。若在 Δt 时间内角速度从 ω 变到 $\omega + \Delta\omega$，则平均角加速度为

$$\overline{\beta} = \frac{\Delta\omega}{\Delta t}$$

当 Δt 趋近于零时，$\Delta\omega$ 也趋近于零，比值 $\Delta\omega/\Delta t$ 则趋近于某一极限值，这个极限值

$$\beta = \lim_{\Delta t \to 0} \frac{\Delta\omega}{\Delta t} = \frac{\mathrm{d}\omega}{\mathrm{d}t} = \frac{\mathrm{d}^2\theta}{\mathrm{d}t^2} \tag{1-39}$$

就称为刚体在某一时刻的瞬时角加速度，简称为角加速度。角加速度的单位为 $\mathrm{rad \cdot s^{-2}}$（弧度·秒$^{-2}$）或 $\mathrm{s^{-2}}$（秒$^{-2}$）。

转动中的角位移、角速度和角加速度统称为角量，它和平动中的线量——对应，因此，刚体各种转动的运动方程和质点的各种运动方程完全相似。

$$\left.\begin{array}{l} \omega = \omega_0 + \beta t, \theta = \omega_0 t + \dfrac{1}{2}\beta t^2 \\[2mm] \omega^2 = \omega_0^2 + 2\beta\theta \end{array}\right\} \tag{1-40}$$

在定轴转动中，角量 ω 和 β 的正负也和 θ 一样，可用右手法则来判断。当右手的四个手指沿着转动方向回转，大拇指的方向与转轴的正方向一致时，角速度 ω 为正值，反之为负值；当 ω 的数值逐渐增大时，β 取正值；逐渐减小时，β 取负值。因为角位移、角速度和角加速度既有量值又有方向，所以是矢量。在定轴转动中，所有角矢量总是沿着固定转轴的，所以只要用量值的正负就足以表示其方向了。

刚体转动时，每一质点都在做圆周运动，质点的运动和整个刚体的运动有一定的内在联系，在图 1-14 中，P 是转动刚体上的任一点，它与转轴 O 的垂直距离为 r，设在 Δt 时间内，刚体的角位移为 $\Delta\theta$，而 P 点的位置随之移到 P' 点。当 $\Delta\theta$ 很小时，P 点在 Δt 时间内的位移 Δs 的长度接近于弧长 $\overset{\frown}{PP'}$。

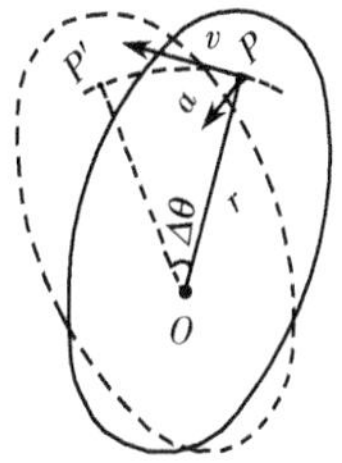

图 1-14　线量与角量间的关系

$$\Delta s = r\Delta\theta$$

此式两边同除以 Δt，并取 $\Delta t \to 0$ 的极限，得

$$\frac{\mathrm{d}s}{\mathrm{d}t} = r\frac{\mathrm{d}\theta}{\mathrm{d}t}$$

即

$$v = r\omega \tag{1-41}$$

这就是刚体上任一点的线速度与角速度的关系式。

当 P 点做变速圆周运动时，P 点的加速度 a 可分解为切向加速度 a_t 和法向加速度 a_n，如图 1-15 所示。由图可知，切向加速度的大小为

$$a_t = \frac{\mathrm{d}v}{\mathrm{d}t} = r\frac{\mathrm{d}\omega}{\mathrm{d}t} = r\beta \tag{1-42}$$

法向加速度的大小为

$$a_n = \frac{v^2}{r} = r\omega^2 \tag{1-43}$$

P 点加速度的大小为

$$a = \sqrt{a_t^2 + a_n^2} = r\sqrt{\beta^2 + \omega^4} \tag{1-44}$$

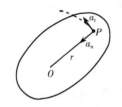

图 1-15　切向加速度与
法向加速度

式(1-42)、式(1-43)及式(1-44)就是刚体上任一点的加速度与刚体角速度和角加速度间的关系。

切向加速度的作用是改变速度的大小,法向加速度的作用是改变速度的方向。

二、刚体的转动动能、转动惯量

当刚体绕定轴转动时,刚体上各质点的角速度 ω 相等,而线速度 v 则不同。若将刚体看成是由许多质点所组成,则刚体转动时的动能就是各个质点的动能之和。设第 i 个质点的质量为 Δm_i,离转轴的垂直距离为 r_i,则它的线速度 $v_i = r_i\omega$,相应的动能为 $\frac{1}{2}\Delta m_i v_i^2 = \frac{1}{2}\Delta m_i r_i^2\omega^2$。由此可以得到整个刚体的转动动能为

$$E_k = \sum_{i=1}^{n} \frac{1}{2}\Delta m_i r_i^2\omega^2 = \frac{1}{2}\omega^2 \sum_{i=1}^{n} \Delta m_i r_i^2 = \frac{1}{2}J\omega^2 \tag{1-45}$$

式中, $J = \sum_{i=1}^{n} \Delta m_i r_i^2$ 称为刚体对给定轴的转动惯量(moment of inertia),在国际单位制中其单位为 $\mathrm{kg \cdot m^2}$(千克·米^2),它等于刚体中每个质点的质量与这些质点到转轴的垂直距离的平方之积的总和。 $\Delta m_i r_i^2$ 是第 i 个质点对转轴的转动惯量, $\frac{1}{2}J\omega^2$ 为刚体的转动动能和质点的平动动能 $\frac{1}{2}mv^2$ 相对照,转动惯量 J 和质量 m 相对应。但应该注意的是, m 是由物体本身性质决定的物理量,它量度物体平动时惯性的大小; J 是由刚体本身性质和转轴决定的物理量,它量度刚体转动时惯性的大小。

由于一般物体的质量可以认为是连续分布的,所以转动惯量可以写成积分形式

$$J = \int r^2 \mathrm{d}m = \int r^2\rho\mathrm{d}V \tag{1-46}$$

式中, $\mathrm{d}V$ 相应于 $\mathrm{d}m$ 的体积元, ρ 表示体积元的密度, r 是体积元到转轴之间的距离。

从式(1-45)和式(1-46)可以看出,刚体的转动惯量不仅决定于总质量的大小,还和质量的分布情况有关,同一物体对于不同的转轴,转动惯量的数值也不相同。图 1-16 列出了几种密度均匀、几何形状简单的物体对于不同转轴的转动惯量。

例题 1-1　求质量为 m、长为 l 的均匀细棒对下面(1)、(2)、(3)所给定的转轴的转动惯量。

(1)当转轴通过细棒中心并与细棒垂直时。

（2）当转轴通过细棒的一端并与细棒垂直时。

（3）当转轴通过细棒上离中心为 h 的一点并与细棒垂直时。

解：如图 1-17 所示。在细棒上取一长度元 dx，设它与转轴间的距离为 x，其质量为 $dm = \lambda dx$，其中 λ 为细棒的质量线密度。根据转动惯量的定义可得

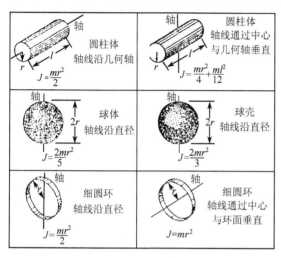

图 1-16　几种不同情况的转动惯量

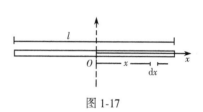

图 1-17

（1）当转轴通过中心并与细棒垂直时，

$$J = \int_{-\frac{l}{2}}^{\frac{l}{2}} x^2 \lambda \, dx = \frac{1}{3} x^3 \lambda \bigg|_{-\frac{l}{2}}^{\frac{l}{2}} = \frac{l^3}{12} \lambda$$

将细棒的质量线密度 $\lambda = m/l$ 代入，即得

$$J = \frac{l^3}{12} \cdot \frac{m}{l} = \frac{1}{12} m l^2$$

（2）当转轴通过细棒的一端并与细棒垂直时，

$$J = \int_0^l x^2 \lambda \, dx = \frac{1}{3} l^3 \lambda = \frac{1}{3} m l^2$$

（3）当转轴通过细棒上离中心为 h 的一点并与细棒垂直时，

$$J = \int_{-(\frac{l}{2}-h)}^{\frac{l}{2}+h} x^2 \lambda \, dx = \frac{l}{12} m l^2 + m h^2$$

例题 1-2　求质量为 m、半径为 a 的细圆环和圆盘绕通过中心并与圆面垂直的转轴的转动惯量。

解：细圆环的质量可以认为全部分布在半径为 a 的圆周上，即在距中心小于或大于 a 的各处，质量均为零，所以转动惯量为

$$J = \sum a^2 \Delta m_i = a^2 \sum \Delta m_i = m a^2$$

对圆盘来说，其质量均匀分布在半径为 a 的整个盘面上，在离转轴的距离为 $r \sim r+dr$ 处取一小环，其面积为 $dS = 2\pi r dr$，质量为 $dm = \sigma dS$，式中 σ 为圆盘的质量面密度，则小环的转动惯量为

$$J = \int dJ = \int_0^m r^2 dm = 2\pi\sigma \int_0^a r^3 dr = \frac{\pi}{2}\sigma a^4$$

质量面密度 $\sigma = m/\pi a^2$，代入上式可得

$$J = \frac{1}{2}ma^2$$

三、力矩、转动定律和角动量守恒定律

1. 力矩　要使一个具有固定转轴的物体，从静止开始转动，必须有外力作用。实验结果表明，物体的转动不仅与力的大小有关，而且与力的作用点以及作用力的方向有关。例如，当我们打开门窗时，如果作用力与转轴平行或通过转轴，那么无论用多大的力也不能把门窗打开或关上。实验结果表明，只有与转轴既不平行、也不相交的力才能使物体转动，而且起作用的仅是该力在垂直转轴平面内的分力，如图 1-18(a) 所示，力 F 在垂直转轴 OA 的平面内，力的作用点为 P，作用线与转轴的垂直距离为 d，实验结果表明，d 越大，使物体产生同样转动效果所需的力就越小。d 称为这个力对转轴的力臂。力的大小与力臂的乘积称为力对转轴的力矩(moment of force)，通常用 M 表示。即

$$M = Fd \tag{1-47}$$

在国际单位制中，力矩的单位是 N·m(牛顿·米)。

设作用点离开转轴的距离是 r(相应的矢径为 $\boldsymbol{r}$)，从图 1-18(a) 中可以看出，$d = r\sin\varphi$，φ 是力 F 与矢径 $\boldsymbol{r}$ 之间的夹角，所以上式可写成

$$M = Fr\sin\varphi \tag{1-48}$$

力矩是矢量，它的方向不仅与力的方向有关，还与矢径的方向有关。在定轴转动中，力矩的方向是沿着转轴的，其指向按右手法则确定。即把右手大拇指伸直，将其余四指从 $\boldsymbol{r}$(经过小于 180°的角度)转向力 F，若大拇指所指的方向与轴的正方向一致，则力矩为正；反之力矩为负。

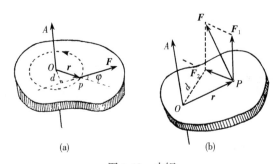

图 1-18　力矩

如果外力不在垂直于转轴的平面内，那么就必须把外力分解为两个分力，如图 1-18(b) 所示，一个是与转轴平行的分力 F_1，另一个是在转动平面内的分力 F_2。由上述可知，只有 F_2 才能使物体转动。

2. 转动定律　设刚体在力 F 的作用下，在 dt 时间内，绕轴 A 转过一极小的角位移 $d\theta$，力 F 的作用点 P 的位移为 ds。由图 1-19 可知，力 F 所做的功为

$$dW = F\cos\theta ds = F\cos\theta \cdot rd\theta$$

因为 $M = Fr\cos\theta$，所以

$$dW = Md\theta \tag{1-49}$$

如果刚体受到许多个外力的作用，那么上式中的 M 应理解为合外力矩(即所有外力对 A 轴力矩的代数和)。根据功能原理，合外力

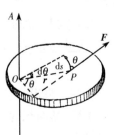

图 1-19　力矩的功

矩的功应等于刚体动能的增量,即

$$M\mathrm{d}\theta = \mathrm{d}E_k = \mathrm{d}\left(\frac{1}{2}J\omega^2\right)$$

刚体做定轴转动时转动惯量 J 为恒量,于是

$$M\mathrm{d}\theta = J\omega\mathrm{d}\omega$$

由此可得 $M\dfrac{\mathrm{d}\theta}{\mathrm{d}t} = J\omega\dfrac{\mathrm{d}\omega}{\mathrm{d}t}$,即

$$M = J\beta \tag{1-50}$$

上式表明,刚体对某转轴的转动惯量与角加速度的乘积,等于外力对该轴的合力矩。这就是转动定律。

将转动定律 $M = J\beta$ 与牛顿第二定律 $F = ma$ 相比较,不难看出,力矩、转动惯量和角加速度在刚体转动中所起的作用,分别与力、质量和加速度在质点运动中所起的作用相对应。

例题 1-3 如图 1-20 所示,将细线绕在半径为 R、质量为 m_1 的圆盘上,在线的下端拴上质量为 m_2 的物体。设圆盘可绕通过圆心的轴转动,摩擦力矩忽略不计,求物体 m_2 下落的加速度和圆盘的角加速度。

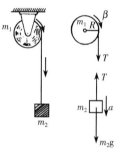

解: 设细线的张力为 T,物体 m_2 以加速度 a 向下运动。根据牛顿第二定律有

$$m_2 g - T = m_2 a$$

由于作用于圆盘的力矩 $M = TR$,圆盘的转动惯量 $J = \dfrac{1}{2}m_1 R^2$,根据转动定律 $M = J\beta$ 可得

图 1-20 例题 1-3 图

$$TR = \frac{1}{2}m_1 R^2\beta$$

滑轮边缘上任一点的切向加速度 a_t(即重物下落的加速度 a)和角加速度 β 间的关系为

$$a = R\beta$$

由以上各式可解得

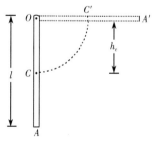

图 1-21 例题 1-4 图

$$a = \frac{2m_2 g}{(m_1 + 2m_2)R}; \quad \beta = \frac{a}{R} = \frac{2m_2 g}{(m_1 + 2m_2)R^2}$$

例题 1-4 如图 1-21 所示,一长为 l、质量为 m 的均匀细棒可绕通过其一端的光滑轴 O 在竖直平面内转动。设细棒原在水平位置,然后使其自由落下,求摆到竖直位置时的角速度和线速度。

解: 因为物体在运动过程中只有重力做功(摩擦力忽略不计),所以可利用机械能守恒定律来处理。我们选择细棒在水平位置时的物体机械能为

$$E = E_p = mgh_c$$

细棒摆到竖直位置时的机械能为

$$E' = E_k' + E_p' = \frac{1}{2}J\omega^2 + 0 = \frac{1}{2}J\omega^2$$

根据机械能守恒定律,所以有 $E = E'$,即

$$mgh_c = \frac{1}{2}J\omega^2$$

将 $J = \frac{1}{3}ml^2$,$h_c = \frac{1}{2}l$ 代入上式,得

$$\omega = \sqrt{\frac{mgl}{J}} = \sqrt{\frac{3g}{l}}$$

细棒的端点 A 到达竖直位置时的速度

$$v = l\omega = \sqrt{3gl}$$

3. 角动量　角动量守恒定律　力矩与力矩作用时间的乘积 $M\Delta t$,称为冲量矩,它表示力矩的时间累积效果。转动惯量与角速度的乘积 $J\omega$,称为转动物体的角动量(angular momentum)或动量矩。由转动定律得

$$M = J\beta = J\frac{d\omega}{dt}$$

因为 J 不随时间变化,所以有

$$M = \frac{d(J\omega)}{dt}$$

即 $$Mdt = d(J\omega) \tag{1-51}$$

上式表明,转动物体所受到的合外力矩的冲量矩,等于在这段时间内的角动量的增量。这个关系称为角动量定理。

如果物体所受到的合外力矩 $M = 0$,那么 $d(J\omega) = 0$,故得

$$J\omega = 常数 \tag{1-52}$$

即物体所受到的合外力矩为零时,物体的角动量保持不变。这就是角动量守恒定律。如果转动过程中转动惯量 J 保持不变,那么物体以恒定的角速度转动;如果转动惯量 J 发生改变,那么物体的角速度 ω 也随之改变,但两者的乘积保持恒定。

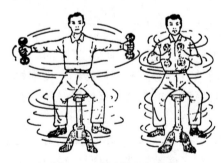

图 1-22　角动量守恒定律

角动量定理和角动量守恒定律是分析人体转动过程的力学基础。如图 1-22 所示,一人坐在凳子上,凳子能绕竖直轴转动(摩擦力忽略不计),人的两手各握一个很重的哑铃。当他张开两臂时,在别人的推动下,人和凳一起转动起来,由于转动后在水平面内没有外力矩的作用,所以人和凳的角动量应当保持不变。如果人突然收拢两臂,那么转动惯量就会急剧减少,角速度增大,也就是说比张开两臂时转得快些。在日常生活中,利用角动量守恒的例子也是很多的。例如,跳芭蕾舞和进行花样溜冰时,演员和运动员往往先把两臂张开旋转,然后迅速将两臂靠拢身体,使自己的转动惯量减小,借此达到快速旋转的效果。

角动量守恒定律、动量守恒定律和能量守恒定律一样,是自然界的普遍规律,不论对宏

观现象或微观现象,也不论对实物或场,它们都是适用的。

四、刚体的平衡

1. 刚体的平衡　在力学中,我们把静止状态、匀速直线运动状态和匀速转动状态称为平衡状态。物体处于平衡状态时,作用在物体上的外力必须满足一定的条件,这些条件通常称为静力平衡条件。

与此相似,要保持刚体的平衡状态不变,由牛顿第二定律可知,刚体的线加速度必须为零,因此,作用在刚体上的外力的矢量和必须为零,即

$$\sum_{i=1}^{n} F_i = 0 \tag{1-53}$$

这些外力在任意一对互相垂直的坐标轴上投影的代数和为零,即

$$\sum_{i=1}^{n} F_{xi} = 0 \tag{1-54}$$

$$\sum_{i=1}^{n} F_{yi} = 0 \tag{1-55}$$

除此之外,还要保持刚体的转动状态不变。由转动定律可知,刚体的角加速度必须为零,因此,作用在刚体上的外力对任一转轴 O 的力矩的代数和为零,即

$$\sum_{i=1}^{n} M_{Oi} = 0 \tag{1-56}$$

式(1-54)、(1-55)、(1-56)就是刚体处于平衡状态时,作用于刚体上的外力应满足的条件。应用这些条件可以分析人体处于平衡状态时各部位所受的力,下面举几个例子加以说明。

2. 人体受力分析举例

(1) 作用在髋关节上的力:我们应用静力平衡条件来确定作用在髋外展肌上力的方向和大小以及髋臼施于肌骨头上的力的方向和大小。

图 1-23(a)是大腿骨和髋骨的示意图。图的上部为骨盆,骨盆由骶骨和左右髋骨(包括髂骨、坐骨和耻骨)等组成。左右髋骨在后方与骶骨相连,构成骶髂关节。股骨头从髋延伸到膝,上端有球形的股骨头,与髋骨的髋臼构成髋关节。股骨上部外侧有一个较大的隆起叫大转子。

股骨表面有很多隆起(包括大转子),是肌肉的附着处,有 5 块肌肉的腱连接到此牵引骨上端。其中,臀中肌和臀小肌的另一端散开附着于髂骨。它们的机能是转动骨盆和控制腿远离或朝着人体轴线移动。大转子和股骨头中心之间的距离是 7.0cm,大转子和地面反作用线之间的距离为 18.0cm。我们将图 1-23(a)简化为图 1-23(b)后可以看出股骨上各部分的受力情况。图中,F_1 为臀部各外展肌加于大转子的力,R 是髋臼作用于骨头的反作用力。由图可知,力 R 可分解为沿 x 方向和 y 方向的分力 R_x、R_y。N 是地面对股骨的反作用力,设它等于人体的重力,即 $N=W$。W_L 是腿的重力,设它等于人体重力的1/7,即 $W_L=W/7$,该力作用于腿的重心,即作用在稍高于膝的地方。根据英曼的研究结果,作用在大转子上的等效外展肌力的作用线大约与水平线成 70° 的倾角。下面我们来计算一只脚支持身体时,

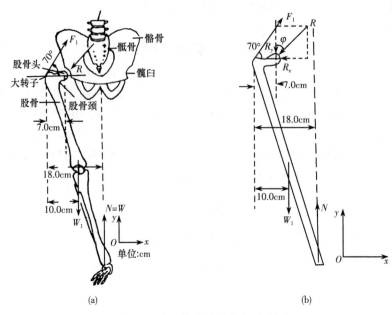

图 1-23　大腿骨和髋骨的力示意图

(a) 髋关节结构图；(b) 作用在髋关节上的力

力 F_1 与 R 的大小和方向。

在平衡状态下，按力的平衡条件可知，作用于股骨的合力为零，因为

$$\sum F_{yi} = 0，所以有 F_1 \sin 70° - R_y - \frac{1}{7}W + W = 0$$

$$\sum F_{xi} = 0，所以有 F_1 \cos 70° - R_x = 0$$

若以股骨头中心为旋转中心，则髋臼的反作用力 R 通过此点，因而在列转动方程时可不考虑此力。因为

$$\sum M_{Oi} = 0，所以有 F_1 \sin 70° \times 7.0 + \frac{1}{7}W \times 3.0 - W \times 11.0 = 0$$

由上述三式联立，可求得 $F_1 \approx 1.6W, R_x = 0.55W, R_y = 2.36W.$ 力 R 的大小和方向分别为

$$R = \sqrt{R_x^2 + R_y^2} \approx 2.5W$$

$$\tan\varphi = \frac{R_x}{R_y} = 0.233$$

$\varphi \approx 13°$（力的方向向左偏离 y 轴 $13°$ 角）

从上面的分析可得出，作用于髋外展肌的力，大约等于体重的 1.6 倍，而髋臼作用于股骨头上的压力等于人体重力的 2.5 倍。由第三个平衡方程式可看出，髋外展肌力的大小，主要决定于地面的支持力对股骨中心的力矩。显然，使脚靠近股骨头中心的垂直投影点，以缩小支持力的力臂，就能显著减小髋外展肌力。当用手杖支持人体健康一侧时，作用于髋外展肌上的力和髋臼对股骨头的压力均可大为减少。因此，在髋部手术后用手杖，对病人的恢复很有好处。

（2）作用在脚上的力：当人独脚站立时，分析脚受力的情况，如图 1-24(a) 所示。图中

F_T 为跟腱作用在脚上的力，F_B 为小腿骨（胫骨和腓骨）作用在脚上的力；N 为地面作用在脚上的支撑力，其大小等于人体的重力 W。人脚本身的重力与这些力相比是很小的，因此可忽略不计。将脚的受力情况简化为图 1-24（b）后，根据静力平衡条件

$$\sum F_{xi}=0，得 F_T\sin7°-F_B\sin\theta=0$$

$$\sum F_{yi}=0，得 F_T\cos7°+W-F_B\cos\theta=0$$

$$\sum M_{ai}=0，得 W×10-F_T\cos7°×5.6=0$$

将上述三个方程联立，可求得

$$F_T=1.80W，F_B=2.8W，$$
$$\tan\theta=0.079，\theta=4.5°。$$

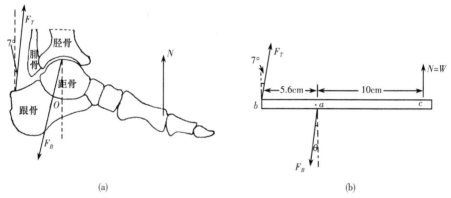

图 1-24　脚的力示意图

（a）脚的简化图示；（b）作用在脚上的力

　　由此可知，当人独脚踮起站立时，肌腱中的张力 F_T 差不多等于体重的 2 倍，而作用在脚上距骨处的力，则差不多是体重的 3 倍。

　　3. 作用在脊柱上的力　脊柱的基本结构如图 1-25 所示。它由 7 块颈椎、12 块胸椎、5 块腰椎和骶骨、尾骨组成。当人们弯腰时，用以把背部拉起的主要肌肉是骶棘肌。这些肌肉的下端附着于髂骨和骶骨下部之间，其上端附着于所有腰椎和胸椎棘突上，如图 1-26 所示。根据英曼的研究，骶棘肌总的力学效应相当于一个拉力，它作用在被视为刚体的脊柱上，其作用点在骶骨与头、手臂重心之间的距离 2/3 处，即图 1-27（a）中的 D 点，拉力的方向与脊柱轴线间的夹角为 12°。

　　下面讨论人的双腿直立、双臂下垂、向前弯腰时，作用在第 5 腰椎上的力以及作用在骶棘肌上的力。假定脊柱为一刚体，其底部铰结在腰骶椎间盘上，并设背部的轴线与水平线间的夹角为 30°，则可将图 1-27（a）简化为 1-27（b）。已知人的体重为 W，由解剖测量结果可知，躯干的重力（指除了头、上肢外，髋关节以上的重力）$W_1\approx0.4W$，作用点在脊柱中心。头部和上肢的总重力 $W_2\approx0.2W$。根据

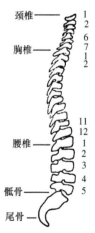

图 1-25　人体脊柱示意图

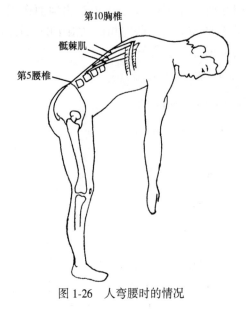

图 1-26 人弯腰时的情况

这些条件,便可计算作用在骶棘肌中的拉力 F 以及骶骨顶部对腰骶椎间盘底部的作用力 R(R 可用它的两个分力 R_x、R_y 表示)。

由静力平衡条件,可列出下列三个平衡方程式:

由 $\sum F_{xi}=0$ 得 $R_x-F\cos18°=0$

由 $\sum F_{yi}=0$ 得 $R_y-W_1-W_2-F\sin18°=0$

由 $\sum M_{Ai}=0$ 得 $F\sin12°\times\dfrac{2}{3}l-W_1\times\dfrac{1}{2}l\cos30°-W_2l\cos30°=0$

联立求解得出

$$F\approx2.5W, R_x=2.38W, R_y=1.37W$$

R 的大小和方向分别为

$$R=\sqrt{R_x^2+R_y^2}=2.74W \qquad \tan\varphi=\frac{R_y}{R_x}=0.575 \qquad \varphi=29°54'$$

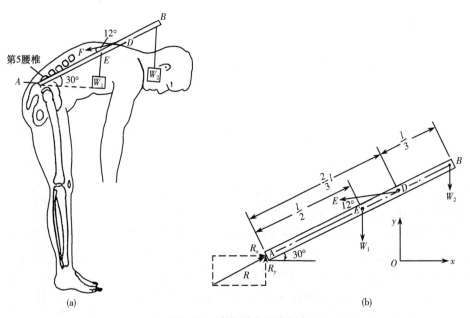

(a)   (b)

图 1-27 脊柱受力示意图

通过上面的分析可以看出,作用在腰-骶椎间盘处的力 R 与水平线间的夹角为 $29°54'$,力的大小为整个体重的 2.74 倍。该力在椎间盘上产生的正压力为 $2.74W\cos6'$,这几乎等于 R 本身。应注意,这只是人单纯向前弯腰、双腿直立、双臂下垂的情况。如果人以同样姿势提取重物或将双臂伸向头的前方提取重物,那么此时的力矩就会更大。例如,把小孩从带有栏杆的床或儿童车抱起时就是这种情况。

作为实例,下面我们来计算一下在图1-27(b)所示的情况中,当双手下垂,手上提一重为0.2W的物体时,R和F的数值。由图可知,$W_2 = 0.2W + 0.2W$,$W_i = 0.4W$,$\theta = 30°$。用同样的方法列出方程式,解出$F = 3.74W$,$R_x = 3.56W$,$R_y = 1.96W$,$R = 4.07W$.由此可以看出,当手提重物的重力为体重的1/5时,作用在骶骨上的力由$R = 2.74W$增至$R = 4.07W$,其基本原因是重物对骶骨有很大的力臂。这一巨大的力造成椎间盘被挤压。椎间盘突出症就是由于强大的压力,使椎间盘突出或脱出,从而压迫脊神经、神经根或关节面,导致疼痛和肌肉痉挛的疾病。

第六节　应力和应变

在研究刚体运动时,我们忽略了在外力作用下物体形状和大小的变化。实际上任一物体在外力作用下它们形状和大小都要发生变化,即产生形变。应力和应变是为研究形变引入的两个概念。

一、应　　力

设有一粗细均匀,截面积为S的棒,在棒两端加上大小相等,方向相反的拉力F,如图1-28所示。

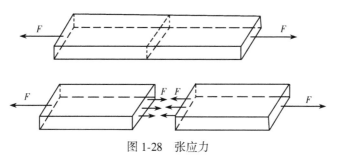

图 1-28　张应力

此时,棒处于张力状态下,棒内部任一截面上都有张力存在。在棒的中央附近取一垂直截面,如图中虚线所示。由于棒的每一部分都处于平衡状态中,所以,分布于此棒截面上的总力和物体两端的拉力相等(张力均匀分布)。我们把分布在截面上的张力和截面积之比,定义为棒在此截面处的应力(stress)。因为棒的每一部分受到的是张力作用,所以这个应力称为张应力(tensile stress),用符号σ表示

$$\sigma = \frac{F}{S} \tag{1-57}$$

上式为平均值,若求某一点的张应力,则应采用求导数的方法。即

$$\sigma = \frac{\mathrm{d}F}{\mathrm{d}S} \tag{1-58}$$

如果棒两端受到的是压力,则它的长度缩短。在这种情况下,物体所受到的应力叫做压应力(compressive stress)。

设有一立方形物体,其底面固定在一个平面上,若在其上表面施加一个与表面平行的力

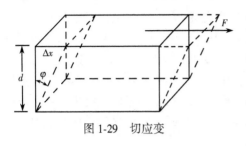

图 1-29 切应变

F，因物体处于平衡状态，所以平面要对立方体底面施以一与 F 大小相等、方向相反的力。如图 1-29。

我们在物体内假想一与底面平行的截面，在此截面的上下两部分必然要受到与截面相切的力的相互作用。此时，单位截面上的力称为切应力（shearing stress），以符号 τ 表示

$$\tau = \frac{F}{S} \tag{1-59}$$

总之，应力就是作用在单位截面积上的内力，与截面正交的叫做法向应力（normal stress），如张应力和压应力。切应力是与截面平行的力，叫做切向应力（tangential stress）。应力反映物体发生形变时的内力情况。应力也叫胁强。

国际制中，应力的单位是牛·米$^{-2}$（N·m^{-2}）。

二、应　变

物体受到应力作用时，它的大小、形状、体积都要发生变化。这种变化与它原来的大小、形状、体积之比叫应变（strain）。每一种应力都将引起一种与其对应的应变。

当物体两端受到张应力时，物体伸长 ΔL，我们把物体的伸长值 ΔL 与原长度 L_0 之比称为张应变（tensile strain），以符号 ε 表示

$$\varepsilon = \frac{\Delta L}{L_0} \tag{1-60}$$

当物体受到压力时，若体积发生变化而形状不变，则体积改变量 ΔV 与原体积 V_0 之比，叫做体应变（volume strain），以符号 θ 表示，即

$$\theta = \frac{\Delta V}{V_0} \tag{1-61}$$

当物体在切应力作用下成为斜的平行六面体，如图 1-7，这说明，所有平行于立方体底面的截面发生了相对移动，离底面不同距离，截面移动的程度不同。若最上层截面移动距离为 Δx，上下界面的垂直距离为 d，在无体积变化时，则两者的比值称为切应变（shearing strain），以符号 γ 表示，在 φ 角很小时，$\tan\varphi$ 可用 φ 角的弧度值代替即

$$\gamma = \frac{\Delta x}{d} = \tan\varphi \approx \varphi \tag{1-62}$$

以上三种应变都是无量纲、无单位的纯数。它们只是相对地表示形变的程度，而与原来的长度、体积、形状无关。

液体与气体的形状随容器而定。它们没有形状变化的弹性，只有容积变化的弹性。

第七节　弹性模量

前面讨论了应力与应变的概念，下面要研究两者之间的关系。

一、弹性和塑性

通常是用测定材料的应力-应变曲线来研究材料的弹性。对不同的材料,有不同的应力-应变曲线,但也有其共性。图 1-30 表示某种材料的应力-应变曲线。曲线上的 a 点为正比极限(proportional limit)。不超过正比极限时,应力与应变成正比,这一规律叫胡克定律。b 点为弹性极限(elastic limit),不超过弹性极限,外力除去后,物体仍能复原。应力超过弹性极限,将遗留永久形变,即塑性形变。c 点为断裂点(fracture point)。当应力达到 c 点时,材料断裂。断裂点的应力叫强度极限(strength limit)。

骨也是弹性材料,在正比极限范围内,它的张应力和张应变成正比关系。图 1-31 表示湿润而致密的成人桡骨、腓骨和肱骨的应力-应变曲线,可见在应变小于 0.5% 的条件下,这三种四肢骨的应力-应变曲线为直线,呈正比关系。

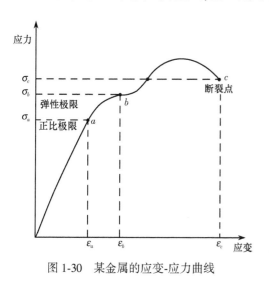

图 1-30　某金属的应变-应力曲线

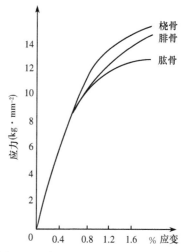

图 1-31　成人湿润四肢应变-应力曲线

二、弹 性 模 量

在正比极限范围内,应力与应变的比值叫该材料的弹性模量(modulus of elasticity),单位与应力相同。

1. 杨氏模量　在张应力或压应力作用下,正比极限范围内,长度变化的情况下,张应力和张应变之比,或压应力和压应变之比,称为杨氏模量(Young modulus),用符号 E 表示

$$E = \frac{\sigma}{\varepsilon} = \frac{F/S}{\Delta l/l_0} = \frac{l_0 F}{S\Delta l} \tag{1-63}$$

2. 切变模量　在切变情况下,在弹性极限内,切应力与切应变成正比,切应力 τ 与切应变 γ 的比值,称为切变模量(shear modulus),用符号 G 表示

$$G = \frac{\tau}{\gamma} = \frac{F/S}{\varphi} = \frac{F/S}{\Delta x/d} = \frac{Fd}{S\Delta x} \tag{1-64}$$

大多数金属材料的切变模量为杨氏模量的 1/3~1/2。

3. 体变模量 在体变的情况下,在弹性极限内,压强 P 与体应变 θ 成正比,压强与体应变的比值,叫做体变模量(bulk modulus)。以符号 K 表示

$$K = \frac{-P}{\theta} = -\frac{P}{\dfrac{\Delta V}{V_0}} = -V_0 \frac{P}{\Delta V} \tag{1-65}$$

式中,负号表示体积缩小时压强增大。体变模量的倒数,叫做压缩率(compressibility),记为 k。

$$k = \frac{1}{K} = -\frac{\Delta V}{PV_0} \tag{1-66}$$

由此可见,材料的 k 值越大,越易被压缩。

表 1-1 列出了几种常见材料的杨氏模量、弹性限度、强度、体变模量和切变模量。

表 1-1　一些常见材料的杨氏模量、弹性限度、强度、体变模量和切变模量

物质	杨氏模量 $10^9\,N \cdot m^{-2}$	弹性限度 $10^7\,N \cdot m^{-2}$	抗张强度 $10^7\,N \cdot m^{-2}$	抗压强度 $10^7\,N \cdot m^{-2}$	体变模量 K $10^9\,N \cdot m^{-2}$	切变模量 G $10^9\,N \cdot m^{-2}$
铝	70	18	20	—	70	25
铜	110	20	40	—	120	40
玻璃、熔石英	70	—	5	110	36	30
花岗石	50	—	—	20	—	—
骨 ┌拉伸	16		12	—	—	—
└压缩	9		—	17	—	—
腱	0.02					
血管	0.0002					

例题 1-5 设某人的一条腿骨长为 0.4m,横截面积平均为 $5cm^2$,试求用此骨支持整个体重时(相当于 500N 的力),其长度缩短多少?占原长的百分之几(骨的杨氏模量可按 $1 \times 10^{10}\,N/m^2$ 计算)?

解:由 $E = \dfrac{l_0 F}{S\Delta l}$

得

$$\Delta l = \frac{l_0 F}{SE} = \frac{(0.4\text{m})(5 \times 10^2\,\text{N})}{(5 \times 10^{-4}\,\text{m}^2)(10^{10}\,\text{N/m}^2)}$$

$$= 4.0 \times 10^{-5}\,\text{m}$$

$$\Delta l / l_0 = \frac{4.0 \times 10^{-5}\,\text{m}}{0.4\text{m}} = 1.0 \times 10^{-4}$$

总结前面讲过的公式,列表 1-2。

表 1-2　应力、应变和弹性模量公式比较

应力类型	应力公式	应变公式	弹性模量公式	模量名称
张应力 压应力	$\sigma = \dfrac{F}{S}$	$\varepsilon = \dfrac{\Delta l}{l_0}$	$E = \dfrac{l_0 F}{S\Delta l}$	杨氏模量

续表

应力类型	应力公式	应变公式	弹性模量公式	模量名称
切应力	$\tau = \dfrac{F}{S}$	$\gamma = \dfrac{\Delta x}{d}$	$G = \dfrac{F/S}{\gamma} = \dfrac{Fd}{S\Delta x}$	切变模量
体压强	P	$\theta = \dfrac{\Delta V}{V_0}$	$k = \dfrac{-P}{\theta} = -V_0\dfrac{P}{\Delta V}$	体变模量

三、骨的力学性质

骨构成了人体支架,是人体运动的被动部分。此外,有一部分骨还起着保护人体主要器官的作用,如颅骨保护大脑,肋骨保护心脏、肺等。因各种骨的作用不同,所以形态也不同,有长骨、短骨、扁骨及其他不规则骨。但不论哪一种骨,外层都是密质骨,内层为海绵状的松质骨。骨的内外层表面有一层致密结缔组织膜。松质骨主要由线状的骨小梁组成。骨的成分有纤维(主要是胶原纤维)、无机结晶体、胶原物质和水组成。胶原纤维就像支架,无机盐结晶物质附着在其表面。这两种成分对外力的反应是很不同的,无机盐具有较大的抗压强度,而胶原则有较大的抗张强度。两种成分结合成骨后的强度和金属差不多,使骨的力学性质达到理想化。这就像钢筋混凝土的道理一样。混凝土的抗压强度很大,但抗张强度低,在混凝土中埋入钢筋就大大提高了抗张强度。表1-3为骨与其他常用材料的强度。

表1-3 骨与其他常用材料的强度

材料	抗压强度($N \cdot mm^{-2}$)	抗张强度($N \cdot mm^{-2}$)	杨氏模量
硬钢	552	827	2070
花岗岩	145	4.8	517
混凝土	21	2.1	165
密质骨	170	120	179
骨小梁	2.2	—	0.76

骨的强度随人的年龄、性别及骨的位置、载重方向、应变率(单位时间内产生的应变)等因素变化。其中应变率的影响最大。应变率越大,强度极限也越高。

骨因其功能及部位的不同而有各种不同的形状和大小。如四肢的大多数骨是管状骨,像股骨、肱骨和胫骨等。我们以股骨为例说明其构造。股骨中间是圆管状骨干,两端有肥大的末端,叫做骺。骺的顶端有一关节软骨作为关节的滑动面。关节软骨不仅使构成关节的诸骨间接触更密切,还因软骨间的摩擦系数很小(约0.0026),使关节获得很高的效率。骨干的胍壁和骺外面,由密质骨构成。骺的密质骨下有较粗松的松质骨。松质骨中的骨小梁按一定严密次序排列着。管状骨如股骨和胫骨等的主要作用是负重。由于骨是通过两端传递压强的,而骨与骨的接触不可能每点都密合,所以,为了保证两端所承受的压强和骨干基本一样,两端就应比中部肥大些。任何建筑的支柱都是两头粗,也就是这个道理。

骨受的应力,可用建筑物横梁的应力方法来分析。图1-32(a)是一两端支撑的横梁。在梁的中间加一向下的力,横梁中出现的应力如图中箭头所示。在梁的顶部受压应力,梁的底部受张应力,梁的中间受应力很小,因此,通常采用"工"字形横梁。如图 1-32(b),若力来自任一方向,可用空心圆柱梁。如图 1-32(c),这样既省料又不影响强度,因作用在股骨上的力可能来自各个方面,所以股骨的空心圆柱结构很好地起到支撑功能,将空气圆柱两端加压,中央部分就很容易弯曲,为了增加股骨的抗压强度,股骨中段密质骨层最厚,非常好地符合了力学要求。

股骨上端骨小梁的特有结构,使它能最完善地承受加于它的力。图 1-33 表示股骨头受到压力时,其内部的压力线与张力线的分布情况。它们与骨小梁结构一致,即承受压力的骨小梁所排成的曲线和承受张力的骨小梁排成的曲线是相互垂直的。另外,还有交叉成带的结构以加固骨小梁。因此,骨小梁以最少的材料提供最大的抗压强度。

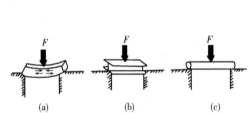

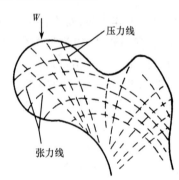

图 1-32　不同类型的梁受同样的力 F 的作用　　　图 1-33　股骨的头颈受体重 W 的压力

人体的骨骼受不同方式的力的作用时会有不同的力学反应,它的变形和损坏与其受力方式有关。根据外力的方向,将骨骼的受力分为拉伸、压缩、弯曲、剪切和扭转等类型。

1. 拉伸　拉伸是指在拉力作用下骨骼的伸长变细。骨组织在拉力作用下断裂的机制主要是骨单位间的分离。在临床上骨质疏松易引起拉伸损坏。

2. 压缩　压缩是指加与骨表面的压力使骨缩短变粗。骨组织在压力作用下的损坏主要是骨单位的斜行劈裂。人润湿骨破坏的压缩极限应力大于拉伸极限应力。

3. 剪切　当外力方向与骨骼横截面平行时产生剪切形变。人骨骼所能承受的剪切极限应力都小于压缩极限应力和拉伸极限应力。

4. 弯曲　在弯曲形变时,凹侧面发生压缩形变,凸侧面发生拉伸形变。对成人骨骼,破裂开始于拉伸侧,因为成人骨骼的抗拉能力小于抗压能力。而未成年人骨骼则首先自压缩侧破裂。

5. 扭转　当扭转力矩加与骨骼两侧使其沿着轴线产生扭曲时就形成扭转形变。骨骼抗扭转强度最小,而且越靠近中心轴的骨组织作用越小。类似与抗弯曲情况,空心管可代替实心管,以减轻重量。一般来说,扭转角度和所加力矩成正比。扭转角度超过某一数值,骨骼就会破裂。

骨骼具有良好的自身修复能力,并可随力学环境的变化而改变其性质和外形。应力对骨的生长、改变和吸收起着重要的调节作用。应力增加可引起骨增生;应力减少可引起骨疏松萎缩。因为在较高应力的作用下,由于压电效应,一部分骨细胞变成基质呈碱性的成骨细胞,使带有碱性的磷酸盐沉淀,并能产生纤维和粘多糖蛋白等细胞间质,这些和无机盐共同组成骨质。相反,当作用在骨骼上的应力减少后,由于压电效应,骨细胞变成基质呈酸性的破骨细胞,其酸性磷酸酶可溶解骨骼中的胶原纤维、粘多糖蛋白和无机盐并排出体外,从而使骨骼萎缩疏松。

四、肌肉的力学特性

肌肉包括平滑肌、心肌和骨骼肌三种,它们的构成要素相同,收缩的生物化学机制也大致一样,但结构、功能及力学特性有一定差异。骨骼肌可随意收缩,称其为随意肌;心肌、平滑肌的收缩由机体自主控制,与意念无关,研究较为困难。目前关于肌肉的力学性质的研究大部分都是针对骨骼肌进行的。

肌纤维是肌肉的主要成分,直径约 $10\sim60\mu m$,它又由直径为 $1\mu m$ 左右的许多肌原纤维组成,肌原纤维又是由许多直径更小的蛋白微丝组成。这些蛋白微丝之间可以相互作用,使肌肉发生收缩或伸长。肌原纤维发生伸缩的基本单位为肌节,肌节充分放松时长约2.0~2.5μm,缩短时长约 $1.5\mu m$ 。

肌肉不同与一般的软组织,它具有能动收缩的能力。不仅能被动地承载,而且能主动地做功。肌肉的做功是将化学能转化为机械能。肌肉收缩时产生的内部拉力(即张力)变化主要依赖于肌节内结构的变化。肌节处于休息长度时(约 $2\mu m$)张力最大,而长度达到 $3.6\mu m$ 时,主动张力却变为零。整块肌肉伸缩时的张力应为主动张力和被动张力之和。

健康肌肉具有良好的弹性。弹性体的特点是其内部任一点、任一时刻的应变,完全取决于当时当地的应力,与应力的历史过程无关。当外力去掉后,弹性体将立刻恢复它原来的形状和大小。肌肉也具有黏弹性。黏弹性体的特点是其内部任一点、任一时刻的应变,不仅取决于当时当地的应力,而且与与应力的历史过程有关,即材料是有"记忆"的。黏弹性体的基本性质有:

1. 延迟弹性(delayed elasticity) 弹性体应变对应力的相应是既时的,而黏弹性体却是滞后的。黏弹性体在恒定压力作用下,应变随时间逐渐增加;当外力去除后,应变只能逐渐减小到零,即应变总是落后于应力的变化。延迟弹性的原因在于大分子链运动困难,以及回缩过程中需克服内摩擦力。

2. 应力松弛(stress relaxation) 当黏弹性体发生形变时,若使应变维持恒定,则应力随时间的增加而缓慢减小。其原因仍与生物材料的分子结构和黏性有关。

3. 蠕变(creep) 指黏弹性体维持应力恒定时,应变随时间的增加而增大的现象。

4. 拉伸滞后(hysteresis) 指对黏弹性体周期性地加载和卸载,则卸载时的应力-应变曲线与加载时的应力-应变曲线不重合。滞后现象的原因也是大分子构型改变的速度跟不上应力变化,构型改变时有内摩擦力作用。

拓展阅读

力学理论在生物医学领域有用吗?答案是非常有用,而且这些应用已经发展成为一门新兴的学科叫人体力学和生物力学。人体力学是以力学原理与方法研究人体的力学特性和规律的学科,是力学与人体科学、医学相结合的交叉学科。主要研究人体结构和机能的力学特征,人体骨骼、肌肉等组织结构的各种力学变化规律,人体运动时力的变化及内力和外力保持平衡的规律,呼吸、循环、消化、泌尿等系统生理活动的力学机制及其病理性改变的表现,药物在体内输运和发生作用的动力学机制,人工假肢、人工器官等各种生物材料的力学特性,等等。人体力学正向生理、病理、预防和临床等各个医学领域渗透。它在体育运动方面也有广泛应用,主要用以确立运动技术原理,设计和改进运动器械,实现运动最佳效果,预防运动创伤,提供选材依据。

生物力学是应用力学原理和方法对生物体中的力学问题定量研究的生物物理学分支。其研究范围从生物整体到系统、器官和细胞,从鸟飞、鱼游、鞭毛和纤毛的运动到植物体液的输运等。生物力学的基础是能量守恒、动量定律、质量守恒三定律并加上描写物性的本构方程。生物力学依据研究对象的不同可分为流体生物力学、固体生物力学和运动生物力,以及微观生物力学、材料生物力学等。材料力学中著名的杨氏模量是杨氏为建立声带发音的弹性力学理论而提出的;克罗格由于对微循环力学的贡献,希尔由于对肌肉力学的贡献而先后(1920,1922)获诺贝尔生理学或医学奖。到了20世纪60年代,生物力学成为一门完整、独立的学科。

中国的生物力学研究,有相当一部分与中国传统医学结合。因而在骨骼力学、脉搏波、无损检测、推拿、气功、生物软组织等项目的研究中已形成自己的特色。

进行生物力学的研究首先要了解生物材料的几何特点,进而测定组织或材料的力学性质,确定本构方程、导出主要微分方程、确定边界条件并求解。对于上述边界问题的解,需用生理实验去验证。若有必要,还需另立数学求解,以期理论与实验相一致。作为实验对象的生物材料,有在体和离体之分。在体生物材料一般处于受力状态,一旦游离出来,则处于自由状态,即非生理状态(如血管、肌肉一旦游离,当即明显收缩变短)。两种状态材料的实验结果差异较大。

生物力学的研究要同时从力学和组织学、生理学、医学等两大方面进行研究,即将宏观力学性质和微观组织结构联系起来,因而要求多学科的联合研究或研究人员具有多学科的知识。

习 题 一

1-1 回答下列问题

(1) 位移和路程有何区别?

(2) 速度和速率有何区别?

(3) 瞬时速度和平均速度的区别和联系是什么?

(4) 物体能否有一不变的速率而仍有一变化的速度?

(5) 速度为零的时刻,加速度是否一定为零? 加速度为零的时刻,速度是否一定为零?

(6) 当物体具有大小、方向不变的加速度时,物体的速度方向能否改变?

1-2 回答下列问题

(1) 物体受到几个力的作用,是否一定产生加速度?

(2) 物体速度很大,所受到的和外力是否也很大?

(3) 物体的运动方向和和外力方向是否一定相同?

(4) 物体运动的速率不变,所受和外力是否为零?

1-3 动物骨头有些是空心的,从力学角度来看它有什么意义?

1-4 肌纤维会产生哪几种张力? 肌肉有哪些特性?

1-5 试说明下列各物理量的定义、单位以及它们之间的关系:

(1) 拉伸应变、拉伸应力、杨氏模量

(2) 剪应变、剪应力、切变模量

(3) 体变模量、压缩率

1-6 有人说胡克定律可有两种表达方式,一种是使用形变,另一种是使用应变,你以为如何? 你能把它们统一起来吗?

1-7 根据表 1-1 所提供的数据计算:

(1) 横截面积为 $4cm^2$ 的密质骨,在拉力作用下骨折前所具有的最大拉力。

$(4.8×10^4N)$

(2) 在 10^4N 的压力作用下,此骨上的应变。 $(2.8×10^{-3})$

1-8 假设股骨为一空心圆管,已知其最细处的内半径与外半径之比为 0.5,可在 $5×10^4N$ 的压力下产生骨折,试问此股骨最细处的外直径是多少(抗压强度按 $1.67×10^8N/m^2$ 计算)?

$(2.25cm)$

1-9 边长为 0.02m 的正方体的两个相对面上,各施以 $9.8×10^2N$ 的切力,力是大小相等方向相反的,施力后两相对面的相对位移为 0.001m,求其剪切模量。 $(4.9×10^7N/m^2)$

1-10 设某人一条腿骨长 0.6m,平均截面积为 $3cm^2$,当站立时两腿支持整个体重 800N,问此人一条腿骨缩短了多少? (骨的杨氏模量为 $10^{10}N·m^{-2}$) $(8×10^{-5}m)$

1-11 一弹簧原长为 l,劲度为 k。弹簧上端固定,下端挂一质量为 m 的物体。先用手将物体托住,使弹簧保持原长。(a)如果将物体慢慢放下,使物体达平衡位置而静止,弹簧伸长多少? 弹性力多大? (b)如果将物体突然释放,物体达最低位置时弹簧伸长多少? 弹性力又是多大? 物体经过平衡位置时的速率多大? $[(a) mg·k^{-1},-mg;(b) 2mg·k^{-1},-2mg,g\sqrt{m/k}]$

1-12 地面上空停着一个气球,气球下吊着的软梯上站着一人。当这个人沿着软梯向上爬时,(a) 气球是否运动? 如果运动,怎样运动? (b) 对于人和气球组成的系统,在竖直方向的动量是否守恒?

1-13 质量为 $m=10g$ 的子弹,水平射入静置于光滑水平面上的物体。物体质量为 $M=0.99kg$,与一弹簧连接(如图 1-34)。设该弹簧的劲度 $k=1.0N·cm^{-1}$,碰撞使之压缩 0.10m,求(a) 弹簧的最大势能;(b) 碰撞后物体的速率;(c) 子弹的初速度。

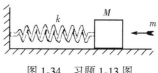

图 1-34 习题 1-13 图

$[(a) 0.5J;(b) 1m·s^{-1};(c) 100m·s^{-1}]$

1-14 为什么在"质点"模型之外又要提出"刚体"模型? "刚体"模型的特征是什么? 与实际固体有何不同? 在什么条件下,实际固体可以看成刚体?

1-15 一个物体的转动惯量是否具有确定值? 怎样计算转动惯量?

1-16 功率为 0.1kW 的电动机带动一车床,用来切削一直径为 10cm 的木质圆柱体。

电动机的转速为 600r·min^{-1}，车床功率只有电动机功率的 65%，求切削该圆柱的力。

(20.7N)

1-17 质量为 500g、直径为 40cm 的圆盘，绕过盘心的垂直轴转动，转速为 1500r·min^{-1}。要使它在 20s 内停止转动，求制动力矩的大小、圆盘原来的转动动能和该力矩的功。

(123J;7.85×10^{-2}N·m;123J)

1-18 如图 1-35 所示，用细线绕在半径为 R、质量为 m_1 的圆盘上，线的一端挂有质量为 m_2 的物体。如果圆盘可绕过盘心的垂直轴在竖直平面内转动，摩擦力矩不计，求物体下落的加速度、圆盘转动的角加速度及线中张力。

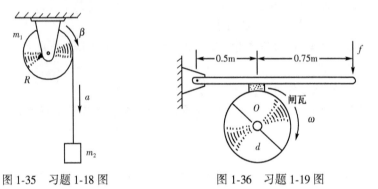

图 1-35 习题 1-18 图   图 1-36 习题 1-19 图

1-19 图 1-36 中圆柱体的质量为 60kg，直径为 0.50m，转速为 1000r·min^{-1}，其余尺寸见图。现要求在 5.0s 内使其制动。当闸瓦和圆柱体之间的摩擦系数 $\mu=0.4$ 时，制动力 f 及其所做的功各多大？(157N;1.03×10^{4}J)

1-20 直径为 0.30m，质量为 5.0kg 的飞轮，边缘绕有绳子。现以恒力拉绳子，使之由静止均匀地加速，经 10s 转速达 10r·s^{-1}。设飞轮的质量均匀地分布在外周上，求:(a) 飞轮的角加速度和在这段时间内转过的转数;(b) 拉力和拉力所做的功;(c) 拉动 10s 时飞轮的角速度、轮边缘上任一点的速度和加速度。 [(a) 6.28rad·s^{-2},50r;(b) 4.71N,222J;(c) 62.8rad·s^{-1},9.42m·s^{-1},切向,5.92×10^{2}m·s^{-2},指向轴心]

(吕小云)

第 2 章　相对论基础

本章要求

（1）掌握狭义相对论的两个基本原理，掌握狭义相对论的时空观。

（2）熟悉相对论质量与速度关系式，熟悉相对论质量与能量关系式。

（3）了解广义相对论的等效原理。

以牛顿运动定律为基础的经典力学是宏观物体在低速（即远小于光速 c）范围内运动规律的总结。经典力学认为，在所有的惯性参考系中，时间和空间的量度是绝对的，它们不随进行量度的参考系而变化。19 世纪末出现的电磁场理论，将电、磁和光统一了起来。人们发现，当物体的运动速度接近光速时，上述时空绝对量度的假定就不再成立。因此经典力学只是在低速范围内近似地正确，对于高速运动问题必须建立新的力学，这就是阿尔伯特·爱因斯坦（Albert Einstein）建立的相对论力学。相对论力学既适用于低速运动，又适用于高速物体的情况，当物体做低速运动时，相对论力学就过渡为经典力学。

相对论力学揭示了高速运动的物体所遵循的规律、物质的质量与能量的内在联系、惯性力加速场与引力场的等价性，为宇宙、微观粒子、原子能等研究领域提供了新的理论方法。尽管它的一些概念与结论和人们的日常经验大相径庭，但它已被大量实验证明是正确的理论。现在，相对论已经成为现代物理学以及现代工程技术不可缺少的理论基础。本章仅简要地介绍相对论的主要思想。

第一节　伽利略变换

一、牛顿力学的绝对时空观和相对性原理

经典力学即牛顿力学的基础是绝对时空观，它认为时间和空间是可以独立存在的，它们与物体的运动形式无关。按照这种绝对时空观，在不同的参考系中有完全相同的时间流逝，任意一个参考系中时空的大小都可以用固定不变的普通的尺子来测量。

凡是适用牛顿运动定律的参考系叫做惯性系，而不适用牛顿运动定律的参考系则叫做非惯性系。如果存在一个惯性系，那么相对于惯性系做匀速直线运动的参考系也是一个惯性系。如此说来，应该有无数个惯性系存在。牛顿力学定律对于任何一个惯性参考系都成立，即在所有的惯性系中，牛顿定律都具有相同的形式。换言之，在任何的惯性系中观察，同一力学现象将按同样的形式发生和演变。即力学规律在所有惯性系中都是相同的，各个惯性系统都是等价的，不存在特殊的更为优越的惯性系。与之相应，在一个惯性系的内部所做的任何力学实验都无法确定这一惯性系是处于静止状态还是做匀速直线运动。这个原理称为力学的相对性原理，或伽利略相对性原理。

二、伽利略变换

（一）伽利略变换

假设有两个作为匀速直线运动的惯性参考系，分别以直角坐标系 $s(o,x,y,z)$ 和 $s'(o',x',y',z')$ 表示，两者的坐标轴分别平行，且 x 轴和 x' 轴重合在一起，s' 相对于 s 沿 x 轴同方向以速度 u 运动（图 2-1）。

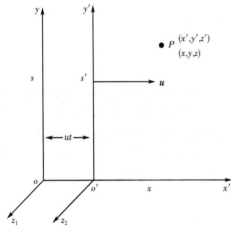

图 2-1　相对做匀速运动的两个惯性参考系

为了测量时间，设想在 s 和 s' 系中各处各有自己的时钟，所有的时钟的结构完全相同，而且在同一参考系中所有的时钟都是校准好而且是同步的，它们分别指示时刻 t 和 t'。假定两个参考系中的时钟都以原点 o' 和 o 重合的时刻作为计算时间的零点，即 $t=t'=0$ 时，原点重合。现从两参考系同时观察同一质点 P 的运动。设在任一时刻 t，P 点的坐标分别为 (x,y,z) 和 (x',y',z')。由于时间量度的绝对性和空间度量的绝对性，从中可以得到

$$\begin{cases} x'=x-ut \\ y'=y \\ z'=z \\ t'=t \end{cases} \tag{2-1}$$

上述变化称为伽利略变换。它给出了同一时空点在惯性系 s 和 s' 中的时空坐标之间的关系。它的逆变化是

$$\begin{cases} x=x'+ut \\ y=y' \\ z=z' \\ t=t' \end{cases} \tag{2-2}$$

（二）经典力学的时空观和速度合成公式

（1）设有两事件 P_1、P_2，A 测得发生的时刻为 t_1、t_2，A' 测得发生的时刻为 t'_1 和 t'_2，由 (2-1) 的第四式，得

$$t'_1=t_1, t'_2=t_2。$$

因而

$$t'_2-t'_1=t_2-t_1。$$

表示两事件的时间间隔与观察者运动速度无关；或者说，时间间隔对互相做匀速直线运动的参考系相同，也可以说成"时间间隔的测量是绝对的"。

（2）设有一棒，静止在 s' 系中，沿 x' 轴放置，A' 量得它两端的坐标为 x'_1、x'_2，于是得棒长

$$l'=x'_2-x'_1$$

在 A 看来,要量这根棒长,应在同一时刻 t 量棒两端的坐标 x_1、x_2,然后求其差,即得棒长

$$l = x_2 - x_1$$

由(2-1)的第一式: $x'_1 = x_1 - ut$, $x'_2 = x_2 - ut$;
故

$$l' = x'_2 - x'_1 = x_2 - x_1 = l$$

表示在做匀速直线运动的二参考系中,测量同一物体的长度(即空间测量),所得的结果相同,故知空间测量也是绝对的,与观察者的速度无关。

(3)在图 2-1 中,设 P 点以速度 v'_x 对 s' 系沿 x' 轴正向运动,由(2-2)式知 P 对 s 系的速度为:

$$v_x = \frac{dx}{dt} = \frac{d(x' + ut')}{dt'} = \frac{dx'}{dt'} + u = v'_x + u$$

同法讨论 v'_y、v'_z,然后合写成矢量形式,得:

$$\boldsymbol{v} = \boldsymbol{v}' + \boldsymbol{u}$$

称为速度合成公式。$\boldsymbol{v}$ 是质点对 P 对 s 的速度,即"绝对"速度,$\boldsymbol{v}'$ 是质点对 P 对 s' 的速度;$\boldsymbol{u}$ 是 s' 对 s 的速度,即牵连速度。

(三)力学相对性原理

将式(2-1)的前三式对时间求导,考虑到 $t = t'$,可得速度和加速度的相应变化式

$$\begin{cases} v'_x = v_x - u \\ v'_y = v_y \\ v'_z = v_z \end{cases} \quad 和 \quad \begin{cases} a'_x = a_x \\ a'_y = a_y \\ a'_z = a_z \end{cases}$$

上式表明质点对 s、s' 二参考系加速度相等,把加速度变化写成矢量式,可得 $\boldsymbol{a}' = \boldsymbol{a}$。

经典力学认为物体的质量 m 与参考系无关,在 s,s' 系中测量质量,结果相同,即质量也是绝对的。实践证明,物体相互作用的力(如重力、正压力和磨擦力等)对 s,s' 完全相同。因为 s 是一个惯性系,牛顿第二定律 $\boldsymbol{F} = m\boldsymbol{a}$ 对它成立;由于 $\boldsymbol{a}' = \boldsymbol{a}$,所以 $\boldsymbol{F} = m\boldsymbol{a}$,即牛顿第二定律对 s' 也成立,s' 必为一惯性系。由此可见,在不同的惯性系中,牛顿第二定律 $\boldsymbol{F} = m\boldsymbol{a}$ 不仅有相同的形式,而且其中的物理量 $\boldsymbol{F}$、m、$\boldsymbol{a}$ 都保持不变。可以证明,在伽利略变换下,动量守恒定律以及其他动力学规律的形式也都保持不变。总之,力学规律对于所有惯性系都是等价的。伽利略变换方程组正是伽利略相对性原理的数学表述,它定量地表明了力学基本定律的数学表述在所有惯性系内的等同性和不变性,正确地反映了宏观低速范围内机械运动的时间空间关系。

第二节 狭义相对论基本原理

一、迈克耳孙-莫雷实验与绝对时空观的破产

19 世纪中叶以后,麦克斯韦在研究静电场、静磁场和交变电磁场的性质时,提出了著名的麦克斯韦电磁波方程。麦克斯韦方程组中存在着常数 c,表明电磁扰动在真空中总以不

变的速度 c 传播,与传播方向无关,这就与伽利略相对性原理发生了矛盾。因为按照牛顿的绝对时空观和伽利略相对性原理,在不同的惯性系中电磁波的速度不应该各方向都相同而且总等于 c;只有在一个特定的参考系中,麦克斯韦方程组才采取标准形式,而相对于这个参考系运动的其他参考系都是不适用的。于是,研究电磁现象就需要有一个特定的参考系,在这个参考系内电磁波的传播在各个方向上都以速度 c 进行。这个参考系就可以看作是"绝对空间",任何物体相对于这个参考系的运动就可以视为是"绝对运动"。在 19 世纪末出现的"以太"假说,认为光是靠"以太"来传播的,"以太"被作为绝对静止的参考系,凡是相对于这个绝对参考系的运动叫做绝对运动,以区别于对其他参考系的相对运动。据此观点,历史上有许多物理学家设计了各种实验去寻找"以太"参考系的存在。其中 1887 年的迈克耳孙(A.A.Michelson)和莫雷(E.W.Morley)的实验特别有名。

将迈克耳孙干涉仪放在地球上,设太阳对"以太"静止;地球相对太阳的速度为 u。实验时,先将干涉仪一支光臂沿地球绕太阳运动的方向,另外一支光臂与地球运动方向垂直。然后把整个仪器转 90°,使其另一支光臂沿地球运动方向。计算表明,如果以太确实存在,则地球相对于以太的运动将对光速产生影响,从而使仪器转过 90°所引起的干涉条纹的移动为

$$\Delta N = \frac{2lu^2}{\lambda c^2}$$

在 1881 年迈克耳孙的第一次实验中,$l \approx 1.2\text{m}$,$\lambda = 590\text{nm}$,预期应观测到干涉条纹的移动 $\Delta N = 0.04$,但他并没有获得预期的结果。1887 年,迈克耳孙和莫雷使用一套改进了的系统重复这个实验,同时用多次反射的方法,将光臂的有效长度增至 11m 左右。经过计算,仪器转过 90°时应观测到 $\Delta N = 0.4$ 的条纹移动数,这是可观测的最小值的 20~40 倍,但结果还是令人失望,他们仍未观测到条纹的移动。在不同方向、不同季节条件下作观测,就相当于在许多不同的惯性系中进行实验。然而,迈克耳孙和莫雷尽管在不同时间、不同方向多次重复实验,却始终看不到干涉条纹的移动,觉察不出光速的任何变化。

值得深思的是,原本为验证"以太"参考系而进行的实验,却提出了否定"以太"参考系的证据,即:在任何惯性系内,光速都是不变的,即光的传播速度同光源的运动状态无关。就是说,无论光源是否在运动或它怎样运动,在任何惯性系中光速 c 都是相同的。这一实验结果动摇了静止以太假说,使牛顿的绝对时空观遭遇到了根本性的困难。

二、狭义相对论的基本原理

1905 年,爱因斯坦扬弃了"以太"假说和绝对参考系的想法,概括和发展了已有的实验事实和前人的成就,提出了狭义相对论理论,成功地解释了迈克耳孙-莫雷实验的零结果结论。由于仅限于考察物体在无引力场作用的惯性系内的运动,所以称为狭义相对论。

与所有以前的研究者不同,爱因斯坦不是牵强地去解释光速不变的实验事实,而认为迈克尔逊-莫雷实验的结果(即光速的不变性)是自然界某种普遍规律的表现。既然所有的实验都不能相互一致地证明地球相对于"以太"的运动,那么就不应把这个结果看成是一个偶然的现象;这些实验结果的本质意义在于表明:不但不可能用力学方法,而且也不可能用光学方法、电磁学方法去发现任何惯性系(实验室)相对于"绝对空间"的匀速直线运动。也

就是说,不但力学规律,而且光学规律、电磁学规律在所有惯性系统中都是不变的。因此,这些实验结果是相对性原理在力学领域和电磁学领域中都成立的证明。必须认为相对性原理有相当广泛而可靠的实验基础,应该作为适用于物理学各个领域的一个基本原理。

据此,爱因斯坦以实验事实为根据提出了狭义相对论的两个基本假设:

1. 相对性原理　物理定律在一切惯性参考系中都具有相同的数字表达形式,即所有惯性系对于描述物理现象都是等价的。

2. 光速不变原理　对互相做匀速直线运动的所有参考系而言,光在真空中的传播速率都是相同的。换句话说,真空中的光速是个恒量,它与光源或光的接受者的运动无关。

这两个假设,在理论上具有深刻的意义。参考系是观测和描述自然现象以及过程的与参考体相固连的整个延伸空间。那么,从一个特殊的参考系出发所探获的物理学定律有没有普遍意义呢? 相对性原理给出了答案:虽然从各个参考系观测同一客观物理过程和现象时得出的一系列物理量的数值是不同的,具有相对性;但可以确定出各个参考系之间这些物理量的基本变换关系,通过这个变换关系转换其数值后,联系这些物理量的物理学规律的数学形式不变。因此,这些物理学规律是具有普遍性的,在任何惯性系内都是成立的。

从狭义相对论的两个基本假设出发,即既承认狭义相对性原理成立,又承认光在真空中的传播速度恒等于 c,就可以得到在不同惯性系中描述同一物理过程的直角空间坐标 x,y,z 和时间坐标 t 在量值上的变换关系——洛伦兹变换。

三、洛伦兹变换

伽利略坐标变换只在 u 远小于光速 c 的情况下才能成立,狭义相对论否定了牛顿的绝对时空观,因此也扬弃了伽利略变换,爱因斯坦选择了洛伦兹变换这一新的时空变换关系,作为狭义相对论的时空变换关系。

现仍以图 2-1 所示惯性系 s 和 s' 为例,在这样的两个惯性系中,对同一质点 P 的运动的两组时空坐标 (x,y,z,t) 和 (x',y',z',t') 的洛伦兹变换为

$$\begin{cases} x' = \dfrac{x-ut}{\sqrt{1-u^2/c^2}} = \gamma(x-ut) \\ y' = y \\ z' = z \\ t' = \dfrac{t-\dfrac{u}{c^2}x}{\sqrt{1-u^2/c^2}} = \gamma\left(t-\dfrac{u}{c^2}x\right) \end{cases} \qquad (2\text{-}3)$$

式中, $\gamma = \dfrac{1}{\sqrt{1-u^2/c^2}}$ 。由此可见,在洛伦兹变换下,空间坐标和时间坐标是相互关联着的,这是与伽利略变换根本不同的。在低速情况下 $(u \ll c)$, $\gamma = \dfrac{1}{\sqrt{1-u^2/c^2}} \to 1$,洛伦兹变换则过渡到伽利略变换,这就是说,经典的伽利略变换是洛伦兹变换在低速情况下的近似。洛伦兹变换的逆变化为

$$\begin{cases} x = \dfrac{x' + ut'}{\sqrt{1 - u^2/c^2}} = \gamma(x' + ut') \\[3mm] y' = y \\[2mm] z' = z \\[3mm] t = \dfrac{t' + \dfrac{u}{c^2}x'}{\sqrt{1 - u^2/c^2}} = \gamma\left(t' + \dfrac{u}{c^2}x'\right) \end{cases} \tag{2-4}$$

质点在惯性系 s' 和 s 中的速度 (v'_x, v'_y, v'_z) 和 (v_x, v_y, v_z) 之间的相对变化为

$$\begin{cases} v'_x = \dfrac{v_x - u}{1 - \dfrac{u}{c^2}v_x} \\[4mm] v'_y = \dfrac{v_y}{1 - \dfrac{u}{c^2}v_x}\sqrt{1 - u^2/c^2} \\[4mm] v'_z = \dfrac{v_z}{1 - \dfrac{u}{c^2}v_x}\sqrt{1 - u^2/c^2} \end{cases} \tag{2-5}$$

其逆变化为

$$\begin{cases} v_x = \dfrac{v'_x + u}{1 + \dfrac{u}{c^2}v'_x} \\[4mm] v_y = \dfrac{v'_y}{1 + \dfrac{u}{c^2}v'_x}\sqrt{1 - u^2/c^2} \\[4mm] v_z = \dfrac{v'_z}{1 + \dfrac{u}{c^2}v'_x}\sqrt{1 - u^2/c^2} \end{cases} \tag{2-6}$$

由速度的相对论变化式 (2-5) 可以看出,洛伦兹变换保证了光速 c 的不变性;无论是在真空中还是在介质中,无论用什么办法,都不可能使一个信号以大于光速 c 的速度传递。在相对论范围内,光速 c 是一个极限速率,人们迄今为止尚未发现任何物体以超过光速 c 的速率运动。在 $u \ll c$ 的低速情况下,$\gamma \to 1$,速度相对论变化式过渡到伽利略速度变化式。

例题 2-1 一个宇宙飞船以 $0.90c$ 的速率飞离地球,并沿飞船飞行的方向发射一枚导弹,导弹相对于飞船的速率也是 $0.90c$。问导弹相对于地球的速率是多少?

解:取地球为 s 系,飞船为 s' 系,于是 $v'_x = 0.90c$ 和 $u = 0.90c$,如果用非相对性的速度相加公式,得到导弹相对于地球的速率是 $1.90c$,但正确的相对性的结果应式 (2-6) 来求,即

$$v_x = \frac{v'_x + u}{1 + \dfrac{u}{c^2}v_x} = \frac{0.90c + 0.90c}{1 + 0.90^2/c^2} = 0.994c$$

第三节 狭义相对论的时空观

狭义相对论的时间膨胀、长度收缩、同时性的相对性等均可通过洛伦兹变换直接得出。

一、"同时"的相对性

爱因斯坦认为,凡是与时间有关的一切判断,总是和"同时"这个概念相联系的。当一个人说他是早上七点钟醒来的,这其中包含两个事件,即他醒来和时钟指在"7"上是同时的。在图 2-1 所示的惯性系 s 和 s' 系中,假设在 s 系中有两个事件在不同的地点 x_1 和 x_2 处,于同一时刻 t 同时发生,即两事件的时空坐标分别为 (x_1,t) 和 (x_2,t)。据洛伦兹变换式(2-3),在 s' 系中,这两件事发生的时间分别为 $t'_1=\gamma\left(t-\dfrac{u}{c^2}x_1\right)$ 和 $t'_2=\gamma\left(t-\dfrac{u}{c^2}x_2\right)$。也就是说,观测者在 s' 系中看来,这两个事件发生的时间是不同的,其间隔为

$$t'_2-t'_1=\gamma\left(t-\frac{u}{c^2}x_2\right)-\gamma\left(t-\frac{u}{c^2}x_1\right)$$
$$=\gamma u\frac{x_1-x_2}{c^2} \tag{2-7}$$

可见,只有两个事件同时发生在同一地点时,即当 $x_1-x_2=0$ 时,总有 $t'_2-t'_1=0$,同时性才有绝对意义。在一般情况下,对于一个观测者是同时发生的两个事件,对于另一个观测者就不一定是同时发生了,这就是同时性并不是一个绝对的概念,两个事件是否同时,决定于参考系。同时性的相对性否定了各个惯性系具有统一时间的可能性,否定了牛顿的绝对时空观。

二、时间的相对性(时间膨胀)

为了导出在不同坐标系中时间间隔的定量关系,在如图 2-1 所示的惯性参考系 s 和 s' 中,坐标系 s' 以 u 速度相对于坐标系 s 沿 x 轴正方向运动。考察在 s' 系中的同一地点 x'_0 处发生两个事件,其时间间隔为 $\tau_0=t'_2-t'_1$。由于 s' 系相对于 s 系,根据洛伦兹变换的逆变换公式(2-4),可以得到 s 系中的观察者所记录的上述两个事件发生的时刻分别为 $t_1=\gamma\left(t'_1+\dfrac{u}{c^2}\right)x'_0$ 和 $t_2=\gamma\left(t'_2+\dfrac{u}{c^2}\right)x'_0$,其时间间隔为

$$\tau=t_2-t_1=\gamma(t'_2-t'_1)=\gamma\tau_0$$
$$=\frac{1}{\sqrt{1-u^2/c^2}}\tau_0>\tau_0 \tag{2-8}$$

τ_0 是 s' 系中观测者所测得的时间间隔,这个 s' 相对于发生事件的那个点 x'_0 是静止的;τ 是 s 系中的观测者记录的时间间隔,相对于 s 系来说,发生事件的那个点是在运动着的,即 s 系中的观测者看到的事件发生在空间两个不同的位置上。由此可以得出结论,从惯性系 s 中的观测者来看,运动着的物体发生的过程所费的时间变长了,变为静止时间间隔的 γ 倍,

这就是所谓的时间膨胀,也称为时间延缓或运动时间变慢。通常把某一参考系中同一地点发生的两个事件之间的间隔,称为固有时或原时,式(2-8)中的τ_0就是固有时。$\gamma = \dfrac{1}{\sqrt{1-u^2/c^2}}$称为时间膨胀因子,又称为速度因素或质量增加因子。$\gamma$值的大小体现了相对论效应的显著程度。

可见,时间间隔不是不变量,而是与参考系的运动有关的变量。时间膨胀的来源是光速不变的原理,它是时空的一种属性,并不涉及时钟的任何机械原因和原子内部的任何过程。

例题 2-2 μ子是1936年由安德森(C.D.Anderson)等人在宇宙射线中发现的。μ子是不稳定的粒子,它能自发的衰变为一个电子和两个中微子。对μ子静止的坐标系而言,μ子自发衰变的平均寿命为 2.15×10^{-6} s。假设来自太空的宇宙射线,在离地面6000m的高空所产生的μ子,以相对于地球0.995c的速率垂直向地面飞来,试问:(1)在地面上看来,μ子的平均寿命应为多少?(2)它能否在衰变前到达地面?

解:(1)设地面参考系为s,μ子参考系为s',据题意s'系相对于s系的运动速率$u = -0.995c$,μ子在s'系中的平均寿命即为固有时$\tau_0 = 2.15 \times 10^{-6}$ s,根据时间膨胀公式(2-7),对于地面来说,μ子的平均寿命为

$$\tau = \gamma \tau_0 = \frac{\tau_0}{\sqrt{1-u^2/c^2}} = \frac{2.15 \times 10^{-6}}{\sqrt{1 - \dfrac{(-0.995c)^2}{c^2}}}$$

$$= 2.15 \times 10^{-5}(\text{s})$$

(2)μ子在时间τ内运动的距离为

$$s = u\tau = 0.995c \times 2.15 \times 10^{-5} = 6418(\text{m})$$

而μ子在产生时离地面只有6000m,所以它在衰变前可以到达地面。

三、长度的相对性(长度收缩)

根据洛伦兹变换,不仅能说明时间的量度与参考系有关,还能说明长度的量度和参考系也有关。在图2-1中,假设有一根棒沿x'轴静止放置在s'系中,棒在其中的固有长度为$L_0 = |x'_2 - x'_1|$。在s系中的观测者看来,棒沿x轴以速度u运动,为了测量棒的长度L,观测者必须在同一时刻t测量棒两端的坐标x_1和x_2,从而得到棒的长度$L = |x_2 - x_1|$,由洛伦兹变化式(2-3)可知$x'_1 = \gamma(x_1 - ut)$,$x'_2 = \gamma(x_2 - ut)$,则

$$L_0 = |x'_2 - x'_1| = \gamma|x_2 - x_1| = \gamma L$$

所以
$$L = \frac{1}{\gamma}L_0 = \sqrt{1-u^2/c^2}\,L_0 < L_0 \tag{2-9}$$

由此可见,在惯性系s中的观测者看来,运动着的物体,在运动方向上的长度缩短了,变为固有长度的$1/\gamma$,这就是所谓的洛伦兹收缩或长度收缩。$\dfrac{1}{\gamma}$称为长度收缩因子。

洛伦兹收缩也是一种时空的属性,并不是运动引起物质间的相互作用而产生的实在收缩。洛伦兹收缩完全是相对的。例如,如果有两个人分别做在两列相向而过的火车上,每个人手里都拿着一根相同的米尺,尺身沿火车行进的方向,则两个人都将"看到"(指同时测量

米尺两端的位置)对方手上的米尺缩短了相同的长度;而当他们测量自己手上拿着的米尺时,米尺并没有缩短。

四、光多普勒效应

在图 2-1 所示的惯性系 s 系和 s' 系中,若在 s' 系的原点的某一闪烁光源先后发出的两个光信号,即事件 (o,o) 和 (t',o)。在 s 系中的观测者看来,它们是事件 (o,o) 和 (t,x),根据洛伦兹变化的逆变化式 $(2\text{-}4)$

$$t = \gamma\left(t' + \frac{u}{c^2}x'\right) = \gamma t'$$

在 s 系的原点收到第二个信号的时刻是

$$t_1 = t + x/c = t + ut/c = (1+\beta)t = (1+\beta)\gamma t',$$

$$\beta = \frac{u}{c}$$

两个光信号之间的时差为

$$\Delta t = (1+\beta)\gamma\Delta t'$$

时间间隔可以用周期表达为

$$T = (1+\beta)\gamma T'$$

发射频率 ν_e 和观测频率 ν_o 的关系为

$$\nu_o = \frac{1}{(1+\beta)\gamma}\nu_e = \sqrt{\frac{1-\beta}{1+\beta}}\nu_e \tag{2-10}$$

(2-10)式表明,光源离去时,观察到的频率会减小,即退行时存在红移。

若 s' 系以 u 沿 x 轴向 s 系运动,用同样的方法可以推得:

$$\nu_o = \sqrt{\frac{1+\beta}{1-\beta}}\nu_e \tag{2-11}$$

(2-11)式表明,光源趋近时,观察到的频率会增加,即趋近时存在紫移。光是一种周期性的移动过程,所以对于任何光源,以上公式都是正确的。

五、退行红移和膨胀宇宙

用波长来表达,退行红移是

$$c = \lambda\nu, \lambda_o = \sqrt{\frac{1+\beta}{1-\beta}}\lambda_e$$

或

$$\frac{\lambda_o - \lambda_e}{\lambda_e} = \sqrt{\frac{1+\beta}{1-\beta}} - 1 \approx \beta$$

宇宙学起源的红移包括多普勒效应和背景引力的影响,哈勃发现

$$\frac{\lambda_o - \lambda_e}{\lambda_e} = H_0\frac{L}{C} \tag{2-12}$$

这就是哈勃定律,姑且用多普勒红移以及上述近似代入有

$$u = H_0 L$$

相隔越远的星体以越高的速度 u 分离,构成了一幅膨胀宇宙的图像。理论证明经验定律式(2-12)只是近似,类星体红移很大,虽然很多天文学家相信其速度和距离有类似的关系,但以上结果显然用了太多的近似。

第四节　相对论动力学

由前述内容已知,在不同惯性系内,时空坐标遵守洛伦兹变换关系,所以要求物理规律符合相对性原理,也就是要求它们在洛伦兹变换下保持不变。牛顿运动方程对伽利略变换是不变式,而对洛伦兹变换不是不变式。但是,容易想到,既然伽利略变换是洛伦兹变换在速度 u 与光速 c 相比为很小时的近似结果,那么,牛顿运动方程只能是低速时的近似规律,应该找出一个新的方程,它对洛伦兹变换是不变式,并且在 $\dfrac{v}{c} \to 0$ 的条件下化为牛顿运动方程。

一、动量和质量

在相对论中,仍然把一个质点的动量 p 定义为一个与它的速度 $\boldsymbol{v}$ 同方向的矢量,即

$$p = m\boldsymbol{v} \tag{2-13}$$

上式中动量与速度的比例系数 m 仍定义为该质点的质量。不过在数量上 p 不一定与 $\boldsymbol{v}$ 有正比关系,质量 m 是速度的函数,m 只依赖与于速度的大小 $\boldsymbol{v}$,而不与它的方向有关,即

$$m = m(v) \tag{2-14}$$

根据质量动量守恒定律,由洛伦兹变换,可以得出

$$m = \frac{m_0}{\sqrt{1 - v^2/c^2}} = \gamma m_0 \tag{2-15}$$

这是相对论中非常重要的质-速公式,m 称为相对质量,简称质量,它与质点的运动速率 v 有关,同一质点对于不同的速率和不同的参考系时,测得质点的质量也不同。m_0 是质点在它静止的参考系中的质量,称为静质量。

当 $v \ll c$ 时,由(2-15)式得 $m \approx m_0$,这就是经典力学所讨论的情况;实际上在一般宏观物体所能达到的速度范围内,正是属于这种情况。

物体运动得越快,质量越大;速度 $\boldsymbol{v}$ 趋近光速 c 时,质量 m 趋于无穷大。这就是说物体的速度越接近光速,它的质量就越大,因而就越难加速,当物体的速度趋近于光速时,质量和动量一起趋于无穷大。如果 $\boldsymbol{v}$ 超过 c,质速公式(2-15)将给出虚质量,这在物理上是没有意义的,也是不可能的。这符合相对论"光速是极限速度"的论断。

必须强调,这里的相对论的质量只是以式(2-15)为定义引出的辅助量,它并不是物体惯性的量度。

根据式(2-13),动量的完整表达式为

$$p = m\boldsymbol{v} = \frac{m_0\boldsymbol{v}}{\sqrt{1 - v^2/c^2}} = \gamma m_0 \boldsymbol{v} \tag{2-16}$$

可以证明,相对论的动量表达式(2-16)满足爱因斯坦狭义相对性原理。此外,还可以看出当质点运动速率 $v \ll c$ 时,相对论的动量表达式与经典力学中的相同。

二、力 和 动 能

力在经典力学中被定义为动量的时间变化率,即

$$F = \frac{\mathrm{d}p}{\mathrm{d}t} \qquad (2\text{-}17)$$

这里质量 m 是常量,则式(2-17)与 $F = \frac{m\mathrm{d}\boldsymbol{v}}{\mathrm{d}t} = ma$ 等价。但在相对论中,动量 p 和质量 m 都随质点的运动速率 v 而变化,因而也都随时间 t 而变化, $F = \frac{\mathrm{d}p}{\mathrm{d}t}$ 与 $F = ma$ 两式不再等价,即直接用加速度表示牛顿第二定律不再成立。但是,经典力学对力的定义,即式(2-17)可直接推广到相对论中,即

$$F = \frac{\mathrm{d}p}{\mathrm{d}t} = \frac{\mathrm{d}}{\mathrm{d}t}\left(\frac{m_0\boldsymbol{v}}{\sqrt{1-v^2/c^2}}\right) \qquad (2\text{-}18)$$

上式是相对论力学的基本方程,是牛顿第二定律在相对论中的推广。在 $v \ll c$ 时,可还原为经典力学的牛顿第二定律。

在相对论中保留功能关系在经典力学中的形式,即质点的动能 E_k 等于外力使它由静止状态到运动状态所做的功,有

$$\begin{aligned}
E_k &= \int_0^t \boldsymbol{F} \cdot \mathrm{d}\boldsymbol{r} = \int_0^t \frac{\mathrm{d}}{\mathrm{d}t}(m\boldsymbol{v}) \cdot \mathrm{d}\boldsymbol{r} \\
&= \int_0^v \mathrm{d}(m\boldsymbol{v}) \cdot \boldsymbol{v} \\
&= \int_0^v \boldsymbol{v} \cdot \mathrm{d}\left(\frac{m_0}{\sqrt{1-v^2/c^2}} \cdot \boldsymbol{v}\right) \\
&= m_0 c^2 \left(\frac{1}{\sqrt{1-v^2/c^2}} - 1\right)
\end{aligned}$$

即

$$E_k = mc^2 - m_0 c^2 = \Delta m \cdot c^2 \qquad (2\text{-}19)$$

这就是相对论中静止质量为 m_0 的物体,以速度 $\boldsymbol{v}$ 运动时的动能公式。在相对论中,质点的动能等于质点因运动引起的质点的质量的增量 $\Delta m = m - m_0$ 乘以光速的平方。

相对论的动能公式,与经典力学的动能公式在形式上有很大的不同。然而,在 $v \ll c$ 的极限情况下,由

$$\frac{1}{\sqrt{1-v^2/c^2}} = \left(1-\frac{v^2}{c^2}\right)^{-\frac{1}{2}} \approx 1 + \frac{1}{2}\frac{v^2}{c^2}$$

可得

$$E_k \approx \frac{1}{2}m_0 v^2$$

即经典力学的动能表达式是相对论表达式的低速近似,对于高速情况 $\left(1-\dfrac{v^2}{c^2}\right)^{-\frac{1}{2}}$,展开式的

高次项不能忽略。

三、质量和能量的关系

爱因斯坦将式(2-19)中的 m_0c^2 这一恒量,解释为质点因静质量 m_0 而具有的能量,称为静态能量 E_0,即

$$E_0 = m_0c^2 \tag{2-20}$$

在式(2-19)中,mc^2 在数值上等于质点的动能 E_k 和静能 m_0c^2 之和。爱因斯坦把他称之为质点的总能量,用 E 表示,即

$$E = mc^2 = \frac{m_0c^2}{\sqrt{1-v^2/c^2}} = \gamma m_0 c^2 \tag{2-21}$$

这就是著名的质能关系。它的重要意义就在于直接建立了粒子的质量和它的能量间的联系,揭示了质量和能量是不可分割的。这就是说,具有一定的质量的物质客体也必具有和这质量相当的能量,相应于一定的能量,两者的数值只差一个恒定的因子 c^2。

质能关系把能量守恒和质量守恒这两条相互独立的自然规律完全统一起来了,按照相对论的概念相互作用的几个粒子的能量守恒关系式可表示为

$$\sum E_i = \sum m_i c^2 = 常量$$

由上式可以直接得出质量守恒关系式

$$\sum E_i = 常量$$

必须指出,在相互作用过程中,系统的相对论质量 $\sum m_i$ 是守恒的,但其静质量 $\sum m_{0i}$ 并不守恒。在科学史上,所谓的质量守恒实际上只是涉及粒子的静质量,因此它只是相对论质量守恒在粒子能量很小时的近似。如果一个系统的质量发生变化,那么能量也必定发生相应的变化,质能变化的关系为

$$\Delta E = \Delta mc^2 \tag{2-22}$$

质能关系对人类进步的影响是巨大的,科学家们根据质能关系找到了释放原子能的途径和方法,使人类跨入了和平利用原子能的新时代。

四、能量和动量的关系

由相对论的能量和动量的定义式

$$E = \frac{m_0c^2}{\sqrt{1-v^2/c^2}}, P = \frac{m_0v}{\sqrt{1-v^2/c^2}}$$

可以直接得到

$$E^2 = P^2c^2 + m_0^2c^4 \quad 或 \quad E = \sqrt{P^2c^2 + m_0^2c^4} \tag{2-23}$$

这就是相对论的能量-动量关系式,由上述定义式还可以得到

$$v = \frac{c^2P}{E} \tag{2-24}$$

相对论的能量-动量关系式指出了存在"无质量"粒子的可能性,这些微观粒子具有动量和能量,但是它们没有静质量($m_0=0$),因而也没有静能。这时,对于所有的动量 P,式(2-23)化为

$$E=cP \tag{2-25}$$

将式(2-25)代入式(2-24),可以得出结论:一个静止质量为零的粒子,在任一惯性系中都只能以光速运动,永远不会停止。迄今为止,光子是物理学中的主要静止质量为零的粒子。

例题 2-3 静止质量为 m_{01} 速度为 v 的粒子,与静止质量为 m_{02} 的静止粒子碰撞,碰后组成复合粒子,求复合粒子的速度 u 和静质量 M。

解: 在高速空间,无论是弹性碰撞,非弹性碰撞或完全弹性碰撞都要遵守动量守恒和能量守恒定律。以 $m_{01}+m_{02}$ 为系统

动量守恒

$$\frac{m_{01}}{\sqrt{1-v^2/c^2}}v=\frac{M}{\sqrt{1-u^2/c^2}}u$$

能量守恒

$$\frac{m_{01}c^2}{\sqrt{1-v^2/c^2}}+m_{02}c^2=\frac{Mc^2}{\sqrt{1-u^2/c^2}}$$

由以上两式可求得

$$u=\frac{m_{01}v}{m_{01}+m_{02}\sqrt{1-v^2/c^2}}$$

$$M=\sqrt{m_{01}^2+m_{02}^2+\frac{2m_{01}m_{02}}{\sqrt{1-v^2/c^2}}}$$

第五节 广义相对论简介

上面介绍了狭义相对论的一些基本概念,说明在在所有惯性系中物理学定律(不仅是力学定律)都具有相同的表示式。问题是,如果采用非惯性系,物理规律又将如何?爱因斯坦在惯性质量和引力质量等效的基础上,建立了研究引力本质和时空理论的广义相对论。本节简要介绍广义相对论中的等效原理和广义相对论的相对性原理以及有关结论。

一、等 效 原 理

1. 惯性质量和引力质量 出现在牛顿第二定律公式中的质量是物体惯性大小的量度,叫惯性质量。万有引力定律公式中的质量是物体在引力场中所受引力大小的量度,叫引力质量。两者的概念不同。

惯性质量用 m 表示,引力质量用 m' 表示。将某物体置于引力场中,物体所受的引力就是它改变运动状态的外力

$$\boldsymbol{F}_{引}=-G\frac{Mr_0}{r^2}m'=m'\boldsymbol{g}=m\boldsymbol{a} \tag{2-26}$$

$\boldsymbol{g}=-G\dfrac{Mr_0}{r^2}$ 是引力场强度,简称引力场强。$\boldsymbol{r}_0$ 是产生引力场的质点 M 到场点的单位矢

量。实验测定物体的加速度

$$a = g \tag{2-27}$$

它与物体的质量无关。这样，由式（2-26）还可以得到

$$m = m' \tag{2-28}$$

式（2-27）说明物体在引力场中某点的加速度与该处的引力场强相等。式（2-28）说明，同一物体的惯性质量和引力质量相等。反映它们同等性的一个实验事实是伽利略的自由落体实验。爱因斯坦将惯性质量和引力质量相等的这一事实，推广为等效原理。

2. 等效原理 在处于均匀的恒定引力场影响下的惯性系中，所发生的一切物理现象，可以和一个不受引力场影响，但以恒定加速度运动的非惯性系内的物理现象完全相同。这便是通常所说的等效原理。爱因斯坦设计了一个理想的电梯，在电梯里装置着各种仪器，还有一个物理学家在里面进行各种测量，不论外面发生什么事情，在这个电梯里什么也看不到。当电梯相对于地球静止时，物理学家将看到电梯里的一切落体都将以重力加速度落向地板。这表明电梯里的物体受到了地球引力的作用；如果让电梯也做自由下落运动，由于惯性质量和引力质量相等，物理学家将发现，电梯里的所有物体，无论是苹果还是羽毛，包括物理学家自己都可以自由停留在空间而不"下落"，即处于完全失重的状态。这时电梯里的物体不再表现出任何受引力作用的迹象。也就是说物理学家观测任何物体的任何力学现象都不能看到任何引力作用的迹象。

接着，爱因斯坦对此作了进一步的引申。他认为，在上述电梯里的物理学家，不仅通过任何力学现象看不到引力的迹象，而且通过其他任何物理实验也看不到引力的迹象，即是说，在这种电梯的参考系中，引力全部消除了。电梯中的物理学不能通过自己电梯中的物理现象，来判断他的电梯之外是不是有一个地球这样的引力作用源，他也测不出自己的电梯是否有加速度。这样的电梯，即一个在引力作用下自由下落的参考系叫局域惯性系。

爱因斯坦把这个关于引力的假设称为等效原理。他写到：在一个局域惯性系中，重力效应消失了；在这样一个参考系中，所有的物理定律和一个在太空中远距离任何引力物体的真正惯性系中的一样。反过来说，在一个太空中加速的参考系中，将会出现表观的引力；在这样的参考系中，物理定律就和该参考系静止于一个引力物体附近一样。简单来说，等效原理可以表述为：对一切物理过程，匀加速运动的参考系与引力场局域等效，惯性力和引力局域等效。

二、广义相对性原理

狭义相对论指出一切惯性系都是等价的，但惯性系与非惯性系却不等效。在广义相对论中，由于惯性质量与引力质量等价，惯性系与非惯性系之间的差别可以看作是有无引力场的差别，一个作加速运动的非惯性系可以与有引力作用的惯性系等效。选择一个在引力场中的自由下落的加速参考系，可将引力消除而成为局域惯性系。据此，爱因斯坦把相对性原理推广到一切惯性系和非惯性系。他提出，所有参考系都是平权的。即无论是惯性系还是非惯性系，物理定律的表达形式都是相同的。这一原理称为广义相对性原理。

等效原理、广义相对性原理是爱因斯坦提出的广义相对论的基本原理。在此基础上，爱因斯坦采用了黎曼（Rimann）几何来描述具有引力场的时间和空间，写出了正确的引力场方

程,进而精确地解释了水星近日点的反常旋进,预言了光线的引力偏折、引力红移和引力辐射等一系列新的效应,并对宇宙结构进行了开创性的研究。

三、引力场的时空特性

1. 光线弯曲　广义相对论由等效原理得到一个重要的结论,即光线在引力场中弯曲。如图 2-2 所示,设在地球引力场中有一自由下落的升降机,从升降机左边的 A 点水平向右射出一束光线,由于自由下落的升降机与局域惯性系等价,升降机中的观测者看到的光线和在惯性系中的情形一样,以光速 c 沿直线传播到升降机右端的 B 点。从地面参考系看,在光线由 A 点传到 B 点的过程中,升降机在引力场中自由下落了一段距离,地面观测者看到光线传播的路径为一抛物线。由此可见,在引力场中光线将发生弯曲。

牛顿万有引力定律似乎也可以解释光线在引力场中的弯曲现象:光子有质量,要受到引力的作用,产生指向引力场的加速度,从而使光的运动方向发生偏折。但对于偏向角的计算,如光线经过太阳表面时,广义相对论的预言值比万有引力的计算值大 2 倍。许多天文观测证明,广义相对论的预言值与实验的测量值符合得很好。

2. 空间弯曲　在牛顿力学中,认为时间和空间的测量与参考系无关,空间两点间的距离即线元 $\mathrm{d}l$ 为一不变量,即 $\mathrm{d}l^2 = \mathrm{d}x^2 + \mathrm{d}y^2 + \mathrm{d}z^2 = $ 恒量。在狭义相对论中,时间和空间的测量与参考系有关,一维时间

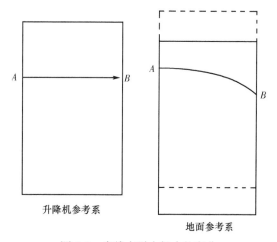

图 2-2　光线在引力场中的弯曲

和三维空间构成一个四维的时空整体。在四维空间的 s 系和 s′ 系中,可以用洛伦兹变换证明

$$c^2\mathrm{d}t^2 - (\mathrm{d}x^2 + \mathrm{d}y^2 + \mathrm{d}z^2)$$
$$= c\mathrm{d}t'^2 - (\mathrm{d}x'^2 + \mathrm{d}y'^2 + \mathrm{d}z'^2) = 恒量$$

上式称为闵科夫斯基(H. Minkowski)公式。牛顿力学的三维空间和狭义相对论的四维空间(即惯性系中的空间)都是平直的欧几里德(Euclid)空间。光线在这样的空间里做直线传播,可以理解为是由惯性系的平直空间特定决定的。

等效原理指出,在局域惯性系内,光在真空中的传播速度仍然是 c。引力场可以用无数多个加速度不同的局域惯性系取代。因此,光在真空中的引力场中弯曲不会改变光的传播速度 c。光在引力场中弯曲,同样是由引力时空的特性决定的:引力场中的时空是四维弯曲时空,即引力场使空间产生弯曲,或者说质量使空间产生弯曲。

引力来源于空间的弯曲,如太阳的质量使其周围空间发生弯曲,这种弯曲将影响光和行星的运动。光和行星在弯曲空间的运动要遵守"最短路径"原理(如自由粒子在惯性系中做直线运动的路径最短一样)。从而形成现在的运动方式。爱因斯坦认为,太阳对光和行星没有任何力的作用,它只是使空间发生弯曲,而光和行星只是沿这一弯曲空间中的"最短"

路径运动而已。

3. 引力时间膨胀效应　如图 2-3 所示,自由空间(惯性空间)是平直空间。光在平直空间作直线传播,从 A 到 B 用的时间为 $\Delta t_0 = \overline{AB}/c$。引力场空间是弯曲空间。光在弯曲中作曲线传播,从 A 到 B 用的时间 $\Delta t = \overparen{AB}/c$。由于 $\overparen{AB} > \overline{AB}$。所以 $\Delta t > \Delta t_0$。这就是引力引起的时间膨胀效应(又称时间弯曲)。引力时间膨胀是引力空间弯曲的必然结果。

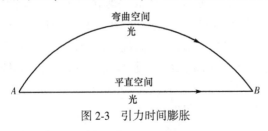

图 2-3　引力时间膨胀

物体质量引起的空间弯曲,是越靠近物体的地方空间弯曲得越厉害,时间膨胀效应越显著。以太阳为例,靠近太阳的空间比远离太阳的空间弯曲的更厉害,则靠近太阳的钟比远离太阳的钟将走的更慢一些。

引力时间膨胀效应可以用引力红移现象来证明。由于引力效应,在太阳表面上原子发出的光的频率要低。这种由于引力作用使光谱频率向红光方向移动的现象,称为引力红移。实验已经测定,太阳表面钾原子的发光频率比地面钾原子的发光频率减小了 2×10^{-6},与理论预言值符合得很好。

四、引力坍缩与黑洞

维持恒星处于平衡状态有两种力:①引力,引力使恒星收缩;②星体内部热核反应产生的压力,它抵抗引力引起的收缩。当二者平衡时,形成稳定的恒星。太阳就是处于这一阶段的热星。

1. 引力坍缩　是指当恒星内部的核能用尽之后,它将逐渐演变成一颗冷星。恒星从普通的热星变为冷星的过程中,压力不足以抗衡引力引起的收缩而导致星体的坍缩。坍缩的星体成为一颗致密星,致密星大体分为白矮星、中子星和黑洞三类。

2. 黑洞　是体积为"无限小"而密度为"无限大"的奇态星体,其周围存在着极强的引力场,空间极其弯曲,时间无限膨胀而形成一个无底洞。根据广义相对论,引力场将使时空弯曲。当恒星的体积很大时,它的引力场对时空几乎没什么影响,从恒星表面上某一点发的光可以朝任何方向沿直线射出。而恒星的半径越小,它对周围的时空弯曲作用就越大,朝某些角度发出的光就将沿弯曲空间返回恒星表面。等恒星的半径小到一特定值(天文学上叫"史瓦西半径")时,就连垂直表面发射的光都被捕获了,到这时,恒星就变成了黑洞。说它"黑",是指它就像宇宙中的无底洞,任何物质一旦掉进去,"似乎"就再不能逃出。实际上黑洞真正是"隐形"的。

那么,黑洞是怎样形成的呢? 其实,跟白矮星和中子星一样,当一颗恒星衰老时,它的热核反应已经耗尽了中心的燃料(氢),由中心产生的能量已经不多了。这样,它再也没有足够的力量来承担起外壳巨大的重量。所以在外壳的重压之下,核心开始坍缩,直到最后形成体积小、密度大的星体,重新有能力与压力平衡。质量小一些的恒星主要演化成白矮星,质量比较大的恒星则有可能形成中子星。而根据科学家的计算,中子星的总质量不能大于三倍太阳的质量。如果超过了这个值,那么将再没有什么力能与自身重力相抗衡了,从而引发另一次大坍缩。

物质将不可阻挡地向着中心点进军,直至成为一个体积趋于零、密度趋向无限大的

"点"。而当它的半径一旦收缩到一定程度,巨大的引力就使得即使光也无法向外射出,从而切断了恒星与外界的一切联系——"黑洞"诞生了。与别的天体相比,黑洞是显得太特殊了。例如,黑洞有"隐身术",人们无法直接观察到它。那么,黑洞是怎么把自己隐藏起来的呢? 答案就是——弯曲的空间。根据广义相对论,空间会在引力场作用下弯曲,这时候,光虽然仍然沿任意两点间的最短距离传播,但走的已经不是直线,而是曲线。形象地讲,好像光本来是要走直线的,只不过强大的引力把它拉得偏离了原来的方向。如图2-4所示是600km 的距离观看十倍太阳质量黑洞模拟图。

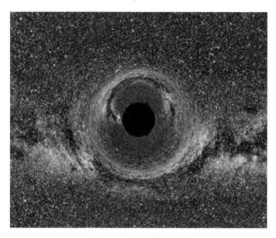

图2-4 黑洞模拟图

五、引 力 波

和电荷做加速运动会产生电磁波一样,在引力场中做加速运动的物体也会激发出引力波。按照爱因斯坦的广义相对论,天体在加速运动或变化时均有引力波辐射,爱因斯坦预言了引力波的存在,并指出引力波是一种圆柱波。在地球范围内,引力波极其微弱,探测十分困难。但帮迪和皮拉尼从理论上真正证明它的存在,并说明它是在真空中以光速传播的一种穿透性极强的横波,携带能量和与波源体有关的信息。在近几年对脉冲双星的引力研究中,不但证明了广义相对论的正确性,还间接证明了引力波的存在。

拓展阅读

爱因斯坦的广义相对论是现代宇宙膨胀论的理论基础。根据爱因斯坦引力场方程,宇宙加速膨胀的现象,推出宇宙中存在着压强为负的"暗能量"。现在科学家们认为中微子和黑洞是已发现的两种暗物质,但是暗物质中的绝大部分现在仍不清楚。科学家们对暗物质的特性提出了多种假设,但直到目前还没有得到证明,科学家们通过各种观测和计算,认为"暗能量"是推动宇宙加速膨胀的力量,而且暗能量可能占据了宇宙成分的三分之二,而我们对它却一无所知。揭示暗物质和暗能量,对于理解时间、空间、物质和能量具有重大意义,宇宙中物质的本性是什么? 暗能量如何影响宇宙的过去、现在和未来? 这是人类探索宇宙奥秘的新课题。

习 题 二

2-1 洛伦兹变化与伽利略变化的本质差别是什么？二者有何关系？

2-2 一列进行中的火车前、后两处遭雷击，车上的人看来是同时发生的，地面上的人看来是否同时？何处遭雷击在先？

2-3 站台两侧各有一列火车以相同的速度南北对开，站台上的人看火车上的钟走的一样快吗？两火车上的人彼此看对方的钟呢？

2-4 一短跑选手，在地球在以 10s 的时间跑完了 100m。在飞行速度为 $0.98c$，飞行方向与跑动方向相反的飞船中的观测中看来，这选手跑了多长时间和多长距离？

$(50.25s; 1.48 \times 10^{10} m)$

2-5 一艘以 $0.9c$ 的速度离开地球的宇宙飞船，以相对于自己的速度向前发射了一枚导弹，求该导弹相对于地球的速率。 $(0.994c)$

2-6 两艘宇宙飞船 A 和 B 沿一直线作相向运动，一个地球上的观测者测得飞船 A 的速度大小为 $0.75c$，而 B 的速度大小为 $0.85c$，求 B 相对于 A 的速度。 $(-0.977c)$

2-7 一宇宙飞船以 $0.99c$ 的速度相对地球运动，在飞船上有一高强度的脉冲光讯号，脉冲延续时间为 $2 \times 10^{-6} s$，在某一时刻，一个地球上的观察者发现，飞船正好在他头顶上方 1000km 的高处。问：(1) 在地球上的观察者看来，光脉冲延续的时间是多长？(2) 在脉冲延续的这段时间里，飞船相对于地面飞行了多少了路程？ $(1.42 \times 10^{-5} s; 4.22 km)$

2-8 一观测者测出运动着的米尺的长度为 0.5m，问此米尺以多大的速度接近观测者？

$(0.87c \ 或 \ 2.61 \times 10^8 m \cdot s^{-1})$

2-9 太阳每秒钟向周围空间辐射出的能量约为 $5 \times 10^{26} J \cdot s^{-1}$，由于这个原因，太阳每秒钟减少多少质量？把这个质量同太阳目前的质量 $2 \times 10^{30} kg$ 作比较，其比值是多少？

$(5.6 \times 10^9 kg \cdot s^{-1}; 2.8 \times 10^{-21})$

2-10 静质量为 0.511MeV 的电子，具有其 5 倍于它的静能的总能量，求它的动量和速率。 $(2.50 MeV/c; 0.98c)$

2-11 粒子的静止质量为 m_0，当其动能等于其静能时，其质量和动量各为多少？

$(2m_0; \sqrt{3} m_0 c)$

2-12 (1) 把电子自速度 $0.9c$ 增加到 $0.99c$ 所需的能量是多少？这时电子质量增加了多少？(2) 某加速器把质子加速到 1GeV 的能量，求该质子的速度，这时其质量为其静质量的几倍？ $[(1) \ 2.46 MeV; 4.37 \times 10^{-30} kg; (2) \ 0.875c; 2.066 \ 倍]$

（计晶晶）

第3章　流体的流动

本章要求

（1）掌握理想流体和定常流动的基本概念；掌握连续性方程、理想流体的伯努利方程、牛顿粘滞定律和泊肃叶定律的物理意义及其应用。

（2）理解层流、湍流及雷诺数的基本概念。理解斯托克斯定律。

（3）了解血液的流动。

处于液态和气态的物体统称为流体（fluid）。流体的共同特性是没有固定的形状，各部分之间极易发生相对位移，这种性质称为流动性。流体在生物体内的流动涉及血液循环、细胞内外和组织间隙之间体液的流动以及呼吸系统内部气体的流动。本章主要介绍流体流动的基本规律。

第一节　理想流体的定常流动

一、理想流体

实际流体除了具有可流动性外还具有可压缩性和黏性，其流动过程很复杂。可压缩性（compressibility）是指流体的体积（密度）随压强的不同而改变的性质。例如，水在 10℃时，压强每增加一个大气压，体积只缩减原体积的二万分之一。实际上流体在流动过程中，一般情况下承受的压强都不大，体积的变化可以忽略不计，因此，流体可以近似看作是不可压缩的。流体的黏性对流动的影响较大，例如，甘油在管中流动时，可观察到中心处流速大，边缘处流速小。流体在流动中快慢不同的相邻液层之间产生内摩擦，阻碍流体的流动，这种性质称为黏性。各种流体的黏性不同，甘油、糖浆等与水相比黏性要大得多。某些流体，如水、酒精等，黏性很小，在某些场合下流速不大时也可以忽略其黏性。

在讨论流体的流动时，为了突出流体的主要性质——流动性，可以忽略它的次要性质——可压缩性和黏性，引入理想流体的模型。理想流体（ideal fluid）就是绝对不可压缩、无黏性的流体。

二、定　常　流　动

一般情况下，流体在流动的过程中，液粒流经空间各点的流速并不相同，而且随时间变化。若空间中任一固定点的流速不随时间变化，称为定常流动（steady flow）。定常流动并非处处流速一样，空间中各点的流速大小与方向不一定相同，但必须是液粒通过某一点时，速度的大小和方向始终是一定的，或者说液粒在空间的速度分布不随时间变化。如图 3-1 所示，v_A 虽不同于 v_B，但流至 A 点的液粒的速度始终是 v_A，流至 B 点的液粒的速度始终

是 v_B。

　　为了形象地描述流体的流动情况,在流体中画出一些曲线,使这些曲线上各点的切线方向和液粒流至该点的速度方向一致,这样的曲线称为流线(streamline)。流线表示空间各点的流速分布(图3-1)。流体做定常流动时的特点是:由于空间各点的流速不随时间变化,流线的形状不会发生变化,流线与液粒的运动轨迹重合;由于液粒在空间任一点只能有一个速度方向,因此流线不能相交;流线疏的地方,平均流速小,反之平均流速大。

　　由流线所围成的管状区域称为流管(stream tube)(图3-2)。由于流线不能相交,也就没有任何液粒可以穿越这一流管,流体在流管中的流动与在光滑管道中的流动一样。流管的特点是:流管内外无物质交换;流管的形状不随时间的推移而改变。

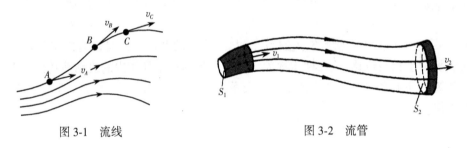

图 3-1　流线　　　　　　　　　　图 3-2　流管

三、连续性方程

　　在做定常流动的流体中,取一细流管(图3-2),再任意取两个与流管垂直的截面 S_1 和 S_2。设流体流过 S_1 和 S_2 两截面的流速分别为 v_1 和 v_2,则在 Δt 时间内流过这两个截面的流体体积分别为 $S_1 v_1 \Delta t$ 和 $S_2 v_2 \Delta t$,对于做定常流动的不可压缩的流体,流过这两个截面的体积应该相等,即

$$S_1 v_1 \Delta t = S_2 v_2 \Delta t$$

所以
$$S_1 v_1 = S_2 v_2$$

由于 S_1 和 S_2 的任意选择性,上式可写成

$$Sv = 常量 \tag{3-1}$$

上式称为连续性方程(equation of continuity),Sv 表示单位时间内流过流管任一截面的流体体积,称为流量。式(3-1)表明:当不可压缩的流体做定常流动时,流量是守恒的,或者说,流体的速率与流管的截面积成反比。连续性方程不仅适用于做定常流动的理想流体,即使对黏性流体,只要它可看作是不可压缩的,也仍然使用,但流速 v 应该用该截面处的平均流速 $\bar{v}$ 代替。

四、伯努利方程

　　伯努利方程(Bernoulli's equation)反映了理想流体在做定常流动时压强和流速之间的关系,它把机械能守恒定律表述成适合于流体力学应用的形式,是流体力学中的基本方程式。

　　在做定常流动的理性流体内任取一细流管,如图3-3所示。在流管 X、Y 两处的截面积分别是 S_1 和 S_2,相应的流速分别为 v_1 和 v_2,这两个截面对某一选定参考面 OO' 的高度分别

是 h_1 和 h_2。取 t 时刻位于截面 X 和 Y 之间的一部分流体作为研究对象,并设经过极短时间 Δt 后,这部分流体移动到了截面 X' 和 Y' 之间。下面来计算这段液柱自 XY 流到 $X'Y'$ 的过程中,外力做的功和机械能的变化。

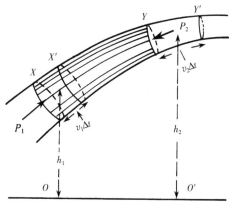

作用在截面 S_1 和 S_2 之间的流体的外力就是周围流体对它的压力。对于无黏性的理想流体而言,流管外的流体对这部分流体的压力必然垂直于流管表面,因而这种压力不做功,只有流管内部作用在这部分流体前后的压力才做功。设在 X 和 Y 处的压强分别为 P_1 和 P_2。在

图 3-3　伯努利方程的推导

Δt 时间内,作用在 S_1 上的压力 $F_1 = P_1 S_1$ 做正功 $F_1 v_1 \Delta t$;作用在 S_2 上的压力 $F_2 = P_2 S_2$ 做负功 $F_2 v_2 \Delta t$。所以外力所做的总功为

$$\Delta A = P_1 S_1 v_1 \Delta t - P_2 S_2 v_2 \Delta t$$

对于做定常流动的理想流体,应用连续性方程得

$$S_1 v_1 \Delta t = S_2 v_2 \Delta t = \Delta V$$

于是外力所做的总功为

$$\Delta A = P_1 \Delta V - P_2 \Delta V$$

分析在 Δt 时间内,这段流体能量的变化以及引起这些变化的外力和非保守内力所做的功。因为是理想流体做定常流动,所以 X' 和 Y 之间的那部分流体的机械能保持不变。因此,只考虑 X 和 X' 之间与 Y 和 Y' 之间的流体的能量变化。由于理想流体是不可压缩的,所以截面 X 和 X' 之间流体的体积一定等于 Y 和 Y' 之间流体的体积,而且这两部分流体的质量也一定相等。设其质量为 Δm,则 Δt 时间内动能的增量 ΔE_k 和重力势能的增量 ΔE_P 应分别为

$$\Delta E_k = \frac{1}{2} \Delta m v_2^2 - \frac{1}{2} \Delta m v_1^2$$

$$\Delta E_P = \Delta m g h_2 - \Delta m g h_1$$

总机械能的变化为

$$\Delta E = \Delta E_k + \Delta E_P$$
$$= \left(\frac{1}{2} \Delta m v_2^2 + \Delta m g h_2 \right) - \left(\frac{1}{2} \Delta m v_1^2 + \Delta m g h_1 \right)$$

根据功能原理,应有 $\Delta A = \Delta E$,即

$$P_1 \Delta V - P_2 \Delta V$$
$$= \left(\frac{1}{2} \Delta m v_2^2 + \Delta m g h_2 \right) - \left(\frac{1}{2} \Delta m v_1^2 + \Delta m g h_1 \right)$$

移项得

$$P_1 \Delta V + \frac{1}{2} \Delta m v_1^2 + \Delta m g h_1$$

$$= P_2 \Delta V + \frac{1}{2} \Delta m v_2^2 + \Delta m g h_2$$

各项除以 ΔV 得

$$P_1+\frac{1}{2}\rho v_1^2+\rho gh_1=P_2+\frac{1}{2}\rho v_2^2+\rho gh_2$$

式中,$\rho=\Delta m/\Delta V$ 是流体的密度。因为截面 S_1 和 S_2 是任意选的,所以对于同一流管内任一截面处,有

$$P+\frac{1}{2}\rho v^2+\rho gh=常量 \qquad (3\text{-}2)$$

上式称为伯努利方程。可表述为:理想流体在同一流管中做定常流动时,任一截面处单位体积的动能、重力势能与该处压强之和为一常量。使用该方程的条件是理想流体在同一流管内做定常流动。流速较小的实际流体,在黏性可忽略时,能较好的遵守伯努利方程。

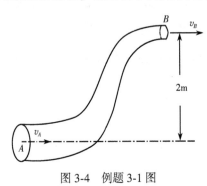

图 3-4　例题 3-1 图

例题 3-1　设有流量为 $0.12\text{m}^3\cdot\text{s}^{-1}$ 的水流通过图 3-4 所示的管子。A 点的压强为 $2\times10^5\text{N}\cdot\text{m}^{-2}$,A 点的截面积为 100cm^2,B 点的截面积为 60cm^2。假设水的黏性可以忽略不计,求 A、B 两点的流速和 B 点的压强。

解:已知流量 $Q=0.12\text{m}^3\cdot\text{s}^{-1}$,$S_A=1\times10^{-2}\text{m}^2$,$S_B=60\times10^{-4}\text{m}^2$,$P_A=2\times10^5\text{N}\cdot\text{m}^{-2}$,$h_A=0$,$h_B=2\text{m}$。

由连续性方程,得

$$S_A v_A=S_B v_B=Q$$

$$v_A=\frac{Q}{S_A}=\frac{0.12}{1\times10^{-2}}=12(\text{m}\cdot\text{s}^{-1})$$

$$v_B=\frac{Q}{S_B}=\frac{0.12}{60\times10^{-4}}=20(\text{m}\cdot\text{s}^{-1})$$

由伯努利方程可知

$$P_B=P_A+\frac{1}{2}\rho v_A^2-\frac{1}{2}\rho v_B^2-\rho gh_B$$

$$=2\times10^5+\frac{1}{2}\times1000\times12^2-\frac{1}{2}\times1000$$

$$\times20^2-1000\times9.8\times2$$

$$=5.24\times10^4(\text{N}\cdot\text{m}^{-2})$$

五、伯努利方程的应用

伯努利方程表明了压强、流速和高度三个变量之间的相互关系。压强与高度有关,也与流速有关。

1. 压强与流速的关系　对于水平流管或水平管道中的流体,因各处高度相同,则单位体积的重力势能(ρgh)不变,只有单位体积的动能$\left(\frac{1}{2}\rho v^2\right)$和压强($P$)两个量变化,即流速 v 与压强 P 变化。此时,伯努利方程简化为

$$P_1 + \frac{1}{2}\rho v_1^2 = P_2 + \frac{1}{2}\rho v_2^2$$

或

$$P + \frac{1}{2}\rho v^2 = 常量 \qquad (3\text{-}3)$$

上式表明:在水平管中流动的流体,流速小处压强大,流速大处压强小。这个结论对于高度变化不大的管道或重力势能变化相对较小的情况,同样适用。

(1) 汾丘里流量计:汾丘里流量计水平放置在流动的流体中(图3-5),设水平管的截面积为 S_1,流速为 v_1,压强为 P_1。管狭窄处,截面积为 S_2,流速为 v_2,压强为 P_2,压强由两支竖直管中液柱高度 h_1、h_2 显示,ρ 为流体密度,则

$$P_1 = \rho g h_1 \qquad P_2 = \rho g h_2$$

由

$$P_1 + \frac{1}{2}\rho v_1^2 = P_2 + \frac{1}{2}\rho v_2^2$$

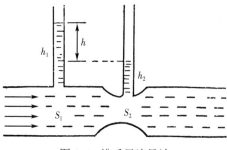

图3-5 汾丘里流量计

得

$$v_2^2 - v_1^2 = \frac{2(P_1 - P_2)}{\rho}$$

据连续性方程,$v_2 = \dfrac{S_1}{S_2}v_1$,又因 $P_1 - P_2 = \rho g(h_1 - h_2) = \rho g h$,代入上式得

$$v_1 = S_2 \sqrt{\frac{2gh}{S_1^2 - S_2^2}}$$

$$Q = v_1 S_1 = S_1 S_2 \sqrt{\frac{2gh}{S_1^2 - S_2^2}}$$

已知 S_1、S_2,测出两竖直管中液柱高度差 h,即可得到流量及流速。

(2) 比托管:如图3-6所示,两个弯成 L 形的管子,其中一个管子的开口 A 迎着流来的流体,另一个管子的开口 B 在侧面,与流体的流动方向相切。将两管的开口 A、B 置于同一高度上,根据伯努利方程有

$$P_A + \frac{1}{2}\rho v_A^2 = P_B + \frac{1}{2}\rho v_B^2$$

因开口 A 正对液流,使流体流动被阻滞,则 $v_A = 0$,$v_B = v$,所以

$$\frac{1}{2}\rho v^2 = P_A - P_B \qquad (3\text{-}4)$$

A、B 两处的压强差有两管中流体上升的高度差而定,即 $P_A - P_B = \rho g(h_A - h_B)$。因此,流体的流速为

$$v = \sqrt{2g(h_A - h_B)}$$

测出 A、B 两管中的高度差 $h_A - h_B$,就可以得知流速。在伯努利方程中,流体单位体积的动能是与流动速度 v 有关的量,称为动压强(dynamical pressure)。$P + \rho g h$ 常称为静压强(static pressure)。它们均具有压强的量纲。图3-6中开口 A 阻滞流体流动,可以看作,在此处动压强转化为静压强。式(3-4)可知,开口 A 处静压强 P_A 的增大数值即为 $\dfrac{1}{2}\rho v^2$。

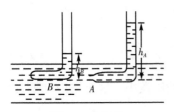

图 3-6　比托管

2. 压强与高度的关系　如果在均匀管中流动的流体流速不变,或者在非均匀管道内流速的变化影响可忽略时,则压强与高度的关系为

$$P_1+\rho g h_1 = P_2+\rho g h_2$$

或
$$P+\rho g h = 常量 \tag{3-5}$$

在这种情况下,高处的压强小,而低处的压强大。

依据式(3-5)压强与高度的关系,可以解释血压与体位的关系(图 3-7)。人体取平卧位时头部动脉压为 12.6kPa,静脉压为 0.7kPa,而当取直立位时头部动脉压为 6.8kPa,静脉压变为-5.2kPa。减少的 5.9kPa 是由高度改变所造成的。同理,对于脚部来说,由平卧位改为直立位时,动脉压将由 12.6kPa 变为 24.3kPa,静脉压将由 0.7kPa 变为 12.4kPa,增加的 11.7kPa 也是由高度原因造成的。因此,测量血压一定要注意体位和测量部位的不同。

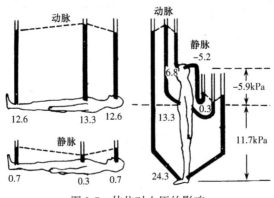

图 3-7　体位对血压的影响

另一方面,平卧位时头与足部的动脉平均血压,比靠近心脏的平均动脉血压要低 0.6kPa,这是血液黏性的影响所造成的。动脉血液由心脏流到头与足的过程,克服血液流动过程中摩擦力做功。头与足血压降低的程度,与血液流动中克服摩擦力做功的多少有关。

第二节　黏性流体的流动

一、层流和湍流

1. 层流　黏性流体与理想流体的差异,主要在于黏性,在考虑到黏性的影响时,常称为黏性流体。如果在一支竖直的管中先倒入无色甘油,而后在它上面加上着色甘油,那么,当打开下端的开关让甘油流动时,从上部的着色甘油层的形状变化可见,轴心处流速最大,越靠近管壁流速越小,管壁处甘油附着于壁,流速为零(图 3-8)。这说明黏性流体是分层流动的(图 3-9),称为层流(laminar flow)。

流体做层流时,相邻各层以不同的速度相对滑动,彼此不相混合,两层之间存在着切向的相互作用力,称为内摩擦力或黏性力。这个力是由于流体分子相互作用引起的,因此,内摩擦力的大小与流体性质有关。

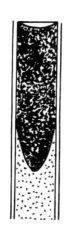

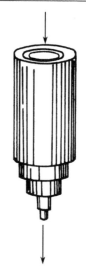

图 3-8　黏性流体的流动　　　　　　　图 3-9　层流示意图

2. 湍流　黏性流体在流速不大时,是分层流动的。当流速超过一定数值时,层流状态被破坏,流体中出现了沿垂直于管轴方向的速度分量,使液层混淆,形成紊乱的流动状态,甚至出现漩涡,整个流动显得杂乱而不稳定,称为湍流(turbulent flow)。流体做湍流时的流动阻力远大于层流,所消耗的能量比层流多。

二、牛顿黏滞定律

在层流中,黏力的大小与液层之间流速变化的快慢有关。图 3-10 表示相距 Δx 的两液层,流速差为 Δv,则在 Δx 距离内的平均速度变化率为 $\Delta v/\Delta x$。当两层无限接近时 $\Delta x \to 0$,则

$$\lim_{\Delta x \to 0} \frac{\Delta v}{\Delta x} = \frac{\mathrm{d}v}{\mathrm{d}x}$$

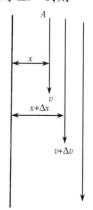

式中,$\mathrm{d}v/\mathrm{d}x$ 称为 x 方向上的速度梯度(velocity gradient)。实验证明,黏力 f 的大小与液层的接触面积 S 以及该处的速度梯度 $\mathrm{d}v/\mathrm{d}x$ 成正比,即

$$f = \eta S \frac{\mathrm{d}v}{\mathrm{d}x} \tag{3-6}$$

上式称为牛顿黏滞定律。式中比例系数 η 称为流体的黏滞系数,简称黏度(viscosity)。在国际单位制(SI)中黏度的单位是 $N \cdot s \cdot m^{-2}$,亦称帕·秒(Pa·s)。在厘米·克·秒制(CGS)中,其单位是 $dyn \cdot s \cdot cm^{-2}$,亦称泊(P)。$1P = 0.1Pa \cdot s$。表 3-1 列出了几种流体的 η 值。黏度的大小取决于流体的性质,并随流体温度的升高而减小。气体的黏度随温度的升高而增大。

图 3-10　黏度

凡遵从牛顿黏滞定律的流体称为牛顿流体(Newtonian fluid),黏度 η 在一定温度下为一常量。不遵从牛顿黏滞定律的流体,其黏度 η 在一定温度下不是一常量,称为非牛顿流体(non-Newtonian fluid)。一般来说,由小分子组成的均匀流体多为牛顿流体。水、酒精和血浆都是牛顿流体。高分子溶液、胶体粒子离散系统等都是非牛顿流体。血液因含有血细胞

属于非牛顿流体。

表 3-1　几种流体的黏度值

流体	$t/(\text{℃})$	$\eta/[(10^{-3}\text{Pa}\cdot\text{s})]$	流体	$t/(\text{℃})$	$\eta/[(10^{-3}\text{Pa}\cdot\text{s})]$
水	0	1.79	血液	37	2.0~4.0
水	37	0.69	血浆	37	1.0~1.4
水	100	0.30	血清	37	0.9~1.2
水银	0	1.69	酒精	0	1.84
水银	20	1.55	酒精	20	1.20

三、雷　诺　数

雷诺通过大量的实验,总结出在管道中流动的流体由层流转变为湍流的条件,用下面的关系式表示

$$Re=\frac{\rho vr}{\eta} \tag{3-7}$$

Re 称为雷诺数(Reynolds number)。式中 ρ 为流体密度,r 为管道半径,v 是流体的平均流速,η 是黏度。雷诺数是一个无量纲的纯数。由层流过渡到湍流的雷诺数,称为临界雷诺数,记作 Re_c,此时的速度为临界速度 v_c。实验表明,当 $Re<1000$ 时,流体作层流;当 $Re>1500$ 时,流体作湍流;而当 $1000<Re<1500$ 时,流动不稳定,流体可做层流,也可做湍流,称为过渡流。不过,上述结论不是绝对的,例如,管道有急转弯、分支或管径骤变,以及流体被迫流经小孔,经过障碍物等,均能在较小的 Re 值下产生湍流。虽然湍流不能持续太远,但就其消耗能量来说,有一定的生物学意义。

假若血液的黏度 $\eta=4.0\times10^{-3}\text{Pa}\cdot\text{s}$,密度 $\rho=1.05\times10^3\text{kg}\cdot\text{m}^{-3}$,主动脉半径 $r=1\times10^{-2}\text{m}$,雷诺数 $Re=1000$,将此值代入式(3-7)可以求出,血液的临界速度 $v\approx0.4\text{m}\cdot\text{s}^{-1}$。人在静息时,整个心动周期内主动脉血流平均速度为 $0.2\text{m}\cdot\text{s}^{-1}$。由此可见,在一般情况下主动脉中的血流属于层流范围,但在心脏收缩开始射血期内速度将超过临界速度。剧烈运动时,心排血量可达静息时的 4~5 倍,主动脉中将产生湍流。

还应指出,层流是无声的,湍流则伴随着噪声。例如,动、静脉部分堵塞以及心脏瓣膜狭窄在血管中引起的杂音,都是湍流产生的。测量血压时,在听诊器中听到的声音,也是血液通过被压扁的血管时,产生湍流所发生的。

例题 3-2　设主动脉的内半径为 0.01m,里面血液的流速 $v=0.25\text{m}\cdot\text{s}^{-1}$,血液黏度为 $\eta=3.0\times10^{-3}\text{Pa}\cdot\text{s}$,密度 $\rho=1.05\times10^3\text{kg}\cdot\text{m}^{-3}$,求雷诺数,并指出血液的流动状态。

解:$Re=\dfrac{\rho rv}{\eta}=\dfrac{1.05\times10^3\times0.25\times0.01}{3.0\times10^{-3}}=875$

$875<1000$,故主动脉中血流是属于层流。

四、黏性流体的伯努利方程

上一节推导伯努利方程时,忽略了流体的黏性和可压缩性。因此,该方程只适用于理想

流体做定常流动的情况。在讨论黏性流体的流动规律时，必须考虑由于黏性力所引起的能量消耗。此时所选流管表面外的流体与管内流体之间存在着黏性力，该力对流管内流体做负功，因而以理想流体做定常流动为前提导出的伯努利方程就不能直接应用了，必须加入一个修正项。即

$$P_1+\frac{1}{2}\rho v_1^2+\rho gh_1=P_2+\frac{1}{2}\rho v_2^2+\rho gh_2+w \qquad (3\text{-}8)$$

上式即为黏性流体的伯努利方程式。式中 w 表示单位体积上的流体在流管中从截面 1 流到截面 2 的过程中所消耗的机械能。

对于截面均匀的水平管，由于 $h_1=h_2$，$v_1=v_2$，所以上式可简化为

$$P_1=P_2+w，或 P_1-P_2=w$$

这一结果表明，黏性流体在水平管中流动时，因克服黏性力做功而造成了压强的下降，或者说克服黏性力做功消耗了流体的压强能，这一结论可以用图 3-11 所示的实验装置来验证。实验表示黏性流体在粗细均匀的水平管中做层流时，沿流体流动方向上，各竖直支管中流体的高度依次降低，这说明沿流体流动方向各处的压强是逐渐降低的。

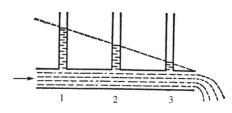

图 3-11　沿水平管中的压强分布

由于黏性力的存在，为了维持黏性流体在管道中做定常流动，就必须保证管道两端的压强差（P_1-P_2），以外力对流体做功的方式来弥补由于黏性力所引起的能量消耗。

五、泊肃叶定律

泊肃叶研究了血液在玻璃圆管内的流动规律，得出著名的泊肃叶定律（Poiseuille law）。该定律指出，在粗细均匀的水平圆管中做层流的黏性流体，其流量 Q 和管道两端的压强差（P_1-P_2）之间有如下关系：

$$Q=\frac{\pi R^4(P_1-P_2)}{8\eta l} \qquad (3\text{-}9)$$

式中，R 是管子的半径，l 是管子的长度，η 是流体的黏度。该定律表明，流量 Q 和管道两端的压强差（P_1-P_2）成正比，与管道半径 R 的四次方成正比，与管道长度 l、黏度 η 成反比。

如果令 $R_f=8\eta l/\pi R^4$，那么上式可写成

$$Q=\frac{P_1-P_2}{R_f}=\frac{\Delta P}{R_f} \qquad (3\text{-}10)$$

式中，R_f 称为流阻（flow resistance），医学上习惯称之为外周阻力，它的大小由流体的黏度 η 和管道的几何形状决定。流阻的单位是 Pa·s·m^{-3}。特别值得注意的是，流阻与管半径的四次方成正比。如半径减小一半，流阻就要增加 16 倍，半径的微小变化对流阻的影响也是不可忽略的。像血管那样可以伸缩的管子，管径的变化对血液流量的控制作用是很强的。

式（3-10）表明，黏性流体在等截面水平管中做层流时，流量、压强差和流阻三者之间的关系与电子学中的欧姆定律相似。医学上常用来对心血管系统的心排血量、血压降和外周阻力之间的数量关系进行近似地分析。在人体内，整个血液循环系统是由口径和长度不等

的血管相互连接成一闭合的网络结构,其连接的方式有并联,也有串联。因此,血液的流阻同样可以用类似于电阻的串、并联公式进行计算。

例题 3-3 成年人主动脉的半径约为 $1.3×10^{-2}$ m,假设血流量为 $Q=1.0×10^{-4}$ $m^3 \cdot s^{-1}$,黏度 $\eta=3.0×10^{-3}$ Pa·s。问在一段 0.2m 长的血管中,流阻和血压降为多少?

解: $R_f=\dfrac{8\eta l}{\pi R^4}=\dfrac{8×3.0×10^{-3}×0.2}{3.14×(1.3×10^{-2})^4}=5.97×10^4$ (Pa·s·m^{-3})

$\Delta P=Q \cdot R_f=1.0×10^{-4}×5.97×10^4=5.97$ (Pa)

[附录] 泊肃叶定律的推导

假设黏度为 η 的流体在圆形水平管管道内做层流(图 3-12),水平圆管半径为 R,流体自左向右流动。在管内取半径为 r、长度为 l 的与管道同轴的圆柱形液块,其侧面积为 $2\pi rl$,根据牛顿黏滞定律有

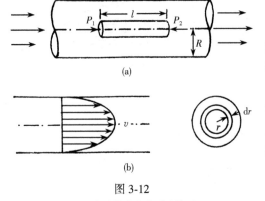

$$f=\eta s\frac{\mathrm{d}v}{\mathrm{d}r}=\eta \cdot 2\pi rl\frac{\mathrm{d}v}{\mathrm{d}r}$$

式中,$\mathrm{d}v/\mathrm{d}r$ 为流体在该液柱表面的速度梯度。

圆柱左端截面所受到的力为 $P_1\pi r^2$,与流动方向相同,圆柱右端截面所受到的力为 $P_2\pi r^2$,与流动方向相反,压强作用在该段液柱上的合力为

$$P_1\pi r^2-P_2\pi r^2=(P_1-P_2)\pi r^2$$

因为液流是匀速的,所以

$$(P_1-P_2)\pi r^2+\eta \cdot 2\pi rl\frac{\mathrm{d}v}{\mathrm{d}r}=0$$

图 3-12

(a) 牛顿流体中的柱形流体元;

(b) 牛顿流体的速度分布

整理得

$$\frac{\mathrm{d}v}{\mathrm{d}r}=-\frac{P_1-P_2}{2\eta l} \cdot r$$

$$\mathrm{d}v=-\frac{P_1-P_2}{2\eta l} \cdot r\mathrm{d}r$$

积分上式得

$$v=-\frac{P_1-P_2}{4\eta l} \cdot r^2+C$$

根据 $r=R$ 时,$v=0$ 的条件,得

$$C=\frac{P_1-P_2}{4\eta l} \cdot R^2$$

代入上式得

$$v=\frac{P_1-P_2}{4\eta l}(R^2-r^2) \tag{3-11}$$

上式表明了黏性流体的流速 v 与管轴距离 r 的关系。当 $r=0$ 时,在管轴上的液层有最大速度。当 $r=R$ 时,在管壁的液层流速为零。式(3-11)为一抛物线方程,说明黏性流体在管中流动时的速度分布为一抛物线形。

为了求出管中流体的流量,现在考虑一个内径为 r,厚度为 dr 的管状液层。因为这一液层的截面积为 $2\pi r \cdot dr$,所以它的流量为

$$dQ = v \cdot 2\pi r \cdot dr$$

式中,v 是流体在半径 r 处的流速。将式(3-11)的值代入得

$$dQ = \frac{\pi(P_1 - P_2)}{2\eta l} \cdot (R^2 - r^2) \cdot rdr$$

故

$$Q = \frac{\pi(P_1 - P_2)}{2\eta l} \int_0^R (R^2 - r^2) \cdot rdr$$

所以

$$Q = \frac{\pi R^4 (P_1 - P_2)}{8\eta l}$$

六、斯托克斯定律

物体在黏性流体中运动时,物体表面附着一层流体,这层流体与相邻流体层之间存在着黏性力。如果物体是球形,流体相对于球体做层流运动而速度又较小时,根据斯托克斯的计算,球体所受的阻力为

$$F = 6\pi\eta vr \tag{3-12}$$

式中,r 是球体半径,v 是它相对于流体的运动速度,η 是流体的黏度,上式称为斯托克斯定律(Stokes's law)。

如果让小球在流体中自由下沉,开始时球体受到方向向下的重力和方向向上的浮力的作用,重力大于浮力,球体加速下降。随着下降速度的增加,黏性阻力增大,当速度达到一定值时,重力、浮力和黏滞阻力这三个力平衡,球体将匀速下降,这时球体的速度称为收尾速度或沉降速度(sedimentation velocity)。若 ρ 为球体的密度,σ 为流体的密度,则球体所受的重力为 $\frac{4}{3}\pi r^3 \rho g$,所受的浮力为 $\frac{4}{3}\pi r^3 \sigma g$,黏性阻力为 $6\pi\eta rv$,当达到沉降速度时,三个力平衡,即

$$\frac{4}{3}\pi r^3 \rho g = \frac{4}{3}\pi r^3 \sigma g + 6\pi\eta rv$$

整理后得

$$v = \frac{2}{9\eta} r^2 (\rho - \sigma) g \tag{3-13}$$

由上式可知,当小球(黏性流体中的细胞、大分子、胶粒等)在黏性流体中下沉时,沉降速度和颗粒的大小、密度差以及重力加速度成正比,与流体的黏度成反比。对于颗粒很小的微粒,利用高速离心机来增加有效 g 值,就可以加快它的沉降速度。

式(3-13)还可以用来测定流体的黏度。方法是把一个已知 r 和 ρ 值的小球放入待测流体中,测出它的沉降速度 v 值,就可以计算出 η 值。

第三节　血液的流动

血液循环系统实际上就是一个以心脏为核心(动力源)的流体管道输运系统,所输运的

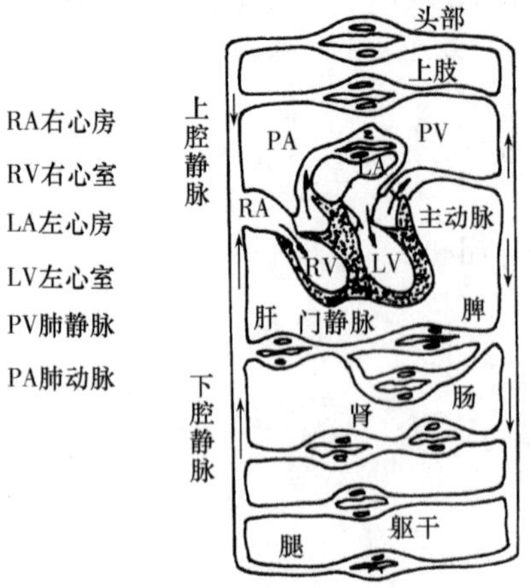

RA右心房
RV右心室
LA左心房
LV左心室
PV肺静脉
PA肺动脉

图 3-13 人体血液循环示意图

介质是血液。血液由血浆及悬浮其中的血细胞组成，不同于一般均匀黏性流体，属于非牛顿流体。血管不同于通常的刚性管道，血管壁具有弹性，而且受神经体液控制可变化口径。此外，血管分支极多，是一个复杂的系统(图3-13)。应用已掌握的流体力学规律，可以对血液流动的有关物理量进行估算，或对血液流动的现象做出分析解释。

一、血液的流速

血液循环可以近似地视为不可压缩的流体在管中做定常流动。血液虽然由心室断续搏出，但由于主动脉管壁具有弹性、血液流动具有惯性和外周阻力，血液在血管中的流动基本上是连续的。在心脏收缩期内，血液大量射入原来已充满血液的主动脉内，由于外周阻力较大，血液不能及时流出，使得该处的弹性血管壁被撑开而储蓄血液。当心脏收缩停止，进入舒张期时，主动脉和左心室之间的瓣膜关闭，射血虽已停止，但由于管壁弹力回缩，被扩大的主动脉恢复原状，推动所蓄血液继续向前流动，结果使前面的血管扩张。血管的这种周期性扩张和收缩的运动状态，沿着血管向前传播，称为脉搏波。脉搏波的传播速度约为 $8\sim10\mathrm{m\cdot s^{-1}}$。应该注意，脉搏波的传播速度和血液的流速是不同的。

根据连续性方程，血流速度在各类血管中大小的变化如图 3-14 中的实线所示。由于大动脉分支为若干小动脉，再分支为更多的毛细血管，血管的口径越来越小，但总截面积却越来越大，毛细血管汇合成静脉，总截面积又逐渐减小，因此，血流速度从动脉到毛细血管逐渐减慢，而从毛细血管到静脉又逐渐加快。必须说明：①由于血管有分支，因而截面指的是总截面积；②由于血液是黏性流体，血管中同一截面上靠近管壁和靠近轴心处的流速并不相等，因而流速 v 指的是截面上的平均流速。图中曲线也只反映数量大小的大致情况，并不代表严格的比例关系。

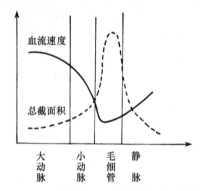

图 3-14 血流速度与血管总截面积的关系

二、血 压

血压是血管内血液对管壁的侧压强，医学上常用它高于大气压的数值来表示。心血管系统的压强（血压）是随着心脏的收缩和舒张而变化的。心缩期中主动脉血压的最高值称为收缩压，舒张期中主动脉血压的最低值称为舒张压。收缩压与舒张压的差值称为脉搏压。收缩压的高低与主动脉的弹性和主动脉中所容的血液量有关。例如，动脉硬化患者的心排血量虽然正常，但收缩压特别高。舒张压的高低与外周阻力有密切关系。

由于血液是黏性流体,所以从主动脉到静脉血压是逐渐降低的。图3-15代表全部血液循环系统的血压变化曲线。应该注意,小动脉血管段的血压下降最多,这反映小动脉血管段的流阻最大,其原因是这段血管的口径很小,数值又远不及毛细血管多。

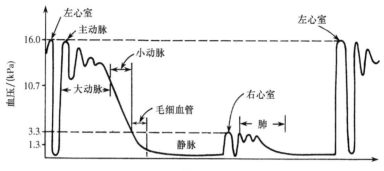

图 3-15 心血管系统的血压变化

三、心 脏 做 功

心脏有节律的收缩与舒张,不断对血液做功,补偿血液循环过程中的能量消耗,维持循环流动继续进行。考虑血液的黏性,伯努利方程要增加一个修正量 w。对血液循环系统,这个修正量为血液流动中克服黏性力做功的能量损失。血液的能量损失由心脏做功补偿,w 即心脏所做的功。根据修正的伯努利方程,可以计算左心室输出单位体积血液所做的功

$$w_L = (P_1 - P_2) + \rho g(h_1 - h_2) + \frac{1}{2}\rho(v_1^2 - v_2^2)$$

上式中,P_1 为左心室输出血液时的平均压强,P_2 为血液流回左心房时的平均压强,其数值接近大气压强,取 $P_2 = 0$。$h_1 - h_2$ 为左心室与左心房的高度差,考虑到血液进出心脏时的高度变化可以忽略,即 $h_1 - h_2 = 0$。血液进入心脏时的血流速度 v_2 和血压 P_2 都很小,可视为零,于是

$$w_L = P_1 + \frac{1}{2}\rho v_1^2$$

同样可以计算右心室排出单位体积的血液所做的功 w_R,由于右心室输出血液的压强比较小,仅为左心室排除血液压强的 1/6,而左心室和右心室输出血液的流速近似相等,由此得出

$$w_R = \frac{P_1}{6} + \frac{1}{2}\rho v_1^2$$

整个心脏输出单位体积血液所做的功为

$$w = w_L + w_R = \frac{7}{6}P_1 + \rho v_1^2$$

若取 $P_1 = 1.33 \times 10^4 \text{Pa}$,$v_1 = 0.4 \text{m} \cdot \text{s}^{-1}$,$\rho = 1.0 \times 10^3 \text{kg} \cdot \text{m}^{-3}$ 代入上式得到 $w = 1.57 \times 10^4 \text{J} \cdot \text{m}^{-3}$。在静息状态下,心脏每分钟的血液排出量为 $5 \times 10^{-3} \text{m}^3$,相当于心脏每分钟做功 78.5J。人运动时,心率加快,每分钟心脏的血液排出量增加,心脏做功相应增加。

拓展阅读

　　血流动力学(hemodynamics)是指血液在心血管系统中流动的力学,主要研究血流量、血流阻力、血压以及它们之间的相互关系,包括血管血液的定常流动、血液的黏滞性特点、循环系统中的湍流和扰动流型、脉搏波形的数值分析、动脉管壁的弹性特点、弹性血管中的脉动流、波的反射、波速和衰减、监测人体心输出量的方法。表征血流动力学的参量主要有流态、流速、流量、压力、黏度和阻力等。应用各种仪器测量数据,进行数学分析,提出假设,再用实验来检验或修正原来的假设,按照有关物理定律来解释各种循环现象,是血液动力学的研究特点。

　　血流动力学基本原理与一般流体力学的原理相同。但由于血管系统是有弹性和可扩张性的管道系统,血液是含有血细胞和胶体物质等多种成分的液体而不是理想流体,因此血流动力学既具有一般流体力学的共性,又有其自身的特点。

　　血液在血管内的流动方式可以分为层流和湍流。人体的血液循环在正常情况下属于层流形式。在血流速度快、血管口径大、血液黏度低的情况下,容易发生湍流。正常情况下,心室内存在着湍流,一般认为这有利于血液的充分混和。病理情况下,如房室瓣狭窄以及主动脉瓣狭窄等,均可因湍流形成而产生杂音。

　　血流阻力产生的原因是由于血液流动时产生的内摩擦力或粘滞力。摩擦消耗的能量一般表现为热能,这部分热能不能再转换成血液的势能或动能。因此血液流动时的能量逐渐消耗,促使血液流动的压力逐渐降低。湍流时,血液在血管中的流动方向不一致,阻力更大,故消耗的能量更多。血流阻力一般不能直接测量,而是要依据泊肃叶定律通过测量血流量和血管中两端压强差计算得出。在同一血管床内,影响血流阻力的最主要因素为血管半径。因此体内各段血管中以微动脉处的阻力最大。机体对血流量的分配调节就是通过控制各器官阻力血管的口径进行的。

　　血液黏度的变化也是影响血流阻力的重要因素。黏度越高,血管阻力越大。在正常情况下,血液的黏滞系数是水的3～4倍。由于血液是一种复杂的流体,既有液相(血浆)又有固相(血细胞等),影响血液粘性的因素比较多。影响血液黏度的主要因素有:

　　1. 血细胞比容　血液中血细胞占全血容积的百分比称为血细胞比容,它是决定血液黏度最重要的因素。男性血细胞比容平均值约为42%,女性约为38%。血细胞比容越大,血液黏度就越高。

　　2. 血流的切变率　匀质流体的粘度不随切变率的变化而改变,全血为非匀质流体,其黏度随切变率的减小而增大,属于非牛顿流体。切变率较高时,层流状态更为明显,即红细胞集在中轴,其长轴与血管纵轴平行,红细胞移动时发生的旋转以及红细胞相互间的撞击都很少,故血液黏滞度较低。相反当切变率较低时,红细胞发生聚集,血液黏度增高。

　　3. 血管口径　大的血管口径不影响血液黏度,但当血液在直径小于0.2～0.3mm的微动脉内流动时,只要切变率足够高,则血液黏度随着血管口径的变小而降低,对机体有明显的益处。否则血液在小血管中流动时的阻力将会大为增高。

　　4. 温度　血液黏度随温度的降低而升高。人体的体表温度比深部温度低,故血液流经体表部分时黏度会升高。

各类心脏血管疾病可引起相应的血流动力学变化,依据物理学的定律,结合生理和病理生理学概念,对循环系统中血液运动的规律性进行定量,对诊断心脏血管疾病和判断其病情与转归,具有重要的临床意义。

习 题 三

3-1 两艘轮船相离很近而且并行前进,则可能发生相撞,试用伯努利方程解释。

3-2 设理想流体在粗细不均匀的水平管中做定常流动,在管截面积为$50cm^2$处的流速为$40cm \cdot s^{-1}$,求在截面积为$12cm^2$处的流速。 $(1.67m \cdot s^{-1})$

3-3 当水从水龙头缓慢流出而自由下落时,水流随位置的下降而变细,何故?若水龙头管口直径为D,水流出的速率为v_0。求水龙头出口以下h处水流的直径d。

$$\left(d = D \sqrt{\frac{v_0}{(v_0^2 + 2gh)^{1/2}}} \right)$$

3-4 水在截面不同的水平管中做定常流动,出口处的截面积为管的最细处的3倍,若出口处的流速为$2m \cdot s^{-1}$,问最细处的压强为多少?若在此最细处开一小孔,水会不会流出来? $(85kPa)$

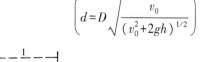
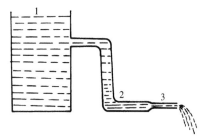

图3-16 习题3-5图

3-5 水由蓄水池稳定流出(图3-16),点1的高度为10m,点2和点3的高度均为1.0m,在点2处管的截面积为$0.04m^2$,在点3处为$0.02m^2$,蓄水池的面积比管子的横截面积大得多,求①点2处的压强;②出口处的流量。 $(1.4 \times 10^5 Pa; 0.266m^3 \cdot s^{-1})$

3-6 注射器活塞面积为$1.2cm^2$,针头的截面积为$1.0mm^2$,当注射器水平放置时,用4.9N的力推动活塞,使活塞匀速地移动了4cm。问:水从注射器中流出所需的时间是多少? $(0.53s)$

3-7 20℃的水在半径为1.0cm的水平均匀圆管内流动,如果在管轴处的流速为$10cm \cdot s^{-1}$,假设$\eta = 1 \times 10^{-3} Pa \cdot s$,则由于黏性损耗,水沿圆管流动2m后,压强降落了多少?

$(8.0Pa)$

3-8 设某人的心输出量为$8.0 \times 10^{-5} m^3 \cdot s^{-1}$,体循环的总压强差为13.3kPa,求此人体循环的总流阻(即总外周阻力)。 $(1.7 \times 10^8 Pa \cdot s \cdot m^{-3})$

3-9 一条半径为3mm的小动脉血管被一硬斑部分阻塞,该狭窄段的有效半径为2mm,血流流经此段的平均速率为$50cm \cdot s^{-1}$。设血液的密度为$1.05 \times 10^3 kg \cdot m^{-3}$,黏度为$3 \times 10^{-3} Pa \cdot s$。求①未变狭窄处的平均血流速度;②是否会发生湍流。

$(0.22m \cdot s^{-1}, 不会发生湍流)$

3-10 假设排尿时,尿从计示压强为40mmHg(1mmHg=133.3Pa)的膀胱经过尿道后由尿道口排出,已知尿道长4cm,排尿流量为$21cm^3 \cdot s^{-1}$,尿的黏度为$6.9 \times 10^{-4} Pa \cdot s$。求尿道

的有效直径。 (1.4mm)

3-11 单个红细胞可以近似的认为是一个半径为 $2.0×10^{-6}$ m 的小球,它的密度是 $1.09×10^{3}$ kg·m^{-3}。试计算它在重力作用下在 37℃ 的血液中沉降 1cm 所需的时间。假设血浆的黏度为 $1.2×10^{-3}$ Pa·s,密度为 $1.04×10^{3}$ kg·m^{-3}。如果利用一台加速度为 $\omega^{2}r = 10^{5}g$ 的超速离心机,问沉降同样距离所需时间又是多少? $(2.8×10^{4}$ s;0.28s)

(吴明海)

第4章　分子动理论

本章要求

(1) 了解能量分布规律及表面活性物质的作用。

(2) 理解理想气体分子速率分布律以及液体表面现象。

(3) 掌握物质微观结构气体压强公式能量公式以及弯曲液面的附加压强。

宏观物体是由大量不停运动且相互作用的微观粒子(分子或原子)构成的。每个微观粒子都具有一定的体积,质量,速度,能量等,这些表征单个微观粒子的物理量称为微观量(microscopic quantity)。微观量很难测量,一般在实验室中测量的量都是表征大量分子集体特性的量,如物质的体积,压强,温度等,这些物理量称为宏观量(macroscopic quantity)。由于宏观物体所发生的各种现象都是它所包含的大量微观粒子运动的集体表现,因此宏观量总是一些微观量的统计平均值。分子动理论是从物质的微观结构出发,运用力学规律和统计方法,求出大量微观粒子的一些微观量的统计平均值,确定微观量和宏观量的内在联系,以了解宏观规律的本质。分子运动理论及其研究方法,对于解释和分析生命现象具有重要的意义。本章仅介绍分子动理论的一些基本知识。

第一节　物质的微观结构

一、分　子　力

在本节中,我们将主要涉及热力学系统的平衡态(equilibrium stale)的研究。所谓平衡态,是指在不受外界影响的条件下,一个系统的宏观性质不随时间改变的状态。平衡态在宏观上处于寂静状态,在微观上系统却并不是静止不动的。构成系统(宏观物体)的这些大量分子都处在永不停息,无规则的热运动之中。另外,这些分子能够结合成物体的凝聚态(液态和固态),这说明分子间存在引力,但它们并不能无限地接近。例如,固体和液体即使在巨大的压力作用下,其体积的改变也十分微小,这表明分子之间还存在强大的斥力。分子间的斥力和引力统称为分子力(molecular force)。根据实验和近代理论分析,物体分子间作用力 F 与分子间距离 r 的关系可用下式表示

$$F = \frac{C_1}{r^A} - \frac{C_2}{r^B} \tag{4-1}$$

式中, C_1、C_2、A、B 都是正数且 $A > B$,根据实验数据确定。(4-1)式中的第一项是正值,代表斥力;第二项是负值,代表引力。由(4-1)式可画出分子力 F 与分子间距离 r 的关系如图4-1(a)所示。图中横坐标 r 表示两分子中心间的距离,纵坐标正向表示斥力,负向表示引力。当 $r = r_0$ 时,分子间的斥力和引力大小相等,方向相反,恰好平衡,此时 $F = 0$,这个位置称为平衡位置。r_0 的数量级约为 10^{-10} m。当 $r < r_0$ 时, $F_斥 > F_引$,分子间表现为斥力,式中的

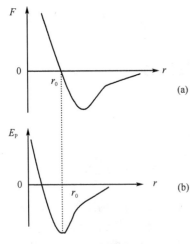

图 4-1 分子力作用曲线图
(a)分子间作用力 F 与分子间距离 r 的曲线图;(b)分子间作用势能 E_p 与分子间距离 r 的曲线图

第一项起主要作用。当 $r > r_0$ 时,$F_斥 < F_引$,分子间表现为引力,式中的第二项起主要作用。另外,由于 A 和 B 都比较大,所以斥力和引力随着分子间距离的增加都会急剧减小。如图所 4-1(a)示,当分子间距离一旦大于 $10r_0$,分子间的作用力趋于零。一般情况下,气体分子间的距离相当大,分子间的作用力可以忽略不计,所以这样的力被称为短程力。

另外,分子间的相互作用也可以用分子间的势能曲线来描述。分子的势能 E_p 与分子间距离 r 的关系如图 4-1(b)所示。当 $r = r_0$ 时,势能最低,分子处于稳定状态。这一位置正好是图 4-1(a)中 $F = 0$ 的位置。当分子的位置偏离了 r_0 时,势能增加,分子处于不稳定状态,这时分子就力图回到势能最低的状态。

综上所述,一切物体都是由大量的分子组成;所有分子都处在永不停息,无规则的热运动之中,分子间有相互作用的引力和斥力。这就是物质微观结构的基本概念。

二、理想气体的微观模型

人们通过对自然现象的长期观察,在大量实验的基础上,并对实际情况作了一些简化,构建了理想气体的微观模型。理想气体模型的基本微观假设的内容可分为两部分。一部分是关于分子个体的,另一部分是关于分子集体的。

1. 关于每个分子的力学性质的假设

(1)分子本身的线度比起分子间的平均距离来说,可以忽略不计;

(2)同种气体分子的大小和质量完全相同;

(3)初碰撞瞬间外,分子之间和分子与容器壁之间均无相互作用;

(4)分子之间和分子与容器壁的碰撞都是完全弹性;

(5)分子的运动遵从经典力学规律。

2. 关于分子集体的统计性假设

(1)每个分子运动速度各不相同,而且通过碰撞不断发生变化。

(2)平衡态时,若忽略重力的影响,每个分子的位置处在容器内空间任何一点的概率是一样的,分子数密度应处处相同。

(3)在平衡态时,每个分子的速度指向任何方向的概率是一样的,因此速度的每个分量的平方的平均值应该相等,即 $\overline{v_x^2} = \overline{v_y^2} = \overline{v_z^2}$。

以上虽然是我们构建的关于理想气体的微观模型,但是由它们所推导的结果在一定范围内可以解释真实气体的基本性质。基于理想气体的微观模型,运用统计方法,求出大量分子的一些微观量的统计平均值,便可以解释实验中观测到的物体的宏观性质(如气体的温度和压强等)。

第二节 理想气体分子动理论

一、理想气体的物态方程

一定质量的气体在一确定的容器中,只要它与外界没有能量交换,内部也没有任何的能量交换,那么不论气体的的原始状态如何,经过一定的时间,都会达到平衡态。即气体在容器内的整个空间分布均匀,各处的压强,温度,密度都相等。因此可用体积 v,压强 p,温度 T 三个物理量来描述平衡态的状态,所以这三个量称为状态参量(state parameter)。实验结果表明,在平衡态下,三个状态参量之间存在一定的关系。即在压强不太大,温度不太低的情况下,它们都近似地遵从玻意耳定律,盖-吕萨克定律和查理定律,而且压强越低,近似程度越好。而在任何情况下绝对遵守这三条实验定律的气体我们称为理想气体。平衡态下,理想气体三个态参量之间的关系式称理想气体物态方程(equation of state of ideal gas)。可从上述三条实验定律导出,对一定质量的同种理想气体,任一状态下的 PV/T 值都相等,因而可以有

$$\frac{PV}{T} = \frac{P_0 V_0}{T_0} \tag{4-2}$$

其中,P_0, V_0, T_0 为标准状态下相应的状态参量值。实验又指出,在一定温度和压强下,气体的体积和它的质量 M 或摩尔数 ν 成正比。若以 $V_{m,0}$ 表示气体在标准状态下的摩尔体积,则 νmol 气体在标准状态下的体积为 $V_0 = \nu V_{m,0}$,则有

$$PV = \nu \frac{P_0 V_{m,0}}{T_0} T \tag{4-3}$$

阿伏伽德罗定律指出,在相同温度的压强下,1mol 的各种理想气体的体积都相同,因此上式中的 $\frac{P_0 V_{m,0}}{T_0}$ 的值就是一个对各种理想气体都一样的常量。用 R 表示此常量,即令

$$R \equiv \frac{P_0 V_{m,0}}{T_0} = \frac{1.013 \times 10^5 \times 22.4 \times 10^{-3}}{273.15} = 8.31 (\text{J}/(\text{mol} \cdot \text{K})) \tag{4-4}$$

称 R 为普适气体常量,则上式可写作

$$pV = \frac{m}{M} RT \tag{4-5}$$

式中,m 是容器中气体的总质量,M 是气体的摩尔质量。上两式表示了理想气体在任一平衡态下各宏观状态参量之间的理想气体状态方程。由于一个系统总要受到外界的干扰,所以严格的不随时间变化的平衡态是不存在的。平衡态是一个理想的概念,是在一定条件下对实际情况的概括和抽象。但在许多实际问题中,往往可以把系统的实际状态近似地当作平衡态来处理。而比较简单地得出与实际情况基本相符的结论。

另外,1mol 的任何气体中都有 $N_A = 6.023 \times 10^{23}$mol,这一数值叫阿伏伽德罗常量。若以 N 表示体积 V 中的气体分子总数,则摩尔数 $\nu = \frac{N}{N_A}$,引入另一普适常量,称为玻耳兹曼常量,用 k 表示:

$$k \equiv \frac{R}{N_A} = 1.38 \times 10^{-23} \frac{J}{K} \tag{4-6}$$

则理想气体状态方程又可写做

$$pV = \frac{N}{N_A}kT \tag{4-7}$$

或

$$p = nkT \tag{4-8}$$

其中，$n = \frac{N}{V}$ 是单位体积内气体分子的个数，叫气体分子数密度。

二、理想气体的压强公式

　　容器中的理想气体分子做无规则运动时，除相互之间不断发生碰撞外，还将不断地与容器壁碰撞。就某一个分子而言，它碰在器壁的什么地方，给予器壁多大的冲量，都是随机的，碰撞也是断断续续的。但对大量分子整体来说，每个时刻都有大量分子与器壁碰撞。所以在宏观上就表现出一个恒定而持续的压强。因此可以认为，容器中气体施与器壁的宏观压强是大量分子碰撞器壁的结果。根据理想气体的微观模型，气体分子可视为一个个极小的弹性质点，运动服从经典力学规律。下面运用统计方法，对大量分子的微观量求平均值，可在数值上建立压强与分子运动的联系。假设在边长为 l 的正方形容器内有 N（N 很大）个同种气体分子，每个分子质量相同均为 m，忽略重力作用，且不受其他外场的作用，整个系统处于热平衡状态，先考虑一个分子与器壁的碰撞情况，以容器一个顶点为坐标原点，做如图 4-2 所示的坐标系，与 oyz 平面平行的前后器壁面记为 A_1，A_2，假设该分子在碰撞器壁前的速度为 v，，它沿坐标轴的分量分别为 v_x，v_y，v_z。因为分子与器壁间的碰撞是完全弹性的，所以该分子与 A_1 碰撞前后，在 X 轴方向上的分速度 v_x 大小不变，但方向正好相反。而在 y，z 轴方向上的分速度 v_y，v_z 的大小和方向都不变。因此，每当这个分子与 A_1 面碰撞一次，其动量的该变量大小为 $2mv_x$，方向垂直于 A_1 面。当这个分子与 A_1 碰撞后将会匀速运动至 A_2 面，所需时间为 $\frac{l}{v_x}$，而与 A_2 面的碰撞也是完全弹性的，碰撞后在 x 轴方向上的分速度大

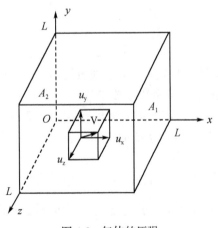

图 4-2　气体的压强

小仍然是 v_x，该分子从 A_2 面再回到 A_1 面的时间仍然为 $\frac{l}{v_x}$。所以分子每经过 $\frac{2l}{v_x}$ 的时间与 A_1 面碰撞一次，那么在 1s 内该分子与 A_1 面碰撞的次数为 $\frac{v_x}{2l}$。根据动量定理，分子动量的改变等于器壁对分子作用力的冲量。所以在 1s 内 A_1 面施于该分子的冲量为

$$\frac{v_x}{2l} 2mv_x = \frac{mv_x^2}{l} \tag{4-9}$$

如果考虑 N 个分子，它们在 x 方向上的速度分量分别为 v_{1x}，v_{2x}，$\cdots v_{Nx}$ 那么根据上式各分子在 1s 内

施于 A_1 面的冲量分别为 $\frac{mv_{1x}^2}{l}, \frac{mv_{2x}^2}{l}, \cdots, \frac{mv_{Nx}^2}{l}$，因此在 $1s$ 内 A_1 面施于 N 个分子的总冲量，即 A_1 面对 N 个分子的总作用力 F 为

$$\frac{mv_{1x}^2}{l} + \frac{mv_{2x}^2}{l} + \cdots + \frac{mv_{Nx}^2}{l} = \frac{m}{l}(v_{1x}^2 + v_{2x}^2 + \cdots + v_{Nx}^2) \tag{4-10}$$

根据牛顿第三定律可知，所有分子施加于 A_1 面的力的大小也为 F，若 S 为 A_1 面的面积，$s = l^2$，则由上式可得 A_1 面所受的压强 P 为

$$p = \frac{F}{S} = \frac{m}{l^3}(v_{1x}^2 + v_{2x}^2 + \cdots + v_{Nx}^2) = \frac{Nm}{l^3} \frac{(v_{1x}^2 + v_{2x}^2 + \cdots + v_{Nx}^2)}{N} \tag{4-11}$$

因为容器的容积 $V = l^3$，则该容器内分子数密度 $n = \frac{N}{V} = \frac{N}{l^3}$，而 $\frac{(v_{1x}^2 + v_{2x}^2 + \cdots + v_{Nx}^2)}{N}$

表示容器内 N 个分子沿 x 方向速度分量的平方的平均值，用 $\overline{v_x^2}$ 表示，则上式可改写为

$$p = nm\overline{v_x^2} \tag{4-12}$$

而对理想气体。在平衡态时，每个分子的速度指向任何方向的概率是一样的，因此速度的每个分量的平方的平均值应该相等，即 $\overline{v_x^2} = \overline{v_y^2} = \overline{v_z^2} = \frac{1}{3}\overline{v^2}$，代入上式得，

$$p = \frac{1}{3}nm\overline{v^2} = \frac{2}{3}n\left(\frac{1}{2}m\overline{v^2}\right) = \frac{2}{3}n\bar{\varepsilon} \tag{4-13}$$

式中，$\bar{\varepsilon} = \frac{1}{2}m\overline{v^2}$ 表示气体分子的平均平动动能（average translational kinetic energy）。上式称为理想气体的压强公式。该式表明，气体的压强与分子数密度 n，分子的平均平动动能 $\bar{\varepsilon}$ 成正比，n 和 $\bar{\varepsilon}$ 越大，压强越大。它把宏观量压强 p 与微观量分子的平均平动动能 $\bar{\varepsilon}$ 联系了起来，说明气体的宏观压强是大量分子在足够长的时间内对足够大的面积碰撞所产生的平均效果，是一个统计平均值，离开了"大量分子"与"统计平均"，压强就失去了意义。压强 p 可以由实验测定，而 $\bar{\varepsilon}$ 不能直接测定，但从这个公式出发能够满意地解释和推证许多实验定律。

三、理想气体的温度

联立理想气体的压强公式和物态方程消去 p，可得

$$\bar{\varepsilon} = \frac{3}{2}\frac{1}{n}\frac{m}{M}\frac{RT}{V} \tag{4-14}$$

因为 $n = \frac{N}{V}$，$N = \frac{m}{M}N_A$，代入上式后，可得分子的平均平动动能 $\bar{\varepsilon}$ 为

$$\bar{\varepsilon} = \frac{3}{2}\frac{RT}{N_A} = \frac{3}{2}kT \tag{4-15}$$

上式说明理想气体分子的平动平动动能只与热力学温度成正比，而与气体的性质无关。公式（4-17）也可以表示为

$$T = \frac{2}{3} \frac{\overline{\varepsilon}}{k} \tag{4-16}$$

上式是一个很重要的关系式,它说明了温度的微观意义,即理想气体的温度是气体分子的无规则运动的剧烈程度的量度。粗略地说,温度反应了物体内部分子无规则运动的剧烈程度,温度越高表示物体内部分子热运动越剧烈。另外,由于温度是与大量分子的平均平动动能相联系的,所以温度是大量分子热运动的集体表现,只在统计上有意义,对单个分子来说,温度是没有任何意义。

例 4-1 一容器内贮有气体,压强为 1.33Pa,温度为 300K。问在单位容积内有多少分子? 这些分子的总平动动能是多少?

解: 由 $p = nkT$,可得 $n = \dfrac{p}{kT} = \dfrac{1.33}{1.38 \times 10^{-23} \times 300} = 3.21 \times 10^{20} m^{-3}$,

$$\varepsilon_{总} = \frac{3}{2} kTn = 1.5 \times 1.38 \times 10^{-23} \times 300 \times 3.21 \times 10^{20} = 1.99 J \cdot m^{-3}$$

四、理想气体的能量

式(4-17)表示了气体的平均平动动能为 $\overline{\varepsilon} = \dfrac{3}{2} kT$,这里只考虑了分子的平动,实际上,各种分子都有一定的内部结构。例如,有的气体分子为单原子分子(He,Ar),有的为双原子分子(H_2,N_2),有的为多原子分子(H_2O,CO_2)。因此,气体分子除了平动之外,还可能有转动。为了用统计的方法计算分子的平均转动动能和平均总动能,需要引入运动自由度的概念。确定一个物体在空间的位置,需要引入的独立坐标的数目称为该物体的自由度(degree of freedom)。单原子分子,双原子分子和多原子分子的自由度数不同。单原子分子仍可当质点处理。确定一个自由质点的位置只需要 3 个坐标,如 x, y, z ,因此气体中单原子分子的自由度是 3,这 3 个自由度叫平动自由度。

对气体中的双原子,可暂不考虑其中原子的振动,即认为分子是刚性的。确定这种分子的位置时,除了需用三个坐标确定其质心位置(相当于 3 个平动自由度)外,还需确定两原子的连线的方位,这又需要两个独立坐标,而这两个坐标反应的是分子的转动状态,所以称它们为转动自由度,共有五个自由度。刚性三原子或三原子以上的气体分子更复杂,除需要三个平动自由度和三个转动自由度,共需要六个自由度。由式(4-17)可知,一个分子的平均平动动能为 $\overline{\varepsilon} = \dfrac{3}{2} kT$,在平衡态时,每个分子的速度指向任何方向的概率是一样的,即 $\overline{v_x^2} = \overline{v_y^2} = \overline{v_z^2} = \dfrac{1}{3} \overline{v^2}$,可得

$$\frac{1}{2} m \overline{v_x^2} = \frac{1}{2} m \overline{v_y^2} = \frac{1}{2} m \overline{v_z^2} = \frac{1}{3} \left(\frac{1}{2} m \overline{v^2} \right) = \frac{1}{2} kT \tag{4-17}$$

此式中前三项平方项的平均值各和一个平动自由度相对应,由此可见分子在每一个平动自由度上的平动动能都是 $\dfrac{1}{2} kT$ 。这一结论虽然是对分子平动说的,但在平衡状态下,由于气

体分子无规则运动的结果,使得任何一种可能的运动都不会比另一种可能的运动更占优势,机会是完全均等的。因而平均来讲,在温度为 T 的平衡态下,不论气体分子做何种运动,相对应每一个可能自由度的平均动能都相等,而且等于 $\frac{1}{2}kT$。这一结论称为能量均分定理(equipartition theorem)。

根据能量均分定理,如果一个气体分子的总自由度数是 i,则它的平均总动能就是

$$\bar{\varepsilon} = \frac{i}{2}kT \tag{4-18}$$

因此 1mol 自由度为 i 的气体的总动能为

$$\bar{\varepsilon} = \frac{i}{2}kTN_A = \frac{i}{2}RT \tag{4-19}$$

另外根据上式可得几种气体分子的平均总动能如下:

单原子分子 $\qquad\qquad\qquad \bar{\varepsilon} = \frac{3}{2}kT$

刚性双原子分子 $\qquad\qquad \bar{\varepsilon} = \frac{5}{2}kT$

刚性多原子分子 $\qquad\qquad \bar{\varepsilon} = 3kT$

第三节 气体分子速率分布和能量的统计规律

理想气体处于热平衡时,气体分子之间由于运动会导致它们之间不断地相互碰撞,各个分子运动速度则通过碰撞不断地发生变化。对任何一个分子来说,在任何时刻它的速度的方向和大小受到许多偶然因素的影响,因而是不能预知的。但从整体上统计地说,气体分子的速度还是有规律的。这种微观上千变万化、完全偶然,而宏观上具有一定规律的现象称为统计规律性。统计规律性反应了大量偶然事件整体的必然联系,某一偶然事件出现的概率相对于统计平均值会有涨落,但随着偶然事件数目的增加,涨落逐渐减小,出现的概率是有多大是确定的。早在 1859 年麦克斯韦(J. C. Maxwell)就用概率论证明了在平衡态下,理想气体分子的速度分布有一稳定的规律,这个规律就叫麦克斯韦速度分布律(Maxell speed distribution function)。如果不管分子运动速度的方向如何,只考虑分子按速度的大小即速率的分布,则相应的规律叫做麦克斯韦速率分布律(Maxell speed distribution function)。

一、速率分布函数

对于整个系统分子的热运动,可采用统计学的方法,指出在总数为 N 的分子中,具有各种速率的分子各有多少或它们各占分子总数的百分比多大。这种说明方法就叫给出分子按速率的分布。由于分子的无规则运动,气体分子的速率 v 从零可以连续取到无穷大的任何数值。速率分布就只能指出速率在 v 到 $v + dv$ 这一整个区间的内的分子数 dN_v 是多少,或是 dN_v 占分子总数 N 的百分比,即 $\frac{dN_v}{N}$ 是多少。这一百分比在各速率区间是不相同的,即它

应是速率 v 的函数。另外,在速率区间 dv 足够小的情况下,这一百分比还应和区间的大小成正比,因此,应该有

$$\frac{\mathrm{d}N_v}{N} = f(v)\,\mathrm{d}v \qquad (4\text{-}20)$$

上式也可以表示为

$$f(v) = \frac{\mathrm{d}N_v}{N\mathrm{d}v} \qquad (4\text{-}21)$$

式中函数 $f(v)$ 就叫速率分布函数。它的物理意义是指,速率在 v 附近的单位速率区间的分子数占总分子总数的百分比。若此数值越大,表示分子处在 v 附近的单位速率区间内的概率越大。将式(4-22)对所有速率区间积分,得到所有速率($0,\infty$)区间的分子数占总分子数百分比的总和。显然它应该等于 1,因而有

$$\int_0^N \frac{\mathrm{d}N_v}{N} = \int_0^\infty f(v)\,\mathrm{d}v = 1 \qquad (4\text{-}22)$$

这是速率分布函数必须满足的条件,称归一化条件。

二、麦克斯韦速率分布律

麦克斯韦从理论上推导出了在气体处于平衡状态,气体的绝对温度为 T ,分子总数为 N ,分子的摩尔质量为 M,单个分子的质量为 m_0 时,理想气体分子的速率分布函数的数学表达式为

$$f(v) = 4\pi \left(\frac{m_0}{2\pi kT}\right)^{\frac{3}{2}} \cdot e^{-\left(\frac{m_0 v^2}{2kT}\right)} \cdot v^2 \qquad (4\text{-}23)$$

若以速率 v 为横坐标轴,麦克斯韦速率分布 $f(v)$ 为纵坐标轴,画出 $f(v)$ 与 v 的关系曲线,称为麦克斯韦速率分布曲线,如图 4-3 所示,麦克斯韦速率分布曲线可形象地描绘出分子按速率的分布规律:

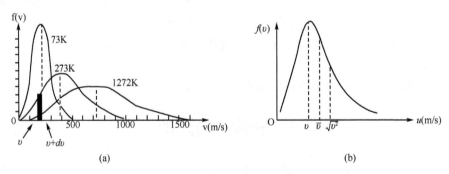

图 4-3 麦克斯韦速率分布曲线

(1)具有很大速率或很小速率的分子数较少,中等速率的分子数较多;曲线有一最大值,表示在其附近区间内分子数占总分子数的百分比最大,与之对应的速率叫做最概然速率(the most probable speed),用 v_p 表示。

(2)随着温度的升高,v_p 增大,$f(v_p)$ 减少,整个气体中速率快的分子数目增加,速率慢

的分子数目减少。这就是通常所说的温度越高,分子运动越剧烈的真正含义。

（3）图中阴影区的面积为 $f(v) \cdot \mathrm{d}v = \dfrac{\mathrm{d}N}{N}$,其物理含义是表示速率在 v 附近,且位于区间 $\mathrm{d}v$ 内的分子数目 $\mathrm{d}N$ 占分子总数目 N 的比率。

（4）曲线下的总面积就是曲线下所有窄条矩形面积的总和,即 $\displaystyle\int_0^\infty f(v)\mathrm{d}v = 1$,它表示在整个速率(0, ∞)范围,分布在所有速率间隔内的分子数百分比的总和等于 1。

三、三种分子速率

利用麦克斯韦速率分布函数 $f(v)$,可以导出反映分子运动状态具有代表性的三种速率的统计平均值。

1. 最概然速率　在平衡态下,温度为 T 的一定量气体中,与 $f(v)$ 的最大值相对应的速率 v_p,称为最概然速率。它的物理意义是:若把整个速率范围分成许多相等的小区间,则 v_p 所在的单位速率区间内的分子数占分子总数的百分比最大。可以由 $\left.\dfrac{\mathrm{d}f(v)}{\mathrm{d}v}\right|_{v_p} = 0$,可得

$$v_p = \sqrt{\frac{2kT}{m_0}} = \sqrt{\frac{2RT}{M}} \approx 1.41\sqrt{\frac{RT}{M}} \tag{4-24}$$

当 $v = v_p$ 时,分布函数最大值为

$$f(v_p) = \frac{1}{\mathrm{e}}\sqrt{\frac{8m_0}{\pi kT}} = \frac{1}{\mathrm{e}}\sqrt{\frac{8M}{\pi RT}} \tag{4-25}$$

2. 平均速率　在平衡态下,N 个气体分子速率和的平均值,称为平均速率(mean speed),用 $\bar{v}$ 表示。设 ΔN_i 代表气体分子速率在间隔 $v \sim v + \Delta v$ 内的分子数,则按照计算平均值的方法,有

$$\bar{v} = \frac{v_1\Delta N_1 + v_2\Delta N_2 + \cdots + v_N\Delta N_N}{N} = \frac{\displaystyle\sum_i v_i\Delta N_i}{N} \tag{4-26}$$

由于分子速率可以在(0~ ∞)之间连续取值,$\bar{v}$ 可由积分运算求出

$$\bar{v} = \frac{\displaystyle\int_0^\infty v\mathrm{d}N}{N} = \frac{\displaystyle\int_0^\infty vNf(v)\mathrm{d}v}{N} = \int_0^\infty vf(v)\mathrm{d}v \tag{4-27}$$

将 $f(v)$ 代入上式,求积分可得

$$\bar{v} = \sqrt{\frac{8kT}{\pi m_0}} = \sqrt{\frac{8RT}{\pi M}} \approx 1.60\sqrt{\frac{RT}{M}} \tag{4-28}$$

3. 方均根速率　方均根速率(root-mean-square speed) $\sqrt{\overline{v^2}}$ 是指分子速率平方平均值的平方根。首先求出分子速率平方的平均值

$$\overline{v^2} = \frac{\displaystyle\int_0^\infty v^2\mathrm{d}N}{N} = \frac{\displaystyle\int_0^\infty v^2Nf(v)\mathrm{d}v}{N} = \int_0^\infty v^2f(v)\mathrm{d}v \tag{4-29}$$

同理把 $f(v)$ 代入上式，积分可得

$$\overline{v^2} = = \frac{3kT}{m} \tag{4-30}$$

由此可得方均根速率 $\sqrt{\overline{v^2}}$，即

$$\sqrt{\overline{v^2}} = \sqrt{\frac{3kT}{m}} = \sqrt{\frac{3RT}{M}} \approx 1.73\sqrt{\frac{RT}{M}} \tag{4-31}$$

这三种统计速率都反映了大量分子作热运动的统计规律，它们都与温度 $\sqrt{T}$ 成正比，与分子摩尔质量 $\sqrt{M}$ 成反比，且 $\sqrt{\overline{v^2}} > \bar{v} > v_p$，它们的大小次序不因温度及气体的种类而变化。三种速率都有各自不同的应用，例如，讨论速率分布时要用最概然速率，计算分子的平均平动动能以及讨论气体的压强很温度的统计规律中要用方均根速率，讨论分子的碰撞，计算分子运动的平均距离，平均碰撞次数等要用平均速率。

例 4-2 有 N 个粒子，其速率分布函数为

$$f(v) = \frac{av}{v_0} \qquad (0 \leqslant v \leqslant v_0)$$
$$f(v) = a \qquad (v_0 \leqslant v \leqslant 2v_0)$$
$$f(v) = 0 \qquad (v \geqslant 2v_0)$$

（1）求常数 a；

（2）分别求速率大于 v_0 和小于 v_0 的粒子数；

（3）求粒子的平均速率。

解：（1）由 $\int_0^\infty f(v)\mathrm{d}v = 1$，可得 $\int_0^{v_0} \frac{av}{v_0}\mathrm{d}v + \int_{v_0}^{2v_0} a\mathrm{d}v + \int_{2v_0}^\infty 0\mathrm{d}v = 1$，

则 $\frac{1}{2}av_0 + av_0 = 1$，$a = \frac{2}{3}v_0$

（2）$\int_0^{v_0} \frac{av}{v_0}\mathrm{d}v = \frac{1}{2}av_0 = \frac{1}{3}$

$\int_{v_0}^{2v_0} a\mathrm{d}v + \int_{2v_0}^\infty 0\mathrm{d}v = av_0 = \frac{2}{3}$

速率大于 v_0 的粒子数为 $\frac{1}{3}N$，小于 v_0 的粒子数为 $\frac{2}{3}N$

（3）$\bar{v} = \int_0^\infty vf(v)\mathrm{d}v = \int_0^{v_0} \frac{av^2}{v_0}\mathrm{d}v + \int_{v_0}^{2v_0} av\mathrm{d}v + \int_{2v_0}^\infty 0v\mathrm{d}v = \frac{11}{9}v_0$

四、平均自由程和平均碰撞频率

气体分子在运动中经常互相碰撞，在碰撞后它们的速率和运动方向都要发生变化。所以分子实际上是沿着曲折的路线运动的。由于分子的无规则运动，一个分子在任意连续两次碰撞之间所可能经过的自由路程是不同的。但在一定的宏观条件下，一个气体分子在连续两次碰撞之间所可能经过的各段自由路程的平均值是一定的，称为平均自由程（mean free path），用 $\overline{\lambda}$ 表示。它的大小和分子的碰撞频繁程度有关。单位时间内一个分子的平均碰撞次数，称为平均碰撞频率（mean collision path），以 $\overline{z}$ 表示。若 $\overline{v}$ 代表气体分子运动的平均速率，则在 Δt 时间内，一个分子所经过的平均距离就是 $\overline{v}\Delta t$，而所受到的平均碰撞次数是 $\overline{z}\Delta t$。由于每一次碰撞都将结束一段自由程，所以平均自由程应是

$$\overline{\lambda} = \frac{\overline{v}\Delta t}{\overline{z}\Delta t} = \frac{\overline{v}}{\overline{z}} \tag{4-32}$$

有哪些因素影响平均碰撞频率呢？一般来说，气体单位体积内的分子数目愈多，或分子的直径愈大，引起的碰撞愈频繁。在研究分子碰撞时，我们把气体分子看作有效直径为 d 的刚球。为了计算 $\overline{z}$，我们可以设想跟踪一个分子，计算它在一段时间 Δt 内与多少分子相碰。它碰撞的次数不是由它本身的速度决定的，而是由它和其它分子间的相对运动决定。为简单起见，如图 4-4 所示，可先假设其它分子都静止不动，分子 A 以平均相对速率 $\overline{u}$ 在其他分子之间运动。

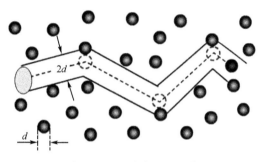

图 4-4 平均自由程的计算

很显然，在分子运动过程中，显然只有其中心与 A 的中心间距小于或等于分子有效直径 d 的那些分子才有可能与 A 相碰。以分子 A 的中心运动轨迹为轴线，以分子有效直径 d 为半径作一曲折的圆柱体，这样，凡是中心在此圆柱体内的分子都会与 A 相撞。假设经过 Δt 时间，A 所走过的路程应为 $\overline{u}\Delta t$，相应围成圆柱体的体积为 $\pi d^2 \overline{u}\Delta t$，那么 A 被碰的次数应该与这个圆柱体内总分子数相同。若气体分子数密度为 n，则此圆柱体内的总分子数为 $n\pi d^2 \overline{u}\Delta t$，因此平均碰撞频率为

$$\overline{z} = \frac{n\pi d^2 \overline{u}\Delta t}{\Delta t} = n\pi d^2 \overline{u} \tag{4-33}$$

更详细的理论指出，气体分子的平均相对速率 $\overline{u}$ 与平均速率 $\overline{v}$ 之间有下列关系：

$$\overline{u} = \sqrt{2}\,\overline{v} \tag{4-34}$$

将此关系式代入上式可得

$$\overline{z} = \sqrt{2}\,\pi d^2 \overline{v} n \tag{4-35}$$

将此式代入上式，可得平均自由程为

$$\overline{\lambda} = \frac{\overline{v}}{\overline{z}} = \frac{1}{\sqrt{2}\,\pi d^2 n} \tag{4-36}$$

因为 $p = nkT$，上式又可以改写成

$$\overline{\lambda} = \frac{kT}{\sqrt{2}\pi d^2 p} \tag{4-37}$$

这说明当温度一定时,平均自由程与压强成反比。

在 0℃,不同压强下空气分子的平均自由程计算结果如表 4-1 所列。

表 4-1　0^0C 不同压强下空气分子的平均自由程

$\dfrac{p}{Pa}$	$\dfrac{\overline{\lambda}}{m}$	$\dfrac{p}{Pa}$	$\dfrac{\overline{\lambda}}{m}$
1.01×10^5	6.9×10^{-8}	1.33×10^{-2}	5.2×10^{-1}
1.33×10^2	5.2×10^{-5}	1.33×10^{-4}	52
1.33	5.2×10^{-3}		

由此表可以看出,在标准状态下,空气分子的平均自由程 $\overline{\lambda} = 6.9\times10^{-8}$ m,则平均碰撞频率 $\overline{z} = 6.5\times10^9$/s,即在 1s 内一个分子将和其他分子平均碰撞约为几十亿次。而当压强低于 1.33×10^{-2}pa 时,空气分子的平均自由程已大于一般气体容器的线度(1m 左右),在这种情况下空气分子在容器内相互之间很少发生碰撞,只是不断地来回碰撞器壁,因此气体分子的平均自由程就应该是容器的线度。

五、玻耳兹曼能量分布定律

麦克斯韦速率分布律是讨论理想气体在平衡态中没有外力场作用下分子按速率分布的情况。这时虽然各个分子的速率不同,但分子在空间是均匀的,气体分子在空间的密度是一样的。如果气体处于重力场中,或者带电的分子处于电场中,则分子除了动能以外还具有势能,分子的分布就不会再是均匀的了。这时单位体积中的分子数与分子的势能有关。玻耳兹曼研究了气体在保守力场中分子在空间中分布的规律。若以 n_0 表示在势能 $E_p = 0$ 处的分子数密度,则势能 E_p 处的分子数密度 n 满足

$$n = n_0 e^{-\frac{E_p}{kT}} \tag{4-38}$$

这个关系式称为玻耳兹曼分子按势能分布定律,简称玻耳兹曼分布律。设重力场中单个大气分子的质量为 m_0,所处的海拔高度为 h,则它所具有的重力势能 $E_p = m_0gh$,代入上式得

$$n = n_0 e^{-\frac{m_0gh}{kT}} \tag{4-39}$$

式中,单个分子的质量 $m_0 = \dfrac{M}{N_A}$(M 是气体摩尔质量,N_A 是阿伏伽德罗常数),代入上式得

$$n = n_0 e^{-\frac{m_0gh}{N_AkT}} = e^{-\frac{Mgh}{N_AkT}} \tag{4-40}$$

式中,$N_Ak = R$,为摩尔气体常数;n_0 是 $h = 0$ 处,即海平面处的大气分子数密度。很显然,大气分子数密度 n 随海拔高度增加按指数规律衰减。还可以根据上式导出大气压强随高度的变化关系。由前面的式(4-8)可知,气体压强 p 与分子数密度 n 成正比(即 $p = nkT$)故有

$$p = nkT = n_0 e^{-\frac{Mgh}{kT}} kT = p_0 e^{-\frac{Mgh}{kT}} \tag{4-41}$$

式中,$p_0 = n_0kT$ 是海平面的大气压强,这就是恒温气压公式。由它可计算出每升高 10m,大

气压强约降低 133Pa。

第四节　液体的表面现象

在自然界中液体的分布很广,液体的性质介于气体和固体之间。液体的主要特征除了在第三章中已研究的流动性外,当液体与气体接触时,液体的表面犹如张紧的弹性薄。另外,液体还具有自由表面,因而产生一系列的表面特性,表现出液体表面与其内部的不同性质。在人体生理状态,液体表面特性起着非常重要的作用。人在呼吸过程中,通过肺泡内壁附着的表面活性物质,调节着大小肺泡的表面张力系数,从而控制肺泡内的压强,保证了呼吸过程的正常进行。

本节主要讨论液体所特有的表面现象,包括液体的表面张力、表面能、弯曲液面的附加压强和毛细现象等。

一、液体的表面张力及表面能

1. 液体的表面张力　在日常生活中,观察到小草、树叶上的露珠都接近于球状;在实验室水平玻璃板上,大的水银滴呈现椭球状,小的水银滴是球状的;还有图 4-5 的肥皂膜实验。种种现象表明,液体表面都有自动收缩的趋势,就好像是拉紧的弹性膜,处在有收缩倾向的张力作用下。由几何学可知,包围一切体积的表面,以球形的面积为最小。这说明液体力图将它的表面积收缩到尽可能的最小值。形成椭球形是因为液体的流动性和重力作用的缘故。为了认识液面的这种性质,可以用肥皂膜来做下面的实验如图 4-5 示。在圆环形金属丝的两点系上棉线圈,然后浸入肥皂液中,使环上形成肥皂液的薄膜,棉线圈在液膜上是松弛的;当把棉线圈内的肥皂膜刺破时,由于棉线圈外部肥皂膜的收缩,棉线圈被拉成圆形。对于一定周长的一切几何图形,圆的面积最大,故此时肥皂膜的面积最小。图中小箭头表示圈外。

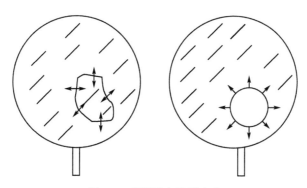

图 4-5　表面张力演示实验

液膜所施加的拉力的方向。由棉线圈拉成圆形可以说明,这种拉力是均匀的,而且垂直地作用在线段的各部分。由此可知,当肥皂膜完整时,棉线圈也受到同样的拉力作用,只是由于棉线圈各处所受的拉力大小相等、方向相反,所以棉线圈在环中的任何位置都能保持平衡。这种沿着表面的、使液面收缩的作用力,叫做表面张力(surface tension)。

那么如何量度表面张力的大小呢? 如图 4-6 所示,L 将液面分割为 A、B 两部分,则分界线 L 两侧的液面以大小相等、方向相反的拉力 F 作用于对方,表面张力的方向总是与液面相切,如果液面是平面,它就在这个平面内;如果液面是曲面,它就在这个曲面的切面内,并且垂直液面的分界线。

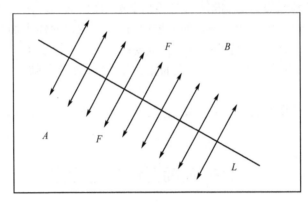

图 4-6　表面张力

由于分界线段上每一点都受到张力作用,因此表面张力 F 的大小与分界线的长度 L 成正比,故

$$F = \alpha L \tag{4-42}$$

式中,比例系数 α 称为液体的表面张力系数(surface tension coefficient),其数值等于单位长度分界线上表面张力。在国际单位制(SI 制)中, α 的单位为 N/m, α 与液体的性质、液面接触物质的性质、液体的温度以及纯度有关。同一种液体, α 值随温度升高而减小。当纯净液体内含有杂质时, α 值会发生显著变化,或增大或减小。表 4-1 列出了几种液体的 α 值。表中除最后两行表示水与苯、醚的分界面上水的表面张力系数,其余的都是与空气的分界面。

表 4-2　几种液体液—气交界面的表面张力系数 α

液体	温度(℃)	α(N/m)	液体	温度(℃)	α(N/m)
水	0	0.0756	肥皂液	20	0.025
水	20	0.0728	甘油	20	0.0634
水	100	0.0589	乙醚	20	0.017
水银	20	0.436	丙酮	20	0.0237
乙醇	20	0.0227	水-苯	20	0.0336
全血	37	0.058	水-醚	20	0.0122

表面张力是液体表面特性的宏观表现,表面张力产生的原因,可以从微观角度用分子力进行解释。由图液体分子间的相互吸引力只有在很短的距离内才发生作用,这个距离不超过 10^{-9}m,当分子间距离大于 10^{-9}m 时,引力很快趋于零。因而分子引力作用范围是一个半径不超过 10^{-9}m 的球,这个球叫做分子作用球。液体表面厚度等于分子作用球半径 R 的液体叫做液体的表面层。

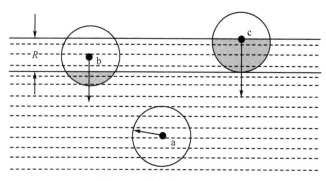

图 4-7　液体分子所受的力

下面讨论处于表面层中的分子 b、c 与液体内部的分子 a 的受力情况如图 4-7 所示。图中 R 为分子作用半径,以 a 分子为中心的分子作用球处在液体内部,因为球内的液体分子是均匀分布的,因此球内所有分子对 a 分子的作用力的合力为零,也可以说 a 分子所受到的分子引力是互相平衡的。而在液体表面层的 b、c 分子,受到的分子作用球内的分子引力的合力不为零。如图分别以 b、c 分子为中心的分子作用球,只有一部分在液体内部,另一部分在气体中。作用球上部的气体分子密度,比下部分的液体分子要小很多,气体分子对 b、c 分子的作用可忽略不计。所以液体表面层的分子受到合引力都是垂直于液面指向液体内部的,而且分子愈接近液面,所受液体内部的合引力愈大。这样液体表面层中的分子,在指向液体内部的引力作用下,有从液体表面层进入液体内部的趋势,这就是液体表面层收缩的原因。

2. 表面能　从上面的讨论可以看出,在与气体交界并且厚度等于分子作用球半径的液体薄层中的所有分子,都受到指向液体内部的分子引力的作用。因此,如果要把液体分子从内部移到表面层去,就必须克服这个引力做功,反抗这个力所做的功转变成分子的势能。因此液体表面层中的每一个分子,比液体内部分子具有更多的势能。因为一个系统处于稳定平衡时其势能最小,所以只要有可能,表面层的分子就要往液体内部移动,使表面层内的分子减少,液体表面积尽可能地收缩到最小。由此可见,要增加液体的表面积,就得外力做功,把更多的分子移到表面层上来,从而增加液面的势能。增加单位液体面积所做的功称为该液体的表面能(surface energy)。

从表面张力的角度和表面能观点解释了液体表面的收缩趋势后,为了更清楚地认识液体的这种特性,下面具体讨论液体表面能与表面张力系数的关系如图 4-8 所示。一个带有液膜的金属框 abcd,长为 l 的 ab 边可以无摩擦的滑动,由于液膜有收缩面积的趋势,长为 l 的 ab 边将在表面张力 F 作用下向 dc 边移动,因液膜有上下两个表面,由表面张力定义式可知,$F = 2\alpha l$,要保持 ab 边不动,须施加一个外力 f,则外力 f 与表面张力 F 大小相等,方向相反,即

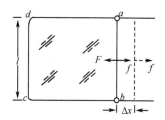

图 4-8　表面能与表面张力
系数的关系

$$f = 2\alpha l$$

假设在力 f 作用下 ab 边向右匀速滑动一段距离 Δx,则外力克服表面张力所做的功为

$$A = f \cdot \Delta x = 2\alpha l \cdot \Delta x = \alpha \cdot \Delta S$$

式中，ΔS 是 ab 边移动过程中所增加的液体两表面的总面积。外力做功的结果使得液体表面层增加，说明有些液体分子从内部来到表面层，这样就增加了表面能，用 ΔE 表示表面能的增量，即

$$\Delta E = A = \alpha \Delta S \text{ 或 } \alpha = \frac{A}{\Delta S} = \frac{\Delta E}{\Delta S} \tag{4-43}$$

表面张力系数 α 在数值上等于增加液体单位表面积时表面能的增量。也可以定义为增加液体单位表面面积时外力所做的功。因此，表面张力系数 α 单位还可以用 $J \cdot m^{-2}$。

液体的表面越大，具有较大势能的分子数也越多，因此表面能也越大。当一定质量的液体的表面增加时，例如，通过搅拌或振荡等方式，消耗了外界的能量，把一个大的液滴散成许多小液滴，这样表面积增加了，表面能也随之增加了。反之，小液滴融合成大液滴时，将释放出能量，这也是许多乳化液不稳定的原因。

二、弯曲液面的附加压强

日常生活和工作中所观察的静止液体表面有平面和曲面两种形式。表面张力是跟液面相切的，如果液面是平面，表面张力就在这个平面内；如果液面是曲面，表面张力则在这个曲面的切面内。液面表面张力的作用会使曲面下液体的压强发生改变。弯曲液面内外的压强差称为弯曲液面的附加压强（additional pressure），用 P_s 表示。与表面为平面的液体所受的压强相比，表面为曲面的液体都受到了附加压强 P_s 的作用。

下面具体分析三种不同形状的液面。在三种液体表面上取一面积元 ΔS，ΔS 同时受到三个力的作用：液面表面张力 f、空气的压力 $P_0 \Delta S$、表面内部液体的压力 $P_i \Delta S$（重力忽略）。如图 4-9(a) 所示，液面是水平的，液面 ΔS 所受到的表面张力，均在此平面内且相互抵消，不会因为表面张力而产生垂直于液面的附加压力，液面内外的压强相等，$P_i = P_0$；当液面是凸面时，如图 4-9(b) 所示，其表面张力与凸球形液面相切，表面张力的合力指向液体内部，从而产生指向液体内部的附加压强 P_s，使液面下的压强大于液面外压强，即 $P_i \Delta S = P_0 \Delta S + F$，$P_i > P_0$，附加压强 P_s 是正的；当液面是凹面时，如图 4-9c 所示，其表面张力与凹球形液面相切，表面张力的合力指向液体外部，从而产生指向液体外部的附加压强 P_s，使液面下的压强小于液面外压强，即 $P_0 \Delta S = P_i \Delta S + F$，$P_i < P_0$，附加压强 P_s 是负的。

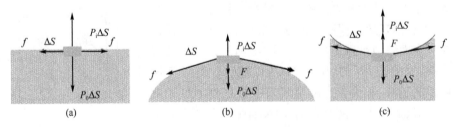

图 4-9 弯曲液面的附加压强

可以证明，一个半径为 R，表面张力系数为 α 的球形液面的附加压强为

$$P_s = \frac{2\alpha}{R} \tag{4-44}$$

上式表明:球形液面的附加压强与表面张力系数成正比,与液面的曲率半径成反比,方向指向凹液面的一侧,或指向曲率中心。

利用附加压强(4-44)式,具体分析气泡的内外压强差如图4-10所示。一个膜很薄的气泡,泡内外均为空气,气泡内外半径分别为R_1、R_2,由(4-44)式,有

$$P_C - P_B = \frac{2\alpha}{R_1}$$

$$P_B - P_A = \frac{2\alpha}{R_2}$$

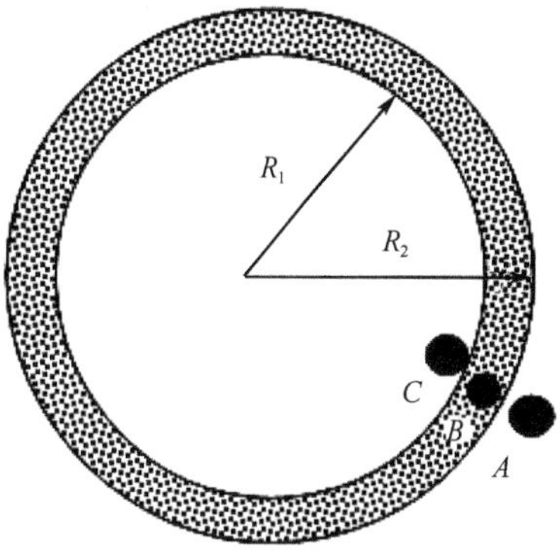

图 4-10 气泡的附加压强

则气泡内外压强差为

$$P_C - P_A = \frac{2\alpha}{R_1} + \frac{2\alpha}{R_2}$$

因液膜很薄,则

$$R_1 = R_2 = R ,$$

最后得到

$$P_C - P_A = \frac{4\alpha}{R}$$

由此可见,气泡半径越小,气泡内外压强差越大。

为验证和巩固上面的结论,下面观察一个实验如图4-11所示。在一个连通管两端,先分别吹成大小不等的两个气泡,然后打开管子中部的活塞,使两气泡相通。观察到的现象是,小气泡逐渐变小,大气泡逐渐变大,直到小气泡变成部分球面膜,其曲率半径与大气泡的相同为止。球面附加压强的概念有助于了解肺泡的物理性质和呼吸机制,将在后面作简要介绍。

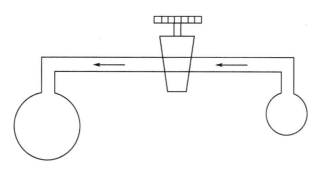

图 4-11 球面附加压强实验

三、毛细现象和气体栓塞

1. 接触角 前面讨论了液体和气体接触时,液体表面层中的分子都受到指向液体内部的分子力的作用,结果引起液体表面的收缩。在本节中,将讨论液体跟固体接触面上的现象。

在液体和固体接触处,厚度等于分子作用球半径的液体薄层叫做附着层。当液体跟固体接触时,将会出现两种不同现象:①液体跟固体的接触面有收缩趋势,如图4-12(b)、(d)

所示;②液体跟固体的接触面有扩大趋势,如图 4-12(a)、(c)所示。把第一种情形叫做液体不润湿固体,例如,水银对于玻璃;第二种情形叫做液体润湿固体,例如,水对洁净的玻璃。

如何解释这种差别呢? 在附着层中的液体分子,一方面受到液体内部分子的吸引力(称为内聚力),另一方面受到固体分子的吸引力作用(称为附着力)。因此,液体是否润湿固体要看内聚力和附着力那一个大来决定。如果内聚力大于附着力,那么液体不润湿固体;相反,如果内聚力小于附着力,那么,液体润湿固体。

通常用接触角 θ 来表示润湿和不润湿的程度如图 4-12 所示。在液体和气体、固体交界处,液体表面的切面与固体表面在液体内部所成的夹角,称为接触角 θ(contact angle)。当 $0^0 \leqslant \theta < 90^0$ 时,液体润湿固体,θ 角越小,润湿程度越高,$\theta = 0^0$ 时,液体完全润湿固体。当 $90^0 < \theta \leqslant 180^0$ 时,液体不润湿固体,$\theta = 180^0$ 时,液体完全不润湿固体。接触角 θ 只与液体和固体本身的性质有关。

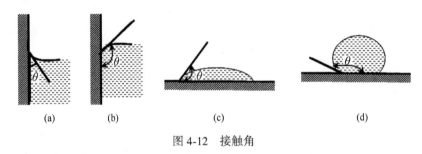

图 4-12 接触角

2. 毛细现象 管径很小的管子叫做毛细管。润湿管壁的液体在毛细管中上升,不润湿管壁的液体在毛细管中下降的现象称为毛细现象(capillarity)。

分析毛细管中液面高度如图 4-13 所示。假设液体润湿管壁,因此液面与管壁的接触角为锐角,液面呈凹形,可以看作是球面的一部分,这样就产生向上的一个附加压强 P_s。设毛细管半径为 r,接触角为 θ,液面的曲率半径为 R,由(4-3)式知 $P_s = \dfrac{2\alpha}{R}$,毛细管内液面下 A 点压强,低于液面外的大气压 P_0,即

$$P_0 - P_A = \frac{2\alpha}{R}$$

根据液体静力学原理,B 点与 C 点处于同一水平面,平衡后两点压强相等,C 点压强等于大气压强 P_0,所以有 $P_B - P_0$
A 点与 B 点的高度差为 h,故 B 点压强又可以表示为 $P_B = P_A + \rho g h$

整理得
$$h = \frac{2\alpha}{\rho g R}$$

由图中几何关系可知
$$R = \frac{r}{\cos\theta} \quad 代入上式得$$

$$h = \frac{2\alpha\cos\theta}{\rho g r} \tag{4-45}$$

上式表明,在毛细管中液面上升的高度与表面张力系数成正比,与毛细管的内径和液体密度成反比。

对于不润湿管壁的液体,在毛细管内的液面是凸的,液面内的压强高于液面外的压强,管内液面的高度将比管外液面低,液面下降高度仍满足式(4-45),因为接触角 θ 大于 90^0,所以 h 为负值。

毛细现象在日常生活以及生命活动过程中都有着重要的意义。植物生长过程中吸收水分以及输运养料,人体生命过程中养分的输送,毛细现象都起着重要的作用。但在临床治疗中有时也要防止毛细现象的发生,如外科手术用的缝合线都要用蜡处理,以避免缝线中无数毛细管将体内外连通,引起细菌感染。

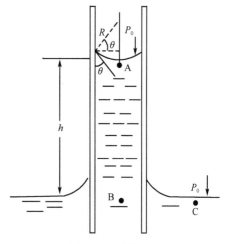

图 4-13 毛细现象

3. 气体栓塞 液体在细管中流动时,如果管中有气泡,液体的流动将受到阻碍,气泡多时可发生阻塞。这种现象叫做气体栓塞(air embolism)。

气体栓塞现象可以用曲面附加压强解释如。图 4-14(a)表示细管中的一段液柱,气泡两端面的曲率半径相等,对液柱的附加压强大小相等,方向相反,所以液柱不动。图 4-11(b)表示在左边有一压强增量 ΔP,但左端面曲率半径变小,附加压强变大,而右端面曲率半径变大,附加压强变小,这样对液柱产生一个向左的合力,抵消了推动液柱向右流动的 ΔP,结果液柱推不动。只有当管中两端液体的压强差 ΔP 超过某一临界值 δ 时,气泡才会随着液体流动。临界值 δ 与管道中液体和管壁的性质、管半径有关。如图 4-11(c)所示,若管中有 n 个气泡,只有管两端的压强差 $\Delta P > n\delta$ 时,液体才会带着气泡流动。如果管两端总压强差不足以克服这种阻力,就不能推动这段带 n 个气泡的液柱流动,从而发生气体栓塞现象。

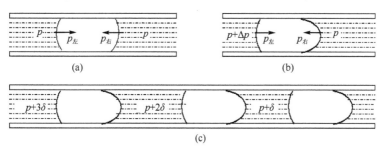

图 4-14 气体栓塞

在临床输液和静脉注射时,特别注意防止输液和注射器管路中出现气泡,引起气体栓塞。此外,潜水员从深水处上来,或病人和医生从高压氧舱中出来,都必须有适当的缓冲时间,否则在高压时溶于血液中的过量气体,在正常压强下会迅速释放出来形成气泡,产生气体栓塞。

┌───
拓展阅读
　　液体表面现象在医学中的应用:
　　1. 表面活性物质 表面张力是液体表面层收缩趋势的原因,表面层收缩趋势越大,液体的表面张力系数也越大,而液体的表面张力系数与液体的纯净程度密切相关。
└───

当液体中掺入杂质后,液体表面张力系数会发生显著变化,有的能够减小液体的表面张力系数,有点能够增大液体的表面张数。例如,在水中加入少量肥皂液、胆盐、蛋黄素、有机酸等即可使液体的表面张力系数大大减小。能够减小液体表面张力系数的物质,称为该液体的表面活性物质(surfactant)。在水中加入少量氯化钠、淀粉、糖类等即可使液体的表面张力系数大大增大。能够增大液体表面张力系数的物质,称为该液体的表面非活性物质。

表面活性物质能够显著减少液体表面张力系数,这是因为表面活性物质溶入液体后,表面活性物质的分子将主要集中到液体的表面。表面活性物质的分子与液体分子之间的引力小于液体本身分子间的引力,因此位于表面层中液体分子所受到的趋向液体内部的力,大于表面层中活性物质分子所受到的引力,结果液体分子尽可能离开表面层,进入液体内部,使表面层中活性物质分子的浓度增大,表面张力系数减小,这样就减少了液体的表面能,增加了系统的稳定性。

应该注意表面活性物质和表面非活性物质是相对的,对某种液体是表面活性物质,对另一种液体则可能是表面非活性物质。

2. 表面吸附 表面活性物质在溶液的表面层聚集并伸展成薄膜的现象称为表面吸附(surface adsorption)。水面上的油膜就是常见的表面吸附现象。固体也具有将表面能减少到最小的趋势。但固体的表面积不能像液体一样缩小,只能在其表面吸附一层表面活性物质,以降低表面能。气体或液体附着在固体表面的现象称为固体吸附。

单位体积固体的吸附能力与其表面成正比,且随温度的增加而减弱。多孔和粉状物质的表面积大,吸附能力就强。在医药上常利用粉状的白陶土或多孔活性炭来吸附胃肠道中的细菌、色素以及食物分解出来的毒素等。

在人类生命活动过程里,表面活性物质和表面吸附起着重要作用。例如,人体中的肺有3亿~4亿个肺泡,各个肺泡大小不一,而且有些肺泡是相通的。前面已提到,当两液泡的表面张力系数相等时,小泡内的压强大于大泡内的压强,小泡内的气体将流向大泡,直至小泡趋于萎缩。但是这种情况并没有在人体内出现,就是因为表面活性物质所起的作用。肺泡内壁分泌一种表面活性物质(磷脂类物质),吸气时肺泡体积增大,而表面活性物质的量不变,单位面积上的表面活性物质的量相对减少,使表面张力系数及表面张力相对增加,肺泡内压强增大,这样不致使肺泡继续膨胀,另外也利于下一步呼气;反之,呼气时肺泡体积减小,表面活性物质的浓度相对增大,表面张力系数及表面张力都将相对减小,肺泡内压强减小,这样不致使肺泡萎缩,同样也利于下一步吸气。表面活性物质在呼吸过程中调节着大小肺泡的表面张力系数,控制肺泡内的压强,从而保证了呼吸过程的正常进行。

胎儿的肺泡为黏液所覆盖,附加压强使肺泡萎缩。临产时,虽然肺泡壁能分泌表面活性物质,以降低黏液的表面张力系数,但新生儿仍要以大声啼哭的强烈动作来克服肺泡的表面张力,以获得生存。

习 题 四

4-1 两瓶不同种类的气体,分子平均平动动能相同,但气体的分子密度不同,问它们的温度是否相同? 压强是否相同?

4-2 最概然速率的物理意义是什么? 方均根速率,最概然速率和平均速率,它们各有何用处?

4-3 湖面下50m深处,温度为2℃,有一体积为10cm³ 的气泡,若湖面的温度为17℃,求此气泡升到湖面的体积。 (15.6cm³)

4-4 一篮球充气后,其中有氮气8.5g,温度为17℃。求

(1) 一个氮分子(设为刚性分子)的热运动平均平动动能、平均转动动能和平均总动能。

$(6×10^{-21}J,4×10^{-21}J,10^{-20}J)$

(2) 球内氮气的平均总动能。 $(1.83×10^{-3}J)$

4-5 有 N 个粒子,当 $0 ≤ v ≤ v_0$ 时,其速率分布函数 $f(v) = c$;当 $v > v_0$ 时,$f(v) = 0$。

(1) 作出速率分布曲线;

(2) 由 v_0 求常数 c ; $\left(\dfrac{1}{v_0}\right)$

(3) 求粒子的平均速率。 $\left(\dfrac{v_0}{2}\right)$

4-6 风速为 $60\dfrac{km}{h}$,考虑此风中一氮分子,它的热运动平均速率约为 $500\dfrac{m}{s}$。连续两次与其它分子碰撞之间的自由飞行时间平均为 $1×10^{-10}s$。当此分子顺风移动 1cm 时,它经历了多少个自由程? 总共运动了多少路程? $(6×10^6,0.3m)$

4-7 液体的表面张力是怎样产生的? 它沿着什么方向作用?

4-8 将玻璃毛细管插入水中,在下述几种情况下,在毛细管中水柱的高度将如何变化? ①减小毛细管的直径;②将水温降低;③在水中加入一些肥皂液。

4-9 一根竖直放置的U形毛细管,两管直径分别为 $d_1 = 0.5mm, d_2 = 2mm$,里面装了水,假设水和玻璃完全润湿,试求平衡时两管水面高度差? 设水的表面张力系数 $α = 7.3×10^{-2}$ N. m^{-1} $(4.47×10^{-2}m)$

4-10 在空气中有一肥皂泡,其半径为 R,已知肥皂液的表面张力系数为 $α$,求肥皂泡内外压强差? $\left(ΔP = \dfrac{4α}{R}\right)$

4-11 在20℃时吹成一个直径为 10cm 的肥皂泡,试求吹此肥皂泡所作的功? 设肥皂液的表面张力系数 $α = 4.0×10^{-2}$ N · m^{-1}。 $(8π×10^{-4}J)$

4-12 水面下1m 处有一个直径为 0.02mm 的气泡,求气泡内的压强? 设水的表面张力系数是 $7.3×10^{-2}$N. m^{-1}。 $(1.26 ×10^5N/m^2)$

(程桂平)

第5章 热力学基础

本章要求

(1) 了解热力学第一定律、第二定律和熵的基本概念。

(2) 理解宏观过程的不可逆性和热力学概率之间的关系以及熵增原理。

(3) 掌握理想气体典型等值过程中的能量变换和卡诺定理。

热力学(thermodynamics)研究的是物质的热运动以及热运动与其他运动形式之间的转化规律。热力学第一定律是关于热力学过程中的能量转换和守恒规律,第二定律则指明了热力学过程进行的方向和条件,它们的出发点是大量观察和实验总结出来的热力学基本定律,并在此基础上采用严密的逻辑推理方法和实验数据来研究宏观物体的热学性质。虽然热力学理论中并没有考虑物质的微观结构和过程,因而无法解释宏观平衡时由微观粒子运动所引起的局部和暂时的涨落现象,但在复杂系统(如生命系统)的分析中却特别适用。

第一节 热力学的基本概念

一、热力学系统

热力学研究的是由大量分子、原子组成的宏观物体或物体系的运动形式,我们称这些物体为热力学系统(thermodynamic system),简称系统。系统是热力学的研究对象,它可以是任何有限的宏观物体。系统以外的一切则称为外界,外界可以与系统发生相互作用。如果一个系统与外界既不交换物质又不交换能量,则称这样的系统为孤立系统,这是一种理想情形。与外界只交换能量但不交换物质的系统称为封闭系统,与外界既交换物质又交换能量的系统称为开放系统。密封在输液瓶中的药液可以近似地看成孤立系统,放置在广口瓶中的水可以看做一个封闭系统,而将广口瓶塞打开后,瓶中的水就成了开放系统。严格地说,实际系统几乎都是开放的,人体就是一个典型的开放系统。

二、平衡态和准静态过程

实验表明,一个不受外界影响的孤立系统,经过足够长的时间后,就会到达一种稳定的状态,其各种宏观性质将不再随时间变化,我们称这种状态为平衡态(equilibrium State),否则,就称为非平衡态。

研究热力学系统的性质及其变化规律时,首先要对系统的状态进行描述。描述系统的宏观性质的物理量称为系统的状态参量(state parameter),例如:气体的体积、压强、温度和内能等。在一般情况下,系统的状态参量随时间而变化,但在平衡态条件下,由于状态稳定性,状态参量将取不随时间变化的确定值。任何由态量所完全确定的函数称为系统的态函数。例如，理想气体的态参量 p、V、T 之间服从方程 $pV = \dfrac{M}{\mu}RT$，这就是一个态函数。

　　热力学系统的状态可以变化，状态随时间变化的过程称为热力学过程。例如，在隔绝外界影响的条件下，非平衡态会自发地变成平衡态；反之，在外界的作用下，平衡态中的平衡也会被打破，形成非平衡态。当系统受外界作用由某一平衡态开始变化时，原来的平衡态变成了非平衡态，这时如果隔绝外界的影响，经过一段时间后又能达到新的平衡态。如果外界的作用非常弱，则所引起的系统对平衡态的偏离也非常小；如果过程进行得足够慢，则系统尚未出现对平衡态的显著偏离时，就有足够的时间自发地恢复平衡。在上述条件下，系统的状态虽然发生了变化，但是在过程中所经历的每一个状态都可以近似地看成平衡态，我们把这样的热力学过程称为准静态过程。在热力学理论中，准静态过程的提出具有重要的意义，它可以极大地简化对实际问题的研究，以后我们讨论的各种热力学过程，如不特别声明，都是指准静态过程。

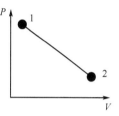

图 5-1　状态变化

　　由于 P-V 图上的点代表一个平衡态，因此一条连续曲线就代表了一个准静态过程。例如一气体系统从初态 1 演化到末态 2，其状态变化的过程如图 5-1 所示。这样的连续曲线称为过程曲线，不同曲线表示不同过程，描述曲线的代数方程叫作过程方程。

第二节　热力学第一定律

一、内能　功和热量

　　大量实验事实表明，当一个系统变化过程的初态和末态确定后，如果进行的过程不同，系统对外界作的功 A 不同，系统吸收的热量 Q（heat quantity）也不同，但是两者之差 Q-A 却完全相同，它仅由初态和末态决定，而与系统进行的具体过程无关。

　　在热力学中，根据 Q-A 与过程无关的事实，我们可以引入一个新的重要概念——内能（internal energy）。假定系统从任意的初始状态 0 出发，经过一个热力学过程而到达指定的末态，则该状态的内能定义为

$$U = U_0 + Q - A \tag{5-1}$$

其中，U_0 是系统在初始状态的内能，它就像初状态的重力势能一样可以取任意的确定值。由于 Q-A 与过程无关，因而 U 是一个完全由系统状态决定的物理量，它可以表示为系统状态参量的函数，即内能是一个态函数。在 $Q = 0$ 的情况下，我们有 $A = U_0 - U$，这说明在绝热过程中，系统对外界所作的功（work）等于其内能的减少量。也就是说，系统的内能减少多少，就对外界作了多少功，即内能反映了系统在绝热过程中对外界作功的能力。

　　作功是外界对系统作用的一种形式，它可以改变系统的热力学状态。以气缸内气体的膨胀过程为例，如图 5-2。设在此过程中，气体的压强为 p，活塞的面积为 s，活塞与气缸壁的摩擦不计。气体作用在活塞上的力是 $F = ps$，在推动活塞向外缓慢地移动一段微小距离 d_x 时，气体的体积增加了一微小量 $dV = sdx$，气体对外界所作的功为

$$dA = Fdx = (ps)dx = pdV \tag{5-2}$$

　　当气体从初态 1 经过一个无摩擦的准静态过程变化到终态 2 时，气体的体积由初值 V_1

变化到终值 V_2，则气体对外界所作的总功为：

$$A = \int_1^2 dA = \int_{V_1}^{V_2} pdV \tag{5-3}$$

系统在一个准静态过程中作的体积功，可以在 P-V 图中用几何面积表示出来，曲线下的总面积在数值上等于在这一过程中系统对外所作的总功。当系统从一个状态变化到另一个状态时，系统对外所作的功与所经历的过程有关，而不能仅由初态和末态所决定，也就是说，功不是状态量，而是一个与过程有关的量，亦即功是一个过程量。例如，如图 5-3，系统的初态 A 和末态 B 给定以后，连接初态和末态的曲线可以有无穷多条，它们对应于曲线下的面积也不同，所以不同的过程对外所作的功也不同。

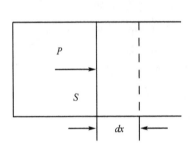

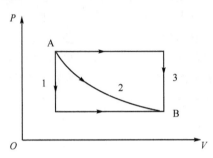

图 5-2　膨胀过程中的功图　　　　图 5-3　功的数值与过程有关

热力学系统间相互作用的方式除了做功之外，还存在另一种作用方式——热传递，热传递也能使系统的状态发生变化。二者的区别在于传递能量的方式不同，作功是传递能量的宏观方式，传热是传递能量的微观方式。传热过程中传递能量的多少称为热量，常用 Q 表示，单位是焦耳(J)。热量传递的方向用 Q 的符号表示，规定 $Q>0$ 表示系统从外界吸热，$Q<0$ 表示系统向外界放热。热量和功是伴随着系统和外界交换能量的过程中出现的，它们都是过程量，而不是状态量。

二、热力学第一定律

作功和传热是热力学系统与外界相互作用的两种基本方式，一般情况下，实际热力学系统所发生的热力学过程，往往同时存在这两种作用方式。假设系统经过某一过程从平衡态 1 变到平衡态 2，在这个过程中系统从外界吸热为 Q，同时系统对外界作功为 A，系统的内能由 U_1 变为 U_2，按照内能的定义，我们有

$$\Delta U = U_2 - U_1 = Q - A \tag{5-4}$$

这就是热力学第一定律的数学表达式。它表明：系统在任一过程中吸收的热量，一部分变为系统内能的增量，另一部分转化为系统对外界作的功。或者说，系统内能的增量等于系统从外界吸收的热量与外界对系统所作的功之和。其中 ΔU 与 Q 和 A 一样都是代数量，$\Delta U > 0$ 表示系统内能增加，$\Delta U < 0$ 表示系统内能减少。

对于一个微小的变化过程，或者说初、末状态相差无限小的时候，热力学第一定律可表示为

$$dU = dQ - dA \tag{5-5}$$

热力学第一定律给出了内能的增量、热量和功三者之间的数量关系,它适用于自然界中一切系统的所有过程,不论是准静态过程还是非静态过程。

一个热力学系统从任意初态出发,经过一个循环过程又回到了初态,由于内能是态函数,其增量为零,因此外界对系统所作的净功必定全部转化为热的形式向外界放出。因此,热力学第一定律又称为能量转化和守恒定律。

历史上,曾经有人希望制造一种机器,它不需要任何动力和燃料,却可以不断地对外作功,这种机器称为第一类永动机。虽然人们经过多次尝试,作了各种努力,但无一例外地归于失败。第一类永动机的实质是希望无中生有的创造能量,违反了能量转化和守恒定律,所以这种机器是不可能实现的。因此热力学第一定律也可以表述为:第一类永动机是不可能造成的。

第三节 热力学第一定律的应用

一、等体过程

系统体积始终保持不变的过程称为等体过程(isometric process)。这时,热力学第一定律可写成

$$Q = \Delta U \tag{5-6}$$

这说明等体过程中系统内能的增量等于所吸收的热量。如果系统在等体过程中放热,则放出的热量等于系统内能的减少。

一定量的气体在等体过程中温度升高 1K 所吸收的热量,称为定容热容,1mol 的气体的定容热容称为摩尔定容热容,记作 $C_{v,m}$。设容器中气体的质量为 m,摩尔质量为 M,在等体过程中温度升高 dT,则吸收的热量为

$$dQ = dU = \frac{m}{M}C_{v,m}dT = nC_{v,m}dT \tag{5-7}$$

二、等压过程

等压过程即压强保持不变的过程,在等压过程(isobaric process)中,系统对外作的功为:

$$A = \int_{V_1}^{V_2} pdV = p(V_2 - V_1) \tag{5-8}$$

这时热力学第一定律可写为

$$Q = \Delta U + p(V_2 - V_1) = U_2 - U_1 + pV_2 - pV_1$$
$$= (U_2 + pV_2) - (U_1 + pV_1) \tag{5-9}$$

或是

$$Q = H_2 - H_1 = \Delta H \tag{5-10}$$

式中,H 是一个态函数,称为焓(enthalpy)。

式(5-9)和(5-10)表明,在等压过程中,系统吸收的热量一部分用于增加内能,另一部分用于对外做功。或者说,系统吸收的热量全部用来增加气体的焓。

一定量的气体在等压过程中温度升高 1K 所吸收的热量,称为定压热容,1mol 的气体的

定压热容称为摩尔定压热容,记作 $C_{p,m}$。设容器中气体的质量为 m,摩尔质量为 M,在等压过程中温度升高 dT,则吸收的热量为

$$dQ = \frac{m}{M}C_{p,m}dT = nC_{p,m}dT \qquad (5-10)$$

对于理想气体,由于 $pV=nRT$,则

$$H = U + pV = nC_{y,m} + nRT = n(C_{v,m} + R)T$$

$$\Delta H = n(C_{v,m} + R)\Delta T$$

由式(5-10)得

$$\Delta H = nC_{p,m}\Delta T$$

故

$$C_{p,m} = C_{v,m} + R \qquad (5-11)$$

上式称为迈耶公式,它说明理想气体的摩尔定压热容比摩尔定容热容恒大一常数 R。也就是说,在等压过程中,温度每升高 1K,1mol 的理想气体要多吸收 8.31J 的热量,用来转化为膨胀时对外所做的功。

定压摩尔热容 $C_{p,m}$ 和定体摩尔热容 $C_{v,m}$ 的比值称为摩尔热容比(或比热比),用 γ 表示,即

$$\gamma = \frac{C_{p,m}}{C_{v,m}} \qquad (5-11)$$

下表给出了常见气体的定体摩尔热容和定压摩尔热容:

表 5-1　气体的摩尔热容(单位:J/K·mol)

气体	定压摩尔热容	定体摩尔热容	气体	定压摩尔热容	定体摩尔热容
H_e	20.9	12.5	CO	29.3	21.2
A_r	21.2	12.5	O_2	28.9	21.0
H_2	28.8	20.4	H_2O	36.2	27.8
N_2	28.6	20.4			

三、等 温 过 程

等温过程(isothermal process)即系统温度始终保持不变的过程。

由于理想气体的内能只与温度有关,所以在此过程中,内能不变即 $\Delta U = 0$。由热力学第一定律

$$Q = A$$

这说明在等温过程中,理想气体吸收的热量全部用来对外作功。

设理想气体从初状态 $1(p_1, V_1)$ 变化到末状态 $2(p_2, V_2)$,则系统对外做功为

$$A = \int_{V_1}^{V_2} pdV = \frac{M}{\mu}RT\int_{V_1}^{V_2}\frac{dV}{V} = \frac{M}{\mu}RT\ln\frac{V_2}{V_1} \qquad (5-12)$$

在等温变化时 $p_1V_1 = p_2V_2$,则上式又可写成

$$A = \frac{M}{\mu}RT\ln\frac{p_1}{p_2} \qquad (5-13)$$

根据热力学第一定律,在等温过程中 $Q=A$。从以上结果可知,当 $V_2>V_1$ 时,等温膨胀 $A>0$,系统从外界吸热,反之当 $V_2<V_1$ 时,等温压缩 $A<0$,系统对外界放热。

四、绝 热 过 程

绝热过程(aiabatic process 是系统和外界没有热量交换的过程,其特征为 $\mathrm{d}Q=0$。由热力学第一定律,

$$\mathrm{d}U = -\mathrm{d}A \tag{5-14}$$

这说明在绝热过程中,若系统对外作功,其内能必然减少。

对于理想气体的绝热过程,我们有

$$A = -\mathrm{d}U = -\mu C_{V,m}\mathrm{d}T \tag{5-15}$$

上式说明对理想气体来说,绝热膨胀时,系统对外作功,内能减少,温度降低,压强减小;绝热压缩时,系统对外作负功,内能增加,温度升高,压强增大。

现在研究理想气体准静态绝热过程中状态参量的变化关系。由(5-15)式可得

$$-p\mathrm{d}V = \mu C_{V,m}\mathrm{d}T \tag{5-16}$$

利用理想气体的物态方程 $pV=\mu RT$,上式可以化为

$$-\frac{\mu RT}{V}\mathrm{d}V = \mu C_{V,m}\mathrm{d}T \tag{5-17}$$

化简后得到

$$\frac{R}{C_{V,m}}\cdot\frac{\mathrm{d}V}{V}+\frac{\mathrm{d}T}{T} = 0 \tag{5-18}$$

如果比热容比 γ 为常数,通过积分我们可以得到用状态参量 T 和 V 表示的理想气体的绝热方程

$$(\gamma\text{-}1)\cdot\int\frac{\mathrm{d}V}{V}+\int\frac{\mathrm{d}T}{T} = C,\ (\gamma-1)\cdot\mathrm{en}V+\mathrm{en}T = C$$

$$TV^{\gamma-1} = C \quad (C\text{ 为常数}) \tag{5-19}$$

再用物态方程 $T=pV/\mu R$ 代入上式,又可以得到用状态参量 p 和 V 表示的理想气体的绝热方程

$$pV^{\gamma} = \frac{C}{\mu R} = C' \quad (C'\text{为常数}) \tag{5-20}$$

这个关系式称为泊松方程。

在 p-V 图上,绝热过程对应的曲线称为绝热线,(5-20)式给出了理想气体的绝热线方程。根据此式,可在 p-V 图上作出理想气体绝热过程曲线,即绝热线。理想气体的绝热线 $p=CV^{-\gamma}$,如图 5-4 所示。

同理,利用理想气体方程,还可以得出用状态参量 p 和 T 表示的理想气体的绝热方程:

$$\frac{p^{\gamma-1}}{T^{\gamma}} = \text{常数} \tag{5-21}$$

以上讨论的理想气体的四种过程,可以用一个统一的形式来表示,即:

$$pV^n = C \tag{5-22}$$

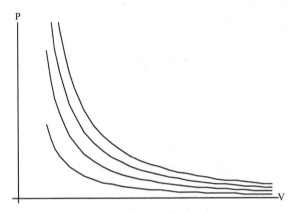

图 5-4　理想气体的绝热线

上式称为多方方程,式中 n 是常数,称为多方指数。等体、等压、等温和绝热过程都是多方过程的特例,对应的多方指数分别为 ∞ 、0、1 和 γ。多方过程具有重要的使用价值,利用理想气体的性质可以推出多方过程的摩尔热容 C 与多方指数 n 之间的关系为:

$$n = \frac{C - C_{p,m}}{C - C_{V,m}} \tag{5-23}$$

或
$$C = \frac{n - \gamma}{n - 1}C_{V,m} \tag{5-24}$$

五、人体的能量交换

人体要维持生命,就要不断地摄取食物和氧气,排除废料。为了保证备器官的正常活动,维持恒定的体温,就要不断地对外作功和散失热量。因此,人体是一个开放系统。尽管人体这个有生命的系统与无生命系统相比,有着本质的差别,但它还是服从热力学第一定律的,不过由于能量转换的方式不同,公式的形式也稍有差别罢了。在人体内的微小变化过程中,能量的转换可以表示为:体内贮存能量的减少=散失的热量+对外作的功。

若仍用 $\Delta U = U_2 - U_1$ 表示内能的增量 ΔQ 表示体内吸收的热量,ΔA 表示人体对外作的功,则人体内的能量转换公式可以写为:

$$-\Delta U = -\Delta Q + \Delta A$$

人体无论处在休息或工作状念,都在不停地把食物中贮存的化学能转变为其它形式的能量,以便维持体内备细胞、组织、器官和整个肌体的功能。这种将食物中的化学能转变为必需的其它形式能量的过程,称为分解代谢过程。例如葡萄糖的分解

$$C_6H_{12}O_6 + 6O_2 \longrightarrow 6CO_2 + 6H_2O + Q$$

在上式的两边同除以 Δt,可以得到 ΔU,ΔQ 和 ΔW 随时间的变化率:

$$\frac{\Delta U}{\Delta t} = \frac{\Delta Q}{\Delta t} - \frac{\Delta W}{\Delta t}$$

式中 $\dfrac{\Delta U}{\Delta t}$ 称为分解代谢率,$\dfrac{\Delta Q}{\Delta t}$ 为产热率,$\dfrac{\Delta W}{\Delta t}$ 为人体输出的机械功率。分解代谢率只能

通过氧的消耗率简介测定。在葡萄糖分解中,完全氧化 1mol 的葡萄糖,需要 134.41 升的氧气,产生 $2.867×10^6$ J 的热量。

人体进行不同的活动时,代谢率受到输出功率的影响会有很大的差别。人体处于清醒、安静、空腹和室温(18℃ ~25℃)的状态,称为基础状态。这时,维持人体基本生命活动(心跳、呼吸)所消耗的体内贮存的能量称为基础代谢,这时的分解代谢率称为基础代谢率。人体处在基础状态时,ΔW 近似等于零,这说明,基础代谢等于人体散失的热量。在临床医学中,测量患者的基础代谢率对某些疾病的诊断有着重要的意义。例如甲状腺功能异常时,基础代谢率可以发生 20% ~70% 的变化。

第四节 循环过程 卡诺循环

一、循环过程

一个系统从某一状态开始,经过任意的一系列变化,最后又回到原来状态的过程称为循环过程(circle process),简称为循环。热机和致冷机就是利用工作物的循环,分别实现作功和致冷的目的。循环过程在 p-V 图上可以用一条闭合曲线表示(如图 5-5),如果循环是顺时针方向进行的,称为正循环,反之称为逆循环。

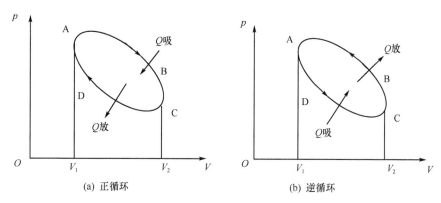

图 5-5 循环过程

对于如图 5-5(a)所示的正循环,在过程 ABC 中,系统对外界作正功,数值 A_1 等于闭合曲线 $ABCV_2V_1A$ 所包围的面积;在过程 CDA 中,系统对外界作负功,即外界对系统作正功,外界作功数值 A_2 等于闭合曲线 $CDAV_1V_2C$ 所包围的面积。所以整个循环过程中系统对外界作的净功为 $A = A_1 - A_2$,恰好等于闭合曲线 ABCDA 所包围的面积。由于系统经过一个循环,最后又回到原来的状态,所以内能不变,即 $\Delta U = 0$,这是循环过程的重要特征。在整个正循环过程中,有些阶段系统从外界吸热,吸收的热量总和用 $Q_{吸}$ 表示,而另外一些阶段系统向外界放热,放出的热量总和用 $Q_{放}$ 表示。由热力学第一定律可知,在一个正循环中净功 $A = Q_{吸} - Q_{放}$,而 $Q_{吸} - Q_{放}$ 是系统从外界吸收的净热量。净功 A 和净热量 Q 都是正值。由此可见,在正循环过程中,系统从高温热源吸收的热量,一部分对外作功,另一部分在低温热源处放出,系统最后又回到原来的状态。

热机是可以将热不断地转化为功的一种装置,如蒸汽机、内燃机、汽轮机等。从能量转化的角度来看,热机的基本原理是:工作物质(简称工质,这里是热力学系统)在高温热源处从外界吸收热量,用来增加其内能,然后所增加的部分内能通过作功向外界提供机械能,另一部分内能在低温热源处通过放热传向外界。

效率是衡量一切过程的重要指标,一般来说,效率可以定义为所获得的收益与所付出的代价之比。热机进行正循环的目的是获得机械功,为此所付出的代价是其在高温热源吸收的热量,因此可以定义热机的效率 η 为

$$\eta = \frac{A}{Q_{吸}} = \frac{Q_{吸} - Q_{放}}{Q_{吸}} = 1 - \frac{Q_{放}}{Q_{吸}} \tag{5-25}$$

如果系统作逆循环,则在一次循环中,系统将从低温热源吸热 $Q_{吸}$,向高温热源放热 $Q_{放}$,同时外界必须对系统作功 A_e,则由热力学第一定律可知,

$$A_e = Q_{放} - Q_{吸} \text{ 或 } Q_{放} = Q_{吸} + A_e$$

这就是说,系统把从低温热源吸收的热量和外界对它作的功一并以热量的形式传给高温热源。由于从低温热源吸热可以使其的温度进一步降低,所以这种循环叫致冷循环,按这种循环工作的机器叫致冷机。在致冷循环中,我们的目的是要从低温热源吸收热量 $Q_{吸}$,而外界对系统作的功 A_e 则是必须为此付出的代价。因此致冷机的效率可以用 $\dfrac{Q_{吸}}{A_e}$ 表示,这一比值称为致冷循环的致冷系数,用 ω 表示,即

$$\omega = \frac{Q_{吸}}{A_e} = \frac{Q_{吸}}{Q_{放} - Q_{吸}} \tag{5-26}$$

吸热越多,作功越少,致冷机的性能越好。电冰箱就是一部致冷机,系统为电冰箱中的致冷液,低温热源是冰箱中冷藏的物体,外界通过压缩机对系统作功,而室内空气是系统放热的高温热源。

二、卡诺循环

在 19 世纪上半叶,为了提高热机效率,许多人进行了理论上的探索。1824 年法国青年工程师卡诺提出了一种理想循环,它体现了热机循环最基本的特征。该循环由两个准静态等温过程和两个准静态绝热过程组成,在循环过程中工质只与两个恒温热源交换热量。这种循环称为卡诺循环(carnot circle),按卡诺循环工作的热机称为卡诺热机。

下面我们分阶段讨论以理想气体为工质时的卡诺循环,如图 5-6 所示:

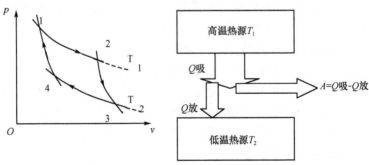

图 5-6　卡诺循环

1→2 阶段:气体与温度为 T_1 的高温热源接触,作等温膨胀,体积由 V_1 增大到 V_2,在这个过程中,气体从高温热源吸收的热量为

$$Q_{12} = nRT_1 \ln \frac{V_2}{V_1} > 0$$

2→3 阶段:气体脱离高温热源作绝热膨胀,体积由 V_2 增大到 V_3,并继续对外作功,温度由 T_1 降到 T_2。

3→4 阶段:气体与温度为 T_2 的低温热源接触,等温压缩气体直到体积缩小为 V_4,而状态 4 和状态 1 在同一条绝热线上。在这个过程中,气体向低温热源放出的热量为

$$Q_{34} = nRT_2 \ln \frac{V_4}{V_3} < 0$$

上式的结果小于零,表明气体实际上是向低温热源放热。

4→1 阶段:气体脱离低温热源作绝热压缩,直到它回到起始状态 1 而完成一次循环。

因此,在一次循环中,气体从高温热源吸收的热量为

$$Q_{吸} = Q_{12} = \mu RT_1 \ln \frac{V_2}{V_1}$$

气体向低温热源放出的热量为

$$Q_{放} = - Q_{34} = - \mu RT_2 \ln \frac{V_4}{V_3} = \mu RT_2 \ln \frac{V_3}{V_4}$$

根据热机效率的定义,上述理想气体卡诺循环的效率为

$$\eta_c = 1 - \frac{Q_{放}}{Q_{吸}} = 1 - \frac{T_2 \ln(V_3/V_4)}{T_1 \ln(V_2/V_1)} \tag{5-27}$$

考虑到 2→3 和 4→1 两个阶段系统经历的是绝热过程,状态参量满足过程方程(5-19),上式还可以作进一步简化。由理想气体绝热过程方程,有

$$T_1 V_2^{\gamma-1} = T_2 V_3^{\gamma-1} , \ T_1 V_1^{\gamma-1} = T_2 V_4^{\gamma-1}$$

两式相比,可得

$$\frac{V_3}{V_4} = \frac{V_2}{V_1}$$

将此结果代入 (5-26) 式可得: $\eta = 1 - \dfrac{T_2}{T_1}$ $\tag{5-28}$

综上所述,可以得出如下三点结论:

(1) 要完成卡诺循环,必须有高温和低温两个热源;

(2) 卡诺循环的效率只与两热源温度有关,温差愈大,效率愈高;

(3) 卡诺循环的效率总是小于 1。

第五节 热力学第二定律

一、热力学第二定律

热力学第二定律(the Second Law of Thermodynamics)是在研究如何提高热机效率的实践需要推动下逐步发现的,是热力学中又一个基本实验定律,它和热力学第一定律一起构成

了热力学的主要理论基础。在自然界中,凡是违反热力学第一定律的过程都不可能实现。然而,一些并不违反第一定律的过程也不会自动发生。比如,两个温度不同的物体相互接触时,热量能否由低温物体自发地传向高温物体呢?尽管这一过程并不违反第一定律,然而,实践证明这一过程是不可能实现的。这说明,在自然界中,许多过程是具有方向性的,即只能自发地沿某个方向进行,而不能自发地向其相反方向进行。热力学第一定律指出了各种形式的能量在相互转化过程中其总量保持不变,热力学第二定律则进一步指出自然界中一切与热现象有关的实际宏观过程都是具有方向性的,在自发的情况下能量将向哪个方向转化。

19 世纪中期,人们在大量观察和实验的基础上,总结出了热力学第二定律。由于总结的角度不同,热力学第二定律的表述也不同,最典型的有下列两种说法:

1. 开尔文说法(简称开氏说法,1851 年,Kelvin Statement) 不可能从单一热源吸热,使它完全变为有用功而不产生其他影响。

2. 克劳修斯说法(简称克氏说法,1850 年,Clausius Statement) 不可能把热量从低温物体转移到高温物体而不产生其他影响。

热力学第二定律的这两种说法的文字表述虽然不同,实质上是一致的,下面我们证明两种说法的等价性。

假设开尔文说法不正确(在图 5-7 中以 $K \times$ 表示),则意味着存在着一种热机可以从单一热源吸热,使它完全变为有用功而不产生其它影响。我们把这种热机与一个致冷机并联,如图 5-7(a)所示,其总效果将如图 5-7(b)所示,即热量从低温物体传到高温物体而没有产生其它影响,这显然违背了热力学第二定律的克劳修斯说法。因此开尔文说法不正确导致了克劳修斯说法不正确。

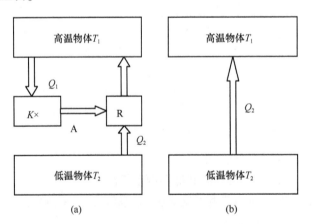

图 5-7 由开氏说法不正确证明克氏说法不正确

同理,如果克劳修斯说法不正确(图 5-8 中以 $C \times$ 表示),则意味着存在着一种不用外界作功的致冷机,我们把这种致冷机与一个热机并联,如图 5-8(a)所示,其总效果将如图 5-8(b)所示,即能从单一热源吸热使它完全变为有用功而不产生其它影响。这显然违背了热力学第二定律的开尔文说法。因此克劳修斯说法不正确就导致了开尔文说法不正确。

由此我们就证明了这两种说法是完全等价的。

第一类永动机企图无中生有地创造能量,违反了热力学第一定律,所以不可能实现。然

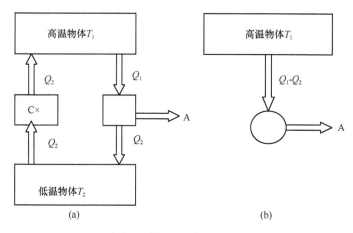

图 5-8　由克氏说法不正确证明开氏说法不正确

而满足热力学第一定律的热机是否一定能实现？比如我们利用全世界的海水作为单一热源而做功，经过计算只要海水温度降低 0.01K，所作的功就可供全世界所有的工厂用一千年之久，然而，我们无法制造这种永动机。热力学第二定律表明这类热机是不可能的。我们把这种符合热力学第一定律，但不符合热力学第二定律的热机称为"第二类"永动机。说"第二类永动机是不可能的"等价于热力学第二定律的开氏说法，也可以作为热力学第二定律的一种表述。

二、可逆过程与不可逆过程

为了进一步明确热力学第二定律的含义，研究热力学过程方向性问题，需要引入可逆过程的概念。

一个系统，由初始状态出发经过某一过程到达末状态，如果存在另一个过程，它能使系统和外界完全复原（即系统回到初始状态，同时消除了原过程对外界引起的一切影响），则原来的过程称为可逆过程（reversible process）；反之，如果物体不能回复到初始状态或当物体回复到初始状态却无法消除原过程对外界的影响，则原来的过程称为不可逆过程（irreversible process）。例如一个单摆，如果不受空气阻力及其它摩擦力，当它离开某一位置后，经过一个周期又回到原来的位置而周围一切都无变化。这时单摆运动就可以认为是一个可逆过程。

可逆过程只是理想化的过程，它只有在准静态和无摩擦的条件下才可能实现，无摩擦的准静态过程是可逆的。由于实际过程无法做到严格的准静态和无摩擦，因而，都是不可逆的。热力学第二定律的克劳修斯说法在实质上就是说明热传导过程是不可逆的，而开尔文说法实质上是说明热变功的过程是不可逆的。在这里我们必须强调：不可逆过程不是不能逆向进行，而是说当过程逆向进行时，逆过程不能将原过程在外界留下的痕迹完全消除。

另一方面，在无外界影响的条件下，热量总是自动地由高温物体传向低温物体，从而使两物体温度相同，达到热平衡，从未发现自动使两物体温差增大的反过程。类似地，在无外界影响的条件下，物体所具有的机械能总是由于摩擦而变成热量，从未发现物体由于温度较高,热量自动变成机械能的反过程。这表明自然界中的自发过程具有单向性,相反方向的过程不可能自动发生。当然,在外界的影响下,上述自发过程的逆过程也可以发生,但是根据热力学第二定律,必然会引起其它后果。

因此热力学第二定律的意义在于:它指出了一切与热现象有关的实际宏观过程都是不可逆的,在无外界作用的情况下具有确定的方向性。

三、卡 诺 定 理

1824 年,卡诺在他的论文"关于热的动力的思考"中,讨论了他提出的理想循环——卡诺循环。卡诺循环是一个可逆循环,由这个循环构成的热讯,称为卡诺热机。前面已得出卡诺循环的效率 $\eta = 1 - \dfrac{T_2}{T_1}$。因为实际热机的工作物质不是理想气体,实际热机的循环也不是卡诺循环,所以需要解决实际热机效率的极值问题。卡诺利用热质说得到了关于热机效率的理论,即现在所说的卡诺定理(Carnot Theorem),其主要内容为:

(1) 在相同的高温热源和相同的低温热源之间工作的一切可逆热机,其效率都相等,与工作物质无关;

(2) 在相同的高温热源和相同的低温热源之间工作的一切不可逆热机,其效率都不可能大于可逆热机的效率。

应该注意,这里所讲的热源都是温度保持不变的恒温热源,这只是一种理想模型。实际上任何物体在吸热时温度都会升高,其温度的增加量与所吸收的热量成正比,与其热容量成反比,恒温热源是热容量为无限大的极限情况,实际热源的热容量足够大时可以近似地认为是理想的恒温热源。

必须指出,虽然热质说已经被实践证明是错误的,但是卡诺定理却是正确的,它可以用热力学第二定律来证明。

根据理想气体卡诺循环的结果,由卡诺定理可以进一步推出:在温度为 T_1 的高温热源与温度为 T_2 的低温热源之间工作的热机,无论以什么为工作物质,都有

(1) 可逆热机的效率都等于 $1 - T_2/T_1$;

(2) 不可逆热机的效率都小于 $1 - T_2/T_1$。

四、熵和熵增原理

前面我们介绍系统和外界交换热量时,采用了系统吸多少热或放出多少热的说法。这一节我们统一用系统吸热来表示,放热可以说成是吸收的热量为负。因此卡诺定理可以表示为

$$\eta = 1 + \frac{Q_2}{Q_1} \leqslant 1 - \frac{T_2}{T_1} \tag{5-29}$$

式中, Q_1 表示系统从热源 T_1 吸取的热量, Q_2 表示系统从热源 T_2 吸取的热量。上式可以改写为

$$\frac{Q_1}{T_1} + \frac{Q_2}{T_2} = \sum_{i=1}^{2} \frac{Q_i}{T_i} \leqslant 0 \tag{5-30}$$

式中，T_i 对于可逆过程是热源的温度也是系统的温度，对于不可逆过程是热源的温度。这一结果可以推广到一般情形，如图 5-9 所示，就是一个一般循环过程，可以把它分解成很多小的卡诺循环过程，于是有

$$\sum_{i=1}^{n} \frac{Q_i}{T_i} \leqslant 0 \tag{5-31}$$

或

$$\oint \frac{\mathrm{d}Q}{T} \leqslant 0 \tag{5-32}$$

这就是著名的克劳修斯不等式。

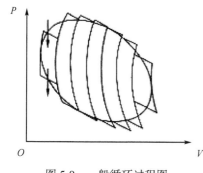

图 5-9　一般循环过程图

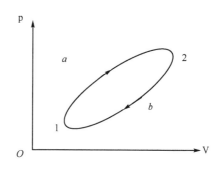

图 5-10　任意循环过程

而对于可逆过程，则有

$$\oint \frac{\mathrm{d}Q}{T} = 0 \tag{5-33}$$

图 5-10 表示一任意可逆循环过程，我们可以将其分为两个分过程 $1 \to a \to 2$ 和 $2 \to b \to 1$，有

$$\oint \frac{\mathrm{d}Q}{T} = \int_{1a2} \frac{\mathrm{d}Q}{T} + \int_{2b1} \frac{\mathrm{d}Q}{T} = 0 \tag{5-34}$$

因为过程可逆，所以有

$$\int_{1a2} \frac{\mathrm{d}Q}{T} = -\int_{2b1} \frac{\mathrm{d}Q}{T} = \int_{1b2} \frac{\mathrm{d}Q}{T} \tag{5-35}$$

这说明，积分 $\int \frac{\mathrm{d}Q}{T}$ 的值与过程无关，只由初态和末态决定。可以根据积分 $\int_1^2 \frac{\mathrm{d}Q}{T}$ 与过程无关的事实而引入另一个新的态函数，这个函数称为熵（Entropy），用 S 表示，定义式是

$$S_2 - S_1 = \int_1^2 \frac{\mathrm{d}Q}{T} \tag{5-36}$$

式中，S_1、S_2 分别表示系统在初态和末态的熵。对于一个无限小的可逆过程，有

$$\mathrm{d}S = \frac{\mathrm{d}Q}{T} \tag{5.37}$$

其中 $\mathrm{d}S$ 是邻近两个态的熵变。

对于包含不可逆过程的循环,我们有

$$\oint \frac{dQ}{T} < 0 \tag{5-38}$$

假定图 5-10 表示一任意不可逆循环过程,其中分过程 $1 \rightarrow a \rightarrow 2$ 是不可逆的,而 $2 \rightarrow b \rightarrow 1$ 是可逆的。则式(5-38)可以写为:

$$\oint \frac{dQ}{T} = \int_{1a2} \frac{dQ}{T} + \int_{2b1} \frac{dQ}{T} < 0 \tag{5-39}$$

由于 $2 \rightarrow b \rightarrow 1$ 是可逆过程,所以

$$\int_{1a2} \frac{dQ}{T} - \int_{1b2} \frac{dQ}{T} < 0 \tag{5-40}$$

利用(5-36)式,有

$$\int_{1a2} \frac{dQ}{T} - [S_2 - S_1] < 0 \ , \ S_2 - S_1 > \int_1^2 \frac{dQ}{T} \tag{5-41}$$

对无限小过程,则有:

$$dS > \frac{dQ}{T} \tag{5-42}$$

结合上述两种情况,可以得出一般公式

$$dS \geq \frac{dQ}{T} \tag{5-43}$$

必须注意,公式 5-36 只适用于可逆过程,它给出了熵的定义和计算方法,而公式 5-43 适用于所有过程,它反映了熵的性质。

对于绝热过程,有 $dQ = 0$,所以:

$$dS \geq 0 \tag{5-44}$$

这说明系统经绝热过程从一个状态变化到另一个状态时,它的熵永不减少。一切自发过程总是沿着熵增加的方向进行。因此,我们可以根据熵的变化来判断实际过程进行的方向和限度。

对于孤立系统,由于隔绝了外界的影响,显然有 $dQ = 0$,并且所发生的过程都是自发过程,而自发过程是不可逆的,因此系统将不断朝着熵增加的方向变化,最终到达一个最大值时,系统才可能稳定,这种熵取最大值的稳定状态就是我们前面所说的平衡态。初始时刻系统的熵越大,到达最大值的过程就越短,因此熵的大小反映了系统与平衡态的接近程度。

拓展阅读

1. 热力学第二定律的统计意义 热力学第二定律是由大量事实总结出的宏观规律,是一条实验定律。为了进一步认识热力学第二定律的本质,下面从分子热运动的角度来阐述其微观本质。

仍以气体的自由膨胀为例进行说明。在图 5-11 中,隔板将整个容器分成相等的 A,B 两部分。A 室内充满气体,B 室保持真空,这是起始状态。将隔板抽去,分子就在整个容器内运动,直到均匀充满两室,这是末状态。系统可以自发地由起始状态过渡到末状态,而不能自发地由末状态回复到起始状态。这是一个客观事实,也是热力学第二定律导致的结论。

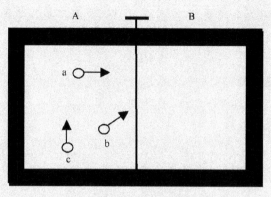

图 5-11 气体自由膨胀

我们考察气体中任一分子,比如分子 a,在隔板抽掉前,它只能在 A 室运动;把隔板插去后,由于碰撞。它可能一会儿在 A 室,一会儿在 B 室。也就是说它在 A,B 两室的概率是均等的,都是 1/2。如果考虑 3 个分子(a,b,c),把隔板抽掉后,这 3 个分子在整个容器中运动,以分子处在 A 或 B 室来分类,这 3 个分子在容器内的分布就有 8 种组态,如表 5-2 所示:

A室	abc	ab	ac	bc	a	b	c	0
B室	0	c	b	a	bc	ac	ab	abc

3 个分子在 A,B 两室内的每种可能,称为一个微观态,而每一个微观态出现的概率是相等的,而 3 个分子全部处于 A 室或是 B 室出现的比例是最低的。如果共有 N 个分子,全部分子处于一个室内的概率是 $\dfrac{1}{2^N}$,如此小的概率实际上很难出现,而接近均匀分布的宏观状态却包含了所有微观态的 99% 以上。气体自由膨胀过程实际上体现出系统内部变化过程总是由包含微观状态数目少的宏观态向微观状态数目多的宏观态进行。这与熵增原理指明的方向也是一致的。但同时,必须注意到热力学第二定律是一个统计定律,因此它只适用于由大量分子组成的系统,而不能应用到由少量粒子组成的体系,否则就会得出错误的结论。

2. 生物系统热力学 以上讨论的热力学第一定律和第二定律等内容属于经典热力学范畴,而经典热力学以研究平衡态与封闭系统为其主要内容。但生命系统与其环境有物质和能量的不断交换,因此生物系统热力学的特征是非平衡态的开放系统,是用非平衡态开放系统的热力学理论来探讨生命现象和生物过程的。

从现代生物学的观点来看,生物体在分子水平上就只有非常精密的结构和严格的运动秩序,所以说生物体是一个高度有序的系统。若将生物体与外界隔离,熵增的结果特使它逐渐从有序变为无序,生命就不能维持下去。因此,将生物体作为一个封闭系统而直接应用热力学第二定律是无法解释其生命过程的。但如果把生物体和外界环境组成一个系统,即把机体看成一个开放系统,就能解释上述矛盾,从而说明生物体系统的代谢过程。设生物体系统 A_1 和外界环境（包括环境提供的食物等）A_2 组成的孤立复古系统为 A，则整个系统的熵是

$$S = S_1 + S_2$$

上式中 S_1 为生物体的熵，S_2 为其外界环境的熵。这说明生物体与外界环境相互作用(不断地进行能量和物质的交换)的结果，熵 S 也是要增加的，于是将熵增的论断用于孤立夏合系统 A 就有

$$\Delta S = \Delta S_1 + \Delta S_2 \geq 0$$

显然，只要 $\Delta S > 0$，$\Delta S_1 < 0$ 就有可能发生。这就是生物体生命现象中从无序向有序转变的热力学基础。

维持生物体有序结构所需的能量来自外界提供的食物，食物结构的有序性高，所以熵较低。当食物的化学结合能在体内释放出来以后，变成排泄物，它的有序结构解体，无序程度大为增加，熵就增高。所以生命活动是在不断消耗外界物质的有序性的条件下才能得以维持。

习 题 五

5-1 任意系统经历的任意不可逆绝热过程的始末态(平衡态)，都可以用一个可逆绝热过程和一个可逆等温过程连接起来。请问：此可逆等温过程是吸热还是放热？

5-2 关于热力学第二定律，下列说法是否正确，如不正确请改正：

（a）功可以全部转变为热量，但热量不能全部转变为功。

（b）热量不能从低温物体传向高温物体。

5-3 对于理想气体系统来说，在下列过程中，哪个过程系统所吸收的热量、内能的增量和对外作的功三者均为负值？ (等压压缩过程)

5-4 设高温热源的热力学温度是低温热源温度的 n 倍，则范德瓦耳斯气体在一次卡诺循环中，传给低温热源的热量是从高温热源吸取热量的多少？

$$\left(\frac{1}{n} 倍\right)$$

5-5 有一定量的理想气体，其压强按 $p = \dfrac{C}{V^2}$ 的规律变化，C 是常量。求气体从体积 V_1 增加到 V_2 所作的功。该理想气体的温度是升高还是降低？

$$\left(A = C\left(\frac{1}{V_1} - \frac{1}{V_2}\right), 温度降低\right)$$

5-6 0.02kg 的氮气(视为理想气体)，温度由 17℃ 升为 27℃。若在升温过程中，(1) 体积保持不变；(2) 压强保持不变；(3) 不与外界交换热量。试分别求出内能的改变、吸收的热量、外界对气体所作的功。

(1) $\Delta U = Q = 623\text{J}$，$A = 0$

(2) $\Delta U = 623\text{J}$，$Q = 1.04 \times 10^3\text{J}$，$A = 417\text{J}$

（3）$\Delta U = 623J$，$Q = 0$，$A = -623J$

5-7 一可逆卡诺热机，当高温热源的温度为 127℃、低温热源的温度为 27℃时，其每次循环对外作净功 8000J。今维持低温热源的温度不变，提高高温热源温度，使其每次循环对外作净功 10 000J。若两个卡诺循环都工作在相同的两条绝热线之间，试求：

（1）第二个循环的热机效率；

（2）第二个循环的高温热源的温度。

（$\eta' = 29.4\%$，$T'_1 = 425K$）

5-8 一绝热容器被铜片分成两部分，一边盛 80℃的水，另一边盛 20℃的水，经过一段时间后，从热的一边向冷的一边传递了 4186J 的热量，问在这个过程中的熵变是多少？假定水足够多，传递热量后的温度没有明显变化。

（$\Delta S = 2.43 \dfrac{J}{K}$）

5-9 把 0.5kg，0℃的冰放在质量非常大的 20℃的热源中，使冰正好全部熔化，计算：

（1）冰熔化成水的熵变 ΔS_1（已知熔解热 $L = 3.34 \times 10^5 J/kg$）；

（2）热源的熵变 ΔS_2；

（3）总熵变 ΔS。

$$\Delta S_1 = Q/T = 612J/K$$
$$\Delta S_2 = -590J/K$$
$$\Delta S = \Delta S_1 + \Delta S_2 = 22J/K$$

（方立铭）

第6章 机械振动

本章要求

（1）掌握简谐振动的基本规律，能求解有关简谐振动方程、简谐振动的特征量，熟练运用简谐振动的矢量图示法，并能进行简谐振动的合成与分解。

（2）理解振动的基本规律及简谐振动的物理意义，理解阻尼振动。

（3）了解不同频率简谐振动的合成、互相垂直简谐振动的合成、振动谱，机械振动生物效应和振动探测技术在医学中的应用。

质点在某一位置附近沿同一路线来回往复的运动叫做机械振动（mechanical vibration），如喉头声带的振动、心脏的跳动、一切声源的振动等都是机械振动。但振动并不仅限于机械振动，广义地讲，任何一个物理量（电压、电流、电场强度、磁场强度、压力等）在某一定值附近反复变化都可称为振动。虽然各类振动本质上有所不同，但却遵守一些共同的基本规律。

本章主要讨论振动的基本规律，并简要介绍振动在医学上的应用。

第一节 简谐振动

实际的振动常常是很复杂的，最简单、最基本的振动就是简谐振动（simple harmonic motion）。可以证明，任何一个复杂的振动可以看作是由若干个或无限多个简谐振动组成。因此，研究简谐振动是研究其他振动的基础。

一、简谐振动方程

弹簧振子（图6-1）是简谐振动常见的例子。将一轻质弹簧左端固定，右端系一质量为m的物体，放在无摩擦的水平面上，把物体沿水平方向向左或向右从平衡位置移开，然后释放，物体就在弹性力的作用下左右来回的振动。这样一个由物体和轻质弹簧构成的振动系统，称为弹簧振子。取平衡位置O为坐标原点，水平向右为S轴的正方向，把物体看成质点。在忽略弹簧的质量，不计阻力的情况下，质点在任意时刻所受的合外力应等于弹簧所施的弹性力。据胡克定律可知，在弹性正比限度内，弹性力

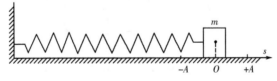

图6-1 弹簧振子

$$F = -Ks \tag{6-1}$$

式中, K 为弹簧的劲度系数, s 为质点的位移, 质点在 O 点右边 s 为正, 在 O 点左边 s 为负。式中的负号表示质点所受的合力与位移方向相反。由此可见, 简谐振动的动力学特征是质点所受的合力与位移成正比, 而方向相反。

据牛顿第二定律, 振子的加速度

$$a = \frac{F}{m} = -\frac{K}{m}s$$

式中, K 和 m 都是由系统本身所决定的常量, 因此比值 $\frac{K}{m}$ 可用另一常量 ω 的平方表示, 将 $\frac{K}{m} = \omega^2$ 代入上式得

$$a = -\omega^2 s$$

或

$$\frac{\mathrm{d}^2 s}{\mathrm{d}t^2} = -\omega^2 s \tag{6-2}$$

上式为简谐振动方程的微分形式, 它指出了简谐振动的运动学特征, 即简谐振动质点的加速度与位移成正比而方向相反。方程(6-2)的解

$$s = A\cos(\omega t + \varphi) \tag{6-3}$$

式中, A 和 φ 为常量, 由此可见做简谐振动的质点的位移 s 是时间 t 的余弦函数。式(6-3)叫简谐振动方程。

对式(6-3)求时间的一阶、二阶导数, 可得到简谐振动中质点的速度和加速度

$$v = \frac{\mathrm{d}s}{\mathrm{d}t} = -A\omega\sin(\omega t + \varphi) \tag{6-4}$$

$$a = \frac{\mathrm{d}^2 s}{\mathrm{d}t^2} = -A\omega^2\cos(\omega t + \varphi) \tag{6-5}$$

二、简谐振动的特征量

在简谐振动中, s、v、a 和 t 都是变量, 对一定的简谐振动, A、ω、φ 则为常量。A、ω、φ 决定了一个具体的简谐振动, 因此它们为简谐振动的特征量。下面讨论这些特征量的物理意义。

1. 振幅 式(6-3)中的 A 就是振动的振幅(amplitude), 表示振动质点离开平衡位置的最大距离。

2. 周期与频率 质点的振动状态完全重复一次所需要的时间, 称为振动的周期(period), 用 T 表示。由式(6-3)、式(6-4)、式(6-5)可知, t 时刻的 s、v、a 与 $(t+T)$ 时刻的各值均相同。已知余弦函数的周期为 2π, 因此有

$$\omega T = 2\pi, \quad T = \frac{2\pi}{\omega} \tag{6-6}$$

频率(frequency)是单位时间内质点振动状态完全重复的次数, 用 ν 表示, 显然

$$\nu = \frac{1}{T} \tag{6-7}$$

频率的单位是赫兹(Hz)。由式(6-6)和式(6-7)可得

$$\omega = \frac{2\pi}{T} = 2\pi\nu \tag{6-8}$$

ω 是 ν 的 2π 倍,所以 ω 又称为简谐振动的角频率。周期、频率和角频率都是反映物体振动快慢的物理量。因 $\omega^2 = K/m$,所以

$$\omega = \sqrt{\frac{K}{m}}, \nu = \frac{1}{2\pi}\sqrt{\frac{K}{m}}, T = 2\pi\sqrt{\frac{m}{K}}$$

由此可见,一个振动系统做无阻尼自由振动时,其角频率、频率、周期完全由系统本身的性质所决定。如上述弹簧振子的 ω、ν、T 由弹簧劲度系数 K,振子的质量 m 所决定。因此 ω、ν、T 常被称为系统的固有频率、固有角频率、固有周期。

3. 相位与相差 式(6-3)中的 $(\omega t + \varphi)$ 叫做简谐振动的相(phase)或相位,单位 rad(弧度)。φ 是 $t = 0$ 时刻的相,叫做初相(initial phase)或初相位。振动质点在某一时刻所处的运动状态,一般用它在该时刻的位移和速度来表示。但是,当 A 和 ω 给定后,只要知道 t 时刻的相位就可确定质点在该时刻的位移 s 和速度 v(包括大小、方向)。因此,相位是决定振动质点运动状态的物理量。在一个周期内,每一时刻的相位不同,对应的运动状态也不同。例如,$(\omega t + \varphi) = \frac{\pi}{3}$ 时,$s = \frac{1}{2}A$,$v = -\frac{\sqrt{3}}{2}A\omega$,表示 t 时刻质点在平衡位置右边 $\frac{1}{2}A$ 处,以 $\frac{\sqrt{3}}{2}A\omega$ 的速度沿 S 轴负方向运动。当 $(\omega t + \varphi) = -\frac{\pi}{3}$ 时,$s = \frac{1}{2}A$,$v = \frac{\sqrt{3}}{2}A\omega$,表示质点仍在平衡位置右边 $\frac{1}{2}A$ 处,但以 $\frac{\sqrt{3}}{2}A\omega$ 的速度沿 S 轴正方向运动。可见,不同的相位表示不同的运动状态,相位每增加 2π,简谐振动完全重复一次。

振幅 A 和初相位 φ 是由初始条件,即 $t = 0$ 时的初位移 s_0 与初速度 v_0 所决定。把 $t = 0$ 代入式(6-3)和式(6-4)得

$$s_0 = A\cos\varphi, v_0 = -\omega A\sin\varphi$$

由两式可得

$$A = \sqrt{s_0^2 + \frac{v_0^2}{\omega^2}} \tag{6-9}$$

$$\varphi = \arctan\frac{-v_0}{\omega s_0} \tag{6-10}$$

相位是很重要的物理量,其重要性还在于用来比较两个简谐振动的步调是否一致及讨论振动叠加时,都要用到相位和相差的概念。例如,在同一个简谐振动中,位移 s、速度 v、加速度 a 都以相同的频率按余弦函数形式变化,但它们的步调并不一致

$$s = A\cos(\omega t + \varphi)$$

$$v = -A\omega\sin(\omega t + \varphi) = A\omega\cos(\omega t + \varphi + \frac{\pi}{2})$$

$$a = -A\omega^2\cos(\omega t + \varphi) = A\omega^2\cos(\omega t + \varphi + \pi)$$

三者的相保持一定的差值,即相差。由上三式可知:速度的相位比位移的相位超前 $\frac{\pi}{2}$,位移

的相位比速度的相位落后 $\frac{\pi}{2}$，而加速度的相位比位移的相位超前 π（或落后 π），也就是说加速度与位移反相（图6-2）。

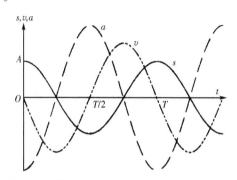

图 6-2 简谐运动的位移、速度和加速度（$\varphi = 0$）

三、简谐振动的矢量图示法

简谐振动除用三角公式或余弦曲线图表示外，还可用旋转矢量表示。取一水平 S 轴，由原点引一条长度等于 A 的矢量 A（图6-3）。这一矢量以角速度 ω 绕 O 点沿逆时针方向旋转，则矢量 A 的端点 P 在 S 轴上的投影点 N，便在 BC 范围内来回运动，当 A 旋转 1 周，N 点完成一次振动。设 $t = 0$ 时，A 与 S 轴的夹角为 φ，而在 t 时刻，A 与 S 轴的夹角变为（$\omega t + \varphi$）。显然，此时 A 的端点在 S 轴上投影点 N 对原点 O 的位移是

$$s = A\cos(\omega t + \varphi)$$

可见，N 点在做简谐振动。矢量 A 的长度表示简谐振动的振幅，矢量 A 与 S 轴正方向的夹角表示简谐振动的相位，在 t 时刻矢量在 S 轴上的投影表示简谐振动的位移。矢量图示法把描述简谐振动的三个重要物理量非常直观地表示出来。

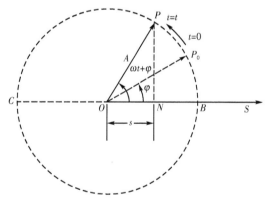

图 6-3 简谐振动的矢量图示法

四、简谐振动的能量

一个振动系统必须有外力对它做功，使其获得一定的能量，才开始振动。如果没有能量的损失，振动就会一直进行下去。下面仍以弹簧振子为例来讨论简谐振动的能量。若物体处在平衡位置时，系统的势能为零。物体的位移为 s 时，物体的弹性势能和动能应分别为

$$E_{\mathrm{p}} = \frac{1}{2}ks^2, \quad E_{\mathrm{k}} = \frac{1}{2}mv^2$$

将式（6-3）、式（6-4）分别代入上式，并由 $k = m\omega^2$ 得

$$E_p = \frac{1}{2}kA^2\cos^2(\omega t+\varphi) = \frac{1}{2}mA^2\omega^2\cos^2(\omega t+\varphi) \tag{6-11a}$$

$$E_k = \frac{1}{2}mA^2\omega^2\sin^2(\omega t+\varphi) \tag{6-11b}$$

由此可见,振动物体的动能和势能都随时间作周期性变化。物体位移最大时,势能达到最大值,动能为零,通过平衡位置时,势能为零,动能达到最大值;在其他位置时,既有动能又有势能。弹簧振子的总能量为

$$E = E_p + E_k = \frac{1}{2}m\omega^2 A^2 = \frac{1}{2}kA^2 \tag{6-12}$$

式(6-12)表明,振动系统的总机械能不随时间变化,即总机械能守恒。在振动过程中,动能和势能只能互相转换。对一定的振动系统,m,ω 一定,则总机械能仅与振幅的平方成正比,这一结论对任一简谐振动系统都成立。

例题 6-1 弹簧下端悬一质量为 0.1kg 的物体,若弹簧本身的质量可以忽略不计,其劲度系数 $k=490$N/m,物体的初速度为 1.4m/s,初位移为零,求振动频率、振幅和振动能量。

解:(1)设在弹簧下端挂上物体后,弹簧伸长 ΔL,则 $mg=k\Delta L$,取此时的平衡位置 O 为原点,向上为 S 轴的正方向,在位移为 s 时,物体所受的合力为

$$F = k(\Delta L - s) - mg = -ks$$

$$\nu = \frac{1}{2\pi}\sqrt{\frac{k}{m}} = \frac{1}{2\pi}\sqrt{\frac{490}{0.1}} = 11.1(\text{Hz})$$

(2)根据式(6-9)

$$A = \sqrt{s_0^2 + v_0^2/\omega^2} = \frac{1.4}{2\pi\nu} = 0.02(\text{m})$$

(3)根据式(6-12)

$$E = \frac{1}{2}kA^2 = \frac{1}{2}\times490\times0.02^2 = 0.098(\text{J})$$

第二节　阻尼振动　受迫振动　共振

一、阻尼振动

任何实际振动都必然要受到阻力的作用而损失能量,因此振幅也随之减小。振幅随时间减小的振动,称为阻尼振动(damped vibration)。

实验表明,当运动物体的速度不太大时,阻力 f 与物体的速度 v 的大小成正比,而与物体速度的方向相反,可以表示为

$$f = -\gamma v = -\gamma\frac{\mathrm{d}x}{\mathrm{d}t} \tag{6-13}$$

式中,γ 称为阻力系数(damping coefficient),它的大小由物体的形状、大小、表面状况以及介质的性质决定。

考虑了阻力的情况下,物体的振动方程应为

$$m\frac{\mathrm{d}^2x}{\mathrm{d}t^2}=-kx-\gamma\frac{\mathrm{d}x}{\mathrm{d}t} \tag{6-14}$$

令 $\omega_0^2=\dfrac{k}{m}$，$2\beta=\dfrac{\gamma}{m}$，式(6-14)可以改写为

$$\frac{\mathrm{d}^2x}{\mathrm{d}t^2}+2\beta\frac{\mathrm{d}x}{\mathrm{d}t}+\omega_0^2x=0 \tag{6-15}$$

这是阻尼振动的动力学方程，它是一个常系数线性齐次微分方程。式中 ω_0 为振动系统的固有频率，β 称为阻尼常量。在阻尼作用较小(即 $\beta<\omega_0$)时，式(6-15)的解为

$$x=A_0\mathrm{e}^{-\beta t}\cos(\omega t+\varphi) \tag{6-16}$$

其中

$$\omega=\sqrt{\omega_0^2-\beta^2}$$

A_0 和 φ 是由初始条件决定的积分常数。式(6-16)即为阻尼振动的表达式，$A_0\mathrm{e}^{-\beta t}$ 可以看作是随时间变化的振幅，它随时间按指数规律衰减(图6-4曲线 a)。阻尼作用越大，振幅衰减的越快。显然阻尼振动不是简谐振动。阻尼振动的周期可表示为

$$T=\frac{2\pi}{\omega}=\frac{2\pi}{\sqrt{\omega_0^2-\beta^2}} \tag{6-17}$$

可见，阻尼振动的周期比振动系统的固有周期要长。这种阻尼作用较小的情况称为欠阻尼(underdamping)。

如阻尼较大，以致 $\beta>\omega_0$，这时运动已不是周期性的了。偏离平衡位置的位移随时间按指数规律衰减，以致需要较长时间系统才能到达平衡位置，这种情况称为过阻尼(overdamping)，如图6-4曲线 b 所示。

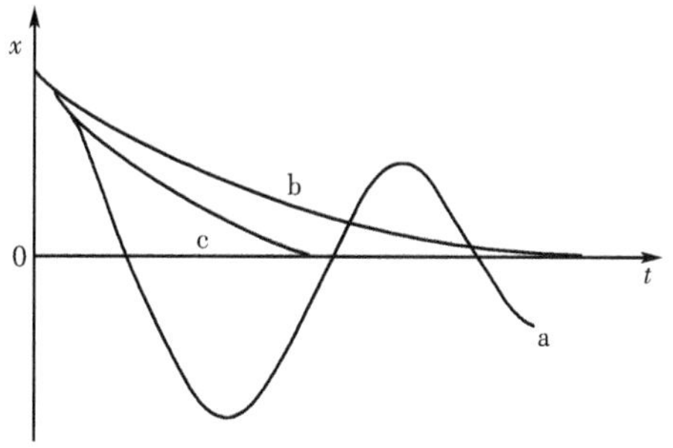

如阻尼的影响介于前两者之间，且 $\beta=\omega_0$，系统最快地回到平衡位置并停下来，这种情况称为临界阻尼(critical damping)，如图6-4曲线 c 所示。

图 6-4 阻尼振动

在钟表里，阻尼振动效应是有害的，但在电流计里，如果没有阻尼效应，指针就会一直摇晃不定，高级电表里使阻尼常量接近临界值。

二、受 迫 振 动

在周期性外力持续作用下发生的振动，称为受迫振动(forced vibration)。如声波引起耳膜的振动、马达转动导致基座的振动等。引起受迫振动的周期性外力称为驱动力(driving force)。实际的振动系统不可避免地要受到阻尼的作用而消耗能量，这会使振幅逐渐衰减。驱动力对振动系统做功，不断给系统补充能量。若补充的能量恰好补偿因阻尼所损失的能量，振动就得以维持并会达到稳定状态。受迫振动是物体在阻尼力、弹性力和驱动力的共同作用下进行的。

设驱动力为 $F_0\cos\omega't$,其振动方程为

$$m\frac{d^2x}{dt^2}=-kx-\gamma\frac{dx}{dt}+F_0\cos\omega't \tag{6-18}$$

令 $\omega_0^2=\dfrac{k}{m},2\beta=\dfrac{\gamma}{m},h=\dfrac{F_0}{m}$,上式可写为

$$\frac{d^2x}{dt^2}+2\beta\frac{dx}{dt}+\omega_0^2x=h\cos\omega't \tag{6-19}$$

这是一个二阶常系数线性非齐次微分方程。在小阻尼的情况下这个方程的解为

$$x=A_0e^{-\beta t}\cos(\sqrt{\omega_0^2-\beta^2}\,t+\varphi_0)+A\cos(\omega't+\varphi) \tag{6-20}$$

式(6-20)表示,受迫振动是由第一项所表示的阻尼振动和第二项表示的简谐振动两项叠加而成。第一项随时间逐渐衰减,经过一段时间将不起作用。第二项是振幅不变的振动,这就是受迫振动达到稳定状态时的等幅振动。受迫振动的稳态方程为

$$x=A\cos(\omega't+\varphi) \tag{6-21}$$

可以证明,振幅和初相位分别为

$$A=\frac{h}{\sqrt{(\omega_0^2-\omega'^2)^2+4\beta^2\omega'^2}} \tag{6-22}$$

$$\varphi=\arctan\frac{-2\beta\omega'}{\omega_0^2-\omega'^2} \tag{6-23}$$

可见,受迫振动的初相位 φ 和振幅 A 仅决定于振动系统自身的性质、驱动力的频率和振幅,与系统的初始条件无关。稳定状态的受迫振动是一个与简谐驱动力同频率的简谐振动。

三、共　振

由式(6-22)可知,受迫振动的振幅 A 主要由驱动力频率 ω' 与系统固有频率 ω_0 之间的关系而定。当式(6-22)右边分母为最小值时,振幅 A 即达最大值。令式(6-22)右边分母中被开方式的一阶导数为零,可求得当驱动力频率 ω' 达到

$$\omega_r=\sqrt{\omega_0^2-2\beta^2} \tag{6-24}$$

时,受迫振动的振幅最大。因 β 常远小于 ω_0 ,所以驱动力频率已接近系统的固有频率。

当驱动力频率接近系统固有频率时,系统作受迫振动的振幅急剧增大,这种现象称为共振(resonance)。共振时的外力频率 ω_r 称为共振频率。共振时最大振幅为

$$A_r=\frac{h}{2\beta\sqrt{\omega_0^2-\beta^2}} \tag{6-25}$$

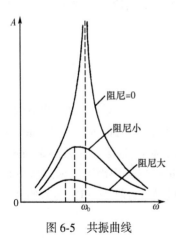

图 6-5　共振曲线

由式(6-24)和式(6-25)可知, β 越大,共振角频率越低,共振振幅也越小; β 越小,共振频率越接近系统的固有频率,共振振幅也越大。当 $\beta\to0$ 时, $A_r\to\infty$,这时 $\omega_r\to\omega_0$ 。共振曲线如图6-5所示。

共振的概念在声学、原子过程和核磁共振等方面有着广泛的应用。收音机、电视机利用电磁共振来接收空间某一频率的电磁波。构成物质的分子、原子和原子核,都具有一定的电结构,并存在振动,当外加交变电磁场作用于这些微观结构时,物质将表现出对交变电磁场能量的强烈吸收。从不同方面研究这些共振吸收,如顺磁共振、核磁共振和铁磁共振等,已经成为当今研究物质结构以及医疗诊断等的重要手段。应该指出,在现代化的生活环境中充满了各种自然的和人为的振动,研究机械振动对蛋白质分子、细胞器、细胞、组织(器官)、原生动物和人体的生物效应及其规律十分必要,以防止振动对人体造成的伤害。

第三节　简谐振动的合成

在实际问题中,常常遇到的是一个质点同时参与几个振动的情况。例如,两个声波同时传入听者的耳朵,鼓膜的振动就是这两个声波振动的合振动。据运动叠加原理,合振动的位移是两个振动的位移的矢量和。一般振动的合成比较复杂,这里只讨论几种简单情况。

一、两个同方向、同频率简谐振动的合成

设一质点在同一直线上同时参与两个独立的同频率简谐振动。取这一直线为 S 轴,质点的平衡位置为坐标原点,则在任意时刻,这两个振动的位移分别为

$$s_1 = A_1 \cos(\omega t + \varphi_1)$$
$$s_2 = A_2 \cos(\omega t + \varphi_2)$$

由于两个振动是在同一方向上,所以合振动的位移 s 应为 s_1 与 s_2 的代数和,即

$$s = s_1 + s_2$$

用矢量图示法研究这两个谐振动的合成(图6-6)。以旋转矢量 A_1 及 A_2 分别表示两个分振动,当 $t = 0$ 时,它们与 S 轴的夹角分别为 φ_1、φ_2。在任意时刻 t 时,A_1 和 A_2 的端点 P_1、P_2 在 S 轴上投影点的位移分别为 s_1 和 s_2。从图 6-6 中可以看出,A_1 与 A_2 的合矢量 A 的端点 P 在 S 轴上投影点的位移 $s = s_1 + s_2$,所以合振动可以用旋转矢量 A 来描述。由于 A_1 和 A_2 以同样的角速度绕 O 点逆时针旋转,两者

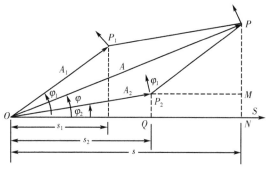

图 6-6　用旋转矢量法求合振动

间的夹角 $(\varphi_1 - \varphi_2)$ 将保持不变,矢量 A 的大小将也保持不变,并以同样的角速度 ω 绕 O 点逆时针旋转。因此,旋转矢量 A 所代表的合振动仍是简谐振动,其方向和频率都与原来的两个分振动相同。从 A 在 S 轴上的投影即可求得合位移为

$$s = A \cos(\omega t + \varphi)$$

合振动的振幅 A 及初相 φ 可根据余弦公式及正切函数的定义,由图6-6直接得出:

$$A = \sqrt{A_1^2 + A_2^2 + 2A_1 A_2 \cos(\varphi_1 - \varphi_2)}$$

$$tg\varphi = \frac{PN}{ON} = \frac{PM+MN}{P_2M+OQ} = \frac{A_1\sin\varphi_1 + A_2\sin\varphi_2}{A_1\cos\varphi_1 + A_2\cos\varphi_2}$$

由以上分析可知,两同方向同频率简谐振动的合成仍是一简谐运动。其角频率与分振动的角频率相同,合振动的振幅与分振动的振幅和初相差有关。

下面讨论两个重要的特例。

（1）当 $\varphi_2 - \varphi_1 = \pm 2k\pi$ 时 $(k=0,\pm 1,\pm 2,\cdots)$,两分振动同相,合振动的振幅最大,其值为

$$A = \sqrt{A_1^2 + A_2^2 + 2A_1A_2} = A_1 + A_2$$

说明分振动的合成使振动加强。

（2）当 $\varphi_2 - \varphi_1 = \pm(2k+1)\pi$ 时 $(k=0,\pm 1,\pm 2,\cdots)$ 两分振动反相,合振动的振幅最小,其值为

$$A = |A_1 - A_2|$$

说明两分振动的合成使振动减弱。若 $A_1 = A_2$,则振动合成的结果将使物体处于静止状态。当 $\varphi_2 - \varphi_1$ 为任意值时,合振幅介于 $|A_1 - A_2|$ 和 $A_1 + A_2$ 之间。

二、同方向、不同频率简谐振动的合成

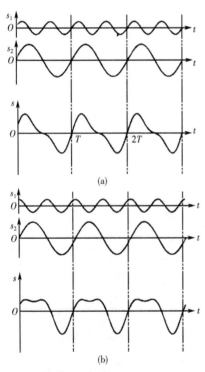

如果两简谐振动的方向相同,而频率不同,则其相差 $(\omega_2 t + \varphi_2) - (\omega_1 t + \varphi_1) = (\omega_2 - \omega_1)t + (\varphi_2 - \varphi_1)$ 随时间变化,即在矢量图中,与之对应的旋转矢量 A_1 和 A_2 两者间的夹角随时间变化。因而,合矢量 A 的长度及角频率也随时间变化,合振动就不再是简谐振动,而是一个比较复杂的振动。此时求合振动最简单的方法是用曲线法,即直接将表示同一时刻位移的纵坐标相加得出合振动曲线。如图 6-7(a) 和(b)表示两个频率比为 1:2,振幅一定的简谐振动的合成,s_1、s_2 表示两个分振动,s 代表合振动。用曲线法,把同一时刻 s_1 与 s_2 的位移加起来,即可得到合振动的曲线图。合振动不再是简谐振动,但仍是一个周期性振动。图 6-7 中(a)与图 6-7(b)仅因初相差不同,合成结果就不一样。这是因合振动的形式由分振动的振幅、频率及相差决定。综上所述,若两分振动的频率成整数比,则合振动为一周期性振动,且频率为分振动频率的最大公因数,合振动曲线的形状,则因分振动的振幅或相位不同而显著不同。

图 6-7　同方向、不同频率简谐振动的合成
（a）$\varphi_2 - \varphi_1 = 0$;（b）$\varphi_2 - \varphi_1 = -\pi/2$

三、振　动　谱

如前所述,同方向不同频率简谐振动的合成是一个周期性振动。反之,据傅里叶级数理

论,任一周期性复杂的振动都可分解为一系列的,同方向不同频率,不同振幅的简谐振动:

$$s = F(\omega t) = A_0 + A_1\cos\omega t + A_2\cos2\omega t + \cdots + B_1\sin\omega t + B_2\sin2\omega t + \cdots$$

对于函数 $F(\omega t)$ 的一定形式,式中各系数 $A_0, A_1\cdots, B_1, B_2\cdots$,可按一定公式计算出来。上式各项所表示的分振动的频率都是原振动频率的整数倍,其中与原振动频率相同的分振动称为基频振动,其他分振动依照各自频率相对基频的倍数相应地称为二次,三次……谐频振动。这种将任一周期性振动分解为许多简谐振动之和的方法,称为频谱分析(spectral analysis)。

图 6-8(a)表示一锯齿形振动,按傅里叶级数展开:

$$s = F(\omega t)$$
$$= \frac{1}{\pi}\left(-\sin\omega t - \frac{1}{2}\sin2\omega t - \frac{1}{3}\sin3\omega t\right.$$
$$\left. -\frac{1}{4}\sin4\omega t - \frac{1}{5}\sin5\omega t + \cdots\right)$$

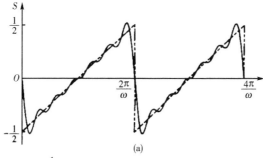

(a)

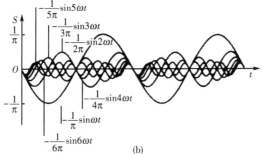

(b)

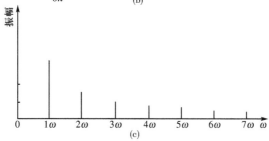

(c)

图 6-8 锯齿形振动及其频谱

图 6-8(b)画出了该振动中简谐振动的前六项,图 6-8(a)中实线为这六项的合振动。若再多取一些高频项,合振动将更接近图 6-8(a)中的虚线。将一实际振动的各分振动成分,

以 ω 为横坐标，A 为纵坐标，按顺序表示的频谱图，叫做振动谱。图 6-8(c) 就是锯齿形振动的振动谱。由图可见，周期性振动的振动谱为一条条分立的线状谱。

频谱分析无论是对实际应用还是理论研究，都是十分重要的方法。如用计算机对正常人和喉疾患者发出的声波进行定量分析，绘出频谱图，为诊断各种喉疾提供依据；在超声成像中，利用频谱分析研究多普勒声束内回声信号中所含的各种频率分量和多个振幅，从而确定声束内红细胞流速与红细胞数量之间的关系。再如听觉理论的研究及脑电图、噪声和振动因素分析，也都要用到频谱分析。

四、两个同频率、互相垂直的简谐振动的合成

设同频率的二简谐振动分别在相互垂直的 x 轴和 y 轴方向振动，在任意时刻其位移各为

$$x = A_1\cos(\omega t + \varphi_1), y = A_2\cos(\omega t + \varphi_2)$$

如果质点同时参与这两个振动，则在 t 时刻质点的位置是 (x, y)。由上式消去 t，可得出质点在 xy 平面内的运动轨迹方程

$$\frac{x^2}{A_1^2} + \frac{y^2}{A_2^2} - 2\frac{xy}{A_1 A_2}\cos(\varphi_2 - \varphi_1) = \sin^2(\varphi_2 - \varphi_1) \tag{6-26}$$

一般来说，这是个椭圆方程。椭圆的形状由分振动振幅的大小及相差决定。椭圆被包于 $x = \pm A_1$，$y = \pm A_2$ 的矩形内并与其四边相切。椭圆的长轴、短轴大小和方位则由相差来定，如

（1）$\varphi_2 - \varphi_1 = 0$，两分振动同相，则式 (6-26) 化为

$$\left(\frac{x}{A_1} - \frac{y}{A_2}\right)^2 = 0，即 \frac{x}{A_1} = \frac{y}{A_2}$$

质点轨迹退缩为通过原点，斜率为 A_2/A_1 的直线，如图 6-9(a)。所以，合振动也是简谐振动，频率等于分振动的频率。

（2）$\varphi_2 - \varphi_1 = \pi$，两分振动反相，则式 (6-26) 化为

$$\left(\frac{x}{A_1} + \frac{y}{A_2}\right)^2 = 0，即 \frac{x}{A_1} = -\frac{y}{A_2}$$

质点轨迹还是一条通过原点的直线，不过斜率为 $-\dfrac{A_2}{A_1}$，合振动仍为简谐振动，其频率等于分振动频率，如图 6-9(e)。

（3）$\varphi_2 - \varphi_1 = \dfrac{\pi}{2}$，则式 (6-26) 化为

$$\frac{x^2}{A_1^2} + \frac{y^2}{A_2^2} = 1$$

质点的轨迹是以 Ox 和 Oy 为轴的椭圆，质点沿顺时针运动，如图 6-9(c)，若 $A_1 = A_2$，则椭圆变为圆。

（4）$\varphi_2 - \varphi_1 = \dfrac{3\pi}{2}\left(或 -\dfrac{\pi}{2}\right)$，质点的轨迹也是椭圆，与前者不同的是质点的运动方向为逆时针，如图 6-9(g)。

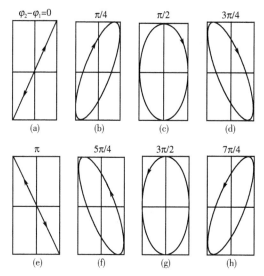

图 6-9　两个同频率、互相垂直的简谐振动的合成

从以上讨论可知,任何一个直线简谐振动、椭圆运动或圆周运动都可分解为两个同频率互相垂直的简谐振动。

第四节　振动医学应用

一、机械振动对人体的生物效应

机械振动是一种十分普遍的物理现象。我国的传统医学很早就将其作为一种治疗手段加以应用,如中医推拿学基本手法中的"振动类手法"和"叩击类手法"等。现代科学化振动平台的应用,扩大了利用机械振动源作用于人体以期治疗疾病的范围。目前,机械振动的生物效应在各种慢性疾病的康复、运动员的力量训练以及减肥等方面正日益引起人们的重视。

振动手法是中医学康复治疗技术中的重要手法。振动通过能量传递使受振物体内部发生共振,其影响程度与振动频率、幅度、方向及时间有关。振动可通过人工或机械振动方式进行。

人体是复杂的共振系统,振动会使某些组织器官的结构发生相应的位移,改变一些组织的压力,影响淋巴液的流动;振动会使一些组织器官之间发生相对运动,摩擦生热使局部温度上升而影响其功能,甚至对细胞行为产生影响。振动手法对人体的生物学效应,通过局部的组织器官和细胞等结构而产生,再通过神经、体液的反射调节或经络调节而获得。手法的良性刺激,可使局部皮温升高,改善组织代谢,使皮肤润泽而有弹性;可使肌肉内毛细血管开放增多,加强局部的血液供给,改善营养,增强韧带、肌腱的弹性和活动性,促进关节滑液的分泌与流动,促进关节周围的血液、淋巴液循环;骨折内固定后接受细微运动可产生骨折段内应变,促进骨折愈合;振动可直接刺激胸壁,同时通过反射机制使呼吸活动加深,改善肺通气及灌注,增强胃肠蠕动、改善消化机能,改善心肌供血状况。手法振动以一种交替挤压、松弛的形式对神经末梢刺激,通过神经反射引起机体的各种良性应答性反应,还可调节大脑的兴奋与抑制过程;振动能帮助静脉血液回流,引起周围血管扩张,血压降低。手法直接挤压淋巴管,使淋巴液回流加快;对腹腔施加压力,通过对肌肉组织的直接作用和反射作用,增加排尿量。

人体各组织器官均处于振动状态,因而其生理特性都具有各自的周期性。当此状态通过振动调整到有序状态时,便形成整体性的波动,波动的传播路线即中医学所说的经络,即是气血运行的通路。现代医学证明,人在安静状态时只有 6% ~ 8% 左右的毛细血管处于开放状态,运用振动手法在相应的部位或穴位操作后,可对气血起到推动作用,使微循环泵血功能得到加强,组织内更多的毛细血管开放,血流增多,流速加快。手法振动,能通过经络这一多层次、多功能、多形态的立体调控系统及远端的神经感受器,将冲动传递到其他组织和病灶区,加强正常组织的细胞功能,激活病变组织细胞,使机体恢复正常状态。

在患者的头、耳、腰及背部给予适当的手法振动,患者会有美妙的体感振动,能影响植物神经系统的功能,使交感神经紧张状态明显减轻,患者身心得以放松,从而减轻紧张的心理状态和抵抗感,增加亲和力,减轻抑郁焦虑感。可以用于疾病治疗,如肌肉酸痛、骨折、骨质疏松、关节肿胀、失眠、焦虑、自主神经功能紊乱、胃肠功能失调、阳痿、小便不利、哮喘、心慌等;用于预防保健,适度的振动能增强骨骼强度,加强心肺功能促进血液循环,增强细胞免疫功能,降低血黏度,因而能预防疾病,增进健康;用于减肥美容,振动手法能促使脂肪分解,增进皮肤血液供应,促进雌激素的分泌,改善组织弹性;能加速清除局部代谢产物,消除肌痉挛,用于缓解紧张和疲劳。

机械振动因其显著的成骨效应及非侵入、无创、不良反应小等特点,在治疗骨质疏松症、骨折愈合及预防老年性骨丢失中,将会有广阔的应用前景。机械应力能显著地改变骨中血流,并通过影响血流来影响其成骨能力。可以增加肌肉血流量,有利于骨血灌注,进而引起骨生长增加和抑制骨量丢失。机械应变(如应变幅度、应变率、振动频率、振动时间等)的变化驱动着骨的构建与重塑,并相应地调整骨骼的结构。当骨骼应变低于一个最小有效应变域值范围时,骨质和骨骼的力学特性等可以得到维持,如果骨骼内的局部应变超过了该范围,骨骼将进行构建以改变其结构使局部应变归附于该范围内,从而增强骨密度及骨的机械性能。

运动是生命存在的重要形式,振动与生命活动有密切关系。分析探讨外力振动与人体内部自身振动之间的相互影响及作用机理,以确定外来振动,对人体内部器官产生良好生理反应最佳频率、振幅和振动波形,即最佳生理振动效应,更好地防治疾病,为人类的健康服务。

二、振动测量技术在医疗上的应用

振动噪声测试技术在口腔临床医学及实验室研究方面有着广阔的应用前景。振动噪声测试技术能准确、快速地测量器械实际应用时的力学状况,测量结果符合口腔实际情况,还能对整个过程实施监控,直观性强。它可对人体口腔、颌面部等各种生理、病理信息采集、放大并转换成容易测定的量,通过计算机的处理、分析与计算,正确地将以上信息记录和储存下来。生理、病理信息经过相互比较可用于口腔疾病的诊断,通过网络远距离传输用于远程医疗;各种信息以容易为人理解的方式显示也可为口腔解剖生理研究、应力应变研究等提供新的实验方法。在正畸治疗中,通过振动噪声测试技术,可实时监控正畸力的大小及牙齿的受力情况,以利随时调整,从而提高医疗质量。

动态喉镜(laryngostroboscope)又名频闪喉镜,是一种用来观察声带振动、检查喉功能不可缺少的仪器。其特点是采用频闪光源,通过喉镜看到缓慢运动的或静止的声带视觉假象。它可以将其他喉镜无法观察到的声带振动和黏膜波动显示在荧光屏上,并可录制存盘,永久保存,为喉科疾病(包括早期喉癌)的诊断和鉴别诊断、判定手术效果、疾病的会诊、随访、教学和科研工作提供依据。它在喉科学、病理嗓音学和艺术嗓音学等领域发挥了重要作用。

据 Talbot 定律,每个形象在暴露后可以在视网膜上保留 0.2s,也就是说,如果物体的振动频率大于 5Hz 时,肉眼将无法区别每个相位时的清晰形象,只能看到各相位形象叠加的弥散模糊影。发音时声带作快速振动,每秒钟可为 80~1000 次,甚至高达 2000 次,人眼是无法分辨的。为了详细地观察声带的振动,就必需借助于某种方法,使快速的振动相对地减慢下来,这就是频闪喉镜技术的原理。如果一个有规律振动的物体被一个相同频率的闪光所照射,过滤掉其他相的干扰,这个物体将固定在振动周期中,产生一个静止的图像。如果闪光的频率与振动体的频率略有差别时,也就是每次闪光在振动体上的相位后移或前移时就产生了缓慢运动图像,这是利用了人眼的视觉残留引起的光学错觉。发声的基频通过喉麦克风、声频放大器、差频产生器,最后传至氙灯,氙灯按同样或略有差别的频率发射间断光束,从而保证闪光频率始终与声带振动频率一致或保持一定差频(0~2Hz)以观察声带的静相或动相。快速振动的声带好像静止或大大减慢了速度,使医生能看到复杂的声带振动的图像,从而发现某些普遍喉镜下不能发现的微小病变。

频闪喉镜是研究声带振动的仪器,因此频闪喉镜检查的一些理论基础都是与声带振动的理论及其组织结构分不开的。在发音时,不仅声带有轻微的开、闭(振动),而且覆盖于声带的黏膜在声带表面及上方有水波样滚动,并认为这是由于振动体与表面覆盖层的质量不同引起的。声带振动是一个由被盖层、本体层组成的双重振动体,它是声带振动和黏膜波动的组织学基础。

动态喉镜检查一般包括声带的静止像和慢动像两方面,特别在嗓音疾病的早期诊治和深入研究方面能提供更多的信息。声带振动模式是喉功能的最好显示器,它可以灵敏地反映喉的微小病变。研究声带振动模式的变化,对喉病的诊断、治疗及预后具有重要意义。声带黏膜层的炎症、肿胀、角化、瘢痕或纤维化等都会导致被盖层变硬、僵直、质量增加、松软度下降、被动伸张和变形的顺应能力降低,致使黏膜波动的频率、幅度下降,甚至消失。环甲肌功能过高时,如青春期假声,表现为音调高,声带振幅小,关闭不好;功能性失音时,声带黏膜波消失;声带息肉时其振动不对称,但连续振动多规则;上皮增生时声带振动多不对称,振幅和黏膜波动虽下降,但不如浸润性癌明显。黏膜表面的浅层病变对声带振动的影响较小,但在病变深、范围广的疾病,如结核、肿瘤,病变由黏膜层向深层浸润,波及本体层,使两层融为一体,整个声带变硬,质量增加,体积增大,弹性和变型能力丧失,在病变的发展过程中,就会相应地出现黏膜波动消失,进而声带振动消失。声带癌和喉乳头状瘤时声带振幅显著下降,黏膜波动消失,病变处多无振动,故可帮助确定肿瘤的浸润范围(图 6-10)。

一个嗓音的产生与声带振动有直接关系,其振动形态、振动基频、周期变化、相位变化、黏膜波动和声带张力的变化都是重要参数。这些参数可通过动态喉镜检查获得。因此动态喉镜

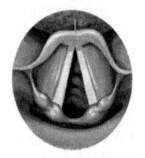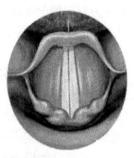

图 6-10 用动态喉镜观察喉的外形

不仅是病理嗓音检查的重要工具,而且在艺术嗓音研究方面亦有其独特的优势。科技工作者通过动态喉镜等仪器调查分析歌唱家的元音高峰共振源,提出了嗓音方面的新见解。为使嗓音学研究更具客观准确性,利用动态喉镜进行定量分析,取得了良好的效果。动态喉镜检查能显示声带功能调节的情况和保持恒定音调的能力,在音域测定方面也有较多的应用。

广义地讲,任何一个物理量在某个定值附近反复变化都可称为振动。心电图是现代医学心脏无创伤检查的重要方法之一。心脏机械收缩前,心肌先产生电激动,由于人体是个容积导体,心肌的这种电激动相对人体体表就等效为电矩大小和方向随心脏跳动周期性变化的电偶极子,医学上称为心电向量。心电向量是一个在大小和方向上都随时间作周期性变化的矢量,使人体各处电势也随之周期性地变化。测量和描记人体体表某两点间的电势差随时间的变化波形,就是心电图。心电图反映了心肌传导机能是否正常,用于心脏疾病的诊断(详见第 8 章)。

拓展阅读

　　振动是宇宙中普遍存在的现象。分子永不停息的无规则运动叫做热运动,这种热运动就是分子的无规则振动。对于分子或固体中的原子而言,热振动就是指这些原子具有动能、在其平衡位置附近进行的一种振动。温度越高,热振动的振幅就越大。但是,即使在绝对零度下,由于量子力学中不确定关系的限制,原子的振动也不会停止,存在所谓零点振动。原子核的热振动将要影响到电子的运动,形成散射,这也就是产生电阻的一个重要原因。

　　原子之间的相互作用力一般可以很好地近似为弹性力。若把原子比作小球的话,则整个晶体由许多规则排列的小球构成,而小球之间又彼此由轻弹簧连接起来,从而每个原子的振动都要牵动周围的原子,使振动以弹性波的形式在晶体中传播。当原子振动的振幅与原子间距的比值很小时,可以进行简谐近似,那么这些组成晶体中弹性波的各个基本的振动就是彼此独立的。每一种振动模式实际上就是一种具有特定的频率 ν、波长 λ 和一定方向传播的弹性波。整个系统也就相当于由一系列相互独立的谐振子构成,这种振动是以波动的形式传播的——形成格波。在经典理论中,这些谐振子的能量将是连续的,但按照量子力学,它们的能量则必须是量子化的,而这种量子化了的弹性波的最小单位就叫声子。声子是一种元激发,声子用来描述晶格的简谐振动,是固体理论中很重要的一个概念。

　　晶格振动的模式可以有声学波和光学波两种。声学波反映了晶体原胞中原子的一致性运动模式;光学波反映了晶体原胞中原子的相对运动模式。相应的有两种声子:声学波声子和光学波声子。声学波的能量较低,但是其动量却可能很大。因此在对于载流子的散射与复合中,声学波往往起着交换动量的作用;而光学波恰恰相反,往往起着交换能量的作用。有关分子振动或转动能级的信息,可由红外吸收光谱、拉曼光谱等手段检测。

晶格振动也是产生热传导的一种原因,绝缘体的传热就是晶格振动的作用;热传导与比热的关系很密切。采用理想的简谐振动来近似,并且据此采用统计力学方法来计算比热,所得到的结果与实验符合得很好。晶格振动要妨碍电子的输运——是一种重要的散射因素,将直接影响到载流子的电导率。晶格振动也与超导电性关系密切,晶格振动散射是微观超导理论的基础之一。

当声波在晶体中传播时,将造成晶体原子密度发生波动式的疏密变化,并从而在晶体中产生额外的周期性势场波。电子会不断遭受声子散射而损失能量,从而电子将被声子势场波的波谷所俘获,当声波在晶体中传播时,电子即被声子势场波牵引着向前,这就是所谓声子曳引效应。

在半导体中,电子被声子牵引着向前运动,则必然就会导致电子往一边集中得较多,结果产生出电动势,这种由声波而产生电动势的现象就是所谓声电效应。在利用声电效应工作的声电器件中,多采用压电半导体来制作,声子曳引效应和相应的声电效应会因为压电性而更强。在出现声子曳引效应的情况下,再在半导体中加上电场来加速电子的漂移运动,这时就会产生两种不同的效果:若电子的漂移速度小于声波速度,则电子将被声子势场波牵引着向前移动,这时声波将把部分能量传递给电子,结果声波的波幅减小,即声波衰减了,这就是超声波衰减器的工作原理。若电子的漂移速度大于声波速度,则电子将推动着声子势场波向前移动,这时声波将从电子处获得能量,即声波得到了放大,这就是超声波放大器的工作原理。

思考问题:

1. 从宏观来看,整个宇宙星系中有那些现象是振动?

2. 请问组成物质的原子分子在绝对零度时是否存在振动?

3. 声子是真实存在的吗? 它有什么作用?

习 题 六

6-1 试分析下面的说法是否正确:

(1)所有周期运动都是简谐运动。

(2)所有简谐运动都是周期性运动。

(3)简谐运动的周期与振幅成正比。

(4)简谐运动的能量与振幅成正比。

(5)简谐运动的速度方向与位移方向始终一致。

(6)简谐运动的速度为零时加速度也等于零。

6-2 简谐运动的振幅是 A,问振动质点在一周期内走过的路程有多远?

6-3 一个谐振子的加速度和位移能否同时具有相同的方向? 加速度和速度呢? 速度和位移呢?

6-4 一个谐振子在 $t=0$ 时位于离平衡位置6cm 处,速度为 0,振动的周期2S,求简谐运动的位移及速度表达式。 $(S=6\cos\pi t\ \mathrm{cm};v=-6\pi\sin\pi t\ \mathrm{cm\cdot s^{-1}})$

6-5 一音叉的端点以 1mm 的振幅,380Hz 的频率做简谐运动。试求端点的最大速度。

$$(v=A\omega=10^{-3}\times2\pi\times380=2.38\mathrm{m\cdot s^{-1}})$$

6-6 两谐振子 A 和 B 做同方向、同频率、同相的振动,当 A 的位移 $S_A=8$ 时,B 的位移 $S_B=6$。问当 $S_A=4$ 时,$S'_B=?$,$S_A=0$ 时,$S''_B=?$ $(S'_B=3;S''_B=0)$

6-7 一个 0.5kg 的物体做周期为 0.5s 的简谐运动,它的能量为 5J,求:①振幅;②最大速度;③最大加速度。 $(0.36\mathrm{m};4.47\mathrm{m\cdot s^{-1}};56.20\mathrm{m\cdot s^{-2}})$

6-8 某质点参与 $x_1=10\cos(\pi t-\pi/2)\mathrm{cm}$ 及 $x_2=20\cos(\pi t-\pi/3)\mathrm{cm}$ 两个同方向的简谐振动,求其合成振动的振动表达式。 $(29.1\cos[\pi t-\arctan(1+\sqrt{3})]\mathrm{cm})$

6-9 有一劲度系数为 32.0N/m 的轻质弹簧,放置在光滑的水平面上,其一端被固定,另一端系一质量为 500g 的物体。将物体沿弹簧长度方向拉伸至距平衡位置 10.0cm 处,然后将物体由静止释放,物体将在水平面上沿一条直线做简谐振动。分别写出振动的位移、速度和加速度与时间的关系。 $(x=0.100\cos(8.00t)\mathrm{m};v=-0.800\sin(8.00t)\mathrm{m\cdot s^{-1}};a=-6.40\cos(8.00t)\mathrm{m\cdot s^{-2}})$

6-10 一质量为 10g 的物体做简谐振动,其振幅为 24cm,周期为 4.0s,当 $t=0$ 时,位移为+24cm。求:①$t=0.5\mathrm{s}$ 时,物体所在位置;②$t=0.5\mathrm{s}$ 时,物体所受力的大小;③由起始位置运动到 $x=12\mathrm{cm}$ 处,物体的速度。 $(0.17\mathrm{m};-4.19\times10^{-3}\mathrm{N};-0.326\mathrm{m\cdot s^{-1}})$

（盖志刚）

第7章　机械波和声波

本章要求

（1）掌握波函数的描述方法及物理意义，声强和声强级的计算，多普勒效应及其应用。

（2）理解声压、声强、响度级、声阻抗等基本概念，声波的基本性质和等响曲线的意义。

（3）了解超声波的基本特性以及医学应用；了解次声波的基本特性。

波动（wave motion）是振动的传播过程，简称波。波动是能量传播的一种重要形式。机械振动在弹性媒质中的传播过程形成机械波；电磁振动在空间的传播形成电磁波。所有的波都遵守着一些共同的规律，波动理论不仅对一些宏观现象的解释非常重要，也是研究微观世界的重要基础。

本章除主要介绍机械波的基本规律外，还介绍声波、超声波的一些物理性质和规律以及它们在医学中的应用。

第一节　机械波的产生及描述

一、机　械　波

1. 机械波的产生　由弹性力联系着的质点所组成的介质，叫弹性介质（elastic medium）或弹性媒质。如果其中某一个质点因外界扰动而引起振动时，由于弹性力的联系，周围的质点将由近及远地振动起来。这种机械振动在弹性介质中的传播过程，叫机械波（mechanical wave）。由此可知，要产生机械波，首先要有做机械振动的物体，即波源（wave source），其次要有传播这种振动的弹性介质。

2. 横波与纵波　振动方向和波的传播方向相互垂直的波叫横波（transverse wave）。横波传播时，介质要发生形变，即发生切变。固体具有切变弹性，而液体和气体却没有，因此横波只能在固体中传播，不能在液体和气体中传播。

振动方向和传播方向一致的波叫纵波（longitudinal wave）。纵波传播时，介质的形变是压缩和膨胀，即体积的变化。固体、液体和气体都具有体变弹性，因此，纵波在固体、液体和气体中都可以传播。

无论是横波还是纵波，它们都只是振动状态（即振动相位）的传播，弹性介质中各质点只在各自的平衡位置附近重复波源的振动，并不随波前进。

3. 波阵面与波线　波从波源沿各个方向在介质中传播时，在同一时刻，振动相位相同的点连成的面叫做波阵面（wave front），在某时刻最前面的那个波阵面叫做波前。

在各向同性的介质中，波沿各个方向的传播速度相同，点波源产生的波阵面为球面。波阵面为球面的波叫球面波（spherical wave），波阵面为平面的波叫平面波（plane wave）。表示波的传播方向的线叫做波线（wave line）。在各向同性的均匀介质中，波线为直线并与波阵面垂直。如图 7-1 所示。

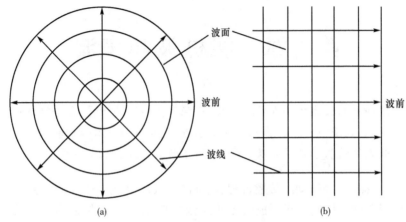

图 7-1 波阵面与波线
（a）球面波；（b）平面波

4. 波速　波长　波的周期　波速、波长和波的周期（或频率）都是描述波动的重要物理量。波速（wave speed）是单位时间内任意振动状态（或相位）传播的距离，用 c 表示。它是描述振动在介质中传播快慢的物理量，其大小取决于介质的弹性模量和密度等。由前面讨论知，横波只能在固体中传播，所以

对横波　$c=\sqrt{\dfrac{G}{\rho}}$　（固体）

对纵波　$c=\sqrt{\dfrac{E}{\rho}}$　（固体）

　　　　$c=\sqrt{\dfrac{K}{\rho}}$　（液体和气体）

式中，G、E、K、ρ 分别为介质的切变模量、杨氏模量、体变模量和密度。

在波的传播中，同一波线上两个相位差为 2π 的点间的距离叫波长（wavelength），用 λ 表示。一个完整的波通过波线上某点所需的时间，叫波的周期（period），用 T 表示。周期的倒数叫频率（frequency），用 ν 表示。波的频率是单位时间内通过波线上某点的完整波的数目。据上述定义，波速、波长、波的周期或频率间的关系为

$$c=\frac{\lambda}{T}=\lambda\nu \tag{7-1}$$

这是波动理论中的基本关系式，对任何波都成立。同一波在不同介质中波速不同，而周期（或频率）不变，所以波长随介质而变。

二、波　函　数

设平面简谐波以波速 c 在均匀介质中沿 X 轴正方向无衰减传播（图 7-2）。纵坐标表示波线 OX 上各质点的位移。若波源做简谐振动，其振动方程为

$$s=A\cos(\omega t+\varphi)$$

在 X 轴上任取一点 P，该点距原点的距离为 x，因为 P 点的振动是从 O 点传过来的，P 点相位比 O 点落后。振动从 O 传到 P 需要 的时间为 x/c，所以 P 点处的质点在时刻 t 的位移等于 O 点处质点在时刻 $t-x/c$ 的位移

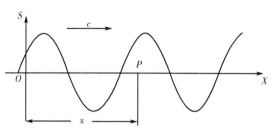

图 7-2　平面简谐波波函数的推导

$$s = A\cos\omega\left(t - \frac{x}{c}\right) \qquad (7-2)$$

因为 x 和 t 都是任意的，所以(6-2)式表示介质中任一质点在任意时刻的振动情况。此函数叫做沿 x 轴正方向传播的平面简谐波的波函数。波函数中有两个自变量 t 和 x，这与振动方程是不同的。

利用关系式 $\omega = 2\pi/T = 2\pi\nu$ 及 $cT = \lambda$，上式可写成下列形式

$$s = A\cos\left[2\pi\left(\frac{t}{T} - \frac{x}{\lambda}\right)\varphi\right] \qquad (7-3)$$

$$s = A\cos\left[2\pi\left(\nu t - \frac{x}{\lambda}\right)\varphi\right] \qquad (7-4)$$

下面进一步分析波函数的意义。

当 x 为某一定值 $x = x_0$ 时，式(7-2)变为

$$s = A\cos\left[\omega\left(t - \frac{x_0}{c}\right) + \varphi\right] = A\cos\left[\left(\omega t - \frac{2\pi x_0}{\lambda}\right) + \varphi\right]$$

显然 $\varphi = \dfrac{2\pi x_0}{\lambda}$ 为一定值。上式表明，s 只是时间 t 的函数，这时波函数变成给定点的振动方程。$2\pi x_0/\lambda$ 是该处质点与 O 处质点的相差，x_0 越大，位相落后越多。

当 t 为给定值 $t = t_0$ 时，波函数变为

$$s = A\cos\left[\left(\omega t_0 - \frac{2\pi x}{\lambda}\right) + \varphi\right]$$

式中，ωt_0 为定值，s 只是 x 的函数。这时波函数表示在给定时刻波线上各个不同质点的位移，即它表示了给定时刻的波形。

当 x、t 取任意值时，波函数则表示波线上在任一位置 x 处的质点在任意时刻 t 的位移 s，这就是波函数的全部意义。

若平面简谐波沿 x 轴负方向传播，则 P 点的振动要比 O 点处早一段时间 x/c，因此波函数写为

$$s = A\cos\left[\omega\left(t + \frac{x}{c}\right) + \varphi\right]$$

例题 7-1　频率 $\nu = 12.5\text{kHz}$ 的平面简谐纵波沿细长的金属棒传播，棒的杨氏弹性模量 $E = 1.9 \times 10^{11}\text{N} \cdot \text{m}^{-2}$，棒的密度 $\rho = 7.6 \times 10^3\text{kg} \cdot \text{m}^{-3}$，已知波源的振幅 $A = 0.1\text{mm}$，初相位 $\varphi = 0$。试求：①波源的振动方程；②波函数；③离波源 10cm 处质点的振动方程；④离波源 20cm 和 30cm 两点间质点振动相差；⑤在波源振动了 0.0021s，该时刻的波函数。

解：棒中的波速

$$c = \sqrt{\frac{E}{\rho}} = \sqrt{\frac{1.9 \times 10^{11}}{7.6 \times 10^3}} = 5.0 \times 10^3 (\text{m} \cdot \text{s}^{-1})$$

波长　$\lambda = \dfrac{c}{\nu} = \dfrac{5.0 \times 10^3}{12.5 \times 10^3} = 0.40(\text{m})$

周期　$T = \dfrac{1}{\nu} = \dfrac{1}{12.5 \times 10^3} = 8 \times 10^{-5}(\text{s})$

（1）当波源振动初相位 $\varphi = 0$ 时，波源的振动方程为

$s_0 = A\cos\omega t$

　$= 0.1 \times 10^{-3} \cos(2\pi \times 12.5 \times 10^3 t)$

　$= 0.1 \times 10^{-3} \cos(25 \times 10^3 \pi t)(\text{m})$

（2）波函数为

$$s = A\cos\omega\left(t - \frac{x}{c}\right)$$

$$= 0.1 \times 10^{-3} \cos 25 \times 10^3 \pi\left(t - \frac{x}{5 \times 10^3}\right)(\text{m})$$

（3）离波源 10cm 处质点的振动方程

$$s = 0.1 \times 10^{-3} \cos 25 \times 10^3 \pi\left(t - \frac{0.1}{5 \times 10^3}\right)(\text{m})$$

$$= 0.1 \times 10^{-3} \cos\left(25 \times 10^3 \pi t - \frac{\pi}{2}\right)(\text{m})$$

（4）离波源 20cm 和 30cm 两点间质点振动的相差为

$$\Delta x = 30 - 20 = 10(\text{cm}) = \frac{\lambda}{4}$$

即

$$\Delta\varphi = \frac{\pi}{2}$$

（5）$t = 0.0021(\text{s})$ 时的波函数为

$$s = 0.1 \times 10^{-3} \cos 25 \times 10^3 \pi\left(0.0021 - \frac{x}{5 \times 10^3}\right)$$

$$= 0.1 \times 10^{-3} \cos(52.5\pi - 5\pi x)$$

$$= 0.1 \times 10^{-3} \cos\left(\frac{\pi}{2} - 5\pi x\right)$$

$$= -0.1 \times 10^{-3} \sin(5\pi x)(\text{m})$$

第二节　波的能量与强度

一、波的能量

当振动在介质中传播时，介质中原静止的质点开始振动，因而有了动能；同时介质发生形变，又具有弹性势能。因此，波的传播过程也是能量的传播过程。

设介质的密度为 ρ，在其中传播着平面简谐波 $s = A\cos\omega\left(t - \dfrac{x}{c}\right)$。可以证明，在暂不考虑介质分子对能量吸收的情况下，任意坐标 x 处的体积元 ΔV，在 t 时刻的动能 E_k 和势能 E_p 为

$$E_k = E_p = \frac{1}{2}\rho\Delta V A^2\omega^2\sin^2\omega\left(t - \frac{x}{c}\right)$$

即该体积元的动能、势能总保持相等，并步调一致地在零与最大值 $\dfrac{1}{2}\rho\Delta V A^2\omega^2$ 之间做周期性的变化。当然，体积元 ΔV 内的总机械能也将按同一规律变化，

$$E_{总} = E_k + E_p = \rho\Delta V A^2\omega^2\sin^2\omega\left(t - \frac{x}{c}\right) \tag{7-5}$$

上式说明体积元的机械能并不守恒，而是不断地接受能量和传出能量，把波源的能量传播出去。这就是波动传播能量的机制。

介质中单位体积的能量，叫做能量密度 ω

$$\omega = \frac{E_{总}}{\Delta V} = \rho A^2\omega^2\sin^2\omega\left(t - \frac{x}{c}\right)$$

因 ω 也随时间变化，通常取一周期内的平均值，叫做平均能量密度 $\overline{\omega}$

$$\overline{\omega} = \frac{1}{T}\int_0^T \rho A^2\omega^2\sin^2\omega\left(t - \frac{x}{c}\right)\mathrm{d}t = \frac{1}{2}\rho A^2\omega^2 \tag{7-6}$$

波的平均能量密度与振幅的平方，频率的平方及介质的密度成正比。以上结论对横波、纵波均成立。

二、波 的 强 度

为描述能量随波动在介质中的传播，把单位时间内通过垂直波动传播方向的单位面积的平均能量叫做波的强度（intensity of wave），用 I 表示，如图 7-3 所示。在介质中取一垂直于波传播方向的平面 S，一周期内通过 S 面的平均能量等于体积 ScT 中的能量，则波的强度为

$$I = \frac{\overline{\omega}ScT}{ST} = \overline{\omega}c = \frac{1}{2}\rho c A^2\omega^2 \tag{7-7}$$

单位为 $\mathrm{W}\cdot\mathrm{m}^{-2}$。由上式可知，波的强度与介质的密度、波速、振幅和频率都有关。对某一介质来说，介质的密度和波速都是定值，因此波的强度与振幅的平方、频率的平方成正比。

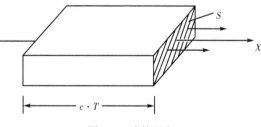

图 7-3　波的强度

三、波 的 衰 减

机械波在介质中传播时，其强度将随着传播距离的增加而减弱，振幅也随之减小，这种现象称为波的衰减。导致波衰减的主要原因有：①由于波面的扩大造成单位截面积通过的

波的能量减少,称为扩散衰减。②由于散射使沿原方向传播的波的强度减弱,称为散射衰减。③由于介质的黏性(内摩擦)等原因,波的能量随传播距离的增加逐渐转化为其他形式的能量,称为介质对波的吸收。以下主要讨论吸收衰减的规律。

设一束单色平面波在均匀介质中沿 x 轴正方向传播,在 $x=0$ 处入射波的强度为 I_0,在 x 处波的强度衰减为 I,通过厚度为 dx 的一层介质时,由于介质的吸收,波的强度减弱了 $-dI$。实验表明,波的强度减弱量 $-dI$ 与入射波的强度 I 和该介质层的厚度 dx 成正比,即

$$-dI = \mu I dx$$

比例系数 μ 与介质的性质和波的频率有关,称为介质的吸收系数(absorption coefficient)。解该微分方程,并利用边界条件:当 $x=0$ 时,$I=I_0$,得

$$I = I_0 e^{-\mu x}$$

上式表明平面波的强度在传播过程中按指数规律衰减。由于波的强度 I 与振幅 A 的平方成正比,所以考虑介质吸收后平面简谐波的振幅衰减规律为

$$s = A_0 e^{\frac{-\mu x}{2}} \cos\left[\omega\left(t - \frac{x}{c}\right) + \varphi\right]$$

第三节 波 的 干 涉

一、惠更斯原理

依据波的产生过程,可以认为,波动到达的每一个质点都可看成一个新的波源。基于这种观点,惠更斯原理(Huygens principle)指出:介质中波动到达的每一点都可以看作是新的波源,并向各个方向发射子波。在其后任意时刻,这些子波的包迹就是该时刻的波阵面。

如图 7-4(a)所示,波动从波源 O 以速度 c 向四周传播。已知 t 时刻的波阵面是半径为 R_1 的球面 S_1,可应用惠更斯原理求出 $t+\Delta t$ 时刻的波阵面 S_2。先以 S_1 上各点(即作为子波波源)为中心,以 $c\cdot\Delta t$ 为半径,画出许多半球形子波,再做这些子波的包迹面,就可求出 $t+\Delta t$ 时刻的波阵面,并由此可确定波的传播方向。

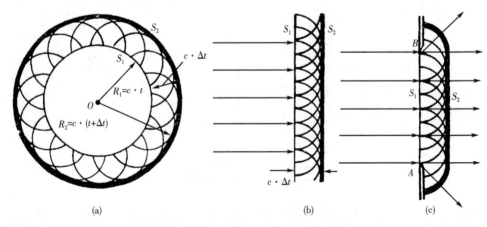

图 7-4　用惠更斯原理求波阵面

图 7-4(b)是用同种方法求出的平面波波阵面。图 7-4(c)是平面波垂直入射到有狭缝 AB 的障碍物上时,应用惠更斯原理求出的下一时刻的波阵面,与图 7-4(b)中不同的是,靠近狭缝边缘部分,波阵面发生弯曲。因为在各向同性的介质中,波线垂直波阵面,所以边缘的波线改变了原来的方向。说明波动能绕过障碍物传播,这种现象叫衍射(diffraction)。

惠更斯原理不仅适用于机械波,也适用于电磁波;既可用于各向同性的介质,也可用于各向异性的介质。这样就在广泛的范围内解决了波的传播问题。

二、波的叠加原理

几个波源产生的波在同一介质中传播时,无论相遇与否,都保持自己原有的特征(频率、波长、振动方向等),并按照自己原来的传播方向独立地传播,不受其他波的影响。在几列波的相遇区域,各质点的振动是各列波单独存在时的振动的合成,这就是波的叠加原理(superposition principle)。波的叠加原理由大量的自然现象和实验事实可总结出来,如各种声波传到人耳中,听者仍能分辨而不混淆。

三、波 的 干 涉

一般来说,振幅、频率、相位都不相同的几列波在某一点叠加时,情况是很复杂的,现在只讨论一种最简单、也是最重要的情况,即由两相干波源发出的波的叠加。所谓相干波源就是频率相同,振动方向相同,初相相同或相差恒定的波源。

设在各向同性的介质中,有两相干波源 O_1 和 O_2,如图 7-5(a)所示,其振动方程分别为

$$S_{O_1} = A_1 \cos(\omega t + \varphi_1)$$

$$S_{O_2} = A_2 \cos(\omega t + \varphi_2)$$

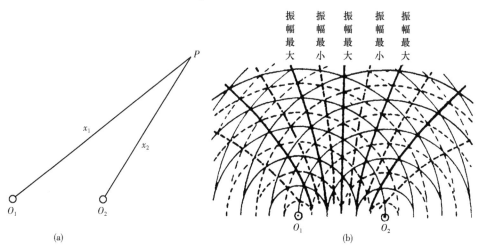

图 7-5 波的干涉

当两列波在叠加区任一点 P 相遇时,P 点到两波源的距离分别为 x_1 和 x_2,则在 P 点引起的振动分别为

$$S_1 = A_1 \cos\left(\omega t + \varphi_1 - \frac{2\pi}{\lambda}x_1\right)$$

$$S_2 = A_2 \cos\left(\omega t + \varphi_2 - \frac{2\pi}{\lambda}x_2\right)$$

由波的叠加原理可知，P 点的振动是这两振动的合成。两振动在 P 点的相差为：

$$\Delta\varphi = \varphi_2 - \varphi_1 + \frac{2\pi}{\lambda}(x_1 - x_2) \qquad (7\text{-}8)$$

可见两振动在 P 点的相差 $\Delta\varphi$ 为恒量，因此，合振幅 A 也是恒量。据振动合成的讨论可知，凡满足

$$\Delta\varphi = \varphi_2 - \varphi_1 + \frac{2\pi}{\lambda}(x_1 - x_2) = \pm 2k\pi \qquad (k = 0, 1, 2, \cdots)$$

图中各点的干涉相长，合振幅最大，$A = A_1 + A_2$。满足

$$\Delta\varphi = \varphi_2 - \varphi_1 + \frac{2\pi}{\lambda}(x_1 - x_2) = \pm(2k+1)\pi \qquad (k = 0, 1, 2\cdots)$$

图中各点的干涉相消，合振幅最小，$A = |A_1 - A_2|$。

$\Delta\varphi$ 为其他值时，合振幅介于最大值与最小值之间。

若 $\varphi_2 = \varphi_1$，则两波源做同相振动，上两式分别简化为

$$\delta = (x_1 - x_2) = \pm k\lambda \qquad (A\ \text{最大})$$

$$\delta = (x_1 - x_2) = \pm(2k+1) \cdot \frac{\lambda}{2} \qquad (A\ \text{最小})$$

δ 表示从波源 O_1 和 O_2 发出的两列波到达 P 点时所经过的路程之差，叫做波程差。这就是说，两个频率相同，振动方向相同，且同相位的波源所发出的波，在介质中相遇时，两列波的波程差等于零或波长的整数倍的各点振动加强，振幅最大；在波程差等于半波长的奇数倍的各点，振动减弱，振幅最小。这种在空间某些地方振动始终加强，而在另一些地方振动始终减弱的现象叫波的干涉（interference of waves）。由以上讨论可知，干涉现象一定是由相干波源发出的波产生，显然相干波源发出的波也满足同频率、同振动方向、同相位或有恒定的相差这三个条件，这样的波叫相干波（coherent wave），以上三个条件叫相干条件。

图 7-5(b) 表示 O_1 和 O_2 两相干波源产生干涉的情形。图中实线和虚线分别表示某一时刻的波峰和波谷，当实线与实线相交，即波峰与波峰相遇，或虚线与虚线相交，即波谷与波谷相遇的各点振动始终加强，波峰与波谷相遇的点振动始终减弱，形成了由一些双曲线组成的干涉图样。

需要指出，干涉现象是波动形式所独有的重要特征之一，它对光学、声学等都有非常重要的意义。

第四节 声 波

频率在 20~20 000Hz 范围内的机械振动在介质中所激起的纵波，传到人耳能引起声的感觉，这一频率范围内的弹性纵波叫做声波（sound wave）。频率高于 20 000Hz 的机械波叫超声波（ultrasonic wave），频率低于 20Hz 的机械波叫次声波（infrasonic wave）。超声波和次

声波都不能引起人的听觉。

一、声波的性质

1. 声速　由第一节的讨论可知,声波在气体、液体、固体内都可以传播,传播速度取决于介质的弹性模量和密度。除此之外,声速还与温度有关,如在标准状态下的空气中,声速为 $331\mathrm{m} \cdot \mathrm{s}^{-1}$。但温度每升高(或降低)$1℃$,声速约增加(或减少)$0.6\mathrm{m} \cdot \mathrm{s}^{-1}$。

2. 声压　声阻　声波在介质中传播时,每一体积元的密度随质点的振动作周期性变化,在介质中就会产生一些交替变化的疏密区域。在稀疏区域,压强小于没有声波传播时的静压强,在稠密区压强大于静压强。在介质中,有声波传播时的压强与无声波传播时的静压强的差值叫做声压(sound pressure),以 P 表示。显然,声压也做周期性变化。

设声波为平面简谐波,在均匀介质中无衰减地沿 x 轴正方向传播,由波函数 $s = A\cos\omega\left(t - \dfrac{x}{c}\right)$ 可以证明出介质中某点的声压 P 为:

$$P = \rho c \omega A \cos\left[\omega\left(t - \frac{x}{c}\right) + \frac{\pi}{2}\right] \tag{7-9}$$

或

$$P = \rho c v \tag{7-10}$$

式(7-9)说明,声压也是时间和位置的函数。介质中某处声压超前该处质点的振动位移 $\dfrac{\pi}{2}$,与振动速度同相,令

$$P_{\mathrm{m}} = \rho c \omega A = \rho c v_{\mathrm{m}} \tag{7-11}$$

P_{m} 叫做声压幅值,简称声幅。通常所说的声压大多指的是声压的有效值,即有效声压 P_{e}

$$P_{\mathrm{e}} = \frac{P_{\mathrm{m}}}{\sqrt{2}} \tag{7-12}$$

声压的单位为 Pa(帕)。$1Pa = 1\mathrm{N} \cdot \mathrm{m}^{-2}$

由式(7-11)可看出,在同一声压下,质点振动速度 v 与 ρc 成反比,即 ρc 越大,介质质元获得的速度越小,反之越大,这表明媒质密度与声速的乘积 ρc 反映了介质传播声波的能力。ρc 称为声阻抗(acoustic impedance),用 Z 表示,

$$Z = \rho c \tag{7-13}$$

结合式(7-10)、式(7-11)和式(7-13)得

$$Z = \frac{P}{v} = \frac{P_{\mathrm{m}}}{v_{\mathrm{m}}} \tag{7-14}$$

声阻抗是表示介质声学性质的一个重要物理量,单位为 $\mathrm{N} \cdot \mathrm{s} \cdot \mathrm{m}^{-3}$。表 7-1 给出了几种介质的声速和声阻抗。

表 7-1　几种介质的声速和声阻抗

介质	声速 $c(\mathrm{m} \cdot \mathrm{s}^{-1})$	密度 $\rho(\mathrm{kg} \cdot \mathrm{m}^{-3})$	声阻抗 $pc(\mathrm{kg} \cdot \mathrm{m}^{-2} \cdot \mathrm{s}^{-1})$
空气	$3.32 \times 10^2(0℃)$	1.29	$4.28/10^2$
	$3.44 \times 10^2(20℃)$	1.21	4.16×10^2

续表

介质	声速 $c(\text{m} \cdot \text{s}^{-1})$	密度 $\rho(\text{kg} \cdot \text{m}^{-3})$	声阻抗 $pc(\text{kg} \cdot \text{m}^{-2} \cdot \text{s}^{-1})$
水	$14.8 \times 10^2(20℃)$	988.2	1.48×10^6
脂肪	14.0×10^2	970	1.36×10^6
脑	15.3×10^2	1020	1.56×10^6
肌肉	15.7×10^2	1040	1.63×10^6
密质骨	36.0×10^2	1700	6.10×10^6
钢	50.5×10^2	7800	39.4×10^6

3. 声强 声强(sound intensity)是声波的强度,由波的强度定义可知,声强是单位时间内通过垂直声波传播方向的单位面积的能量,

$$I = \frac{1}{2}\rho c \omega^2 A^2 = \frac{1}{2}Z v_\text{m}^2 = \frac{1}{2}\frac{P_\text{m}^2}{Z} \tag{7-15}$$

式(7-15)表明,声强与声幅的平方成正比,与声阻抗成反比。

4. 反射与折射 在声波的传播过程中,当遇到两种不同介质的界面时,要发生反射、折射,声波的入射波、反射波和折射波与光波一样,遵守反射、折射定律。反射波强度与入射波强度之比,叫强度反射系数,用 α_ir 表示。折射波强度与入射波强度之比,叫强度折射系数或透射系数,用 α_it 表示。其大小由入射角及两介质声阻抗的大小决定。对于垂直入射的简单情况,由理论证明:

$$\alpha_\text{ir} = \frac{I_r}{I_i} = \left(\frac{Z_2 - Z_1}{Z_2 + Z_1}\right)^2, \alpha_\text{it} = \frac{I_t}{I_i} = \frac{4Z_1 Z_2}{(Z_2 + Z_1)^2} \tag{7-16}$$

可见,两种介质声阻抗差值越大,反射越强;声阻抗相近时,透射强,反射弱。由于空气与液体、固体的声阻抗相差很大,超声波很难从空气进入液体或固体,因此在做超声检查时,要在探头与体表之间涂抹油类物质或液体(如液状石蜡)等耦合剂,防止探头与体表间产生空气层,以使超声波尽量进入人体内。

因人体各部分声阻抗的不同,导致超声波入射到各组织界面反射时的反射量不同,成为超声波用于诊断的物理基础。

二、听觉区域和声强级

1. 听阈 痛阈 听觉区域 声强是声音的主要客观指标之一,必须在达到一定量值后,才能引起人耳的听觉。把声波频率处于 20~20 000Hz 范围内能引起听觉的最小声强刺激量叫做听阈(threshold of hearing)。不同频率的声波听阈值不同,说明人耳对不同频率声波的灵敏度不同。图 7-6 画出了听阈随频率变化的曲线(听阈曲线)。当声强大到一定量值,就会引起人耳疼痛感觉,将人耳能忍受的最大声强刺激量,叫痛阈(threshold feeling)。图 7-6 中也画出了痛阈随频率变化的关系曲线。由上述可知,只有在听阈曲线、痛阈曲线及频率20Hz 线与 20 000Hz 线所包围的范围之内的声波才能引起人耳的听觉,这个区域叫听觉区域(auditory region)。

2. 声强级 由图 7-7 可以看到,频率为 1000Hz 声波的听阈和痛阈声强之差约为 10^{12}

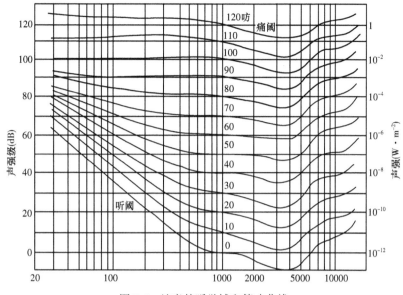

图7-6　纯音的听觉域和等响曲线

倍。事实上,人耳不能把这样大的一个范围内的声音由弱到强地分辨出 10^{12} 个等级来。生理学的研究结果表明,人耳对同频率不同声强的声音所产生的响度感觉,近似地与声强的对数成正比。因此,在声学中使用对数标尺来表示声强的等级,称为声强级(intensity level)。通常取 1000Hz 声音的听阈值 $I_0 = 10^{-12} \text{W} \cdot \text{m}^{-2}$ 作为测定声强的基准量。任一声波的强度与 I_0 比值的常用对数,即为该声波的声强级 L,则

$$L = \lg \frac{I}{I_0} (\text{bel}) \quad \text{或} \quad L = 10\lg \frac{I}{I_0} (\text{dB}) \tag{7-17}$$

贝尔(bel)、分贝(dB)为声强级的单位。表7-2列出几种典型声音的声强、声强级。

表7-2　几种典型声音的声强和声强级

声源种类	声强($\text{W} \cdot \text{m}^{-2}$)	声强级(dB)	声源种类	声强($\text{W} \cdot \text{m}^{-2}$)	声强级(dB)
几乎不能察觉的声音	10^{-12}	0	闹市	10^{-5}	70
树叶的沙沙声	10^{-11}	10	地铁或汽车	10^{-3}	90
耳语	10^{-10}	20	令人产生痛觉的声音	10^{0}	120
轻声响的收音机	10^{-8}	40	火箭发射场	10^{6}	170
日常谈话	3.2×10^{-6}	65			

3. 响度　响度级　声强、声强级是根据声波的能量来确定的,是客观物理量。响度是人耳对声音强弱的主观感受,不仅取决声强,也与声音的频率有关。例如,频率50Hz声强级78dB的声音与频率1000Hz声强级60dB的声音具有同等的响度,即等响。

为比较声音响度的大小,提出了响度级(loudness level)的概念。仍然选用1000Hz的声音,以它的响度为标准,将其他频率声音的响度与此比较,只要它们响度相同,那么就具有相同的响度级。因此定义频率为1000Hz的纯音,其响度级在数值上就等于它的声强级的分贝值。响度级的单位是昉(phon)。把频率不同,响度级相同的各点连成一条线,就构成了

等响曲线,如图7-7,听阈曲线是响度级为 0 呀的等响曲线,痛阈曲线是响度级为 120 呀的等响曲线。

例题 7-2 某种马达开动时产生的噪声声强 $10^{-7}\text{W} \cdot \text{m}^{-2}$,问:①开动一台马达,其噪声声强级为多少 dB? ②同时开动两台马达,其噪声声强级为多少 dB?

解: (1) 开动一台马达时声强级为

$$L_1 = 10\lg \frac{I_1}{I_0} = 10\lg \frac{10^{-7}}{10^{-12}} = 50(\text{dB})$$

(2) 开动两台马达时声强级为

$$L_2 = 10\lg \frac{I_2}{I_0} = 10\lg \frac{2 \times 10^{-7}}{10^{-12}}$$

$$= 10\lg 2 + 10\lg \frac{10^{-7}}{10^{-12}} = 53(\text{dB})$$

第五节　多普勒效应

一、多普勒效应

当声源相对观察者是静止时,观察者接收到的声波频率就是声源的频率,而在声源与观察者发生相对运动时,观察者接收到的声波频率要发生变化。如高速列车鸣笛从身边开过,听者会感到汽笛的音调突然由高转低。在客观上,音调的高低由频率的大小决定,所以音调的变化反映了频率的变化。这种由声源与观察者间相对运动,引起观测到的声音频率变化的现象,叫多普勒效应(Doppler effect)。

为简单起见,假设波源 S 与观察者的相对运动发生在两者连线上,声源和观察者相对介质的运动速度分别为 u、v,则声源的振动频率和观察者接受到的频率分别为 ν 和 ν',声波在介质中的传播速度为 c。下面分几种情况进行讨论。

1. 声源、观察者都相对介质静止($u=0,v=0$) 若在某一时刻,声波刚刚到达观察者,1s 后,声波由此向前传播 c 的距离。观察者所接收到的声波频率应等于单位时间内通过观察者完整的波数(即在 c 距离内所包含的波数)。所以

$$\nu' = \frac{c}{\lambda} = \nu \tag{7-18}$$

此时,观察者所接收的频率与声源频率一致。

2. 声源静止,观察者以速度 v 相对声源运动($u=0,v \neq 0$) 若观察者向着声源运动,则原到达观察者处的声波经过 1s 后向前传播了 c 的距离,与此同时,观察者又向着声源移动了 v 的距离,因此,声波相对观察者向前传播的距离为 $(c+v)$,观察者所接收到的频率为

$$\nu' = \frac{c+v}{\lambda} = \frac{c+v}{c/\nu} = \left(1 + \frac{v}{c}\right)\nu \tag{7-19}$$

可见,观察者向着声源运动时,接收到的频率大于声源的频率。

若观察者离开声源运动,则声波相对观察者前进的距离为 $(c-v)$,观察者接收到的频率为:

$$\nu' = \frac{c-v}{\lambda} = \left(1 - \frac{v}{c}\right)\nu \tag{7-20}$$

此时观察者接收到的频率小于声源频率。

3. 观察者静止,声源以速度 u 相对观察者运动($u \neq 0, v = 0$)　若波源以速度 u 靠近观察者,那么在 t 时间内,波源向观察者移动距离 ut,达到 B 处。波源发出的波数为 νt。同时,波源在 $t=0$ 时发出的波也向前传播了 ct 的距离到达 C 处,由图 7-7 可见,νt 个波全被挤在了 BC 之间,此时的波长

$$\lambda' = \frac{BC}{\nu t} = \frac{ct - ut}{\nu t} = \frac{c-u}{\nu}$$

$$\nu' = \frac{c}{\lambda'} = \frac{c}{c-u}\nu \tag{7-21}$$

上式表明,观察者所接收到的频率大于声源频率。若声源远离观察者运动,则

$$\nu' = \frac{c}{\lambda'} = \frac{c}{c+u}\nu \tag{7-22}$$

观察者所接收的频率小于声源频率。

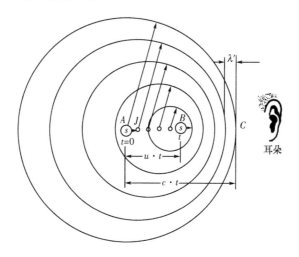

图 7-7　多普勒效应

4. 声源与观察者同时运动($u \neq 0, v \neq 0$)　根据以上分析,可以证明,当两者相向运动时

$$\nu' = \frac{c}{\lambda'} = \frac{c+v}{c-u}\nu \tag{7-23}$$

当两者相背运动时

$$\nu' = \frac{c}{\lambda'} = \frac{c-v}{c+u}\nu \tag{7-24}$$

由上可知,无论是波源运动,还是观察者运动,或是两者同时运动,定性地说,只要两者相互接近,接收到的频率就高于波源振动频率;两者相互远离,接收到的频率就低于波源振动频率。

最后需要说明两点:①如果波源与观察者的运动不在其连线上,只需将其中波源和观察

者相对于介质的运动速度沿二者连线方向投影,用其分量代入相应公式计算即可,而垂直于连线方向的分量是不产生多普勒效应的。②多普勒效应是波动现象所遵循的基本规律,不仅机械波,电磁波也产生多普勒效应。由于电磁波传播速度为光速,所以要运用相对论来处理这个问题,且观察者接收频率的公式将与式(7-23)和式(7-24)不同。但是,波源与观察者相互接近时,频率变大;相互远离时,频率变小的结论,仍然是相同的。多普勒效应在医疗诊断、工程技术、交通管理和科学研究等方面有着广泛的应用。

例题 7-3　火车以 $10\mathrm{m}\cdot\mathrm{s}^{-1}$ 的速度离开某人向山洞开去,当火车用 2000Hz 的频率鸣笛时,①此人听到鸣笛的频率是多少? ②从山反射的鸣笛被此人接收时,其频率又是多少?(空气中的声速为 $340\mathrm{m}\cdot\mathrm{s}^{-1}$)

解:已知 $v=0$, $u=10\mathrm{m}\cdot\mathrm{s}^{-1}$, $c=340\mathrm{m}\cdot\mathrm{s}^{-1}$, $\nu=2000\mathrm{Hz}$

(1) 因为火车离开观察者向山洞开去,

$$\nu'=\frac{c}{c+u}\nu=\frac{340}{340+10}\times2000=1943\,(\mathrm{Hz})$$

所以人所接收的汽笛频率是 1943Hz。

(2) 因为火车迎向山运动,这时山接收到声波频率比汽笛振动频率高,又反射回同样频率的声波。而山和人都处于相对静止,所以人所接收的频率就是山所反射的频率,也就是山所接收的频率,即

$$\nu'=\frac{c}{c-u}\nu=\frac{340}{340-10}\times2000=2061\,(\mathrm{Hz})$$

二、超声波及其医学应用

超声波是频率大于 20 000Hz,不能引起人耳听觉的机械波。这里简要介绍超声波的性质、作用、产生及其在医学上的应用。

1. 超声波的特性和作用　首先,超声波具有声波的通性,具有与声波相同的传播速度,并遵守反射、折射定律。其次,因超声波的频率高、波长短,还具有一系列其他特性。

超声波的方向性好。因为波长越短,方向性越好,而超声波波长极短,与声波有相同的传播速度,所以具有类似光波的直线传播性质,并易于聚焦,可用作定向发射。

超声波的强度大。因为声强与频率的平方成正比,所以超声波的强度大(功率大)。

介质对超声波的吸收强弱,决定了超声透入介质的深度。因介质对声波能量的吸收作用与许多因素有关,一般来说,超声波在固体、液体中被吸收的较少,具有很强的贯穿本领;而气体对声波的吸收随频率的增加而增大,因此超声波在气体中传播,强度很快被减弱。超声波在物质中传播时,对物质有许多特殊作用,主要有三个作用:机械作用、空化作用和热作用。

(1) 机械作用:高频超声波在介质中传播时,介质中质点做高频振动。例如在液体中,液体质点振动的加速度可达重力加速度的几十万倍甚至上百万倍。如此激烈的机械振动,能使物质的力学结构被破坏。机械作用常用于击碎、切割、凝集等方面。

(2) 空化作用:当较强烈的超声波在液体中传播时,液体分子将按超声波频率呈疏密变化,稠密区受压,稀疏区受拉。特别在稀疏区含有杂质和气泡处,液体会被拉裂出现许多微

小的空腔。空腔存在的时间很短暂,当受压时,空腔迅速闭合。这一瞬间,在迅速强烈冲击下,将产生局部的高压(达几千至几万个大气压)、高温及放电现象,这种作用称为空化作用。空化作用被应用于清洗、雾化、乳化及促进化学反应等方面。

(3)热作用:介质吸收了超声波的能量,引起温度升高,称为热作用,超声波的频率越高,热作用越明显。在医学上常用于治疗某些炎症、神经痛和皮肤癌等。

此外,超声波还有化学作用、生物作用等,被广泛用于各个领域。

2. 超声波的产生 产生超声波的方法很多,常用的超声波发生器主要由高频脉冲发生器和换能器两部分组成。高频脉冲发生器用于产生超声频电振荡,换能器将电磁能转换成机械能。在医学上常用的换能器为压电式换能器,它是利用某些晶体(石英、钛酸钡、酒石酸钾钠等)的压电效应制成的。在这些晶体片相对的两个表面上加以压力或张力,使之发生机械形变时,两表面上将分别出现等量正、负电荷,在表面被压缩与拉伸时,表面上电荷极性相反,这种现象称为压电效应(piezoelectric effect)。反之,把晶体片放入电场中,晶体片将依据电场方向发生伸长或缩短,这叫电致伸缩或逆压电效应。若把超声频电压加在晶体片两面,则晶体片将做超声频的机械振动,会在周围介质中激起超声波,如图7-8所示。如果把超声波加在晶体两表面,两表面间将出现超声频电压,再在晶体片两面上镀一层很薄的金属作电极,就构成了一个简单的探头,既可发射超声波,也能接收超声波。

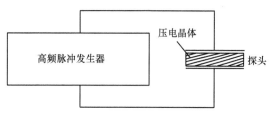

图 7-8 超声波发生器示意图

3. 超声波在医学上的应用 超声波已广泛用于临床诊断和治疗,尤其是超声诊断,它是超声、电子技术和计算机技术,或全息技术相结合而应用于临床医学的一种诊断方法,具有操作方便、安全、而且无损伤的特点。超声诊断仪类型很多,这里简要绍医学上常用的超声诊断仪的物理原理。

(1)A型超声诊断仪:在探头与体表之间涂上一层液状石蜡之类的导声耦合剂,以防产生空气间隙,影响透入机体的超声强度。由于体内不同组织和脏器的声阻抗不同,因而在界面上就形成不同的反射波,称回波。两介质声阻抗相差越大,反射越强,每遇到一个界面都产生回波脉冲,界面离探头越远,回波往返时间越长。把每个回波脉冲经电子线路放大后,加到示波器的垂直偏转板上,再借助水平偏转板上的扫描电压,就可把所有的回波按时间的先后在荧光屏的水平方向上展开。因此,示波器的横轴代表不同组织界面距体表的深度,纵轴代表回波脉冲的幅度。若脏器发生病变或有异物时,由于形状、位置、声阻抗的变化,而回波的位置和强弱就发生变化。图7-9中 U 是超声波发生器,T 是探头,F 是荧光屏,图7-9(a)回波脉冲图代表正常组织情况,图7-9(b)代表有病患的情况。

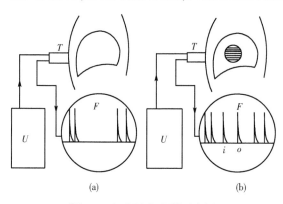

图 7-9 超声波发生器示意图

（2）B 型超声诊断仪：原理基本与 A 型相似，不同之处有两点：①回波不再以一定幅度的脉冲显示，而以不同辉度的光点显示。这种显示方法叫辉度调制（brightness modulation）。屏上光点的位置表示相应反射界面的位置，光点的辉度与回波的强度成正比。②采用多元探头，即把多个晶片按一定顺序排列，使其轮流工作。在各晶片先后工作的同时，探头还与扫描线同步移动。由于这一速度是用电子学方法控制，进行得非常迅速，每秒钟可得到几十幅的画面。因此，显示在荧光屏上的是一个二维切面声像图，即二维超声断层图像，常称这种仪器为超声断层显像仪。

（3）M 型超声诊断仪：能将某些体内器官的运动情况显示出来。由于多用于心血管病的诊断，常称它为超声心动图仪。它既有 A 型的特点又有 B 型的特点。探头固定不动与 A 型相同，回波用光点显示与 B 型相同，不同处是将扫描电压加在垂直偏向板上。因此，从不同界面反射回来的光点在垂直方向上展开。其工作过程是当探头固定对着心脏的某部位，由于心脏有规律的跳动，各层组织与探头间的距离也随之变化，屏上就呈现出随心脏跳动而上下移动的一系列光点。扫描线从左向右移动时，这些光点便横向展开，显示出心动周期中心脏各层组织结构的活动曲线——超声心动图（图7-10）。M 型超声诊断仪特别适用于心功能检查。

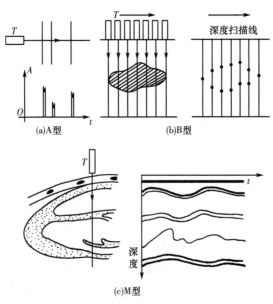

图 7-10　A 型、B 型、M 型超声诊断原理图

（4）超声多普勒血流仪：利用超声波的强贯穿性和多普勒效应关于检测回波频率与物体运动速度有关的理论，可以实现人体血流速度的无损检测。多普勒血流计如图 7-11 所示。图中 v 是血流速度，θ 是超声波传播方向与血流方向之间的夹角，探头有发射和接收超声波的两块晶片组成。设作为静止声源的探头发射超声波的频率为 ν，超声波在人体内的传播速度为 c，血管中随血流以速度 v 运动着的红细胞接收到的频率 ν_1，注意到这时红细胞运动方向与超声波发射方向有一夹角 θ，所以声源与红细胞连线方向上的分速度为 $v\cos\theta$，且远离声源运动，于是

$$\nu_1 = \frac{c - v\cos\theta}{c}\nu \qquad (7\text{-}25)$$

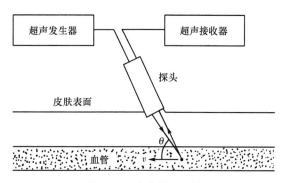

图 7-11 多普勒血流计

红细胞接收到超声波后又会因为散射而被探头所接收,这时红细胞作为运动的波源,仍然是远离接收器(探头)而运动,远离的速度仍然是在二者连线方向的分速度 $v\cos\theta$,这时探头接收到的频率 ν_2 为

$$\nu_2 = \frac{c}{c + v\cos\theta}\nu_1 \qquad (7\text{-}26)$$

联立解式(7-28)和式(7-29)两式,得

$$\nu_2 = \frac{c - v\cos\theta}{c + v\cos\theta}\nu$$

探头发射的超声波频率与接收的回波频率之差,即多普勒频移(又称拍)为

$$\Delta\nu = \nu - \nu_2 = \frac{v\cos\theta(\nu + \nu_2)}{c} \qquad (7\text{-}27)$$

由于 $\nu_2 = \nu + \Delta\nu$,而 $\Delta\nu \ll \nu$,所以 $\nu_2 + \nu \approx 2\nu$
式(7-27)可写为

$$\Delta\nu = \frac{2v\cos\theta}{c}\nu$$

血液流速为

$$v = \frac{c}{2\nu\cos\theta}\Delta\nu \qquad (7\text{-}28)$$

根据仪器测出多普勒频移 $\Delta\nu$,已知超声发生器发射的频率 ν 和超声波在人体内的传播速度 c,便可以计算出血流速度。

拓展阅读

听力测试与助听 听觉对动物适应环境和人类认识自然有着重要的意义。在人类,有声语言更是交流思想、互通往来的重要工具。由声源振动引起空气产生的疏密波,通过外耳和中耳组成的传音系统传递到内耳,经内耳的换能作用将声波的机械能转变为听神经纤维上的神经冲动,后者传送到大脑皮层的听觉中枢,产生听觉。由于各种原因,听力损失也是多发病和常见病之一,因此听力检查就成为眼耳鼻喉科中不可缺少的手段之一。临床上有多种方法可以对听力进行"三定"检查:①定性检查,即检查受检者听力是否正常;②定量检查,即检查受检者听力损伤的程度;③定位检查,即检查受检者听力系统中疾患的部位。听力检查不但可为眼耳鼻喉科医生或听力工作者提供临床的重要资料,也是决定对听力损失者处理的必要依据,如助听器的使用、听力的重建和保存,以及对有听力疾患儿童的教育等问题。

(1)听力测试:根据对受检者通过音响刺激引起反应的判断方式不同,听力测试方法可分为两大类:

1) 主观测听法:主观测听是由受检者主观判断声刺激的感受,包括语音检查、秒表检查、音叉检查、各种纯音测听、语言测听等方法。主观测听法操作容易,设备简单,但其结果易受主观因素如年龄、智力发育、理解力、心理状态以至健康状况的影响。

2) 客观测听法:客观测听包括条件反射测听、非条件反射测听、阻抗测听和电反应测听等。受检者对声刺激的反应不受主观意识支配,通过观察受检者的行为改变、生理变化或传导系统阻抗变化来判断测听结果,不受年龄、心理状态或其他主观因素的影响,因此结果比较准确、可靠,也可用于婴幼儿及不合作的受检者。

(2) 听力损失的分级

1) 听觉适应与听觉疲劳:指听力下降不超过 $10 \sim 15dB$,不经治疗可自行恢复的现象。

2) 听觉减退:指听觉器官在病理上或功能上有改变,对工作和生活并无影响。

3) 耳聋或听力丧失:耳聋是指听力严重损失,但在习惯上则是泛指各种不同程度的听力损失,听力丧失则表示听觉功能的全部消失。

4) 听力损失的分级标准:世界卫生组织(WHO)于 1980 年公布了听力损失分级标准,该标准按语言频率 $500Hz$、$1000Hz$、$2000Hz$ 的听阈平均值计算,如表7-3所示,目前已为大多数国家所采用。

表7-3 世界卫生组织听力损失分级标准

分级	损失程度	听阈均值(dB)	分级	损失程度	听阈均值(dB)
I	轻度损失	26~40	IV	严重损失	71~90
II	中度损失	41~55	V	极严重损失	91 以上
III	重度损失	56~70			

(3) 助听:对于那些不能用手术和药物治疗的耳聋患者,根据不同情况,选配适合的助听器,能帮助患者更好地利用残余听力,提高生活质量。广义地讲,凡能有效地帮助耳聋患者听清楚声音的各种装置都可称为助听器,如用手掌集音,能获得约 $3dB$ 的增益。随着电子技术的发展,现在所说的助听器是指可根据患者不同听力损失进行补偿的高级电声放大装置。

1) 助听器的主要特性参数

a.频宽(frequency range):指助听器的频率范围,是衡量助听器质量的一项重要技术指标。人耳的听觉范围是在 $20 \sim 20\ 000Hz$,但对各种频率的感觉并不同样灵敏,人的语言频率范围是 $80 \sim 8000Hz$,而低频部分主要是元音,声能高;高频部分主要是辅音,声能较低。人耳敏感的频率范围是 $1000 \sim 4000Hz$。高增益助听器的高频区放大可使患者察觉到语言中的辅音,从而提高了语言识别率和可懂度。一般助听器频宽至少应在 $300 \sim 3000Hz$ 范围,才能保证足够的语言清晰度,而高保真助听器的频率范围达 $80 \sim 8000Hz$。

b.声增益(acoustic gain):是指放大系统输入与输出信号声强级之差。如传声器输入为 $20dB$,经放大后输出为 $80dB$,其增益为 $60dB$。声增益愈大,说明助听器的放大能力愈强,目前的助听器声增益多在 $30 \sim 80dB$。可根据听力损失程度选配不同增益的助听器。

c.最大声输出(maximum acoustic output):音量控制电位器置于最大时所对应的输出,这是为了保护听力而采用的特殊技术,即采用限幅或压缩放大技术,使助听器的最大输出量为一定值,即痛阈值。

d.音调(tone)、频率调节(frequency accommodate):为了满足不同患者的听力需要,助听器设计了频率调节器,理想的频率响应标准是:保真度高;压缩低频,以减少环境噪声;避免过度的声反馈;最大限度地适应患者最敏感的残余听力频率。

2) 助听器的基本结构和工作原理:助听器实质是一台小型扩音器,种类繁多,但任何一种助听器都由传声器(话筒)、音量控制、音调控制、放大器、电池和受话器等部分组成(图7-12)。各部分的工作原理如下:

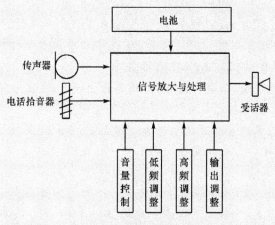

图7-12 助听器基本结构

表7-4 函数放大器的输入与输出关系表

输入(dB)	增益(dB)	输出(dB)	输入(dB)	增益(dB)	输出(dB)
20	40	60	65	25	90
25	40	65	75	20	95
30	40	70	85	15	100
35	40	75	95	10	110
45	35	80	100	5	11555

a.传声器(话筒):实质上是一个换能器,其作用是将机械能(声能)转化为电能,便于后面进行信号处理。

b.放大器:通过电子技术,将传声器输出的弱电信号进行放大。其放大倍数通过音量调节进行控制;为适应不同听力损失者的需要,放大器有不同的类型,如线性放大器、压缩放大器和函数放大器。线性放大器适用于传导性聋患者;压缩型放大器适用于耳蜗型耳聋患者;函数放大器利用计算机技术将放大器的输入/输出设定为按某一函数变化,采用这种分段函数放大器,可增大患者听力动态响应范围,有利于声音保真,从而提高声音的识别率。

c.受话器(耳机):也是一传感器,与传声器的作用相反,它将电能转化为声能。在受话器前端设有放大器,因此受话器输出的声强级高于传声器输入的声强级强。

d.电话感应拾音器:可拾起通过电话机的音频信号,经助听器放大,便于听力损失者接听电话。

习 题 七

7-1 已知波函数为 $s=A\cos(bt-cx)$,试求波的振幅、波速、频率和波长。 ($A=A$; $v=b/c$; $\nu=\omega/2\pi=b/2\pi$; $\lambda=T\cdot b/c=2\pi/c$)

7-2 P 和 Q 是两个同方向、同频率、同相、同振幅的波源所在处。设它们在介质中产生的波长均为 λ , PQ 之间的距离为 1.5λ 。 R 是 PQ 连线上 Q 点外侧的任意一点。试求:①P、Q 两点发出的波到达 R 时的相位差;②R 点的振幅。 ($\Delta\varphi=3\pi$; $A_R=0$)

7-3 一个正弦式空气波,沿直径为 14cm 的圆柱管行进,波速为 300m·s^{-1} ,波的强度为 9.0×10^{-3}W·m^{-2} ,频率为 300Hz,求波中平均能量密度是多少? (3.0×10^{-5}J·m^{-3})

7-4 用多普勒效应来测量心脏运动时,以 5MHz 的超声波直射心脏壁($\theta=0$),测出接收与发出的波频差 500Hz。已知声波在软组织中的速度为 1500m·s^{-1} ,求此时心壁的运动速度。 (7.5×10^{-2}m·s^{-1})

7-5 利用多普勒效应监测汽车行驶的速度。一固定波源发出频率为 100kHz 的超声波,当汽车迎着波源驶来时,与波源安装在一起的接收器接收到从汽车反射回来的超声波的频率为 110kHz。已知空气中声速为 300m·s^{-1} ,求汽车行驶的速度。 (15m·s^{-1})

7-6 两个音叉在空气中产生同振幅的声波。一个频率是 256Hz,另一个频率是 512Hz,求两声波的声强比? ($I_1/I_2=1/4$)

7-7 有人说30dB的声音一定比10dB的声音听起来要响。你认为怎样? (响度与声强 I 和频率 υ 二者有关)

7-8 在0℃的空气中,振幅分别是 1.1×10^{-5}m 和 1.1×10^{-11}m 的 1000Hz 声波的强度各是多少? (1.0W·m^{-2} ; 1.2×10^{-2}W·m^{-2})

7-9 在病房内有四个人,每一个人说话的声强为 10^{-7}W·m^{-2} ,试问四个人同时说话时的声强和声强级是多少?四个人说话的声强级是一个人说话的声强级的多少倍? (56dB;1.1 倍)

7-10 在20℃空气中,声强级为 120dB 的声波的声压幅值是多少?它施于面积为 0.55×10^{-4}m^2 的耳鼓膜上的力是多少? (28.8Pa;1.58×10^{-3} N)

7-11 20℃ 时空气和肌肉的声阻抗分别为 4.28×10^2kg·m^{-2}·s^{-1} 和 1.63×10^6 kg·m^{-2}·s^{-1} 。计算声波由空气垂直入射于肌肉时的反射系数和透射系数。 (99.9%;0.1%)

(邓 玲)

第8章 静 电 场

本章要求

(1) 理解电场强度和电势的概念,掌握电场强度和电势的计算方法。

(2) 掌握高斯定理及其应用。

(3) 理解静电场的环路定理。

(4) 了解静电学知识在医学上的应用。

电的现象普遍存在于自然界及人类生活的各个方面。以电运动及其规律为研究对象的电学也是物理学的重要组成部分。本章将讨论电场强度和电势的基本概念以及它们之间的关系;介绍静电场的基本规律,包括电场和电势的叠加原理、高斯定理以及场的环路定理等;学习电介质的基本性质以及对电场的影响;并简要介绍与人体有关的电现象。

第一节 电 场 强 度

一、电荷和库仑定律

用丝绢或毛皮摩擦过的玻璃、硬橡胶棒都能吸引轻小物体,这表明它们在摩擦后进入一种特殊的状态,我们把处于这种状态的物体叫做带电体,并说它们带有电荷。物体带电荷的多少用电量来描述,单位为库仑,用符号 C 表示。大量实验表明,自然界中的电荷只有正电荷和负电荷两种。同种电荷间有斥力作用,异种电荷间有引力作用。电荷的另一特性是它的量子性,即任何带电体的电荷都只能是某一基本电荷的整数倍,这个基本单位就是一个电子所带的电荷,叫做电子电荷,记作 $e(e=1.6\times10^{-19}\text{C})$。

两个静止的带电体之间的作用力(静电力)除与电量及相对位置有关,还依赖于带电体的大小、形状及电荷的分布情况。如果带电体的线度比带电体之间的距离小得多,那么静电力就基本上只取决于它们的电量和距离。满足这个条件的带电体叫做点带电体或点电荷。

真空中两个静止的点电荷间的静电力服从库仑定律(Coulomb' law),它包括两个方面的内容:①两个点电荷间的静电力大小相等而方向相反,并且沿着它们的连线。同种电荷相斥,异种电荷相吸;②静电力的大小和各自的电量成正比,与距离的平方成反比,即

$$F=k\frac{qq_0}{r^2}r_0 \tag{8-1}$$

其中,r 为点电荷 q_0 与 q 的距离,r_0 为 q 指向 q_0 的单位矢量。比例系数 k 的数值和单位取决于式中各量所取的单位。在国际单位制(SI)中,系数 $k=9.0\times10^9\text{N}\cdot\text{m}^2\cdot\text{C}^{-2}$,也可写成 $k=\frac{1}{4\pi\varepsilon_0}$,其中,$\varepsilon_0$ 称为真空电容率或真空介电常量,$\varepsilon_0=8.8542\times10^{-12}\text{C}^2\cdot\text{N}^{-1}\cdot\text{m}^{-2}$

二、电场与电场强度

1. 电场　电荷 q_1 处在电荷 q_2 周围任一点都要受力,说明 q_2 周围整个空间存在一种特殊的物质,它虽不像实物那样由电子、质子和中子构成,但确是一种客观实在。这种特殊物质叫做自由电荷 q_2 激发的电场。同样,电荷 q_1 也在其周围激发电场。两个电荷之间的静电力实际上是每个电荷的电场作用在另一个电荷上的电场力。相对于观察者静止的电荷所激发的场叫做静电场(electrostatic field),它是不随时间而变化的稳定电场。电场有两个重要性质:①具有力的性质,放在电场中的任何电荷都受到电场力的作用;②具有能量的性质,当电荷在电场中移动时,电场力对电荷做功。

2. 电场强度　设有一带电体 q 在其周围空间产生了静电场,为了研究电场中各点性质,可以将一点电荷 q_0 放进电场中作为试探电荷。这个试探电荷线度要足够的小,可以被看作点电荷,以确定场中每点的性质。而且它的电量要足够小,从而它的置入不引起原有电荷的重新分布。如果将 q_0 置于场中不同点,它所受到的电场力,其大小和方向都是不同的。在同一点,它所受的电场力与它所带的电量 q_0 有关,但比值 $\boldsymbol{F}/q_0$ 是一个大小和方向都与试探电荷本身无关的量,它仅决定于电场中给定点的客观性质。因此,把这一比值定义为该点的电场强度矢量,简称场强(electric field intensity),以 $\boldsymbol{E}$ 表示,则:

$$\boldsymbol{E} = \frac{\boldsymbol{F}}{q_0} \tag{8-2}$$

由定义可知,场强是描写电场中某点性质的矢量,其大小等于单位试探电荷在该点所受电场力的大小,其方向与正试探电荷在该点所受电场力的方向相同。它是与场点一一对应的物理量,在场中任意指定一点,就有一个确定的场强 $\boldsymbol{E}$。空间各点的 $\boldsymbol{E}$ 都相等的电场称为匀强电场。在 SI 制中,场强的单位是牛顿·库仑$^{-1}$($\mathrm{N \cdot C^{-1}}$)或伏特·米$^{-1}$($\mathrm{V \cdot m^{-1}}$)。

三、场强的计算

1. 点电荷电场中的场强　设在真空中有一孤立点电荷,它的电量为 q,则其产生的电场在距其 r 远处的 P 点场强为

$$\boldsymbol{E} = \frac{\boldsymbol{F}}{q_0} = \frac{1}{4\pi\varepsilon_0} \frac{qq_0}{r^2} \cdot \frac{1}{q_0} \boldsymbol{r}_0 = \frac{1}{4\pi\varepsilon_0} \frac{q}{r^2} \boldsymbol{r}_0 \tag{8-3}$$

式中,$\boldsymbol{r}_0$ 是从场源电荷 q 指向场点的单位矢量,若 q 为正时,则 $\boldsymbol{E}$ 的方向由 q 指向 P;若 q 是负时,则 $\boldsymbol{E}$ 的方向由 P 指向 q。

2. 点电荷系中的场强　如果场源为点电荷 $q_1, q_2, \cdots, q_n$ 所组成的点电荷系,试探电荷 q_0 在电场中所受到的力,应为每个场源电荷各自对 q_0 作用力的矢量和,即

$$\boldsymbol{F} = \boldsymbol{F}_1 + \boldsymbol{F}_2 + \cdots + \boldsymbol{F}_n$$

那么点电荷系在 P 点所产生的总场强为

$$\boldsymbol{E} = \frac{\boldsymbol{F}_1}{q_0} + \frac{\boldsymbol{F}_2}{q_0} + \cdots + \frac{\boldsymbol{F}_n}{q_0}$$

$$= \frac{\sum_{i=1}^{n} \boldsymbol{F}_i}{q_0} = \sum_{i=1}^{n} \frac{\boldsymbol{F}_i}{q_0} = \sum_{i=1}^{n} \boldsymbol{E}_i \tag{8-4}$$

其中,$\boldsymbol{F}_i$ 为各场源电荷 q_i 对试探电荷 q_0 所施的电场力,$\boldsymbol{E}_i$ 表示 q_i 单独存在时该点的场强。可以看出,电场中任一点的总场强等于各个点电荷在该点各自所产生的场强的矢量和,这即为场强叠加原理(principle of superposition of field intensity)。

对于任一带电体所带电量可以视为由许多点电荷集合而成,它在空间任一点的场强 $\boldsymbol{E}$ 可以用各个点电荷在该点场强矢量和求得。

对于电荷连续分布的带电体,可以将带电体分割为许多电荷元 dq,对电荷元 dq 所产生的场强 $d\boldsymbol{E}$ 进行积分,即可得出整个带电体电场中的场强。

$$\boldsymbol{E} = \int d\boldsymbol{E} \tag{8-5}$$

电荷元 dq 产生的电场的场强为

$$d\boldsymbol{E} = \frac{1}{4\pi\varepsilon_0} \frac{dq}{r^2} \boldsymbol{r}_0$$

式中,$\boldsymbol{r}_0$ 是由电荷元 dq 指向场点方向的单位矢量。

则

$$\boldsymbol{E} = \frac{1}{4\pi\varepsilon_0} \int \frac{dq}{r^2} \boldsymbol{r}_0 \tag{8-6}$$

例题 8-1 如图 8-1 所示,一半径为 a 的圆环均匀带有电荷 q,试求在环的轴线上与环心距离为 x 的 P 点的场强。

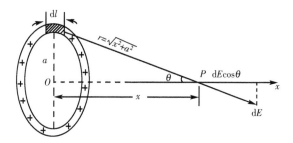

图 8-1 均匀带电圆环轴线上场强的计算

解:在环上取线元 dl,其上所带电荷为 $dq = \dfrac{q}{2\pi a} dl$

此电荷元在 P 点所产生的场强的大小为

$$dE = \frac{1}{4\pi\varepsilon_0} \frac{dq}{r^2}$$

由于对称性,各电荷元的场强在垂直 x 轴方向上的分量相互抵消,而沿 x 轴方向的分量相互加强,由图可知

$$dE_x = dE\cos\theta$$

整个圆环在 P 点沿 x 轴方向的合场强为:

$$dE_x = \int dE\cos\theta$$

由图可知，$r = \sqrt{a^2+x^2}$，$\cos\theta = \dfrac{x}{\sqrt{a^2+x^2}}$，所以

$$E_x = \int_0^{2\pi a} \frac{1}{4\pi q_0} \frac{x}{(a^2+x^2)^{\frac{3}{2}}} \frac{q}{2\pi a} \mathrm{d}l$$

$$= \frac{qx}{4\pi\varepsilon_0(a^2+x^2)^{\frac{3}{2}}}$$

E 的方向沿 x 轴正向。

如果 $x \gg a$，则

$$E \approx \frac{q}{4\pi\varepsilon_0 x^2}$$

此结果说明，在距离 x 远大于圆环的线度时，可把带电圆环看成是点电荷。

例题 8-2　如图 8-2 所示，求长为 2L 均匀带电线中垂线上与带电线相距为 a 的点 P 的场强，带电线电荷线密度为 η。

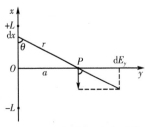

图 8-2　均匀带电线中垂线
上场强的计算

解： 在带电线上任取线元 $\mathrm{d}x$，其上的电量为 $\mathrm{d}q = \eta\mathrm{d}x$，$\mathrm{d}q$ 在 P 点产生的场强为

$$\mathrm{d}E = k\frac{\mathrm{d}q}{r^2} = k\frac{\eta\mathrm{d}x}{r^2}$$

式中 r 为 $\mathrm{d}q$ 到 P 点的距离。由于带电线对于 P 点的对称性，场强只有 y 方向上的分量，其值为

$$\mathrm{d}E_y = \mathrm{d}E\sin\theta = k\eta\frac{\mathrm{d}xa}{r^3}$$

其中，$r = \sqrt{a^2+x^2}$，$\sin\theta = \dfrac{a}{\sqrt{a^2+x^2}} = \dfrac{a}{r}$

整根带电线在 P 点产生的场强为

$$E = \int \mathrm{d}E_y = \int_{-L}^{+L} k\eta \frac{a}{(a^2+x^2)^{3/2}} \mathrm{d}x$$

$$= k\eta a \int_{-L}^{+L} \frac{\mathrm{d}x}{(a^2+x^2)^{3/2}}$$

$$= k\eta a \left[\frac{x}{a^2(a^2+x^2)^{1/2}} \right] \Bigg|_{-L}^{L}$$

$$= \frac{2k\eta L}{a(a^2+L^2)^{1/2}}$$

第二节　高斯定理

一、电通量

1. 电场线　在静电场中，通常用电场线来形象地描述电场的分布。电场线从正电荷出

发,终止于负电荷,电场线不闭合、不中断;任何两条电场线都不能相交。在电场中,电场线的密度可以表示场强的大小。如果垂直通过面积元 ΔS 的电场线数为 $\Delta\Phi$,则该处场强大小为

$$E = \frac{\Delta\Phi}{\Delta S}$$

一般场强不是均匀的,则电场中某点场强可以写为

$$E = \lim_{\Delta S \to 0}\frac{\Delta\Phi}{\Delta S} = \frac{\mathrm{d}\Phi}{\mathrm{d}S} \tag{8-7}$$

由此可见,场强大的地方电场线密,场强小的地方电场线疏。

2. 电通量　垂直通过电场中任一给定面积的电场线的总数,称为通过该面积的电通量(electric flux),通常用 Φ 表示。

下面分几种情况来讨论 Φ 的计算方法。如图 8-3(a)所示为一匀强电场,电场线是一系列均匀分布的平行直线。在此电场中设想一平面 S 与场强垂直,则通过 S 的电通量为

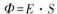

$$\Phi = E \cdot S$$

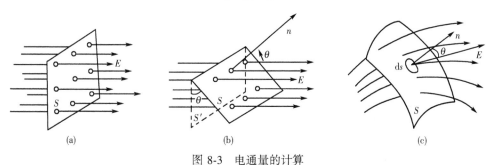

(a)　　　　　　　　　(b)　　　　　　　　　(c)

图 8-3　电通量的计算

如果面 S 不与场强垂直,其法线 $\boldsymbol{n}$ 与场强 $\boldsymbol{E}$ 之间的夹角为 θ,如图 8-3(b)所示,则此时通过面 S 的电通量为

$$\Phi = E\cos\theta \cdot S = \boldsymbol{E} \cdot \boldsymbol{S} \tag{8-8}$$

对于非均匀电场,$\boldsymbol{E}$ 是变化的,如果要求通过某一面积 S 的电通量,就须把面 S 分割成许多小面元 $\mathrm{d}S$,如图 8-3(c)所示。面积元 $\mathrm{d}S$ 要足够小,可以视其为平面,而且其上场强可视为均匀的。如果该面积元 $\mathrm{d}S$ 的法线 $\boldsymbol{n}$ 与该处的场强 $\boldsymbol{E}$ 成 θ 角,则通过这个面积元 $\mathrm{d}S$ 的电通量为

$$\mathrm{d}\Phi = E\cos\theta \cdot \mathrm{d}S$$

则通过整个面 S 的电通量为

$$\Phi = \iint_S E\cos\theta \cdot \mathrm{d}S = \iint_S \boldsymbol{E} \cdot \mathrm{d}\boldsymbol{S} \tag{8-9}$$

如果面 S 是闭合曲面,则通过闭合曲面的电通量可表示为

$$\Phi = \oiint_S E\cos\theta \cdot \mathrm{d}S = \oiint_S \boldsymbol{E} \cdot \mathrm{d}\boldsymbol{S} \tag{8-10}$$

一般规定,面积元法线的正方向是自内向外的方向,因此电场线从闭合面里边向外穿出,电通量为正;反之,若电场线从外部穿向曲面里边,则电通量为负。通过整个闭合曲面的电通量是穿出与穿入该闭合曲面电场线的代数和。

二、高斯定理

高斯定理(Gauss theorem)是静电场的基本定律之一。现以真空中的点电荷为例来进行推导。

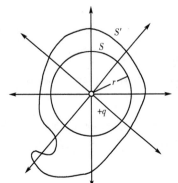

图 8-4 高斯定理的推导

如图 8-4 所示,在点电荷 q 产生的电场中,作一个以 q 为中心,以 r 为半径的球面 S,球面上各点场强为 $E = \dfrac{kq}{r^2}$,方向沿半径向外,与球面垂直。由式(8-10),可求出通过球面的电通量

$$\Phi = \oiint_S \boldsymbol{E} \cdot \mathrm{d}\boldsymbol{S} = \oiint_S \frac{kq}{r^2} \cdot \mathrm{d}S = \frac{kq}{r^2} \oiint_S \mathrm{d}S$$

$$= \frac{kq}{r^2} \cdot 4\pi r^2 = \frac{q}{\varepsilon_0} \tag{8-11}$$

上式表明,通过球面的电通量与半径无关,只与电荷的电量有关。如果围绕电荷 q 是一个任意形状的闭合面 S',如图 8-4 所示,面 S 与 S' 所包围的是同一点电荷 q,通过面 S 的电场线必然也通过面 S',因而,通过面 S' 的电通量也等于 $\dfrac{q}{\varepsilon_0}$。

若闭合面所包围的电荷是 $-q$ 时,则 $\Phi<0$,通过闭合面的电通量为 $-\dfrac{q}{\varepsilon_0}$。

当闭合面内包围有若干点电荷 $q_1, q_2, \cdots, q_n$ 时,根据场强叠加原理,通过闭合面 S 的总电通量为

$$\Phi = \oiint_S \boldsymbol{E} \cdot \mathrm{d}\boldsymbol{S} = \frac{1}{\varepsilon_0} \sum_{i=1}^{n} q_i \tag{8-12}$$

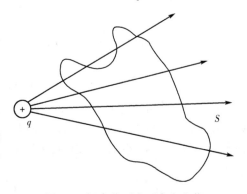

图 8-5 闭合曲面内不含有电荷

这即为高斯定理的表达式,它表示在真空中的任何静电场中,通过任意闭合曲面的电通量等于该曲面所包围的电荷的代数和除以 ε_0。其中所取的闭合曲面称为高斯面。

如果所取高斯面内不包含任何电荷,如图 8-5 所示,此时穿入闭合曲面的电场线数等于穿出闭合曲面的电场线数,所以总电通量为零。

三、高斯定理的应用

在电荷分布已知时,可由库仑定律和场强叠加原理求得各点的场强,但计算往往比较复杂。当电荷分布具有某种对称性时,场强的计算可以由于应用高斯定理而大为简化。

1. 均匀带电球壳的场强 设有一均匀带电的空心球壳,半径为 R,所带的总电量为 Q,如图 8-6 所示,求壳内、外的场强。

由于球壳上的电荷是均匀分布的,因此场强的分布具有对称性。即距球心为 r 的任何同心球面上各点场强大小相等,方向沿半径方向。在球壳外,以 r 为半径,作一球形高斯面。根据高斯定理,通过闭合球面 S 的电通量为

$$\Phi = \oiint_S \boldsymbol{E} \cdot \mathrm{d}\boldsymbol{S} = E \oiint_S \mathrm{d}S = E4\pi r^2 = \frac{Q}{\varepsilon_0}$$

得到

$$\boldsymbol{E} = \frac{Q}{4\pi\varepsilon_0 r^2}\boldsymbol{r}_0 \qquad r > R$$

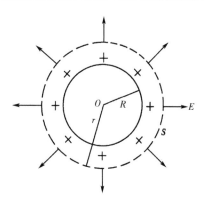

图 8-6 均匀带电球壳的场强

可以看出,均匀带电球壳在球壳之外所产生的场强,同假定将球壳上所有的电荷都集中在球心时所产生的场强是相同的。

对于球壳内部的场强,在球壳内部以 r 为半径作一球面,应用高斯定理,有

$$\Phi = \oiint_S \boldsymbol{E} \cdot \mathrm{d}\boldsymbol{S} = E \oiint_S \mathrm{d}S = E4\pi r^2 = \frac{q}{\varepsilon_0} = 0$$

在球壳内 $E = 0$,即均匀带电球壳内部各点场强等于零。

2. 无限长均匀带电细棒的场强 设有一无限长均匀带电细棒(图 8-7),其线电荷密度为 η,求距细棒为 a 处的电场强度。

因为电荷是均匀分布在无限长的细棒上的,所以电场的分布也具有对称性。在距细棒等距离处电场强度的大小应该相同,而且场强的方向垂直细棒指向两侧。

以细棒为轴作一个高为 l、截面半径为 a 的圆柱面(图 8-7)。以该圆柱面为高斯面,运用高斯定理,由于对称性,圆柱侧面上各点的场强 $\boldsymbol{E}$ 的大小相等,方向都垂直于圆柱侧面向外。通过高斯面 S 的电通量可分为圆柱侧面 S_1 和上、下底面 S_2、S_3 三部分通量的代数和,即

$$\Phi = \oiint_S \boldsymbol{E} \cdot \mathrm{d}\boldsymbol{S} = \iint_{S_1} \boldsymbol{E} \cdot \mathrm{d}\boldsymbol{S} + \iint_{S_2} \boldsymbol{E} \cdot \mathrm{d}\boldsymbol{S} + \iint_{S_3} \boldsymbol{E} \cdot \mathrm{d}\boldsymbol{S}$$

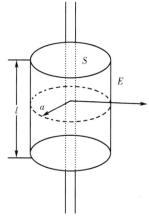

图 8-7 无限长均匀细棒的场强

因为上、下底面的场强方向与面平行,其电通量为零,即式中后两项为零。闭合面包含的电荷总量为

$$\sum_{\text{面内}} q_i = \eta l$$

$$\Phi = \iint_{S_1} \boldsymbol{E} \cdot \mathrm{d}\boldsymbol{S} = E \iint_{S_1} \mathrm{d}S = E \cdot 2\pi a l = \frac{1}{\varepsilon_0}\eta l$$

所以

$$E = \frac{1}{4\pi\varepsilon_0}\frac{2\eta}{a}$$

其方向沿场点到细棒的垂线方向。如果细棒带有正电荷,$\boldsymbol{E}$ 的方向由细棒指向场点;如果细棒带有负电荷,$\boldsymbol{E}$ 的方向由场点指向细棒。

3. 无限大均匀带电平面的场强 设真空中有一无限大均匀带电平面,电荷面密度为

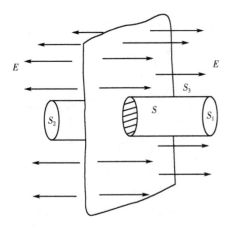

图 8-8　无限大均匀带电平面的场强

σ。如图 8-8 所示。由于电荷均匀分布在无限大的平面上,因此电场的分布具有对称性。凡距离平面等距离处各点场强大小相等,场强的方向垂直于平面并指向两侧。选取两底面 S_1、S_2 与平面平行,侧面 S_3 与平面垂直的闭合柱形高斯面 S,通过 S 面的电通量为

$$\Phi = \oiint_S \boldsymbol{E} \cdot \mathrm{d}\boldsymbol{S} = \iint_{S_1} \boldsymbol{E} \cdot \mathrm{d}\boldsymbol{S} + \iint_{S_2} \boldsymbol{E} \cdot \mathrm{d}\boldsymbol{S} + \iint_{S_3} \boldsymbol{E} \cdot \mathrm{d}\boldsymbol{S}$$

$$= E \iint_{S_1} \mathrm{d}S + E \iint_{S_2} \mathrm{d}S$$

$$= ES_1 + ES_2 = 2ES_1 = \frac{\sigma S_1}{\varepsilon_0}$$

因此

$$E = \frac{\sigma}{2\varepsilon_0}$$

由此可见,无限大均匀带电平面所产生的场强,仅仅决定于带电平面的面电荷密度,与空间各点到平面距离无关。当电荷面密度为 $+\sigma$ 时,场强指向平面两侧,当电荷面密度为 $-\sigma$ 时,场强由两侧指向平面。

利用这个结论,很容易求出两块均匀带等量异号电荷,互相平行的无限大平面间的场强。如图 8-9 所示。每一块带电平面所产生的场强为 $\frac{\sigma}{2\varepsilon_0}$,在两极板之间的场强为

$$E = \frac{\sigma}{2\varepsilon_0} + \frac{\sigma}{2\varepsilon_0} = \frac{\sigma}{\varepsilon_0}$$

在两极板之外其场强为

$$E = \frac{\sigma}{2\varepsilon_0} - \frac{\sigma}{2\varepsilon_0} = 0$$

由上可以看出,应用高斯定理求场强时,首先应该分析电场的对称性;然后根据对称性选取合适的高斯面,面上各点场强 $\boldsymbol{E}$ 或与面垂直、或与面平行,且均匀,大小相等。

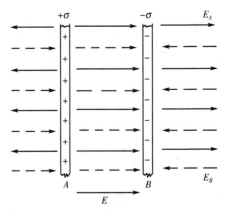

图 8-9　两个带等量异号电荷的无限大平行平面场强

第三节　电　势

一、静电场力做功

在点电荷 $+q$ 的电场中,把一试探电荷 q_0 从 a 点移到 b 点(图 8-10)。在此过程中,q_0 受到的电场力是变化的。可以把 ab 分割成无限多个 $\mathrm{d}l$ 位移元,$\mathrm{d}l$ 可视为直线,并在此范围

内,场强的大小和方向可认为不变。则 q_0 在位移为 dl 时电场力所做的元功 dA 为

$$dA = q_0 E dl \cos\theta$$

由图可知

$$dl \cos\theta = dr$$

于是有

$$dA = q_0 E dr = k \frac{q q_0}{r^2} dr$$

对上式积分后可得

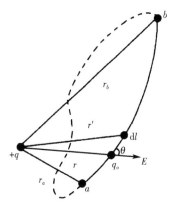

$$A = \int_a^b dA = \int_{r_a}^{r_b} \frac{q q_0}{4\pi\varepsilon_0 r^2} dr = kqq_0 \int_{r_a}^{r_b} \frac{dr}{r^2}$$

$$= kqq_0 \left(\frac{1}{r_a} - \frac{1}{r_b} \right) \tag{8-13}$$

上式表明,在点电荷 q 的电场中,移动试探电荷 q_0 时电场力所做的功与 q_0 所经过的路径无关,只与 q_0 的起始、终止位置有关。

图 8-10 点电荷电场力做功

由于任何带电系统的电场都可以看作许多点电荷电场的叠加,这时移动电荷时电场力所做的功等于组成电荷系的各点电荷的电场力所做功的代数和。如果电荷系由 $q_1, q_2, \cdots, q_n$ 组成,移动 q_0 从 a 点到 b 点,电场力所做的功为

$$A = A_1 + A_2 + \cdots + A_n = \sum_{i=1}^n A_i$$

$$= \sum_{i=1}^n \int_a^b q_0 \boldsymbol{E} \cdot d\boldsymbol{l} = \sum_{i=1}^n kq_0 q_i \cdot \left(\frac{1}{r_{ai}} - \frac{1}{r_{bi}} \right) \tag{8-14}$$

由此可知,电荷在静电场中移动时,电场力所做的功只决定于被移动电荷的大小和始末位置,与所经过的路径无关,所以静电场是保守力场。如果在静电场中移动 q_0 经过一闭合曲线又回到原来位置,由式(8-13)可知,电场力所做功为零,即

$$A_{aa} = \oint_L q_0 \boldsymbol{E} \cdot d\boldsymbol{l} = 0$$

所以

$$\oint_L \boldsymbol{E} \cdot d\boldsymbol{l} = 0 \tag{8-15}$$

上式即为静电场的环路定理,它和高斯定理一样是静电场中的基本定理。说明在静电场中场强沿任意闭合路径的线积分等于零。

二、电　势

1. 电势能　由于静电场是保守力场,可以像在重力场中引进重力势能那样,在静电场中引进电势能(electric potential energy)。电荷在静电场中一定位置具有一定的电势能,电荷在电场中移动时电场力所做的功就是电势能的改变量。设 W_a 和 W_b 分别表示试探电荷 q_0 在电场中 a 点和 b 点的电势能,q_0 从 a 点移动到 b 点电场力所做的功为

$$W_a - W_b = A_{ab} = q_0 \int_a^b \boldsymbol{E} \cdot \mathrm{d}\boldsymbol{l} \tag{8-16}$$

电势能与重力势能一样,是一相对量。为了确定电势能的量值,必须选择一个电势能为零的地方。这个参考点的选择是任意的,通常在场源电荷分布有限区域内时,把试探电荷 q_0 离场源电荷无限远处的电势能看作零。即 $W_\infty = 0$,所以

$$W_a = q_0 \int_a^\infty \boldsymbol{E} \cdot \mathrm{d}\boldsymbol{l} \tag{8-17}$$

上式表明,试探电荷 q_0 在静电场中某点的电势能等于把 q_0 从该点移到无限远处电场力所做的功。

2. 电势　电势能与带电系统的电场和场中移动电荷的电量有关系,它不能表明电场本身的性质。但是,从式(8-17)可以看出,比值 W_a/q_0 却是与试探电荷无关的量,它只决定于电场的空间分布和给定点 a 的空间位置。所以,这一比值是表征静电场中某给定点固有性质的物理量,称为电势(electric potential)。用 U_a 表示 a 点的电势,则

$$U_a = \frac{W_a}{q_0} = \int_a^\infty \boldsymbol{E} \cdot \mathrm{d}\boldsymbol{l} \tag{8-18}$$

当 $q_0 = +1$ 时,$U_a = W_a$。这就是说,电场中某点的电势,在数值上等于将单位正电荷放在该点时的电势能,也等于将单位正电荷从该点经过任意路径移到无限远处时电场力所做的功。电势也是一相对量,电势零点的选择也是任意的,一般选在离带电体无限远处或地球。

场中任意两点电势之差叫做该两点间的电势差(potential difference)。

$$U_a - U_b = \int_a^b \boldsymbol{E} \cdot \mathrm{d}\boldsymbol{l} \tag{8-19}$$

上式表明,电场中 a、b 两点的电势差在数值上等于单位正电荷从电场中 a 点经过任意路径到达 b 点时,电场力所做的功。由此说明,电势沿电场线方向不断减小。利用电势差可以很方便的计算点电荷在静电场中运动时电场力做的功。当一电荷 q_0 从电场中某一点 a 移动到 b 点时,电场力所做功为

$$A_{ab} = q_0(U_a - U_b) = q_0 U_{ab} \tag{8-20}$$

电势和电势差是标量,在 SI 制中,电势的单位为伏特(V),$1\mathrm{V} = 1\mathrm{J} \cdot \mathrm{C}^{-1}$(焦耳·库$^{-1}$)。

3. 电势的计算　对于点电荷电场中的电势的计算,可以把参考点选在无穷远处,根据式(8-18),点电荷电场中任一点 a 处的电势为

$$U_a = \int_a^\infty \boldsymbol{E} \cdot \mathrm{d}\boldsymbol{l} = k \int_a^\infty \frac{q}{r^2} \mathrm{d}l = \frac{kq}{r_a} \tag{8-21}$$

式中,r_a 是 a 点与场源电荷 q 之间的距离。可以看出,在正电荷所产生的电场中,各点电势都是正的,距离场源电荷越远,电势越低,在无限远处电势为零。在负电荷所产生的电场中,各点的电势为负,距离场源电荷越远,电势越高,在无限远处电势最高。

对于在由电荷系统所产生的电场中,空间某点的电势是各电荷单独存在时在该点的电势的代数和,这就是电势的叠加原理。电场中某点 a 的电势为

$$U_a = \sum_{i=1}^n U_{ai} = \int_a^\infty \boldsymbol{E}_i \cdot \mathrm{d}\boldsymbol{l} \tag{8-22}$$

对于电荷连续分布的带电体,可以将带电体分成许多电荷元 $\mathrm{d}q$,其对电场中某一点贡献的元电势为

$$dU = k\frac{dq}{r}$$

r 是电荷元 dq 到场点的距离。整个带电体在 a 点激发的电势为

$$U = \int dU = k\int \frac{dq}{r} \qquad (8\text{-}23)$$

例题 8-3　真空中有一均匀带电圆环,半径为 R,电荷为 $q(q>0)$,求圆环轴线上距离圆心为 a 的点 P 的电势。

解:圆环均匀带电,则圆环的线电荷密度 $\eta = \dfrac{q}{2\pi R}$。如图 8-11 所示,在细圆环上取一线元 dl,其上电荷为 dq,$dq = \eta dl$,电荷元 dq 在 a 点产生的电势为

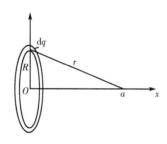

图 8-11　均匀带电圆环轴线上一点的电势

$$dU = k\frac{dq}{r} = k\frac{\eta dl}{r}$$

其中 r 为 dq 至 P 点的距离,由图可知,$r = \sqrt{a^2 + R^2}$,则

$$U = \int dU = \int_0^{2\pi R} k\frac{\eta dl}{\sqrt{a^2 + R^2}} = k\frac{\eta}{\sqrt{a^2 + R^2}}\int_0^{2\pi R} dl$$

$$= k\frac{q}{\sqrt{a^2 + R^2}}$$

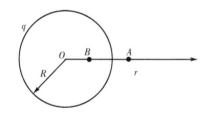

图 8-12　均匀带电球面的电势分布

例题 8-4　如图 8-12 所示,求半径为 R 的均匀带电球面的电势分布,已知球面总带电量为 Q。

解:设无限远处为零电势点,由高斯定理知,在 $r < R$ 的球内空间 $E_1 = 0$;在 $r > R$ 的球外空间电场分布为:

$$E_2 = \frac{1}{4\pi\varepsilon_0}\frac{q}{r^2}$$

在球外取任意一点 A,设其与球心 O 的距离为 r,选 OA 的延长线为积分路径,此路径上场强与点电荷的场强相同,故积分结果必然与点电荷电场的有关结果相同,根据式(8-18),A 点的电势为

$$U_1 = \int_r^\infty \boldsymbol{E}\cdot d\boldsymbol{l} = \int_r^\infty \frac{q}{4\pi\varepsilon_0}\frac{1}{r^2}dr$$

$$= \frac{1}{4\pi\varepsilon_0}\frac{q}{r} \quad r \geqslant R$$

再在球内取任一点 B,其与 O 的距离为 r,选 OB 的延长线为积分路径,因为球内外场强的函数关系不同,故积分要分两段,球内的电势为

$$U_2 = \int_r^\infty \boldsymbol{E}\cdot d\boldsymbol{l} = \int_r^R \boldsymbol{E}_1\cdot d\boldsymbol{l} + \int_R^\infty \boldsymbol{E}_2\cdot d\boldsymbol{l}$$

$$= \frac{1}{4\pi\varepsilon_0}\int_R^\infty \frac{q}{r^2}dr = \frac{q}{4\pi\varepsilon_0 R}r \leqslant R$$

所以带电球壳是个等势体

三、电场强度与电势的关系

一般说来,电场中各点的电势不同,但电场中也有许多点的电势相等。电场中电势相等的点构成的面称为等势面(isopotential surface)。例如,点电荷电场的等势面为一组以点电荷为中心的同心球面(图8-13)。

在等势面上将试探电荷 q_0 从 a 点移至 b 点时,因为 $U_a = U_b$,电场力做功 $A_{ab} = q_0(U_a - U_b) = 0$,可见,在等势面上移动电荷时,电场力做功必然等于零。另外,q_0 在等势面上移动位移 dl 时,电场力做功还可以表示为 $dA = q_0\boldsymbol{E} \cdot d\boldsymbol{l} = q_0 E dl\cos\theta = 0$,式中,$q_0$、$\boldsymbol{E}$、$d\boldsymbol{l}$ 均不为零,必有 $\cos\theta = 0$,既 $\theta = \dfrac{\pi}{2}$,$\boldsymbol{E} \perp d\boldsymbol{l}$,这说明,等势面上任一点的场强必与等势面垂直。电场线的疏密可以表示场强的大小,同样,等势面的疏密也可以表示电势的高低。为此规定,画等势面时使相邻等势面间具有相同的电势差(图8-13)。前面已经指出,沿着电场线方向电势越来越低,可见,电场线不但跟等势面垂直,而且是由电势较高的等势面指向较低的等势面。

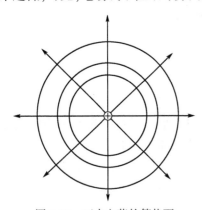

图 8-13 正点电荷的等势面

场强和电势都是描述电场性质的物理量,它们之间必然存在着一定的联系,二者的关系可以从积分和微分两个角度来分析。

场强和电势的积分关系是

$$U_a = \int_a^\infty \boldsymbol{E} \cdot d\boldsymbol{l}$$

下面讨论场强和电势的微分关系。场强和电势的分布可以分别用电场线和等势面来形象地进行描绘,电场线和等势面的关系是:①除电场强度为零处外,电场线与等势面正交;②电场线的方向指向电势降落的方向。

如图8-14所示,设在任意静电场中有两个相邻的等势面 S_1 和 S_2,其电势分别为 U 和 $U+dU$,等势面的法线方向 $\boldsymbol{n}$ 从 S_1 指向 S_2,场强 $\boldsymbol{E}$ 的方向和法线方向相同。把一个试探电荷 q_0 沿路径 dn 从等势面 S_1 移到等势面 S_2,因为两个等势面非常靠近,所以可以认为场强是相同的,根据前述可知,电场力所做的功为

$$dA = q_0\boldsymbol{E} \cdot d\boldsymbol{n} = q_0 E dn$$

再根据式(8-20),电场力做功也可表示为

$$dA = q_0[U - (U+dU)] = -q_0 dU$$

即 $E dn = -dU$,因此

$$E = -\frac{dU}{dn} \qquad (8\text{-}24)$$

如果把试探电荷 q_0 沿路径 dl 从 P 点移到 Q 点,则

$$dA = q_0\boldsymbol{E} \cdot d\boldsymbol{l} = q_0 E dl\cos\theta = -q_0 dU$$

式中,θ 为 dn 和 dl 的夹角,得

$$E dl\cos\theta = -dU,$$

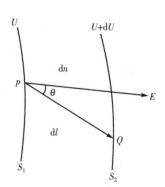

图 8-14 场强与电势的关系

即

$$E\cos\theta = -\frac{\mathrm{d}U}{\mathrm{d}l},$$

而场强 E 在 $\mathrm{d}l$ 上的分量 $E_l = E\cos\theta$，因此

$$E_l = -\frac{\mathrm{d}U}{\mathrm{d}l} \tag{8-25}$$

上式表明，电场中某一点的场强 $\boldsymbol{E}$ 在任意方向上的分量 E_l 的大小等于电势在这点上沿该方向的变化率，负号表示场强的方向总是指向电势降落的方向。

当位移 $\mathrm{d}l$ 的方向与 P 点的场强方向一致时，$\mathrm{d}l$ 有最小值，此时 $E_l = E$ 有最大值。因此，电势的变化率 $\mathrm{d}U/\mathrm{d}l$ 在沿场强方向上，具有最大值 $\mathrm{d}U/\mathrm{d}n$，通常将该最大值称为该点的电势梯度，即静电场中任意一点的场强等于该点的电势梯度的负值，这就是均强和电势之间的微分关系即

$$E = -\frac{\mathrm{d}U}{\mathrm{d}n}$$

由此可见，等势面密的地方，场强大；等势面疏的地方，场强小。

第四节　电偶极子和电偶层

一、电偶极子的场强

电偶极子(electric diople)是由相距很近的等量异号电荷 $+q$ 和 $-q$ 组成的点电荷系统。从负电荷引向正电荷的矢径 l 叫做电偶极子的轴。电量 q 和 l 的乘积叫做电偶极矩(electric dipole moment)，简称电矩，用 $\boldsymbol{P}$ 表示。

$$\boldsymbol{P} = q\boldsymbol{l} \tag{8-26}$$

根据点电荷的场强公式可以求电偶极子轴线延长线上较远处任一点 A 的场强(图8-15)。设从 $+q$ 和 $-q$ 到 A 点的距离分别为 r_+ 和 r_-，从电偶极子中心到 A 点的距离为 r，于是 A 点的场强

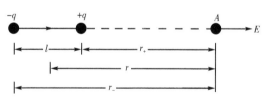

图8-15　电偶极子在延长线上场强

$$E = \left(k\frac{q}{r_+^2} - k\frac{q}{r_-^2} \right)$$

$$= k\left(\frac{q}{\left(r-\frac{l}{2}\right)^2} - \frac{q}{\left(r+\frac{l}{2}\right)^2} \right) = k\frac{2qrl}{\left(r^2-\frac{l^2}{4}\right)^2}$$

如果 $r \gg l$，则 $l^2/4$ 与 r^2 相比可忽略不计，此时，

$$\boldsymbol{E} = k\frac{2q\boldsymbol{l}}{r^3} = k\frac{2\boldsymbol{P}}{r^3}$$

A 点场强的方向是沿着偶极轴向右，其数值随 r^3 的规律减小，比单个电荷场强衰减的快。

同样，可以求电偶极子中垂面上任一点 B 的场强(图8-16)。B 点场强是 $+q$ 和 $-q$ 在 B

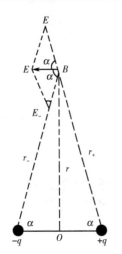

图 8-16　电偶极子中垂面上的场强

点的场强 E_+ 和 E_- 的矢量和。B 点的场强为

$$E = E_+\cos\alpha + E_-\cos\alpha = \left(k\frac{q}{r_+^2} + k\frac{q}{r_-^2}\right)\frac{l/2}{r_+}$$

可以认为 $r_+ = r_- = r$，则有

$$E = 2kq\frac{l/2}{r^3} = k\frac{ql}{r^3} = k\frac{P}{r^3}$$

所以写成矢量形式为

$$E = -\frac{k\boldsymbol{P}}{r^3}$$

二、电偶极子的电势

下面，讨论一下电偶极子电场中任意一点 a 的电势。如图 8-17 所示。r 表示电偶极子轴线中心 O 到 a 点的距离，θ 表示 r 与电偶极子轴线 l 正方向之间的夹角，根据电势叠加原理，a 点的电势可写为

$$U_+ = k\frac{q}{r_1}$$

$$U_- = k\frac{-q}{r_2}$$

$$U = U_+ + U_- = kq\frac{r_2 - r_1}{r_1 r_2}$$

由图可以看出，由于 $r \gg l$，$r_2 - r_1 \approx l\cos\theta$，$r_1 r_2 \approx r^2$
代入上式可得

$$U \approx kq\frac{l\cos\theta}{r^2} = k\frac{p\cos\theta}{r^2} \tag{8-27}$$

由上式可以看出，电偶极子电场中任一点的电势与电矩 P 成正比，电矩决定着电偶极子电场的性质。电

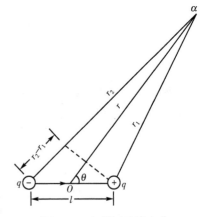

图 8-17　电偶极子的电势

偶极子电场中的电势与距离 r 的平方成反比，并与其方位角 θ 有关。当 $\theta = \dfrac{\pi}{2}$ 时，即 a 点在电偶极子轴线的中垂面上，则 $U = 0$；当 $\theta = 0$ 时，a 点在电偶极子轴线的延长线上，位于正电荷一侧，$U \approx k\dfrac{p}{r^2}$；当 $\theta = \pi$ 时，位于负电荷一侧，$U \approx -k\dfrac{p}{r^2}$。偶极子轴线的中垂面把电场分成两个正负对称的区域，正电荷一侧电势为正，负电荷一侧电势为负。

在生物体中，电偶层是经常遇到的一种电荷分布。电偶层是指相距很近，互相平行，带有等量异种电荷面密度的两个带电表面(图8-18)。它可以看成是许多电偶极子的集合。电偶层在空间所产生的电势可以用电势叠加原理来计算。在电偶层上取一面积元 dS，设其两侧的面电荷密度分别为 $+\sigma$ 和 $-\sigma$，厚度为 δ，面积元上的电量为 σdS。由于 dS 很小，所以在其两侧的正负电荷可以看做是一电矩为 $\sigma dS \cdot \delta$ 的电偶极子。电矩方向垂直面元 dS 朝上，与 r 的夹角为 θ。因而，面积元 dS 上的电偶极子在 a 点的电势为

$$dU = k\frac{\sigma dS \cdot \delta \cos\theta}{r^2}$$

式中, $dS\cos\theta/r^2$ 是面积元 dS 对 a 点所张立体角 $d\Omega$, 上式又可写为

$$dU = k\sigma\delta d\Omega$$

整个面积为 S 的电偶层在 a 点的电势为

$$U = \int_S k\,\sigma\delta d\Omega$$

积分遍及整个面积

令 $\tau = \sigma\delta$, 表示单位面积上的电偶极矩, 称为层矩。则

$$U = \int_S k\tau d\Omega$$

因为电偶层均匀带电, τ 值处处相同, 可以移到积分号外边, 所以

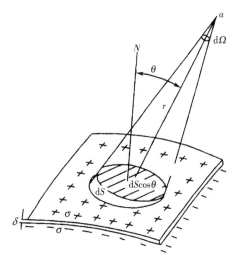

图 8-18 电偶层电势

$$U = k\tau\int_S d\Omega = k\tau\Omega \tag{8-28}$$

式中, Ω 是整个电偶层表面积对 a 点所张的立体角。式 (8-28) 表明, 均匀电偶层在某点产生的电势只决定于层矩与电偶层对该点所张立体角 Ω, 而与电偶层的形状无关。

如果电偶层上侧面电荷面密度为 $-\sigma$, 下侧面为 $+\sigma$, 那么 a 点的电势为

$$U = -k\tau\Omega \tag{8-29}$$

如果是一电偶层构成的闭合曲面 (图8-19), 在空间 a 点产生的电势为零。而在闭合曲面内部空间各点电势为 $-4\pi k\tau$。

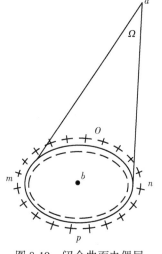

图 8-19 闭合曲面电偶层

三、人体内的电现象

一切生物体, 从高等动物到低等植物 (如藻类), 都普遍具有电现象, 这种现象通常被称为生物电现象。人体组织器官的活动, 如神经传导、肌肉兴奋、大脑活动、心脏跳动、腺体分泌等都伴随电现象。心电图、脑电图、肌电图、胃电图、肠电图、视网膜电图、耳蜗电图和皮肤电图等已在医学中获得广泛应用。

表 8-1 人体几种组织的生物电参数

组织	动作电位幅值	电阻	频率
心脏	$10 \sim 30\mathrm{mV}$ (直接导出)	$5 \sim 50\mathrm{k}\Omega$	$0 \sim 200\mathrm{Hz}$
	$0.1 \sim 2\mathrm{mV}$ (体表导出)		
大脑皮质	$1\mathrm{mV}$ (α 波, 直接导出)	$10\mathrm{k}\Omega$	
	$20 \sim 100\mathrm{\mu V}$ (α 波, 头皮导出)	$10 \sim 100\mathrm{k}\Omega$	$0.3 \sim 100\mathrm{Hz}$
肌肉	$0.1 \sim 1\mathrm{mV}$	$10 \sim 50\mathrm{k}\Omega$	$10 \sim 2000\mathrm{Hz}$
细胞	$>1\mathrm{mV}$	$20\mathrm{M}\Omega$	$0 \sim 3000\mathrm{Hz}$

生物电的基本特性包括：①绝大多数生物电信号的频带主要是在低频和超低频范围内；②绝大多数生物电信号幅值非常小；③信号噪声比低，由于生物体内存在各种无规律的电活动，它们会在生物电信号中形成噪声，有些生物电信号容易被其他更强的电活动所淹没。表8-1列出了人体几种组织的生物电参数。

有关的研究结果还表明：在人和其他动植物体内不仅存在恒定的或低频的电流，而且也可产生高频电磁波。鉴于生物体的复杂性，人们一直在不断探索生物电产生的机制。其中的膜电位理论占有相当重要的地位。

1. 膜电位

（1）能斯特方程：众所周知，细胞是组成生物体的基本单元，细胞有一层膜把它和周围隔开。实验证明，大多数动物（包括人体）的神经和肌肉细胞的膜内外存在着电势差，通常称为膜电位或跨膜电位。细胞在不受外界刺激时，细胞膜内电势比膜外电势低，若把膜外电势当做零，则膜内电势约为−90mV，这个电势差在生理学上叫做静息电位。当受到外来刺激时，细胞膜内外电势差会发生突然的变化，膜内低电势变为高电势，这一电活动过程叫做动作电位。

为了说明膜电位的形成，先考察两种不同浓度的KCl溶液被一层半透膜隔开时的情形。左边表示膜内液，浓度为 C_1，右边表示膜外液，浓度为 C_2，并假设 $C_1 > C_2$。在离子未发生迁移前，由于离子热运动，两边溶液任何一个小区域中，正、负离子的数目是相等的，所以内外溶液均呈中性，如图8-20所示。假定半透膜只让 K^+ 通过，不让 Cl^- 通过。由于膜内 K^+ 的浓度高于膜外 K^+ 的浓度，所以由膜内迁移到膜外的 K^+ 个数要大于由膜外迁移到膜内的 K^+ 个数。结果，膜外出现了过剩的正电荷，同时膜内出现了过剩的负电荷。这些靠近膜两侧过剩的正、负电荷，形成了从膜外指向膜内的阻碍 K^+ 继续扩散的电场 E。E 的大小是随 K^+ 在膜外积聚的增多而增强，当达到平衡时，膜两侧形成一定的电势差 U，称为平衡电势或能斯特电势（Nernst potential）。

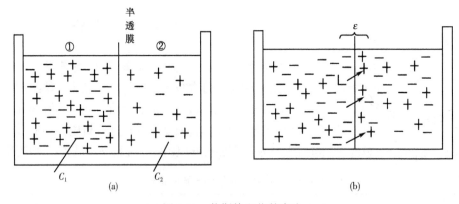

图 8-20　能斯特电位的产生

若在稀薄电解质溶液条件下，可以把离子作为理想气体分子模型来处理，通过理论计算可以得出

$$U = U_2 - U_1 = \frac{KT}{Ze} \ln \frac{C_1}{C_2}$$

（8-30）

由于 $K = R/N_0$（R 为摩尔气体常量，N_0 为阿伏伽德罗常数），电子电荷量 $e = F/N_0$，其中 F 为法拉第常量，将这些关系代入式（8-30），得

$$U_2 - U_1 = \frac{RT}{ZF}\ln\frac{C_1}{C_2} \tag{8-31}$$

式（8-30）和式（8-31）称为能斯特方程（Nernst equation），它给出了透膜扩散达到平衡时膜两侧的电势差与两侧离子浓度间的关系。推导上式时是以正离子作为研究对象的，如果扩散的是负离子，则膜外侧的电势 U_2 将低于内侧的电势 U_1，$U_2 - U_1 < 0$，因此将能斯特方程写成

$$U = U_2 - U_1 = \pm\frac{RT}{ZF}\ln\frac{C_1}{C_2} \tag{8-32}$$

上式右方的正号适用于正离子，负号适用于负离子。若改用常用对数，则

$$U = U_2 - U_1 = \pm 2.3\frac{RT}{ZF}\lg\frac{C_1}{C_2} \tag{8-33}$$

（2）静息电位：实验表明，动植物活组织细胞膜两侧都存在电势差。图 8-21 是哺乳动物神经细胞内外溶液中各种离子浓度的分布。图的左侧代表细胞内液，右侧代表细胞外液，浓度的单位是 $mol \cdot m^{-3}$。从图 8-21 中可以看出，细胞内部 K^+ 的浓度高于细胞外部，能够穿出膜外的 K^+ 数量多。膜外 Cl^- 浓度大于膜内，能够进入膜内的 Cl^- 个数较多。细胞膜类似于半透膜，对 Na^+ 的通透性很小。

由于细胞内外存在着同种离子的浓度差，可以应用能斯特方程计算离子透膜扩散形成的平衡电势差。若细胞膜外的电势规定为零，并以 C_0 和 C_i 分别表示膜内和膜外的离子浓度，则

$$U = U_i - U_0 = \pm 2.3\frac{RT}{ZF}\lg\frac{C_0}{C_i}$$

$$= \pm 61.51\lg\frac{C_0}{C_i}(mV)$$

分别将细胞内外 K^+、Na^+、Cl^- 的浓度值代入，得

$$U_K = -89mV, \quad U_{Na} = +71mV, \quad U_{Cl} = -86mV$$

与实际测量的静息电势 $-86mV$ 相比较，可以看出 Cl^- 的平衡电位与静息电位相同，说明 Cl^- 由于浓度差而产生的进入细胞内扩散趋势正好与排斥 Cl^- 进入细胞内的电均力相平衡，通过细胞膜出入的 Cl^- 流动数相等，细胞内外 Cl^- 的浓度处于平衡状态。对于 K^+，u_K 电势的大小略大于静息电势 $-86mV$，说明细胞在静息状态下，对于 K^+ 由电势差造成的向膜内流动不如浓度差造成的向膜外流动大，仍有少量的 K^+ 从膜内向膜外迁移。对于 Na^+，$u_{Na} = +71mV$ 与实测静息电位 $-85mV$ 相差甚远。浓度差和膜电位差都有使 Na^+ 扩散进入细胞内的强大趋势。尽管在静息状态下细胞膜对 Na^+ 的通透性很小，仍有少许 Na^+ 不断漏进细胞内，但 Na^+ 在细胞内仍然维持低浓度。因此，细胞内必然存在着某种机制，将 Na^+ 从低浓度转运到高浓度，从低电势转运到高电势，以维持浓度的不平衡，这一过程必须做功，该作用称为钠泵。同样，把 K^+ 从膜外低浓度区转运到膜内高浓度区，这个转运作用叫做钾泵。Na^+ 的排出往往伴随有 K^+ 的摄入，这一过程称为 Na^+-K^+ 泵。泵是需要能源的，Na^+-K^+ 泵的转运所需的能量只能认为来自细胞代谢。

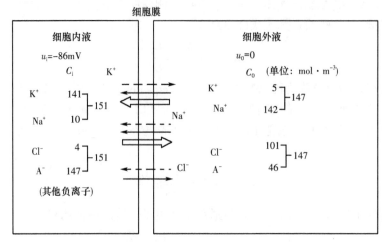

图 8-21　神经细胞静息状态下的膜内外离子浓度

- - - - →表示出于浓度差所引起的流向；—————→表示由于膜电势差所引起的流动；
⟹ 表示 Na^+-K^+泵的作用下所引起的迁移

2. 心电图

（1）心电向量：电偶极子和电偶层的概念是分析心电形成不可缺少的物理基础。心脏是由大量的心肌细胞组成的。心肌细胞膜是半透膜，静息状态时，膜外排列一定数量带正电荷的阳离子，膜内排列相同数量带负电荷的阴离子，膜外电位高于膜内，细胞所处的这种状态称为极化（polarization）。如图 8-22（a）所示。当细胞一端的细胞膜受到刺激时，其通透性改变，使细胞内外正、负离子的分布发生逆转，该处细胞膜外的正电荷（钠离子）迅速进入细胞膜内，此时该细胞膜外呈负电性，细胞膜内呈正电性，于是细胞整体的电荷分布不再均匀，整个心肌细胞类似一个电偶极子，具有电偶极矩。如图 8-22（b）左端所示。以后，反过来，心肌细胞膜内带正电，膜外带负电，如图 8-22（c）所示，这一过程称为除极（depolarization）。除极由受刺激处开始，沿着细胞向周围传播。在除极过程中，整个心肌细胞等效于一个电偶极子，其电矩的方向与除极传播的方向相同。除极过程是一个极其短暂的过程，由于细胞的代谢作用，使细胞膜又逐渐恢复到原来的极化状态，既细胞膜内带负离子，细胞膜外带正离子，这一过程称为复极（repolarization），如图 8-22（d）所示。复极与除极先后程序一致，即先除极的部位先复极，并缓慢向前推进，直至整个细胞全部复极为止。这时细胞也相当于一个电偶极子，只是它的电矩方向与除极时的电矩方向相反。当复极结束时，整个细胞恢复到极化状态，如图 8-22（e）所示，又可以接受另一次刺激。

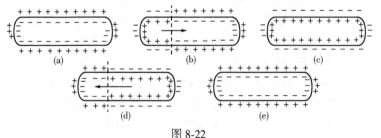

图 8-22

（a）极化状态；（b）除极过程；（c）除极结束；（d）复极过程；（e）极化状态

可以看出,在心肌细胞的除极和复极过程中将形成一个变化的电矩,在其周围空间引起电势的变化。心电的产生就源于心肌细胞电位的交替变化。

整个心脏的除极和复极是大量心肌细胞除极和复极的结果。在研究心脏的电性质时,可将它等效为一个电偶极子,称为心电偶。心电偶在空间产生的电场称为心电场。在心电活动周期中,各部分心肌除极与复极有一定的顺序,而且,每一瞬间均有不同部位心肌的心电活动,因而,众多的心肌细胞产生方向不尽相同的电矩矢量,把这些电矩矢量按平行四边形法依次加以合成,这个最后综合而成的向量称为瞬间综合心电向量。瞬间综合心电向量是一个在大小和方向上都随时间作周期性变化的矢量。将这些瞬间综合心电向量按发生时间的先后依次连串形成空间向量环,称为立体心电向量环。立体心电向量环在 3 个互相垂直平面上的投影,称为平面心电向量环,如图 8-23 所示。

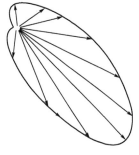

图 8-23　投影在平面上的向量环

(2)心电图:人体是一个非均质容积导体,心肌细胞产生的生物电活动可以通过周围的导电组织传导到体表的任何部位。把电极安置在体表或体内的某个部位都可以记录到相应的心电变化。心电向量在体表引起的电势变化可根据电偶极子电场中的公式(8-27)求得

$$U = k\frac{p\cos\theta}{r^2}$$

其中 P 是瞬间综合心电向量的电矩,r 是电偶中心到探测点的距离,θ 是瞬间综合心电向量与探测点和电偶轴心线的夹角。可以看出,体表所采集到的心脏电位强度与下列因素有关:① 与瞬间综合心电向量的电矩呈正比关系;② 与探测点位置和电偶中心的距离平方呈反比关系;③ 与探测点和电偶轴心线所构成的角度有关,夹角越大,电位越弱。

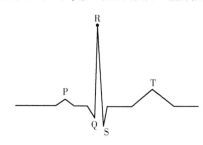

图 8-24　标准心电图波形

通过传导线及电极,将心脏组织的电性活动情况,以电压为纵轴,时间为横轴的方式画在记录纸上,所呈现出的波形图即为心电图。图 8-24 所示为标准的心电图波形,含 P 波、QRS 波、T 波,每一个波都有其含意。P 波出现后,心房开始收缩,把血液送至心室,QRS 波出现后,心室开始收缩把血液送至全身,T 波出现时,心室心房舒张,准备下一次的收缩,而医生就可以根据心电图来判断心脏的状态与功能。

(3)心电图导联:在人体不同部位放置电极,并通过导联线与心电图机电流计的正负极相连,这种记录心电图的电路连接方法称为心电图导联。电极位置和连接方法不同,可组成不同的导联。在临床心电图实践中,常用的有单极导联和双极导联。将心电图机的两个测量电极放在体表的任何两个非等电位部位,可记录出心电变化的图像,这种测量方法叫做双极导联,所测的电位变化是体表被测两点的电位变化的代数和,分析波形较为复杂。如果设法使两个测量电极之一,通常是和心电图机负端相连的极,使其电位始终保持零电位,就成为所谓的无关电极,而另一个测量电极则放在体表某一测量点,作为探查电极,这种测量方法叫做单极导联。由于无关电极经常保持零电位不变,所以测得的电位变化就只表示探查电极所在部位的电位变化,因而对波形的解释较为单纯。

第五节　静电场中的电介质

一、电介质的极化

导体中含有许多可以自由移动的电子或离子。然而也有一类物质,电子被束缚在自身所属的原子核周围或夹在原子核中间,这些电子可以相互交换位置,但是不能到处移动,这就是所谓的非导体或绝缘体。绝缘体虽然不能导电,但电场可以在其中存在,并且在电学中起着重要的作用。从电场这一角度看,绝缘体叫可叫做电介质(dielectric)。

在一般情况下,电介质分子中的正负电荷在分子中都不集中在一点。在远比分子线度大的距离处来看,分子中所有正电荷的影响可以用一个等效的正电荷来代替,所有负电荷的影响可以用一个等效的负电荷来代替。这种等效的正、负电荷所在的位置,称为正、负电荷的"中心"。

从分子结构而言,电介质可分为两类,一类是有极分子电介质,它的正、负电荷"中心"不重合,相当于两个相距很近的带等量异号电荷所组成的电偶极子,等效的电偶极矩(分子电矩)不为零,这一类分子有 H_2O、HCL、NH_3 等。值得注意的是,虽然单个分子具有电矩,但是由于分子热运动的杂乱无章,因此从宏观上看,它们的分子电矩矢量合为零,即有极分子电介质在宏观上不显电性。另一类是无极分子电介质,它的正、负电荷的"中心"重合,分子电矩为零。这一类分子有惰性气体分子和双原子分子 O_2,H_2,以及 CH_4 等。电介质在电场中产生极化电荷的现象叫做电介质的极化。

(1) 无极分子的极化:无外场作用时,无极分子的分子电矩为零。当无极分子电介质处于外电场中时,在电场力的作用下,分子中的正、负电荷"中心"将发生相对位移,形成一个电偶极子,电偶极矩的方向沿着外电场的方向。

如图 8-25 所示,无极分子电介质置入外电场中,每个分子中的正、负电荷由于受到电场力的相反作用而产生微观的相对位移,因此正、负电荷的"中心"将被拉开,形成一个等效电偶极子,分子等效电矩的方向沿着外电场的方向,使两个垂直于外电场的端面上出现正、负电荷,这种电荷不能离开电介质到其他带电体内,也不能在电介质内部自由移动。称它为束缚电荷或极化电荷。这种在外电场的作用下,在电介质表面出现极化电荷的现象,叫做电介质的极化。无极分子电介质的极化称为位移极化。

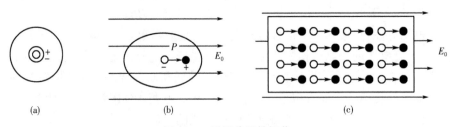

图 8-25　无极分子的极化

(2) 有极分子的极化:有极分子电介质分子具有固有电矩,例如氯化氢分子和水分子的固有电矩分别为 $3.43 \times 10^{-30} C \cdot m$、$6.03 \times 10^{-30} C \cdot m$。在无外场作用下,分子固有电矩的方向由于热运动而完全杂乱无序,电介质在宏观上不呈现任何电性。

将有极分子电介质置入静电场中,在电场力的作用下,每个分子的电矩都要在一定程度上转向电场的方向。如图 8-26 所示。宏观上也表现为在垂直于外电场方向的两个端面上分别出现极化电荷。有极分子电介质的极化称为取向极化。分子在取向极化的同时,一般还会产生位移极化。但是,有极分子电介质在静电场的作用下,取向极化的效应比位移极化的效应强得多。

上述两种电介质极化的微观原理虽然不同,但却有相同的宏观表现,因此在定量描述电介质极化时,无须把两种极化区别开来。

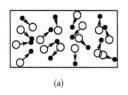
(a)
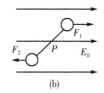
(b)
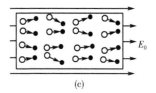
(c)

图 8-26　有极分子的极化

二、极 化 强 度

极化强度是描述电介质极化强弱的物理量。在电介质内取一个物理无限小的体积元 ΔV,当没有外电场时,这个体积元中所有分子电矩的矢量合 $\sum_i P_i$ 为零,但有外电场时,该矢量合不再为零,且外电场越大,$\sum_i P_i$ 越大,所以将单位体积内分子电矩的矢量合定义为电介质的极化强度(electric polarization intensity),用符号 P 表示,即

$$P = \frac{\sum_i P_i}{\Delta V} \tag{8-34}$$

显然,P 为矢量,它的国际单位制单位为 $C \cdot m^{-2}$。

电介质的极化是外电场与介质分子相互作用的过程,外电场引起电介质的极化,而电介质极化后出现的束缚电荷或极化电荷也要激发电场并引起电场的变化,变化的电场反过来再影响电介质的极化,直到静电平衡时,电介质才能够处于稳定的极化状态,因此电介质中任一点的极化强度与该点的合场强 E 有关。实验证明,在各向同性线性电介质内,任一点的极化强度 P 正比于该点的合场强 E,并且两者方向相同,所以可写成

$$P = \chi_e \varepsilon_0 E \tag{8-35}$$

其中,比例系数 χ_e 是与电介质的性质有关而与合场强无关的常数,叫做介质的电极化率。若电介质中各点的 χ_e 相同,就称它为均匀电介质。大多数气体、流体和非晶体固体是各向同性的均匀电介质。由前面介绍的电介质极化现象,可知道极化的宏观表现是在垂直于外电场的界面上出现极化电荷,因此电介质极化强度的大小,必定和这些极化电荷有内在的联系。为此,需要分析极化电荷的面密度与极化强度之间的关系。为方便起见,只分析真空中的均匀电介质在均匀电场中发生的均匀极化的情况。

对于均匀极化的电介质,极化电荷只出现在介质的表面上。在电介质内切出一个长度

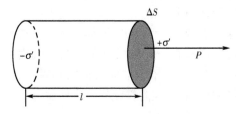

图 8-27　极化强度和极化电荷的关系

为 l、底面积为 ΔS 的圆柱体,使极化强度 P 的方向与圆柱体的轴线相平行(图 8-27)。

若把整个圆柱体看为一个"大电偶极子",它的电矩的大小为 $\sigma' \Delta Sl$,所以,圆柱体内分子电矩的矢量和的大小可以表示为

$$\sum P = \sigma' \Delta S \cdot l$$

圆柱体的体积为

$$\Delta V = \Delta Sl$$

极化强度的大小为

$$P = \frac{\sum P}{\Delta V} = \frac{\sigma' \Delta S \cdot l}{\Delta Sl} = \sigma'$$

由此得到

$$\sigma' = P \tag{8-36}$$

即极化电荷面密度等于极化强度。因此电介质极化强度越大时,电介质表面的极化电荷面密度越大。

三、介 电 常 数

当电介质在外电场中发生极化且达到稳定以后,电介质中的电场强度 E 应是外电场 E_0 和极化电荷产生的电场 E' 之和,即

$$E = E_0 + E'$$

而且根据前面的论述,知道在电介质中外电场与极化电荷的电场的方向总是相反的,所以在电介质中的合场强和外电场相比,肯定减弱了。如果是匀强电场,可以写成 $E = E_0 - E'$。为了定量地了解电介质内部场强被削弱的情况,讨论如下特例。图 8-28,表示一个"无限大"平行板电容器,两极板间充有极化率为 χ_e 的均匀电介质。

设极板上的自由电荷面密度为 $\pm\sigma_0$,产生的场强大小为 $E_0 = \dfrac{\sigma_0}{\varepsilon_0}$,方向如图中实线所示。电介质表面上的极化电荷面密度为 $\pm\sigma'_0$,产生场强的大小为 $E' = \dfrac{\sigma'_0}{\varepsilon_0}$,方向如图中虚线所示。则极板间电介质中的合场强的大小为

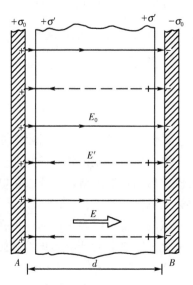

图 8-28　电介质中的电场

$$E = E_0 - E' = \frac{\sigma_0}{\varepsilon_0} - \frac{\sigma'}{\varepsilon_0}$$

$$= \frac{\sigma_0}{\varepsilon_0} - \frac{P}{\varepsilon_0} = E_0 - \chi_e E$$

所以,得

$$E = \frac{E_0}{1 + \chi_e}$$

则可将上式化简为

$$E = \frac{E_0}{\varepsilon_r} = \frac{\sigma_0}{\varepsilon_0 \varepsilon_r} = \frac{\sigma_0}{\varepsilon}$$

其中

$$\varepsilon_r = 1 + \chi_e, \varepsilon_0 \varepsilon_r = \varepsilon$$

式中,ε_r 是由电介质性质决定的无量纲的数,叫做电介质的相对介电常数或相对电容率;ε 称为电介质的绝对介电常数或电容率,简称为电介质的介电常数或电容率,它也是由电介质的性质决定的,单位同真空介电常数的单位一样。真空中的 $\varepsilon_r = 1$,因而,点电荷电场中充满各向同性的均匀电介质时,场中任一点的场强均减为真空中的 $1/\varepsilon_r$。表 8-2 列出了常见电介质的相对介电常数。

表 8-2　常见电介质的相对介电常数

电介质	ε_r	电介质	ε_r
真空	1	电木	5~7.6
空气(0℃,100kPa)	1.00054	云母	3.7~7.5
空气(0℃,10MPa)	1.055	玻璃	5~10
水(0℃)	87.9	纸	3.5
水(20℃)	80.2	木材	2.5~8
酒精(0℃)	28.4	瓷	5.7~6.8
甘油(15℃)	50	脂肪	5~6
苯(180℃)	2.3	皮肤	40~50
变压器油	4.5	血液	50~60
石蜡	2.0~2.3	肌肉	80~85
硬橡胶	4.3		

拓展阅读

　　高斯定理是静电场中非常重要的定理,但是同学们在学习的过程中常常会提出这样的疑问,那就是当电荷恰好位于闭合面上时,它对这个闭合面的电通量有没有贡献呢? 通常情况下,我们所说的点电荷是一个简化模型,只有当场点与带电体的距离远大于带电体自身的线度时,才能把这个带电体看作点电荷。在高斯定理中提到的闭合面是一个几何面,假设这个闭合面与某一带电体相交,不管这个带电体的线度多么小,闭合面上总存在这样一些点,它们与带电体的距离并不是远大于带电体的线度,因而这个带电体不能被看做点电荷。也就是说,实际上,闭合曲面把带电体分成两部分,一部分位于闭合曲面内,一部分位于闭合曲面外。根据高斯定理,只有位于闭合面曲内的那部分电荷才对整个闭合面的电通量有贡献。

　　另外,高斯定理是由库仑定律推导出来的,但是两者在使用上有所不同。一般来说,库仑定律解决从电荷分布求场强的问题,而高斯定理则解决从场强分布求电荷分布的问题。如果,要求某点的电荷体密度,则可包围该点作一形状合适的小闭合面,根据面上的已知场强求出面的电通量,由高斯定理便可得到该闭合面内的电量 Δq。设此面所包围的体积为 ΔV,则该点的电荷体密度就等于 $\Delta q/\Delta V$。ΔV 取的越小,求解的越精确,这个计算虽然很麻烦,但理论上是可行的。根据矢量运算,可以把高斯定理写成微分形式,只要对已知点的点函数做微分运算,便可求出各点的电荷体密度。但是,我们学习高斯定理,主要是利用它求解一些当电荷分布具有对称性时的场强问题。

习 题 八

8-1 下列说法是否正确? 为什么?

(1) 电场中某一点的场强方向就是将点电荷放在该点时所受电场力的方向。

(2) 在以点电荷为球心所作的球面上,由该点电荷所产生的场强处处相等。

8-2 判断下列说法是否正确,并说明理由。

(1) 闭合曲面上各点场强为零时,面内必没有电荷。

(2) 闭合曲面内总电量为零时,面上各点场强必为零。

(3) 闭合曲面上的总通量仅由面内电荷提供。

(4) 应用高斯定理求得的场强仅由面内电荷激发。

(5) 闭合曲面的通量为零时,面上各点场强必为零。

8-3 下列说法是否正确?

(1) 电势相等处,场强也相等。

(2) 场强大处,电势一定高。

(3) 场强为零处,电势一定为零。

(4) 电势为零处,场强一定等于零。

8-4 将 q_2 从 A 点移动到 B 点,P 点电场强度是否变化? 穿过高斯面 S 的 Φ 是否变化(图8-29)?

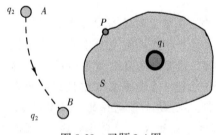

图 8-29 习题8-4图

8-5 均匀带电圆环,其半径为 5.0cm,总电量为 5.0×10^{-9}C,计算轴线上离环心的距离为 5.0cm 处的点的场强。 $(6.4\times10^{3}\text{N} \cdot \text{C}^{-1})$

8-6 电荷 Q 均匀分布在半径为 R 的球体上,求各处的场强分布。

$$\left(E=\frac{Q}{4\pi\varepsilon_0 r^2},r\geqslant R;E=\frac{1}{4\pi\varepsilon_0}\frac{Qr}{R^3},r\leqslant R\right)$$

8-7 两无限大的平行平面均匀带电,面电荷密度都是 σ,求各处的场强分布。 $\left(0,\dfrac{\sigma}{\varepsilon_0}\right)$

8-8 求均匀带电圆盘轴线上的场强。已知圆盘半径为 R,电荷面密度为 σ。

$\left(\dfrac{\sigma}{2\varepsilon_0}\left(1-\dfrac{Z}{\sqrt{R^2+Z^2}}\right)$,$Z$ 为轴线上点到盘心

的距离)

8-9 如图 8-30 所示,$AB=2L$,OCD 是以 B 为中心,L 为半径的半圆,A 点有正电荷 $+q$,B 点有负电荷 $-q$。①把单位正电荷从 O 点沿 OCD 移到 D 点,电场力对它做了多少功? ②把单位负电荷从 D 点沿 AD 的延长线移到无穷远处去,电场力对它做了多少功? $\left(\dfrac{2}{3}\dfrac{kq}{L}, \dfrac{2}{3}\dfrac{kq}{L}\right)$

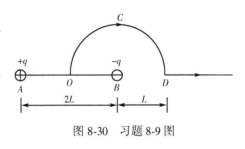

图 8-30 习题 8-9 图

8-10 一个典型的电四极子,由两个相同的电偶极子组成,偶极子的电矩 $P=ql$,这两个偶极子在一直线上,其方向相反,且两负电荷重合在一起,试求此电四极子轴线的延长线上离其中心为 r 处的电势,$r \gg l$。 $\left(\dfrac{2ql^2}{4\pi\varepsilon_0 r^3}\right)$

8-11 求距离无限长均匀带电直线为 l_1 和 l_2 两点间的电势差,设线电荷密度为 η。 $\left(\dfrac{\eta}{2\pi\varepsilon_0}\ln\dfrac{l_2}{l_1}\right)$

8-12 一个正的点电荷在平面内绕另一负的点电荷作圆周运动时,设两电荷量相等,试分析在这两电荷连线的中点上场强及电势的变化情况。

8-13 平行板电容器两极板间的距离为 d,保持极板上的电荷不变,把相对介电常数为 ε_r、厚度为 $\delta(\delta<d)$ 的玻璃板插入极板间,求无玻璃板时和插入玻璃板后极板间电势差的比。 $\left(\dfrac{\varepsilon_r d}{\varepsilon_r d-(\varepsilon_r-1)\delta}\right)$

(刘凤芹)

第9章 稳恒电流

本章要求

（1）了解电流线、电流、电流密度及稳恒电流的概念。

（2）理解欧姆定律微分形式的物理意义，能熟练地运用欧姆定律解决简单电路问题。

（3）熟练掌握运用基尔霍夫方程组求解复杂电路问题的方法。

本章主要介绍稳恒电流（steady current）的基本概念和基本定律，电容器的充放电过程，以及神经纤维的电缆方程。

第一节　电流的描述

一、电　流　线

电流是大量电荷的定向移动。能够自由移动的带电微粒称为载流子，如金属中的自由电子，溶液和气体中的正、负离子，半导体中的电子与空穴等。以电子作为载流子的导体称为第一类导体，以离子作为载流子的导体称为第二类导体。载流子的定向宏观移动过程叫做电流（current）。在热激发下做无规则热运动的载流子，虽然各个载流子都在移动，但就其整体上而言不表现出定向移动，因此不形成电流。

形成电流时，导体中各处载流子仍然做热运动，但这种运动不是完全无规则的，而是包含有定向移动。同流体力学中流线的作法相似，在导体中也可做出许多曲线，使曲线上各点的切线方向与正电荷在各点的定向移动的速度方向一致，这样的曲线称为电流线。图9-1为几种导体中的电流线。电流线可以形象地表示导体中电流的分布，但不表示载流子的运动轨迹，只有当载流子无热运动，并且电流是稳恒电流时，电流线才与载流子的运动轨迹一致。

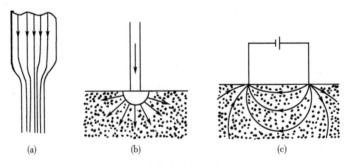

(a)　　　　　　(b)　　　　　　(c)

图 9-1　几种导体中的电流线分布

二、电　流　强　度

电流线形象地表示电流的分布，但不能直接描述电流的强弱。为了描写导体中电流的强弱,需要引入电流强度(current intensity)这个物理量。单位时内通过导体横截面积的电量,称为电流强度,并以 I 表示。如 Δt 时间内通过导体横截面积的电量为 ΔQ,则

$$I = \frac{\Delta Q}{\Delta t} \qquad (9\text{-}1)$$

电流强度的单位是安培,简称为安(A),是国际单位制中的一个基本单位。

电流强度与载流子定向移动有关。图 9-2 表示一段横截面积为 S 的导体,设导体中单位体积载流子数为 n,则 n 称为载流子密度。每

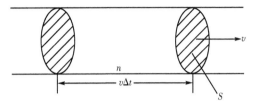

图 9-2 电流强度与载流子定向移动的关系

个载流子的电量为 Ze,e 为基本电量(等于电子的电量),Z 为正或负整数(正电荷 Z 取正值,负电荷 Z 取负值)。Δt 时间内 $v\Delta t S$ 体积中的载流子都通过截面 S(v 为载流于该截面 S 处的定向移动速度),若 Δt 时间内通过导体横截面积 S 的电量为 ΔQ,则

$$\Delta Q = nZev\Delta t S$$

于是电流强度 I 为

$$I = nZevS \qquad (9\text{-}2)$$

上式指出,电流强度等于载流子密度 n、电量 Ze、定向移动速度 v 以及导体横截面积 S 的乘积。导体中如有正电荷载流子和负电荷载流子,例如,电解质溶液中的正、负离子,两种电荷的定向移动都通过横截面积 S,则电流强度为

$$I = I_+ + I_- = (n_+ Z_+ ev_+ + n_- Z_- ev_-)S$$

式中,以下标 +、− 区别正、负电荷载流子的有关物理量。应注意两种电荷定向运动的方向,如果载流子在电场中作定向迁移,则 v_+ 与 v_- 方向相反,v_+ 取正值,v_- 取负值。

电流强度是标量,不能反映电流的方向,只是简单地描述载流子通过导体横截面积的宏观特征。同时必须指出,在式(9-2)中,假定了载流子密度是均匀的,并以同一定向速度通过导体横截面积,但是在某些情况下,特别是大块导体中(例如人体),载流子密度分布与定向迁移速度分布不均匀,各处电流的大小与方向不同,式(9-2)不能描述各处电流的大小。要描述各处电流的大小,必须在导体中任意截面取一通过某点的小面积元 dS 进行度量(图 9-3)。图中 θ 为面积元 dS 的法线 $\boldsymbol{n}$ 与载流子定向迁移速度 $\boldsymbol{v}$ 的夹角,由于 dS 很小,可认为

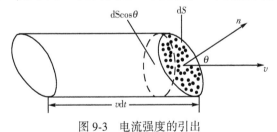

图 9-3 电流强度的引出

载流子以相同的定向迁移速度 $\boldsymbol{v}$ 通过 dS;体积元 $vdt\cos\theta dS$ 中载流子密度是均匀的,dt 时间内通过 dS 的电量 $dQ = nZevdtdS\cos\theta$,相应的电流称为元电流,并以 dI 表示,$dI = nZevdS\cos\theta$。式中 $dS\cos\theta$ 为与 $\boldsymbol{v}$ 垂直的面积元。

三、电流密度

为了更具体地度量导体中的电流分布,定量地研究导体中各点的电荷运动情况,引入一个新的物理量——电流密度(current density)矢量,用 $\boldsymbol{J}$ 表示。

设在导体中某点取一个与电流方向垂直的面积元为 dS,定义 $\boldsymbol{J}$ 的方向为该点正电荷运

动的方向,即该点的电场强度 **E** 的方向,定义通过 dS 的电流强度 d**I** 与 dS 的比值为电流密度的大小,即

$$J = \lim_{\Delta S \to 0} \frac{\Delta I}{\Delta S} = \frac{dI}{dt} \tag{9-3}$$

电流密度在数值上等于通过该点单位垂直面积的电流强度,即单位时间内通过垂直于该点正电荷定向迁移速度的单位面积的电量。在国际单位制中,电流密度的单位为安培每平方米$(A \cdot m^{-2})$。

如果导体中存在的是均匀电场,在 Δt 时间通过 ΔS 的电量为 ΔQ,则电流密度 **J** 的大小为

$$J = \frac{\Delta I}{\Delta S} = \frac{\Delta Q}{\Delta S \cdot \Delta t} \tag{9-4}$$

导体中各处的电流密度 **J** 与导体中载流子密度 n 以及载流子的平均迁移速度 v_d 有何关系呢?如图9-4所示,设载流子在导体中沿垂直于导体的横截面积 ΔS 方向运动,载流子密度为 n,平均迁移速度为 v_d,每个载流子带电量为 Ze,在

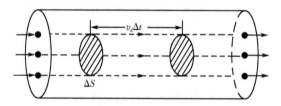

图9-4 电流密度 **J** 和载流子迁移速度间的关系

Δt 时间内,载流子迁移的距离为

$$\Delta L = v_d \Delta t$$

通过截面 ΔS 的电量为

$$\Delta Q = nZe\Delta S\Delta L = nZe\Delta S \, v_d \Delta t$$

通过截面 ΔS 的电流强度为

$$\Delta I = \frac{\Delta Q}{\Delta t} = nZev_d \Delta S$$

由式(9-4)可得电流密度的数值为

$$J = \frac{\Delta I}{\Delta S} = nZev_d \tag{9-5}$$

式(9-5)表明,导体中的电流密度 **J** 在数值上等于导体中载流子密度 n,载流子所带电量 Ze 和载流子的平均迁移速度 v_d 的乘积。

例题 9-1 在直径为 1.63×10^{-3} m 的铜导线中,通过 5 A 电流,设铜导线中自由电子密度为 $8.4 \times 10^{28} m^{-3}$,求导线中自由电子的平均迁移速度。

解:铜导线的横截面积

$$S = \frac{\pi d^2}{4} = 2.1 \times 10^{-6} m^2$$

铜导线中的电流密度为

$$J = \frac{I}{S} = \frac{5}{2.1 \times 10^{-6}} = 2.4 \times 10^6 \mathrm{A} \cdot \mathrm{m}^{-2}$$

则自由电子的平均迁移速度为

$$v_d = \frac{J}{nZe} = \frac{2.4 \times 10^6}{8.4 \times 10^{28} \times (-1) \times 1.6 \times 10^{-19}}$$

$$= -1.8 \times 10^{-4} \mathrm{m} \cdot \mathrm{s}^{-1}$$

负号表示电子运动方向与电流方向相反。

金属中自由电子的平均热运动速度为 $10^5 \mathrm{m} \cdot \mathrm{s}^{-1}$，因此热运动速度约为平均迁移速度的 10^9 倍。可见自由电子做定向运动的迁移速度是非常小的。应当注意，不要把自由电子的定向运动的迁移速度和电流在导体中的传播速度混为一谈。后者实际上是指电场在导体中传播的速度，它接近于光速。例如，当接触电源的开关，电灯立即亮了。这一事实说明在电路两端加上电压的瞬间，电场在整个电路中立即被建立起来，因而导体中各处的自由电子几乎同时受到电场的作用朝着同一方向迁移，于是形成了电流。

如果研究的是电解质溶液，载流子为正、负离子，这时电流密 J 为正离子所产生的电流密度与负离子所产生的电流密度之和，即

$$J = J_+ + J_-$$

在电解质溶液中，离子的平均迁移速度很小，不到 $1\mu \mathrm{m} \cdot \mathrm{s}^{-1}$。

四、稳 恒 电 流

如果导体中各点电流的大小与方向不随时间变化，这种电流称为稳恒电流。如果载流子在电场作用下产生定向移动，要使移动速度不随时间变化，就要求导体中的电场也不随时间改变。要使导体中电场稳定，导体两端的电势差必须稳定不变，在载流子定向迁移时，要保持电荷密度恒定不变，必须使单位时间内迁入各处的电量与迁出的电量相等。要实现上述要求，必须沿电流的方向以恒定速率把正电荷从导体中低电势的一端沿另一路径迁移到高电势的一端。正电荷从低电势迁移到高电势，它的电势能增加，必须依靠非静电场力做功。上述正电荷移动过程，实际上是其他形式的能量转换为电能的过程。用来把其他形式的能转换为电能的装置称为电源。例如发电机、化学电池、光电池等，分别是把机械能、化学能和光能转换为电能的装置。可见，要获得稳恒电流必须依靠上述电源。

第二节 欧 姆 定 律

一、物质的导电性

当导体两端具有电势差时，导体中便建立了电场，载流子在电场作用下产生定向迁移，形成电流。导体两端电压 U 与电流强度 I 的比值称为导体的电阻（resistance），以 R 表示，即 $R = \frac{U}{I}$；电阻的倒数称为导体的电导（conductance），以 G 表示，即 $G = \frac{1}{R} = \frac{I}{U}$。

电阻的大小与导体材料性质及几何形状有关。实验结果表明，如导体的横截面积均匀，

设为 S,其长度为 L,则电阻 R 为

$$R = \rho \frac{L}{S}$$

式中,ρ 称为电阻率(resistivity),其值取决于导体的材料及温度。

电阻率的倒数称为电导率(conductivity),以 γ 表示,即 $\gamma = \frac{1}{\rho}$。电导率表示导体的导电能力,其数值同样与导体的材料及温度有关。导体中载流子密度越大,电导率越高。金属导体中载流子密度随温度变化十分微小,但是当温度升高,载流子热运动加剧,它们的定向迁移速度减小,导体的导电能力下降,所以金属导体的电阻率随温度升高而增大,电导率则随之下降。半导体材料与金属不同,其载流子密度随温度变化明显,电导率随温度作非线性变化,表现出热敏性。

电阻的单位为欧姆,简称欧(Ω),电导单位为西门子,简称西(S),电阻率单位为欧姆·米($\Omega \cdot m$),电导率单位为西门子每米($S \cdot m^{-1}$)。

二、欧 姆 定 律

欧姆(G. S. Ohm)从实验中总结出一段均匀导体(如金属)中的电流强度与导体两端的电压成正比,并与导体的电阻成反比,这就是一段导体的欧姆定律,用公式表示为

$$I = \frac{U}{R} \tag{9-6}$$

式中,R 为导体电阻,其数值与 U 和 I 的大小无关。上式表明导体中电流强度与导体电阻及两端电压的关系。遵守欧姆定律的导体,其伏安特性曲线为直线,由这类材料制成的器件称为线性元件。对于气体与半导体材料,其伏安特性曲线不是直线,由这类材料制成的器件称为非线性元件。

电流经过导体时,由于电阻的存在而消耗电能,因此导体中电势沿着电流方向逐渐降低。从式(9-6)知,导体两端的电势降落 U 等于电流强度与导体电阻的乘积,即 $U = IR$。

对于非均匀导体,为了表示导体中电流分布,欧姆定律必须用电流密度和电场强度来描述。如图 9-5 所示,在导体中任意一点 A,作与电流线正交的面积元 dS,通过面积元的元电流 $dI = JdS$,J 为 A 点的电流密度。在经过该点的电流线上,截取一小段 dL,如 dL 两端的电势差为 dU,相应体积元的电阻 $dR = \rho \frac{dL}{dS}$,ρ 为该体积元的电阻率,则

$$dI = \frac{dU}{dR} = \frac{dU}{\rho dL} \cdot dS$$

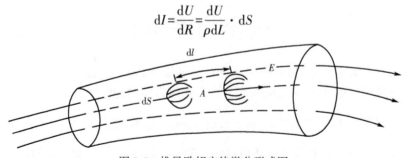

图 9-5　推导欧姆定律微分形式图

由于导体中电流线与电场线一致,所以$\dfrac{\mathrm{d}U}{\mathrm{d}L}=E$,为该点电场强度大小。于是

$$\mathrm{d}I=\frac{1}{\rho}E\mathrm{d}S=J\mathrm{d}S$$

等式两边约去 $\mathrm{d}S$,并以 $\gamma=1/\rho$ 代入,得

$$J=\gamma E$$

$\boldsymbol{E}$ 的方向为电流方向,上式可用矢量表示为

$$\boldsymbol{J}=\gamma\boldsymbol{E} \tag{9-7}$$

上式称为欧姆定律的微分形式,它表明导体中任意一点的电流密度矢量方向与该点电场强度方向一致,其大小等于该点的电导率与电场强度的乘积。

欧姆定律的微分形式描述导体中各点电流密度与电场强度的关系,也适用于非稳恒电流通过电阻不均匀和形状不规则的导体。因此,式(9-7)具有更普遍的意义。

第三节 含源电路的欧姆定律

电源的非静电场力把正电荷从负极经电源内部移动到正极时,如无能量损耗,所做的功等于正电荷电势能的增加。设电源正负两极之间的电势差为 U,正电荷的电量为 q,电源所做的功为 W,则 $W=qU$,或写成 $U=W/q$。上式指出,电流通过电源时,若无能量损失,电源两极电压等于电源移动单位正电荷所做的功,即等于电源电动势。实际上,电源两端的电压随外电路电流强度的增大而减小,表明在电源内部移动电荷要消耗电能,相当于电源内部存在电阻。电源内部的电阻称为内阻,常以 r 表示。实际电源等效于电动势 ε 的理想电源与内阻 r 串联的电路。

在稳恒电流的电路中,由于导体中的电场是不随时间变化的稳恒电场,其性质与静电场相同。因此,电路中各点的电势只有一个确定数值,同一回路中任意两点的电势差等于两点间各段电路电势差的代数和。上述性质提供了分析含源电路的电流和电势差的方法。

一、一段含源电路的欧姆定律

一段含有电源的直流电路(图9-6),图中 ε 与 r 串联为电源的等效电路。电路中电流和电压可应用电路中任意两点的电势差等于两点间各段电路电势差的代数和的原则来计算。计算电势差的代数和,必须标定电势增量方向以区别各段电路电势差的正负。电势增量方向可任意设定,例如在图 9-6 中可取 $a\rightarrow b$ 或 $b\rightarrow a$ 的方向。电流的方向也可任意设定。电势增量方向和电流方向设定之后,若两者方向一致,则电流经过某电阻 R 后,电势增量为 $-IR$;若

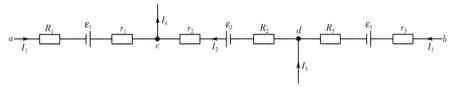

图9-6 一段含源电路

两者方向相反,则电势增量为+IR。电动势方向如与电势增量方向一致,则其电势增量为+ε,反之,则为-ε。计算结果如电流强度为负值,则表示电流的实际方向与设定方向相反。

在图9-6中,各部分电流方向已经标出,并设定电势增量方向为$a{\to}b$。于是a,b两点间的电势增量U_b-U_a等于a、c之间,c、d之间和d、b间电势增量的代数和,即

$$U_{ba} = U_b - U_a$$
$$= (U_c - U_a) + (U_d - U_c) + (U_b - U_d)$$
$$= (-I_1 R_1 + \varepsilon_1 - I_1 r_1) + (I_2 r_2 - \varepsilon_2 + I_2 R_2)$$
$$+ (I_3 R_3 + \varepsilon_3 + I_3 r_3)$$
$$= (-I_1 R_1 - I_1 r_1 + I_2 r_2 + I_2 R_2 + I_3 R_3$$
$$+ I_3 r_3) + (\varepsilon_1 - \varepsilon_2 + \varepsilon_3)$$

上式表明,a,b两点间的电势增量等于这段电路上各个电阻两端电势增量的代数和再加上各电动势的代数和。上述结论的一般表达式为

$$U_b - U_a = \sum \varepsilon + \sum IR \tag{9-8}$$

上式称为一段含源电路的欧姆定律。

二、闭合电路的欧姆定律

如把图9-6电路中a,b两点连接起来,则构成图9-7所示含源闭合电路。a,b两点连接后具有相同电势,即,$U_b-U_a=0$,从式(9-8)得

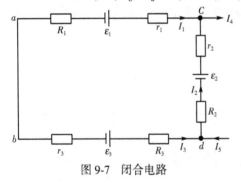

图9-7 闭合电路

$$\sum IR + \sum \varepsilon = 0 \tag{9-9}$$

上式指出,绕闭合回路一周,总的电势增量的代数和等于零。如闭合电路无电流支路(如图9-7中,若$I_4=I_5=0$),则闭合电路中各处的电流强度I相同,式(9-9)可写成

$$I = \frac{\sum \varepsilon}{\sum R}$$

这就是单一闭合电路的欧姆定律公式。

第四节 基尔霍夫电路方程

在实际应用中,许多电路不能通过串、并联而简化为单一闭合电路,然后应用欧姆定律进行计算。基尔霍夫(G. R. Kirchhoff)提出了节点电流方程与回路电压方程,通过方程的联立求得复杂电路中各支路的电流强度与电压。基尔霍夫电路方程是解决复杂电路计算的基本公式。

一、节点电流方程

3条或3条以上支路的交点称为节点(nodal point)。基尔霍夫根据电流的连续性得出,

流入节点的电流强度之和等于同时刻流出该节点的电流强度之和,上述结论称为基尔霍夫第一定律。如以流入节点的电流强度为正,流出节点的电流强度为负,则基尔霍夫第一定律可表示为

$$\sum_k I_k = 0 \qquad (9\text{-}10)$$

上式称为节点电流方程,可表述为:回路中任意节点处电流强度的代数和为零。

如果电路中有 n 个节点,则只有 $(n-1)$ 个独立的节点电流方程。若支路电流方向未能确定,则可任意设定。若计算结果为正值,则表示电流的实际方向与设定方向相同,若计算结果为负值,则表示电流的实际方向与设定方向相反。

二、回路电压方程

若干条支路组成的闭合电路称为回路。绕任何闭合回路一周的电势增量的代数和等于零,这就是基尔霍夫第二定律。可表示为

$$\sum IR + \sum \varepsilon = 0 \qquad (9\text{-}11)$$

上式称为回路电压方程。应用式(9-11)时,需要首先标定电流方向和回路绕行方向,两者都可任意设定。如流经电阻的电流方向与绕行方向相同,电势增量为 $-IR$;若两者方向相反,则电势增量为 IR。若电源的 ε 方向与绕行方向相同,电势增量为 ε;如两者方向相反,则电势增量为 $-\varepsilon$。计算结果如 I 为正值,则该电流的实际方向与设定方向相同,如 I 为负值,则该电流的实际方向与设定方向相反。

应用基尔霍夫电路方程进行计算时,可根据未知量的个数,先尽量列出有关节点的独立电流方程。对于方程数不足的,可从有关回路列出独立电压方程补足。必须注意,回路电压方程是彼此相关的,如果电路中有 n 个回路,最多只能列出 $(n-1)$ 个独立的回路电压方程。

例题 9-2 已知图 9-8 中,$\varepsilon_1 = 4.0\text{V}$,$R_1 = 4.0\Omega$,$\varepsilon_2 = 2.0\text{V}$,$R_2 = 6.0\Omega$,$\varepsilon_3 = 6.0\text{V}$,$R_3 = 2.0\Omega$,电源内阻不计,求各支路电流强度及 $U_E - U_B$。

解:(1) 设定各支路电流方向,并在电路图中用箭头标明,如图 9-8 所示;

(2) 列出节点电流独立方程。本例电路中有 2 个节点 E 和 B,只有一个独立节点电流方程。节点 B 的电流方程为

$$I_1 + I_2 - I_3 = 0 \qquad (1)$$

(3) 选定回路绕行方向;

(4) 列出求解所需的独立的回路电压方程。本例求 3 条支路电流强度,独立的节点电流方程只有一个,尚需 2 个电压方程才可满足解题。本电路中有 3 个回路,但其中只有 2 个回路电压方程是独立的。

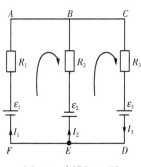

图 9-8 例题 9-2 图

$ABEFA$ 回路电压方程为

$$I_2 R_2 + \varepsilon_3 + \varepsilon_1 - I_1 R_1 = 0$$

代入已知数值得

$$6.0 I_2 + 2.0 + 4.0 - 4.0 I_1 = 0 \qquad (2)$$

BCDEB 回路电压方程为

$$-I_3R_3-\varepsilon_3-\varepsilon_2-I_2R_2=0$$

代入已知数值得

$$-2.0I_3-6.0-2.0-6.0I_2=0 \qquad (3)$$

（5）联立方程求解，由方程（1）、（2）、（3）解得

$I_1=0$，$I_2=-1.0\ A$，$I_3=-1.0\ A$。I_2，I_3 皆为负值，即它们的实际方向与设定的方向相反。

$$\begin{aligned}U_E-U_B &= I_2R_2+\varepsilon_2\\ &=-1.0\times6.0+2.0\\ &=-4.0V\end{aligned}$$

第五节　电容器的充放电过程

电容器具有容纳电荷储存电能的本领。若把电容器的两个极板与电源的正负极相连时，电容器被充电，回路上有充电电流出现。随着两极板上积累的电荷量逐渐增多，极板间的电势差不断增大，充电电流将逐渐减小。当极板间的电势差接近电源电动势的数值时，电流趋于零。可见，在充电过程中，无论是充电电流还是电容器的端电压，都是随时间而变化的。反之，如果将已经充电的电容器两极板经过一电阻接通，两极板上等量而异号的电荷将通过电阻而中和，这就是电容器的放电过程。显然，放电时回路中也有变化的瞬时电流出现。人们常把电容器的充放电过程称为 *RC* 电路的暂态过程。

一、充 电 过 程

在图9-9中，设开关 K 闭合前电容器上电压 $u_c=0$，当开关 K 接通位置 1 时，电源 ε 通过电阻向电容器 C 充电，充电电流方向如图9-9所示，由回路电压方程得

$$\varepsilon-iR-u_c=0 \qquad (9\text{-}12)$$

因为 $u_c=q/C$，所以

$$i=\frac{\mathrm{d}q}{\mathrm{d}t}=\frac{\mathrm{d}(Cu_c)}{\mathrm{d}t}=C\frac{\mathrm{d}u_c}{\mathrm{d}t} \qquad (9\text{-}13)$$

将式（9-13）代入式（9-12）得

$$\varepsilon=RC\frac{\mathrm{d}u_c}{\mathrm{d}t}+u_c$$

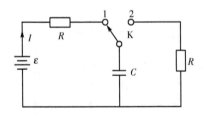

图9-9　电容器的充放电电路

整理可得

$$\frac{\mathrm{d}u_c}{\varepsilon-u_c}=\frac{\mathrm{d}t}{RC}$$

两端积分有

$$\ln(\varepsilon-u_c)=-\frac{t}{RC}+C_1$$

C_1 为积分常数。当 $t=0$ 时，$u_c=0$，代入上式可得 $C_1=\ln\varepsilon$。因此上式可写成

$$\ln(\varepsilon - u_c) = -\frac{t}{RC} + \ln\varepsilon$$

$$u_c = \varepsilon\left(1 - e^{-\frac{t}{RC}}\right) \tag{9-14}$$

将式(9-14)代入式(9-13)可得充电电流

$$i = \frac{\varepsilon}{R}e^{-\frac{t}{RC}} \tag{9-15}$$

式(9-14)和式(9-15)表明,当 $t=0$ 时,$u_c=0$,$i=\varepsilon/R$,即开始充电时,由于电容器两极板间没有电势差,电池的电动势全部加在电阻上,所以电路中电流最大。当 $t=\infty$ 时,$u_c=\varepsilon$,$i=0$,即当充电时间足够长时,电容器上的电势差达到最大值,等于电池的电动势,因此充电电流趋于零。

在电路接通后经过时间 $t=RC$ 时,有

$$u_c = \varepsilon(1 - e^{-1}) = 0.63\varepsilon$$

$$i = \frac{\varepsilon}{R}e^{-1} = 0.37\frac{\varepsilon}{R}$$

即电容器两端的电势差增长到最大值的 63%,电流降为最大值的 37%。RC 的乘积称为电路的时间常数(time constant),以 τ 表示。τ 是用来描述暂态过程中 u_c 和 i 变化快慢的物理量,τ 值越大,电流和电压的变化越缓慢;τ 值越小,则变化的越快。图 9-10 是依据式(9-14)和式(9-15)画出的曲线,它们分别表示电容器的电势差和充电电流随时间变化的关系。由图可见,当时间经过 3~4 个时间常数后,充电过程基本结束。

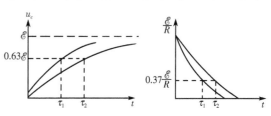

图 9-10　电容器的充电曲线

二、放 电 过 程

电容器充电结束后,它的电势差达到最大值。此时若把开关拨向位置 2,电容器将通过电阻放电,放电回路电压方程为

$$u_c - iR = 0 \tag{9-16}$$

因为 $u_c = q/C$,且电容器的电量在减少,故 $i = -\mathrm{d}q/\mathrm{d}t$。将这些关系代入式(9-16),得

$$u_c = -R\frac{\mathrm{d}q}{\mathrm{d}t} = -RC\frac{\mathrm{d}u_c}{\mathrm{d}t}$$

$$\frac{\mathrm{d}u_c}{u_c} = -\frac{\mathrm{d}t}{RC}$$

积分得

$$\ln u_c = -\frac{t}{RC} + C_2$$

C_2 为积分常数。当 $t=0$ 时,$u_c=\varepsilon$,因此 $C_2 = \ln\varepsilon$,则

$$\ln\frac{u_c}{\varepsilon} = -\frac{t}{RC}$$

$$u_c = \varepsilon e^{-\frac{t}{RC}} \tag{9-17}$$

$$i = \frac{u_c}{R} = \frac{\varepsilon}{R} e^{-\frac{t}{RC}} \tag{9-18}$$

由式(9-17)和式(9-18)可知,在 RC 放电过程中,u_c 和 i 都从它们各自的最大值(ε 和 ε/R)按指数规律衰减至零。衰减的快慢决定于放电回路的时间常数 τ。

第六节 神经纤维的电缆方程

一、神经纤维的电缆性质

神经细胞也称为神经元,由细胞体和突起组成,突起又分为树突和轴突。在多数情况下,树突接受传入的信息并传向细胞体。轴突很长,由细胞体的小丘分出,直径均匀,所以常称其为神经纤维,它可把神经冲动传向另一个细胞。轴突中间含轴浆是比较稀的电离物质溶液,其中的 K^+、Na^+、Cl^- 离子可以沿轴突流动,形成纵向电流称为轴浆电流,也可跨膜运动,形成横向电流称为膜电流 i_m。所以,在轴突内液的纵向和横向都有电阻。纵向电阻称为轴浆电阻,常用 r_i 表示单位长度的轴浆电阻。横向上的电阻称为膜电阻,常用 r_m 表示单位长度的膜电阻。细胞外液及细胞内液均为电解质的液体,可看作两个导体;细胞膜是含脂肪的膜,可视为绝缘体。因此,三者组成了电容,通常称单位面积的电容为膜电容,用 c_m 表示。

可以把神经纤维看成是一根特殊的电缆,由于轴浆电阻、膜电阻与膜电容的组合,使电流对膜电位的影响起着随距离而衰减和在时间上的延缓作用。神经纤维的这种性能可以比较满意地解释电流对神经膜的作用。因此,也称其为电缆学说。实验表明,当外加刺激低于细胞兴奋的阈值时,细胞不会产生动作电位。但细胞的膜电位还是会发生变化,而细胞膜的电阻、电容和膜电动势不发生变化,所以这时的膜称为被动膜,下面讨论被动膜的电缆性质。

图9-11(a)所表示的是测量神经纤维电缆性质的装置。在神经纤维中插入两个微电极,一个电极通入恒定电流 I,另一个电极用来记录不同点的膜电位变化 ε,ε 等于膜电位 E 与静息电位(也称为膜电动势)E_r 的差,即 $\varepsilon = E - E_r$。

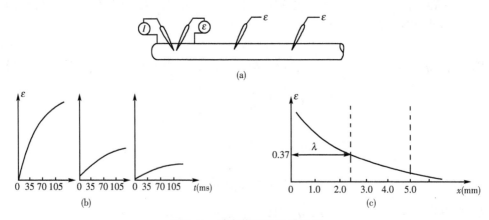

图9-11 神经纤维的电缆性质

测量结果表明在电源附近($x=0$)膜电位变化 ε 上升较快,随时间 t 的变化,达到最大值 ε_{max} 也较大;在远离电源处($x=2.5\text{mm}$、$x=5.0\text{mm}$),不但膜电位变化 ε 上升慢,而且随时间 t 的变化达到的最大值 ε_{max} 也较低,如图9-11(b)所示。ε 在时间及空间的分布,既与轴浆电阻、膜电阻有关,也与膜电容有关。由于膜电容的作用,可引起某点处膜电位变化(ε)变慢,又由于轴浆电阻及膜电阻的作用,使得膜电位变化的最大值 ε_{max} 随距离 x 的增加按指数规律而减小,如图9-11(c)所示。这就是被动膜的电缆性质。

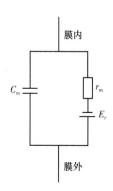

把神经纤维看成由许多长度为 Δx 的小段组成,每一小段的 Δx 膜都可用图9-12的等效电路来表示,把相邻小段的等效电路联系在一起就构成神经纤维的等效电路,如图9-13所示。现在就利用神经纤维的等效电路,建立神经纤维的电缆方程,并从理论上进一步证明被动膜的电缆性质。

设与通电电极距离为 x 处的神经纤维的膜电位变化为 ε;因为细胞外液的电阻 r_0 很低,所以在等效电路中取 $r_0=0$;由图9-13可知轴浆电流 i_i 通过轴浆电阻 r_i,膜电流 i_m 的一部分通过膜电容 c_m,另一部分通过膜电阻 r_m。根据欧姆定律和电荷守恒定律,经数学运算,可建立如下方程

图9-12 一小段轴突膜的等效电路

$$\frac{r_m}{r_i}\frac{\partial^2 \varepsilon}{\partial x^2}-r_m c_m \frac{\partial \varepsilon}{\partial t}-\varepsilon=0 \tag{9-19}$$

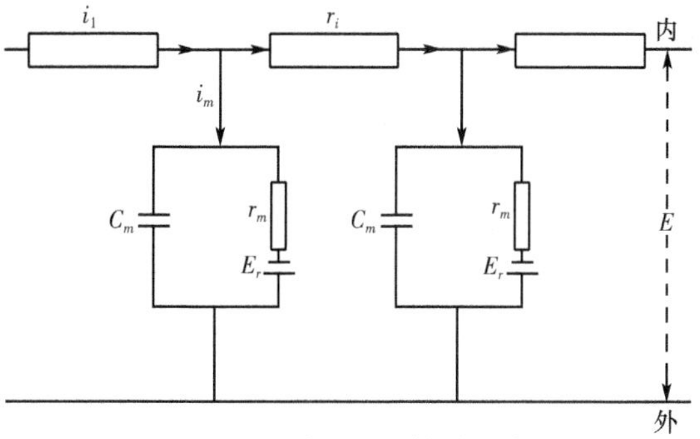

图9-13 神经纤维等效电路

令 $\lambda=\sqrt{\dfrac{r_m}{r_i}}$ 称为空间常数,$\tau=r_m c_m$ 称为时间常数,则

$$\lambda^2 \frac{\partial^2 \varepsilon}{\partial x^2}-\tau\frac{\partial \varepsilon}{\partial t}-\varepsilon=0 \tag{9-20}$$

式(9-19)、(9-20)称为神经纤维的电缆方程。式中 ε 随时间 t 和距离 x 而变化,当膜电流 i_m 使膜电容 c_m 充电完毕时,则 ε 不再随时间而变化,即 $\dfrac{\partial \varepsilon}{\partial t}=0$。这时式(9-20)变为

$$\lambda^2 \frac{\partial^2 \varepsilon}{\partial x^2}-\varepsilon=0 \tag{9-21}$$

式(9-21)的解为

$$\varepsilon = \varepsilon_0 e^{-\frac{x}{\lambda}}$$

ε_0 为通电电极($x=0$)处的膜电位变化,不难看出,膜电位变化 ε 随距离 x 的变化按指数规律衰减,这与实验的测量结果是完全一致的。

二、动 作 电 位

已经知道,当神经或肌肉细胞处于静息状态时,细胞膜外带正电,膜内带负电,这种状态又称为极化。但是当细胞受到外来刺激时,不管这种刺激是电的、化学的、热的或机械的,细胞膜都会发生局部去极化。随着刺激强度的加大,细胞膜去极化的程度也不断地扩展。当刺激强度达到阈值或阈值以上时,受刺激的细胞膜对 Na^+ 离子的通透性会突然增加。由于膜外 Na^+ 离子的浓度远高于膜内,膜内的电位又低于膜外,于是大量 Na^+ 离子在浓度梯度和电场的双重影响下由细胞膜外涌入细胞膜内。这一过程的直接结果是使膜内电位迅速提高,当膜内、外 Na^+ 离子的浓度差和电位差的作用相互平衡时,细胞膜的极化发生倒转,结果细胞膜内带正电,膜外带负电,这一过程叫除极。与此同时,电位也由静息状态下的-86mV变成+60mV 左右。

除极之后,细胞膜又使 Na^+ 离子不能通透,而 K^+ 离子的通透性突然提高,大量 K^+ 离子由

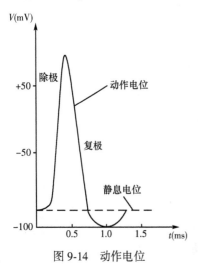

图 9-14   动作电位

细胞膜内向膜外扩散,使膜电位又由+60mV 迅速下降到-100mV 左右。于是,离子在细胞兴奋时的移位,都获得了恢复,即细胞膜内带负电、膜外带正电,这一过程称为复极。之后,由于"钠-钾泵"的作用,细胞膜内的 Na^+ 离子被输送到膜外,同时使细胞膜外的 K^+ 离子回到膜内,膜电位又恢复到静息电位值,即-86mV。

由上面的论述可以看出,细胞受刺激所经历的除极和复极过程,伴随着电位的波动过程。实验证明,这一过程仅需 10ms 左右。这种电位波动称为动作电位。图9-14 给出了一个动作电位的形成过程。细胞在恢复到静息状态后,它又可以接受另一次刺激,产生另一个动作电位。在不断的强刺激下,1s 之内可以产生几百个动作电位。

拓展阅读

电流对机体的作用:

人体是由各种组织器官构成,人体是电的导体。当人体成为电路的一部分时,就有电流通过人体,从而对机体产生作用。

人体的导电性质非常复杂,皮肤的导电能力很差;体液属于电解质,导电能力最强;而人体的致密组织主要是由蛋白质、脂肪及糖类组成,它们属于电介质。因此,人体导电主要表现为电解质导电和电介质导电。在直流和低频电作用时,主要是靠皮肤和体液的电解质导电,这时可把人体看作纯电阻,皮肤的电阻比体液大得多,有时就把

它当作全身电阻。电介质导电只在高频电的作用下才表现明显,所以在精确研究中,不能把人体当作纯电阻,而应等效为阻抗(impedance)。

当直流电作用于活的机体时,能引起机体发生物理化学变化,并引起多种复杂生理效应,在临床诊断和治疗方面有着重要和广泛的作用。直流电对机体的基本作用主要有:

1. 热效应 任何形式的电流通过人体组织都能产生热量,使组织温度升高。如果温度达到很高,组织就被烧伤、炭化。电流的烧伤和一般烧伤不同,它能引起深层组织的严重损伤,而皮肤表面反而损伤较小。低频电和直流电热效应的微观机制是人体组织中的离子在电场作用下不断加速,动能增加,而获得动能的离子又不断与其它中性分子碰撞,把动能转化为热运动的内能。这样产生的热量称为焦耳热,这种产热形式称为电阻损耗。高频电除了电阻损耗外,还有介质损耗。

2. 刺激效应 足够大的电流作用于人体能在人体组织中形成局部电位,这个电位能刺激神经和激发动作电位,动作电位在神经中传播,从而引起组织的反应。我们称这种现象为刺激效应,通电则称为刺激。

当通电刺激感觉神经时,一定条件下能引起痛觉。如果刺激运动神经或肌肉,则能使受影响的肌肉或肌肉群的纤维发生收缩。足够强的低频刺激能使肌肉强直,在强直的肌肉中,所有可能的肌纤维都收缩,使肌肉处于极度紧张状态,结果是产生过度疲劳和可能的生理功能损伤。

3. 电极化作用 生物体内细胞对正、负离子迁移运动的阻力比组织液大得多,在直流电作用下,细胞膜两端会产生正、负离子的堆积现象,一端堆积正离子,另一端堆积负离子,这种现象称为电极化。各类组织中最易发生电极化的是皮肤和末梢神经纤维。由于电极化产生了与外加直流电压相反的电势差,使通电电流减小。

电极化产生了和外加直流电方向相反的电势差,这将阻碍了直流电的通过。因此,在用直流电进行电疗时,发现通电后不到 1ms,电流强度便急剧下降到最初的十分之一到百分之一。由于电极化的形成需要一定的时间,因此若在电极化尚未形成之前改变电流的方向,将不会产生电极化,这就是细胞膜对高频电阻抗小的原因。

4. 使机体内离子的浓度发生变化 直流电通过机体时,将使机体内的离子浓度发生变化。细胞膜上离子浓度的变化是引起生理作用的基础。K^+、Na^+、Ca^{2+}、Mg^{2+} 离子浓度的变化所引起的生理效应极为明显。当直流电作用于机体时,由于 K^+、Na^+ 离子的迁移速度比 Ca^{2+}、Mg^{2+} 离子的迁移速度大,所以在阴极 K^+、Na^+ 离子的浓度相对增加,使该处胶体的溶解度增加,因而细胞膜变得疏松,通透性变大,平时不能通过细胞膜的物质也能进入细胞内,影响了细胞的机能,在生理上表现为兴奋性升高。在阳极侧由于 Ca^{2+}、Mg^{2+} 离子的浓度增加,细胞膜胶体凝缩,膜变得致密,通透性降低,甚至终止细胞内的新陈代谢,结果使兴奋性降低。

H^+ 和 OH^- 浓度的变化可直接引起机体内的 pH 的变化,从而影响蛋白质胶体的结构,相应地改变细胞的机能。

5. 电解作用 人体组织中的所有细胞都浸没在淋巴液、血液和其他体液中。组织

液是含有水和 K^+、Na^+、Cl^- 等各种正、负离子的电解质溶液。在直流电作用下,组织液内的离子将分别向异性电极移动,在电极处形成新物质,这就是电解。有些电解质生成物往往是酸碱之类的腐蚀性物质,因此对皮肤有刺激和损伤作用。所以在电疗时不应将电极直接放在皮肤上,应在电极和皮肤之间衬上几层容易润湿的棉织物,如法兰绒布等。

6. 电渗作用　电泳和电渗是直流电通过胶体时同时出现的两种现象。在直流电作用下,分散质和分散剂分别向相反的极性移动,分散质的移动称为电泳;分散剂的移动称为电渗。因此对于蛋白质溶液,带负电的蛋白质向阳极移动就是电泳;水向阴极移动就是电渗。当颗粒的泳动方向与电渗方向一致时,则加快了颗粒移动的泳动速度;当颗粒的泳动方向与电渗方向相反时,则降低了颗粒的泳动速度。

习 题 九

9-1　灵敏电流计能测出的最小电流约为 10^{-10}A。问:①$10^{-10}$A 的电流通过灵敏电流计时,每秒内流过导线截面的自由电子数是多少?②如果导线的截面积 $1mm^2$。导线中自由电子的密度为 $8.5×10^{28}m^3$,这时电子的平均漂移速度是多少?③电子沿导线漂移 $1cm$ 所需时间为多少?

$(6.25×10^8 s^{-1}、7.4×10^{-15} m·s^{-1}、1.4×10^{12} s)$

9-2　每立方米有 $5×10^{16}$ 个带 2 个基本电荷的正离子,都以 $10^5 m·s^{-1}$ 的速率向同一方向运动,试求该区域内的电流密度。　　　　　　　　　　　$(1.6×10^3 A·m^{-2})$

9-3　一直径为 1 mm 的导线,在 1 min 内传输 90 C 的电量,导线每立方米中有 $5.8×10^{28}$ 个自由电子,求:①导线中的电流;②导线中电子的迁移速度。　$(1.5A、2.06×10^{-4} m·s^{-1})$

9-4　一导线载有 10 A 直流电流,在 20s 内有多少电子流过它的横截面积?已知每个电子所带负电量为 $1.6×10^{-19}$ C。　　　　　　　　　　　　　$(1.25×10^{21})$

9-5　直径为 2mm 的导线,如果流过它的电流是 20A,且电流密度均匀,导线电阻率为 $3.14×10^{-8}Ω·m$,求导线内部场强。　　　　　　　　　　$(0.2V/m)$

9-6　已知图 9-15 中,$\varepsilon_1 = 12V$,$\varepsilon_2 = 10V$,$\varepsilon_3 = 8.0V$,$r_1 = r_2 = r_3 = 1.0Ω$,$R_1 = 1.0Ω$,$R_2 = 3.0Ω$,$R_3 = 4.0Ω$,$R_4 = 5.0Ω$,$R_5 = 8.0Ω$,求:①a、b 两端电压;②a、b 短路时通过 R_2 的电流大小及方向。　　　　　　　　　　　　　　　　　　$(U_{ab} = 0.8V、I_2 = 0.1A)$

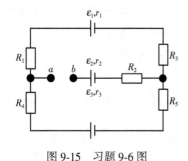

图 9-15　习题 9-6 图

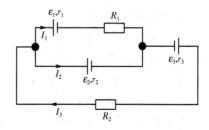

图 9-16　习题 9-7 图

9-7　已知图 9-16 中，$\varepsilon_1=10\text{V}$，$\varepsilon_2=2.0\text{V}$，$\varepsilon_3=3.0\text{V}$，$r_1=r_2=r_3=1.0\Omega$，$R_1=1.0\Omega$，$R_2=3.0\Omega$，求通过 R_2 的电流。　　　　　　　　　　　　　　　　$(I_2=5.43\text{A})$

9-8　已知图 9-17 中，$\varepsilon_1=9.0\text{V}$，$\varepsilon_2=12\text{V}$，$R_1=1.0\Omega$，$R_2=1.0\Omega$，$R_3=10\Omega$，$R_4=5.0\Omega$，$R_5=8.0\Omega$，$I_1$、$I_2$、$I_3$ 各为多少？　　　　　$(I_1=-0.85\text{A}、I_2=2.14\text{A}、I_3=0.17\text{A})$

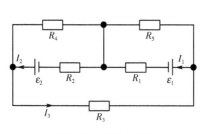

图 9-17　习题 9-8 图

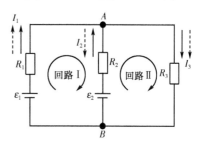

图 9-18　习题 9-9 图

9-9　图 9-18 中已知 $\varepsilon_1=32\text{V}$，$\varepsilon_2=24\text{V}$，$R_1=5\Omega$，$R_2=6\Omega$，$R_3=54\Omega$，求各支路的电流。　　　　　　　　　　　　　　　　$(I_1=1\text{A}、I_2=0.5\text{A}、I_3=0.5\text{A})$

9-10　如图 9-19 所示，当电路达到稳态时（$t\rightarrow\infty$）。求：①电容器上的电压；②各支路电流；③时间常数。　　　　　　　　　　　　　　　$(2\text{V}、0、1.0\times10^{-2}\text{A}、266\text{s})$

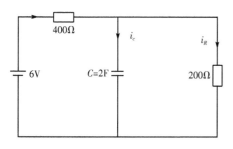

图 9-19　习题 9-10 图

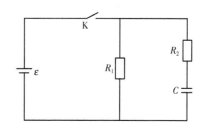

图 9-20　习题 9-12 图

9-11　1000Ω 的电阻和 $1\mu\text{F}$ 的电容器串联接到 100V 的电源上，问：①电容器上最后电荷是多少？②电路接通后 2.3ms 时电容器上的电荷是多少？　　　　$(10^{-4}\text{C}，9\times10^{-5}\text{C})$

9-12　电路如图 9-20 所示，①当 K 键按下时（$t=0$），电源 ε 输出的电流是多少？②K 键接通长时间后电流又是多少？③求出在 K 键接通后通过电源的电流与时间的关系式。

$$\left[\varepsilon\left(\frac{1}{R_1}+\frac{1}{R_2}\right);\frac{\varepsilon}{R_1};\varepsilon\left(\frac{1}{R_1}+\frac{1}{R_2}\mathrm{e}^{-\frac{t}{R_2C}}\right)\right]$$

（唐伟跃）

第 10 章　电 磁 现 象

本章要求

（1）掌握描述磁场的物理量——磁感强度的概念，理解它是矢量点函数。

（2）理解毕奥-萨伐尔定律，能利用公式计算一些简单问题中的磁感强度。

（3）理解稳恒磁场的高斯定理和安培环路定理。

（4）掌握用安培环路定理计算磁感强度的条件和方法。

（5）理解洛伦兹力和安培力的公式，能分析电荷在均匀电场和磁场中的受力和运动。

磁现象和电现象一样是很早就被人们发现的自然现象之一，但在很长时间里，人们一直把电和磁看成是互不相关的孤立现象。直到 19 世纪初期，才发现了它们之间的联系，即磁现象是电荷运动的一种属性。因此，磁和电在本质上是分不开的。本章主要介绍磁场的性质、电流产生磁场和磁场对电流作用的基本规律。

第一节　磁场、磁感应强度

一、磁　　场

1820 年，奥斯特发现，磁针在载流导线附近会发生偏转，这说明电流可以产生磁效应。这一现象的发现确立了磁现象与电现象之间的相互联系。

磁铁能够吸引铁、镍、钴的性质叫做磁性（magnetism）。不但磁铁具有磁性，通电的线圈也具有磁性。一个长直通电螺线管与条形磁铁一样，两端极性不同，其一端相当于 N 极，另一端相当于 S 极。当螺线管中电流方向改变时，两端的极性也随之改变。永久磁铁的磁极间能发生相互作用，两只通电线圈或一只通电线圈与一条永久磁铁靠近时，也会发生相互作用，而且都遵循同性相斥、异性相吸的规律。这说明，电流与电流之间、电流与磁铁之间、磁铁与磁铁之间，都存在着磁的相互作用，这种作用叫磁力（magnetic force）。

永久磁铁能够产生磁性，电流也能产生磁性，二者必然有内在联系。现在人们已经知道，组成物质的原子是由带正电的原子核和绕核旋转的电子组成的。电子除了绕核旋转外，还绕自身的轴线旋转，通常叫做电子自旋。原子、分子内电子的运动形成了微小的环形电流，这电流叫做分子电流，它是物质磁性的主要来源。

由此可见，不论是电流的磁性；还是永久磁铁的磁性，都起源于电荷的运动。所以说，一切磁力作用，都可归结为运动着的电荷（即电流）之间的相互作用。电流之间的磁力作用是靠磁场（magnetic field）来传递的。

电流周围存在着磁场，磁场与电场一样，都是不依赖人们的意识而存在的物质。磁场对外的重要表现是，它对运动电荷或载流导线有磁力作用，载流导线在磁场内移动时，磁力要做功。

二、磁感应强度

为了描述磁场中各点磁场的强弱和方向,引入一个称为磁感应强度(magnetic induction intensity)的物理量,这与描述电场时引入场强 E 是相似的。大量实验表明,在磁场中的给定点,检验运动电荷所受到的磁力 f 的大小,不仅与其所带电量 q 及速度 v 的大小有关,而且还与速度 v 的方向有关;磁力 f 的方向也随速度的方向而定。现将实验(图 10-1)结果概述如下:

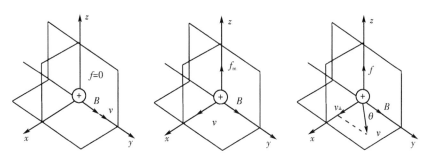

图 10-1 运动电荷在磁场中受力

1)磁场中的每一点有一特定的方向,电荷沿此方向或逆此方向运动时所受到的磁力为零。

2)电荷在该点的运动速度垂直于特定方向时所受到的磁力(绝对值)最大,其值与 q 及 v 均成正比,即 $f_m \propto qv$。

3)当电荷的速度 v 与特定方向成 θ 角时,磁力 $f = f_m \sin\theta = f_m \cdot (v_\perp / v)$。$v_\perp$ 表示 v 在垂直于特定方向上的分量。

4)磁力的方向总是垂直于 v 及特定方向所决定的平面,即图示的 z 轴方向。

实验证明,运动电荷通过磁场中某点时,虽然它受的磁场力 f 与运动电荷电量 q 和速度 v 成正比,但比值 $f_m/(qv)$ 在此点有确定的值,与 q 和 v 的值无关。由此可见,比值 $f_m/(qv)$ 是位置的函数,它反映了磁场在某点的性质,于是用比值 $f_m/(qv)$ 定义磁场中某点的磁感应强度,用 B 表示。其大小为

$$B = \frac{f_m}{qv} \tag{10-1}$$

它是一个矢量,其方向为上述的特定方向。

v、B、f 三矢量间的关系可用右手螺旋法则确定;右手四指指向电荷运动方向,然后经小于 π 的角转到磁场方向,并伸直拇指与四指垂直,则拇指的指向就是力的方向。如果是负电荷,那么力的方向与上述的方向相反(图 10-2)。

由式(10-1)可知,磁场中某点的磁感

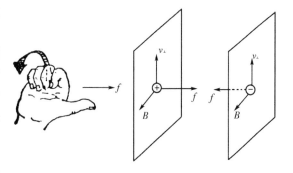

图 10-2 运动电荷在磁场中受力的方向

应强度,在数值上等于单位正电荷以单位速度沿垂直于磁场方向通过该点时所受到的磁力。

在 SI 制中,磁感应强度 **B** 的单位是特斯拉(Tesla,T)。

$$1T = 1N \cdot A^{-1} \cdot m^{-1}$$

空间各点的磁感应强度(大小和方向)都相同的场叫匀强磁场。

三、磁 通 量

为了形象地表示磁感应强度的分布,与静电场中电场线相似,可以在磁场中假想一些曲线,称作磁感应线。磁感应线上任意一点的切线方向与该点的磁感应强度 **B** 的方向一致,磁感应线是闭合曲线。

用磁感应线表示磁感应强度的大小。可对磁感应线密度作如下规定:通过磁场中某点且垂直于磁感应强度方向的每单位面积的磁感应线数,等于该点磁感应强度的量值。由上述规定可知:磁场强处,磁感应线分布密;磁场弱处,则磁感应线稀。

通过某一曲面的磁感应线的总数称通过该曲面的磁通量(magnetic flux),用 Φ_m 表示。

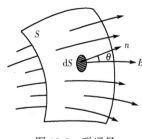

设磁场中任一有限曲面面积为 S,在曲面上任取面积元 dS,如图 10-3 所示,dS 的法线方向 **n** 与该处磁感应强度 **B** 方向夹角为 θ,则面积元 dS 的磁通量为

$$d\Phi_m = B\cos\theta dS$$

曲面 S 的磁通量为

$$\Phi_m = \int d\Phi_m = \int_S B\cos\theta dS = \int_S \boldsymbol{B} \cdot d\boldsymbol{S} \tag{10-2}$$

图 10-3　磁通量

在国际单位制中,磁通量的单位是 Wb(韦伯)。$1Wb = 1T \cdot m^2$。

第二节　电流的磁场

一、毕奥-沙伐尔定律

电流周围存在着磁场。那么,电流与它产生的磁场在数量上有什么关系呢?已经知道,在研究电场时,利用叠加原理可从点电荷的场强得到电荷系的场强。与此相似,在讨论电流产生的磁场时,为了计算任意形状的电流分布所产生的磁场,可以把电流分割成无数小段的电流元 Idl,因为 dl 在空间的取向不同,所以电流元是矢量,以 I 的方向作为电流元方向,只要求出每个电流元所产生的磁场,将它们叠加起来,即磁场中任意一点的磁感应强度为所有电流元在该点产生的磁感应强度 $d\boldsymbol{B}$ 的矢量和,从电流元的磁感应强度可以求得任意形状的电流在空间所产生的磁场分布。

实验证明,电流元 Idl 在空间某一点 P 所产生的磁感应强度 dB 的大小,与 Idl 的大小成正比,与电流元方向和电流元到该点矢径 **r** 的夹角 θ 的正弦值成正比,而与电流元到 P 点的距离的平方成反比,即

$$dB = k\frac{Idl\sin\theta}{r^2} \tag{10-3}$$

式中, k 为比例系数, 其值与介质种类及各量的单位选取有关, 在国际单位制中, $k = \mu_0/4\pi$, 其中 $\mu_0 = 4\pi \times 10^{-7}\text{T} \cdot \text{m} \cdot \text{A}^{-1}$, 称 μ_0 为真空中的磁导率(permeability of vacuum)。将 k 值代入式(10-3)得

$$dB = \frac{\mu_0}{4\pi} \frac{Idl\sin\theta}{r^2} \tag{10-4}$$

在磁介质中, 式(10-4)的比例系数 $k = \mu/4\pi$, μ 为磁介质的磁导率, 电流元在磁介质中的磁感应强度大小为

$$dB = \frac{\mu}{4\pi} \frac{Idl\sin\theta}{r^2} \tag{10-4'}$$

dB 的方向垂直于 Idl 与 r 所确定的平面, 其指向由右手定则确定。即四指从 Idl 经小于 π 所示的角转向 r 时, 伸直拇指所指的方向为 dB 的方向, 如图 10-4 所示。

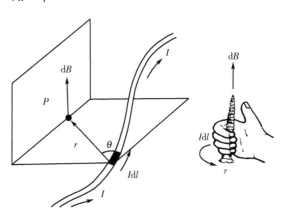

图 10-4 电流元的磁感应强度

式(10-4)是法国物理学家毕奥-沙伐尔在 1820 年经大量实验归纳而得的, 称为毕奥-沙伐尔定律(Biot-Savart's law), 是电磁学中的一个基本定律。

应用毕奥-沙伐尔定律和场的叠加原理计算载流导线所产生的磁场与实验相符合。下面计算几种简单几何形状的电流产生的磁场。

例题 10-1 真空中载流无限长直导线的磁场。

解:设有一长度为 L 的直导线, 通有电流强度为 I 的电流, 方向如图 10-5 所示, 求空气中距此导线为 a 的一点 P 处的磁感应强度。

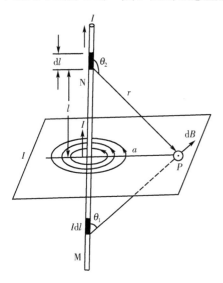

图 10-5 长直导线的磁场

在长直导线上任取一电流元 Idl, 由式(10-4)得, 该电流元在 P 点所产生的磁感应强度 dB 的大小是

$$dB = \frac{\mu_0}{4\pi} \cdot \frac{Idl\sin\theta}{r^2}$$

dB 的方向垂直于 Idl 与 r 所确定的平面, 而且长直导线上各电流元在 P 点所产生的磁感应强度 dB 的方向均相同。所以, P 点所产生的磁感应强度就等于各电流在该点所产生的磁感应强度的代数和。对上式积分得

$$B = \int_L dB = \int_L \frac{\mu_0}{4\pi} \frac{Idl\sin\theta}{r^2} \tag{a}$$

由图 10-5 可见

$$l = r\cos(\pi - \theta) = -r\cos\theta \tag{b}$$

$$a = r\sin(\pi - \theta) = r\sin\theta \tag{c}$$

由式(c)得

$$r^2 = a^2/\sin^2\theta$$

再将式(b)除以式(c)得

$$l/a = -\,\mathrm{ctg}\theta \qquad \mathrm{d}l = a\mathrm{d}\theta/\sin^2\theta$$

将 r^2、$\mathrm{d}l$ 代入式(a)得

$$B = \frac{\mu_0}{4\pi}\int_{\theta_1}^{\theta_2}\frac{I\sin\theta}{a}\mathrm{d}\theta = \frac{\mu_0 I}{4\pi a}(\cos\theta_1 - \cos\theta_2)$$

导线无限长,则 $\theta_1 = 0$; $\theta_2 = \pi$,代入上式得

$$B = \frac{\mu_0 I}{2\pi a} \tag{10-5}$$

由计算结果可知,在长直载流导线周围某点的磁感应强度与电流强度成正比,与该点到直线的垂直距离成反比,磁感应线是以导线为中心的同心圆,方向如图 10-5 所示。

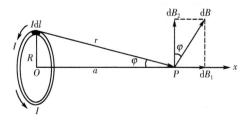

图 10-6 圆形电流的磁场

例题 10-2 真空中圆电流轴线上的磁感应强度

解:图 10-6 是一半径为 R 的圆形载流导线通以电流 I。求轴线上一点 P 的磁感应强度 B。P 点距圆心 O 距离为 a。

在圆形电流上任取一电流元 $I\mathrm{d}l$,它到 P 点矢径为 r。由图可知,圆形电流上 $I\mathrm{d}l$ 均与矢径 r 垂直,所以 $\theta = 90^0$,$\sin\theta = 1$,则 $I\mathrm{d}l$ 在 P 点产生的磁感应强度为

$$\mathrm{d}B = \frac{\mu_0}{4\pi}\frac{I\mathrm{d}l}{r^2}$$

各电流元在 P 点所产生的磁感应强度的方向不同,但 $\mathrm{d}B$ 与 OP 的夹角都相同,它们分布在以 P 点为顶点,以 OP 的延长线为轴的圆锥面上。所以,可把 $\mathrm{d}B$ 分解为平行于轴线的分量 $\mathrm{d}B_1$ 和垂直于轴线的分量 $\mathrm{d}B_2$。

由于对称关系,各垂直分量互相抵消,故 P 点的总磁感应强度 B 的大小就等于各平行于轴线的分量 $\mathrm{d}B_1$ 的代数和,则

$$\mathrm{d}B_1 = \mathrm{d}B\sin\varphi = \frac{\mu_0}{4\pi}\frac{I\mathrm{d}l}{r^2}\frac{R}{r}$$

$$B = \int_0^{2\pi R}\mathrm{d}B_1 = \frac{\mu_0 IR}{4\pi r^3}\int_0^{2\pi R}\mathrm{d}l = \frac{\mu_0 2\pi R^2 I}{4\pi r^3}$$

因 $r^2 = R^2 + a^2$,圆形电流的面积 $S = \pi R^2$,整理上式得

$$B = \frac{\mu_0 SI}{2\pi(R^2 + a^2)^{\frac{3}{2}}} \tag{10-6}$$

B 的方向垂直于圆形电流的平面,沿 x 轴正向。

若求圆形电流中心 O 点的磁感应强度,此时 $a = 0$,代入上式得

$$B = \frac{\mu_0 SI}{2\pi R^3} \qquad 或 \qquad B = \frac{\mu_0 I}{2R} \tag{10-7}$$

若求远离圆形电流轴线上一点的磁感应强度,此时 $a \gg R$, $a \approx r$,可得

$$B = \frac{\mu_0 SI}{2\pi a^3} = \frac{\mu_0 SI}{2\pi r^3} \tag{10-8}$$

例题 10-3　载流直螺线管的磁场

解:均匀地绕在圆柱面上的螺线线圈称为螺线管。线圈一般绕得很密,每匝线圈都相当于一个圆形电流。所以载流直螺线管在某一点所产生的磁感应强度应等于各匝线圈在该点产生的磁感应强度的总和。

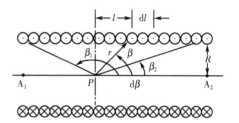

设螺线管长为 L,半径为 R,电流强度为 I,每单位长度上的匝数为 n。求螺线管轴线上任一点 P 的磁感应强度 **B**。

图 10-7　直螺线管磁场

如图 10-7 所示,在螺线管上取一小段 $\mathrm{d}l$,这一小段上有 $n\mathrm{d}l$ 匝线圈,对 P 点来说,这一小段线圈等效于电流强度为 $In\mathrm{d}l$ 的一个圆形电流。P 点距该圆形电流所在平面的垂直距离为 l,应用式(10-6),该圆形电流在 P 点所产生的磁感应强度的大小为

$$\mathrm{d}B = \frac{\mu_0 R^2 nI\mathrm{d}l}{2(R^2 + l^2)^{\frac{3}{2}}} \tag{a}$$

$\mathrm{d}\boldsymbol{B}$ 的方向按右手螺旋法则求出,沿轴线向右。由于螺线管各小段在 P 点所产生的磁感应强度的方向都相同,则整个螺线管所产生的总磁感应强度为

$$B = \int \mathrm{d}B = \int \frac{\mu_0 R^2 nI\mathrm{d}l}{2(R^2 + l^2)^{\frac{3}{2}}} \tag{b}$$

为了便于积分,引入变量角 β,它是从 P 点所引的矢径 $\boldsymbol{r}$ 与轴线间的夹角,由图可见

$$l = R\mathrm{ctg}\beta \ ; \ \mathrm{d}l = - R\,\frac{\mathrm{d}\beta}{\sin^2\beta} \ ;$$

$$R^2 + l^2 = \frac{R^2}{\sin^2\beta}$$

将上述关系代入(b)得

$$B = \int_L \mathrm{d}B = \int_L \frac{\mu_0 R^2 nI\mathrm{d}l}{2(R^2 + l^2)^{\frac{3}{2}}}$$

$$= - \int_{\beta_1}^{\beta_2} \frac{\mu_0}{2}nI\sin\beta\mathrm{d}\beta$$

$$= \frac{\mu_0}{2}nI(\cos\beta_2 - \cos\beta_1) \tag{c}$$

如果螺线管为无限长,则 $\beta_1 \rightarrow \pi$; $\beta_2 \rightarrow 0$,代入上式得

$$B = \mu_0 nI \tag{10-9}$$

从式(10-9)可见,长直螺线管内部的磁感应强度是均匀的 。

若求螺线管的某一端点的磁感应强度,如 A_1 点,此时 $\beta_1 \rightarrow \dfrac{\pi}{2}$; $\beta_2 \rightarrow 0$,代入式(c)得

$$B = \frac{1}{2}\mu_0 nI$$

可见,长直螺线管端点的磁感应强度恰好是管内部强度的一半。

二、安培环路定律

除毕奥-沙伐尔定律之外,反映电流与磁场内在联系的重要规律还有安培环路定律(Ampere's law)下面通过一个特例导出安培环路定律。

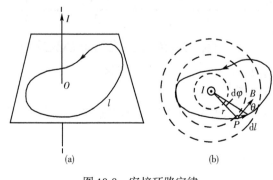

图 10-8　安培环路定律

设有一无限长直电流,取一个与电流垂直的平面,0 点是导线与平面的交点。在平面上,取一任意闭合曲线 l 作为积分路线,如图 10-8(a)所示。

下面讨论磁场中磁感应强度 $\boldsymbol{B}$ 的环流,即 $\boldsymbol{B}$ 沿 l 的积分 $\oint Bcos\theta dl$,式中 θ 为 $\boldsymbol{B}$ 与线元 dl 的夹角。l 上任意点 P 处的磁感应强度 $\boldsymbol{B}$ 的大小为 $B = \mu_0 I/2\pi r$,式中 r 为 P 点到电流的垂直距离。$\boldsymbol{B}$ 的方向沿磁感应线[图 10-8(b)中所示虚线]的切线方向,$\boldsymbol{B}$ 与 l 上的线元 dl 成 θ 角。由图可见,$dlcos\theta = rd\varphi$ 。于是,矢量 $\boldsymbol{B}$ 沿 l 的线积分为

$$\oint_l Bcos\theta dl = \int_0^{2\pi} Brd\varphi = \frac{\mu_0 I}{2\pi}\int_0^{2\pi} d\varphi$$

完成积分可得

$$\oint_l Bcos\theta dl = \mu_0 I$$

若 I 的方向相反,则 $\boldsymbol{B}$ 的方向也相反,此时 θ 为钝角,$dlcos\theta = -rd\varphi$,上述积分是负值。

以上结论虽然是从无限长直电流得出的,但它对任何形式的电流和任意形状的闭合曲线都成立,它反映了普遍规律。当选取的闭合路线所包围的电流不止一个时,则式中的电流是所包围的各电流的代数和。由此得到真空中的安培环路定律如下:在电流周围的磁场中,沿任何闭合曲线的磁感应强度 $\boldsymbol{B}$ 矢量的线积分,等于通过这闭合曲线内电流强度的代数和的 μ_0 倍。即

$$\oint_l Bcos\theta dl = \mu_0 \sum I$$

或

$$\oint_L \boldsymbol{B} \cdot dl = \mu_0 \sum I$$

电流的正负方向与积分时在闭合路线上所取的回转方向的关系是按右手螺旋定则确定的。取螺旋的旋转方向为积分路线的方向,则和螺旋前进方向相同的电流为正,相反的电流为负,如图 10-9 所示。例如,在闭合曲线内有两个方向相反的电流 I_1 和 I_2[图 10-10(a)],于是,$\boldsymbol{B}$ 矢量沿闭合路线的线积分为

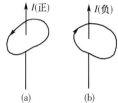
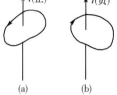
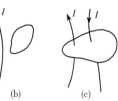

图 10-9 安培环路定律中 I 的正负定律　　图 10-10 安培环路定律应用于几种不同情况

$$\oint_l B\cos\theta \mathrm{d}l = \mu_0(I_1 - I_2)$$

在此 I_1 的方向符合右手螺旋的前进方向，所以为正，而 I_2 为负。在图 10-10(b) 中，因为闭合曲线内无电流，所以 $\oint_l B\cos\theta \mathrm{d}l = 0$；在图 10-10(c) 中，因为闭合曲线内的两个电流大小相等、方向相反，所以其结果也为零。

安培环路定律用于计算具有对称性形状的电流的磁场时，比较方便。

例题 10-4　真空中载流长直螺线管内部的磁感应强度。

解:设管中电流强度为 I，单位长度上匝数为 n。由前面讨论已知，当螺线管长度远大于管半径时，远离管两端的管内中间部分的磁场均匀且方向与管轴平行，管外中部贴近外管壁附近处的磁场非常微弱可忽略不计。通过螺线管中一点 P 作矩形闭合曲线 abcd，如图 10-11 所示，对闭合回路应用安培环路定理得

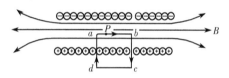

图 10-11 安培环路定律

$$\oint_L \boldsymbol{B}\cdot\mathrm{d}\boldsymbol{l} = \int_a^b \boldsymbol{B}\cdot\mathrm{d}\boldsymbol{l} + \int_b^c \boldsymbol{B}\cdot\mathrm{d}\boldsymbol{l} + \int_c^d \boldsymbol{B}\cdot\mathrm{d}\boldsymbol{l} + \int_d^a \boldsymbol{B}\cdot\mathrm{d}\boldsymbol{l} = \mu_0 \sum I$$

因为 bc 和 da 与 $\boldsymbol{B}$ 垂直，故 $\int_b^c \boldsymbol{B}\cdot\mathrm{d}\boldsymbol{l} = \int_d^a \boldsymbol{B}\cdot\mathrm{d}\boldsymbol{l} = 0$。又因为管外 $\boldsymbol{B} = 0$，所以 $\int_c^d \boldsymbol{B}\cdot\mathrm{d}\boldsymbol{l} = 0$。于是有

$$\oint_L \boldsymbol{B}\cdot\mathrm{d}\boldsymbol{l} = \int_a^b \boldsymbol{B}\cdot\mathrm{d}\boldsymbol{l} = \mu_0 \sum I$$

即　　　　　　　　　　　$\boldsymbol{B}\cdot ab = \mu_0\, nI\cdot ab$

故　　　　　　　　　　　$\boldsymbol{B} = \mu_0\, nI$

该结果与利用毕奥-沙伐尔定律求得的结果一致，但方法简单许多。

例题 10-5　载流环形螺线管的磁场。

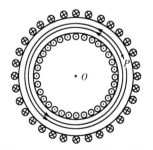

图 10-12 环形螺线管内磁场

解:图 10-12 表示一个载流环形螺线管。当螺线管绕得很密时，螺线管的磁场几乎全部集中在管内。由于对称性，管内的磁感应线都是同心圆，在同一条磁感应线上，磁感应强度的量值相等。现在计算管内任一点 P 的磁感应强度 $\boldsymbol{B}$。取通过 P 点的磁感应线作为安培环路，设长度为 L。由于闭合线上任一点的 $\boldsymbol{B}$ 都与 $\mathrm{d}\boldsymbol{l}$ 相切，故

$$\oint_L \boldsymbol{B}\cdot\mathrm{d}\boldsymbol{l} = B\oint_L \mathrm{d}l = BL$$

设螺线管共有 N 匝,线圈中电流强度为 I,可见穿过闭合线的电流强度代数和为 NI,根据安培环路定理得

$$\oint_L \boldsymbol{B} \cdot \mathrm{d}\boldsymbol{l} = BL = \mu_0 NI$$

故

$$B = \mu_0 \frac{N}{L} I$$

当螺线管截面积与螺线管轴线围成的圆面积相比很小时,L 可视为环形螺线管的平均长度,这时 $N/L=n$ 即为单位长度上的匝数,因此上式写成

$$B = \mu_0 nI$$

如果在螺线管外部取同心圆作为安培环路,由于这时穿过闭合线的总电流为零,所以螺线管外部无磁场。

第三节　磁场对电流的作用

一、磁场对运动电荷的作用

1. 洛伦兹力　电荷在磁场中运动受到磁场的作用力,称为洛仑兹力(Lorentz force)。设有一电量为 q 的运动电荷,通过磁场任一点的速度为 v,该点的磁感应强度为 $\boldsymbol{B}$,v 与 $\boldsymbol{B}$ 成 θ 角。实验结果表明,电荷在该点受到的洛仑兹力 f 的大小为

$$f = qvB\sin\theta \tag{10-10}$$

方向由右手螺旋法则决定,且垂直于 v 与 $\boldsymbol{B}$ 组成的平面。由于 f 垂直于 v,对电荷不做功,电荷动能不会改变,所以洛仑兹力不会改变电荷速度的大小,只是改变它的方向。

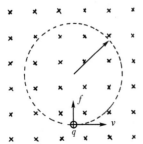

2. 电荷的圆周运动和螺旋运动　如质量为 m、电量为 q 的粒子以与 $\boldsymbol{B}$ 垂直的速度 v 运动,$\theta = \dfrac{\pi}{2}$,则洛仑兹力 $f = qvB$,方向如图10-13所示,f 垂直于 v 且处处同值,成为带电粒子运动的向心力,粒子在 f 与 v 构成的平面上,作圆周运动。从 $qvB = mv^2/R$ 求得,带电粒子运动的圆轨迹半径 R(称回旋半径)为

图 10-13　运动电荷在磁场中的运动
（v 与 B 正交）

$$R = \frac{mv}{qB} \tag{10-11}$$

上式指出:回旋半径与带电粒子的质量 m 和速率 v 的乘积成正比,与磁感应强度 B 和粒子所带电量 q 的乘积成反比。

带电粒子回旋一次的时间称回旋周期,以 T 表示

$$T = \frac{2\pi R}{v} = \frac{2\pi m}{qB} \tag{10-12}$$

上式表明:回旋周期与速度 v 和 R 无关,与磁感应强度 B 成反比,可通过 B 的大小来控制 T 的长短。

3. 磁致聚焦现象　由公式(10-12)可知,相同 q/m(称比荷 specific charge)的粒子,在

同一磁场中,即使速度不相同,却有相同的回旋周期。上述结论是磁聚焦及回旋加速器的基本原理。

回旋周期的倒数,称回旋频率,如以 ν 表示,则

$$\nu = 1/T = qB/2\pi m \tag{10-13}$$

在均匀磁场中,如果带电粒子的速度 v 与 B 的夹角为 θ,如图10-14所示,则可把 v 分解为与 B 平行的分量 v_1 和垂直分量 v_2,$v_1 = v\cos\theta$,$v_2 = v\sin\theta$。由于电荷沿 B 方向移动时,磁场力为零,与 B 平行的速度分量 v_1 不会改变,带电粒子将沿 B 方向做匀速直线运动。速度垂直分量 v_2 与 f 垂直,f 成为向心力,带电粒子将在 f 与 v_2 构成的平面(与图面垂直,且垂直于 B)上作匀速圆周运动。实际运动的位移为上述两位移的矢量和,其轨迹为螺旋线。

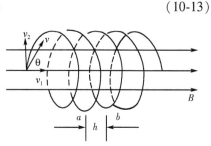

图10-14 运动电荷在磁场中的运动
（v 与 B 斜交）

带电粒子沿螺旋线作一次回旋时,沿轴线移动的距离称为螺距。螺距 h 为

$$h = v\cos\theta \cdot T$$

T 为粒子从 a 点回旋至 b 点的时间,等于粒子作一次圆周运动的时间。以式(10-12)代入上式,得

$$h = \frac{2\pi m v\cos\theta}{qB} \tag{10-14}$$

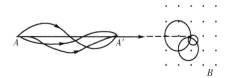

图10-15 磁聚焦

从上式知,同一匀强磁场中,相同比荷的粒子,螺距长短取决于速度大小和方向。上述结论可以说明磁聚焦现象。图10-15表示在匀强磁场中 A 点有一束速率相差很小,沿磁场方向散开,但散开角很小的带电粒子流,这束带电粒子流的各个粒子具有近似相同的螺距。各粒子与磁场方向垂直的分速度 $v\sin\theta \approx v\theta$,各不相同,各粒子将沿着不同的半径做螺旋运动。但是由于它们的螺距近似相同,这束散开的带电粒子流将几乎同时到达 A′点,这一现象与光束通过透镜后会聚相类似,故称之为磁聚焦(magnetic focusing)。非匀强磁场也具有磁聚焦作用。电子显微镜中,采用载流短线圈产生非均匀磁场来实现磁聚焦。具有磁聚焦作用的载流线圈称为磁透镜。

4. 霍尔效应 通有电流的导体薄片置于磁场中时,如磁场方向垂直于导体薄片,电流的方向与磁场方向垂直,则在导体与电流及磁场都垂直的方向上将出现电势差,叫做霍尔电势差,这个现象称为霍尔效应(Hall effect)。如图10-16所示,导体薄片的长为 l,宽为 h,厚为 d,放置于 Y 轴正方向的均匀磁场中,磁感应强度为 B,其中通以电流 I,方向沿 X 轴正向。这些载流子在磁场中受到了向上的洛伦兹力 $f = qvB$。结果使正电荷聚集在导电薄片的上方,负电荷聚集在导电薄片的下方,

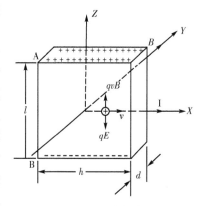

图10-16 霍尔效应

从而形成了一个方向向下的电场,此电场阻止载流子继续向上运动。随着载流子的聚集,场强逐渐增强,直至电场力和洛伦兹力达到平衡,载流子不再向上运动,此时

$$qE = qvB \quad 或 \quad E = vB \qquad (10\text{-}15)$$

则

$$E = \frac{U_A - U_B}{l} = vB$$

或

$$U_A - U_B = vBl$$

由于 $I = JS = nqvld$，J 为电流密度，n 为导体中每单位体积的载流子数。由上述关系可得 $v = I/nqld$，则

$$U_{AB} = \frac{I}{nqld} \cdot Bl = \frac{1}{nq} \cdot \frac{IB}{d} \qquad (10\text{-}16)$$

令 $k = \dfrac{1}{nq}$，上式可写成

$$U_{AB} = k\frac{IB}{d} \qquad (10\text{-}17)$$

k 叫做霍尔系数,与导体的材料有关,材料的载流子浓度 n 越大,k 就越小。为了得到较大的霍尔系数常采用载流子浓度较低的半导体材料。

霍尔效应器件可用作电流强度、载流子密度及磁感应强度的测量。

5. 电磁流量计 医学上测量血管中血液流速的电磁流速计就是根据霍尔效应设计的。图 10-17 是电磁流量计的简图。设带有离子的血液沿直径为 D 的血管中沿 Y 轴以速度 v 运动,接通励磁线圈的电源后,在铁芯的间隙处产生了一沿 Z 轴方向的磁场 $\boldsymbol{B}$,由于磁场的方向和血流速度方向相垂直,血液中流动的正、负离子受到洛伦兹力的作用将分别聚集于血管的两侧,即沿 X 轴方向,使右侧(X 轴正向)的电势高于左侧(X 轴负向),在血液中形成电场,离子在电场中同时受到电场力和反方向的洛伦兹力,当两力

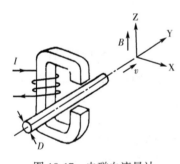

图 10-17 电磁血流量计

平衡时,有

$$qE = qvB, \quad E = U/D$$

U 是血管两侧的电势差,D 是血管直径。从上两式可得

$$v = \frac{U}{DB} \qquad (10\text{-}18)$$

用式(10-18)即可测出血流速度 v,它广泛用于医学研究和临床,是一种测量血液流速的仪器。

6. 电磁泵 电磁泵是一种利用作用在导电液体上的磁力来运送导电液体的装置。其结构原理如图 10-18 所示。在装着导电液体的管道中,加上与管道轴线垂直的外磁场 $\boldsymbol{B}$,同时在与管道轴线和磁场都垂直的方向上通以电流 I,导电液

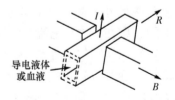

图 10-18 电磁泵

体将受到沿管轴方向的洛伦兹力作用而流动。医学上常用电磁泵运送血液或其他电解质溶液。它的特点是没有任何运动的部件,不会使血液中的细胞受到损害。另外,它是全部密封

的,减少了污染机会。目前,在人工心肺机和人工肾装置中常采用电磁泵来运送液体。

二、磁场对载流导线的作用

电流是大量电荷做定向移动形成的。一段载流导线置于磁场中,所受的磁力就是该段导线全部电子所受洛伦兹力的矢量和。

如图 10-19 所示,一任意形状的载流导体处于磁感应强度为 $\boldsymbol{B}$ 的外加磁场中,电流强度为 I。为了求它所受到的安培力,在载流导线上取出一电流元 $I\mathrm{d}\boldsymbol{l}$,电流元 $I\mathrm{d}\boldsymbol{l}$ 与磁感应强度 $\boldsymbol{B}$ 之间的夹角为 θ,则每个电子所受的洛伦兹力为 $evB\sin\theta$,其中 e 是电子电量,v 是自由电子定向运动的平均速度。若导线的横截面积是 S,每单位体积中所含的自由电子数是 n。那么 $I\mathrm{d}\boldsymbol{l}$ 所受的磁场力是

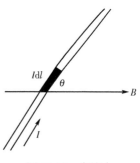

图 10-19　安培力

$$\mathrm{d}F = evB\sin\theta\, nS\mathrm{d}l$$

由于 $I = neSv$,则 $\mathrm{d}F = IB\sin\theta\,\mathrm{d}l$

$\mathrm{d}\boldsymbol{F}$ 是电流元 $I\mathrm{d}\boldsymbol{l}$ 在外磁场 $\boldsymbol{B}$ 中所受的安培力,上式也叫做安培公式。$\mathrm{d}\boldsymbol{F}$ 的方向垂直于 $I\mathrm{d}\boldsymbol{l}$ 和 $\boldsymbol{B}$ 所决定的平面,方向可按右手螺旋法则确定。即右手四指由电流元 $I\mathrm{d}\boldsymbol{l}$ 经小于 π 的角转向 $\boldsymbol{B}$ 的方向,伸直的拇指则指向 $\mathrm{d}\boldsymbol{F}$ 的方向。

利用安培公式可求得一有限长度的载流导线在磁场中所受的力,它应等于导线上各电流元所受到的安培力的矢量和,即

$$\boldsymbol{F} = \int_{L}\mathrm{d}\boldsymbol{F} = \int_{L}IB\mathrm{d}l\sin\theta \tag{10-19}$$

三、磁场对载流线圈的作用　磁矩

设在磁感应强度为 $\boldsymbol{B}$ 的匀强磁场中有一矩形线圈,边长分别为 l_1 和 l_2,电流为 I。若线圈平面和磁感应强度 $\boldsymbol{B}$ 成任意角 θ,如图 10-20(a)所示,则作用在 bc 和 da 两导线上的安培力分别是

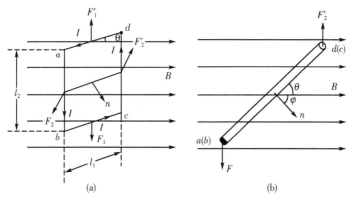

(a)　　　　　　　　　(b)

图 10-20　平面载流线圈在磁场中受的力

$$F_1 = \int_{bc} IB\mathrm{d}l\sin\theta = IBl_1\sin\theta$$

$$F'_1 = \int_{da} IB\mathrm{d}l\sin(\pi - \theta) = IBl_1\sin\theta$$

F_1 和 F'_1 大小相等、方向相反,作用在一条直线上,所以这两个力互相抵消。作用在 ab 和 cd 上的安培力分别是

$$F_2 = IBl_2$$

$$F'_2 = IBl_2$$

这两个力大小相等、方向相反,但两力的作用线不在一直线上,它们形成了一对力偶。力臂是 $l_1\cos\theta$,所以磁场作用在线圈上的力矩是

$$M = IBl_2l_1\cos\theta$$

l_1l_2 是平面载流线圈的面积,用 S 表示,代入上式得

$$M = IBS\cos\theta \tag{10-20}$$

如果线圈有 N 匝,上式变为

$$M = NIBS\cos\theta \tag{10-21}$$

常用线圈的法线方向来描述线圈的位置,线圈法线的正方向由右手法则确定:右手弯曲的四指取向表示电流在线圈内流动的方向,拇指指的就是法线的正方向 $\boldsymbol{n}$。如果法线 $\boldsymbol{n}$ 与 $\boldsymbol{B}$ 的夹角为 φ ,由图 10-20(b)可见, $\varphi + \theta = 90^0$,代入式(10-21)得

$$M = NIBS\cos(90^0 - \varphi) = NIBS\sin\varphi \tag{10-22}$$

式中,NIS 由线圈本身的电流和面积决定,它是反映载流线圈本身性质的量,只要 NIS 的乘积一定,在一定的外磁场 $\boldsymbol{B}$ 的作用下,它们所受的力矩 $\boldsymbol{M}$ 也一定。因此,NIS 作为一个整体能反映载流线圈的性质,称为载流线圈的磁矩(magnetic moment)用 $\boldsymbol{P}_\mathrm{m}$ 来表示,即 $P_\mathrm{m} = NIS$。磁矩是矢量,它的方向就是线圈法线 $\boldsymbol{n}$ 的方向,单位为 $\mathrm{A} \cdot \mathrm{m}^2$。可将式(10-22)表示为

$$M = NISB\sin\varphi = P_\mathrm{m}B\sin\varphi \tag{10-23}$$

式(10-23)虽然是从矩形线圈推导出来的,但它适用于任意形状的载流线圈。

上述讨论表明:平面载流线圈在一均匀的外磁场中所受到的合力虽然为零,但它受到一力矩 $\boldsymbol{M}$ 的作用。力矩 $\boldsymbol{M}$ 总是力图使线圈的磁矩 $\boldsymbol{P}_\mathrm{m}$ 转到外磁场 $\boldsymbol{B}$ 的方向。而力矩 $\boldsymbol{M}$ 的大小取决于 $\boldsymbol{P}_\mathrm{m}$、$\boldsymbol{B}$ 和二者之间的夹角 φ ,当 $\varphi = \dfrac{\pi}{2}$ 时,线圈平面和磁场方向平行,所受力矩最大;当 $\varphi = 0$ 或 π 时,线圈平面和磁场方向垂直,$M = 0$。但当 $\varphi = 0$ 时,$\boldsymbol{P}_\mathrm{m}$ 和 $\boldsymbol{B}$ 方向相同,线圈处于稳定平衡状态;而 $\varphi = \pi$ 时,线圈平面虽也于磁场方向垂直,$M = 0$,但 $\boldsymbol{P}_\mathrm{m}$ 与 $\boldsymbol{B}$ 的方向正好相反,线圈的这一位置并不稳定,只要它略微偏离这一位置,就会在磁力矩的作用下继续偏离,直到 $\boldsymbol{P}_\mathrm{m}$ 的方向转到 $\boldsymbol{B}$ 方向为止。载流线圈的这一性质和电偶极子在外电场作用下的取向很相似,故通常称载流线圈为磁偶极子(magnetic dipole)。

如磁场为非匀强磁场,载流线圈除了受到力偶矩作用而转动外,由于合力不等于零,还要作平动。

载流线圈在磁场中产生转动的过程是电能转换为机械能的过程。许多电动装置如直流电动机、磁电式电表等,都是根据载流线圈在磁场中受到力矩作用而转动这一基本原理设计的。

<h1 style="text-align:center">第四节 磁 介 质</h1>

<h2 style="text-align:center">一、顺磁质与抗磁质</h2>

1. 磁介质中的磁场 物理学上,人们通常把能够影响磁场的物质叫做磁介质(magnetic substance)。已经知道,电介质在电场中因被极化而影响电场。实验证明,磁介质在磁场中也因被磁化而影响磁场。磁化时磁介质中的磁感应强度 $\boldsymbol{B}$,是由磁化场的磁感应强度 $\boldsymbol{B}_0$(外磁场)和磁介质因磁化而产生的附加磁感应强度 $\boldsymbol{B}'$(附加磁场)的矢量和。即

$$\boldsymbol{B} = \boldsymbol{B}_0 + \boldsymbol{B}'$$

2. 磁介质分类 实验表明,就磁化的效果来说,磁介质可分为三类。凡磁化后所产生的附加磁场与外磁场同方向的叫做顺磁质,例如,锰、铬、铝、氮、氧等;凡磁化后所产生的附加磁场与外磁场反方向的叫做抗磁质,例如,水银、铜、氢等。所有抗磁质和大多数顺磁质,磁化后所产生的 $\boldsymbol{B}'$ 都较 $\boldsymbol{B}_0$ 小得多。凡附加磁场与外磁场不但同向,而且 $\boldsymbol{B}'$ 较 $\boldsymbol{B}_0$ 大得多的叫做铁磁质,例如,铁、镍、钴等及其合金。

3. 磁介质磁化微观过程 如果把不显磁性的顺磁质或抗磁质置于螺线管中,当螺线管通以电流 I 时,由于该电流所产生的磁场 $\boldsymbol{B}$ 的作用,结果使物体内分子电流所产生的磁矩受到磁场力矩的作用,使分子电流的平面趋向与 $\boldsymbol{B}_0$ 垂直的方向,如图 10-21(a)所示。当对着螺

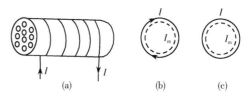

图 10-21 通电长螺旋管内磁介质的表面电流

线管的一端观察时,可想象到,在圆柱体的磁介质内部横截面里的每一点的附近,都有两个方向相反的分子电流通过,它们的作用互相抵消。只有沿圆柱体表面流动的分子电流未被抵消。这些电流合起来,相当于在圆柱体表面流动的电流。这一电流叫做磁化电流,用 I_{m} 表示。磁化电流也能产生磁场,其磁感应强度就是 $\boldsymbol{B}'$。

若为顺磁质,则 I_{m} 与 I 方向相同,总磁感应强度 $B > B_0$,如图 10-21(b)所示;若是抗磁质,则 I_{m} 与 I 反向,$B < B_0$,如图 10-21(c)所示。

<h2 style="text-align:center">二、磁导率、磁场强度</h2>

1. 磁导率 若一空心环形螺线管,其中心线周长为 l,总匝数为 N,通以电流 I 时,则管内磁感应强度为

$$B_0 = \mu_0 \frac{NI}{l} \tag{10-24}$$

如果管内均匀充满某种磁介质,那么,由于磁介质磁化而产生了附加磁场 $\boldsymbol{B}'$,所以管内的总磁感应强度 $\boldsymbol{B}$ 将与 $\boldsymbol{B}_0$ 不同,这时它们之间的大小关系为

$$B = \mu_r B_0$$

式中,μ_r 叫做磁介质的相对磁导率。将式(10-24)代入上式可得

$$B = \mu_r \mu_0 \frac{NI}{l}$$

令
$$\mu = \mu_r \mu_0 \qquad\qquad (10\text{-}25)$$

则
$$B = \mu \frac{NI}{l} \qquad\qquad (10\text{-}26)$$

上式反映了磁介质存在时,环形螺线管的电流 I 和管内总的磁感应强度 B 之间的关系。μ 叫做磁介质的磁导率,它的单位与真空磁导率 μ_0 的单位一样,都是 $T \cdot m \cdot A^{-1}$。实验指出,铁磁质的磁导 μ 要比 μ_0 大几十甚至几千倍。对空气来说,μ 和 μ_0 差不多,即 $\mu \approx \mu_0$。顺磁质的 μ 较 μ_0 略大,如铝的磁导率 $\mu_{铝} = 1.00002\mu_0$;抗磁质的 μ 较 μ_0 略小,如铜的磁导率 $\mu_{铜} = 0.99999\mu_0$。

由式(10-25)可以知道,磁介质的相对磁导率 μ_r 就是它的磁导率 μ 与真空磁导率 μ_0 的比值,是一个没有单位的纯数。真空中的 $\mu_r = 1$。抗磁质和顺磁质的 $\mu_r \approx 1$。

2. 磁场强度 从式(10-24)和式(10-26)可得

$$\frac{B_0}{\mu_0} = \frac{B}{\mu} = \frac{NI}{l}$$

上式说明,在螺线管内部,磁介质从无到有的过程中,尽管 B 发生变化,但比值却总是不变的,把这个比值叫做磁场强度(magnetic field strength),用符号 H 表示,其单位为 $A \cdot m^{-1}$(安·米$^{-1}$)。H 是个矢量,它的方向与 B 一致,因此,两者间的矢量关系式为

$$B = \mu H$$

上式虽然是从环形螺线管这一特例得到的,但它对任何类型的磁场都适用。这是一个具有普遍性的关系式。

可以看出,不论磁场中有无磁介质存在,尽管 B 有所不同,但 H 是相同的,这说明 H 是一个与磁介质无关的量。

应该注意的是,B 与 H 既有联系($B = \mu H$),又有差别。B 是描述磁场对运动电荷存在洛伦兹力作用的物理量,而 H 是在磁介质存在时,为了讨论问题方便而引入的一个辅助量。

三、铁 磁 质

铁磁质的磁化不能用一般顺磁质的磁化理论来解释。铁磁质的理论较成熟的是磁畴理论。这一理论指出,铁磁质在未磁化前,整个物体内部存在着许多自发磁化达到饱和的小区域,这种小区域称为磁畴。每个磁畴具有相当大的磁矩。在没有外磁场作用时,由于大量磁畴磁矩的方向是杂乱无章的,所以从整体看,对外不显磁性,如图 10-22 所示。但在外磁场作用下,由于磁畴间的界壁的移动而发生磁化,图 10-23 表示在外磁场作用下的磁化过程。图 10-23(a)表示四个体积相同的磁畴,箭头表示磁矩方向。如果外磁场很弱,原来方向接近磁场方向的磁畴,将由于界壁的移动而使体积增加。磁化方向不接近外磁场方向的磁畴,其体积将逐渐减少。如图 10-23(b)所示,图中小箭头表示界壁移动方向。如果外磁场继续增强到一定值时,那么,界壁将以相当快的速度作跳跃性的移动,一直到磁化方向不接近磁场方向的磁畴全部消失,如图 10-23(c)所示;如果再增强外磁场,那么存留的磁畴将向外磁场方向旋转,如图 10-23(d)所示。以后再继续增强外磁场,使所有磁畴都取外磁场方向时,

磁化达到了饱和。这时,铁磁质在磁场中的磁化效果是非常显著的,产生了很强的附加磁场。它的值可比外磁场大几十倍甚至到几千倍。

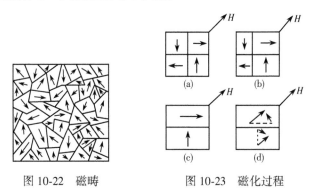

图 10-22 磁畴   图 10-23 磁化过程

在电工技术中,常常利用铁磁质来产生强大的磁场。

四、磁致伸缩效应

铁磁质在磁化过程中,由于磁畴的形状和大小会发生变化,从而使它产生形变。铁磁质在磁场中发生伸长或缩短的现象,叫做磁致伸缩效应(magnetostriction effect)。伸长或缩短的程度由铁磁质的类别和外磁场的强弱决定。镍具有最大的磁致伸缩效应。在技术上,利用磁致伸缩效应可以制成超声波发生器中的换能器,通常把一根镍棒先加一直流电的磁场,使它先磁化到一定程度,再加交变磁场从而使镍棒的长度沿着磁场方向周期性地伸缩。镍棒就以 2 倍于交流电的频率发生振动。当调节到共振时,每单位长度的长度变化可达到 1/1000,振动是非常激烈的,这时由棒的两端发射出同频率的声波。若振动频率高于声频时,就可获得超声波。

用作磁致伸缩换能器的材料,除镍外,尚有铁钴钒合金、铝铁合金和铁淦氧磁体等。

第五节 电 磁 感 应

一、电磁感应定律

当穿过闭合回路所包围面积的磁通量发生变化时,回路中就产生感应电流,这种现象叫做电磁感应(electromagnetic induction)。

感应电流的出现表明回路中存在着电动势,这种由于磁通量变化产生的电动势,称为感应电动势。法拉第(Faraday)从实验总结出感应电动势与磁通量变化的关系:当通过回路面积内的磁通量发生变化时,回路中所产生的感应电动势 ε_i 与磁通量对时间的变化率 $\dfrac{d\Phi}{dt}$ 成正比,称为法拉第电磁感应定律。对于感应电流的方向,楞次(Lenz)总结出:感应电流具有这样的方向,它所产生的磁场总是阻碍回路磁通量的变化。这个法则称为楞次法则(Lenz's rule)。结合楞次法则,法拉第电磁感应定律的数学表示式为

$$\varepsilon_i = -\frac{d\Phi}{dt} \tag{10-27}$$

式中,负号为楞次法则的数学表述。为分析方便,作如下规定:回路的绕行方向与回路的正法线方向遵守右手螺旋定则。当穿过回路的磁通量增大($\mathrm{d}\Phi>0$)时,式中负号则表示感应电动势的方向将与所规定的回路正方向相反($\varepsilon_i<0$);反之亦然。如果回路有 N 匝线圈,每匝线圈的磁通量相同,其感应电动势为

$$\varepsilon_i = -N\frac{\mathrm{d}\Phi}{\mathrm{d}t} = -\frac{\mathrm{d}(N\Phi)}{\mathrm{d}t}$$

式中 $N\Phi$ 叫做线圈的磁通链数。

二、动感电动势 涡旋电场

磁通量的变化可以是磁场的变化,也可以是回路面积大小或者取向的变化。因此,可以将由于磁通量的变化而产生的感应电动势分为感生电动势和动生电动势。感生电动势和动生电动势都可以用法拉第定律计算。

1. 感生电动势 感生电动势是由变化的磁场引起的,与导体的种类和性质无关。变化的磁场在其周围产生感应电场。感生电场与电荷产生的静电场不同,它的电场线为闭合曲线,因此它也被称为涡旋电场。产生感生电动势的非静电力,就是由涡旋电场提供的。

用 $E_{涡}$ 表示感生电场,则感生电动势可表示为感生电场沿闭合回路的积分

$$\varepsilon_i = \oint_L E_{涡} \cdot \mathrm{d}l$$

另一方面由法拉第电磁感应定律可得

$$\varepsilon_i = -\frac{\mathrm{d}\Phi}{\mathrm{d}t} = -\frac{\mathrm{d}}{\mathrm{d}t}\int_S \boldsymbol{B} \cdot \mathrm{d}\boldsymbol{S}$$

感生电场对电荷也有作用力,因此感生电场在导体内可产生环形感应电流,称为涡电流。电磁灶或高频感应冶金炉就是利用这个原理工作的。电子感应加速器也是利用感生电场对电子实现加速的。而变压器铁芯一般采用涂有绝缘层的硅钢片叠合而成,并使硅钢片平面与磁感应线相互平行,这是为了减少感生电场在铁芯中产生涡流损耗。

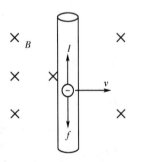

图 10-24 洛伦兹力与动生电动势

2. 动生电动势 当导体在磁场中移动时,导体中的载流子要受洛伦兹力的作用产生定向移动,其结果是导体两端出现电势差,这种因导体在磁场中运动而产生的电势差称为动生电动势。产生动生电动势的非静电力是洛伦兹力。导体移动时,回路面积大小或取向会发生改变。

如图 10-24,当金属棒受向右的外力拉动时,导体内的自由电子也获得向右的速度 v,根据洛伦兹力公式,这时电子受力为

$$f = -ev \times B$$

式中,e 为电子电荷的绝对值,此时电子将累积于金属棒下端,使棒下端带负电,上端带正电。这表明在磁场中运动的导体相当于一个电源,洛伦兹力是电源的非静电力。可等效地看成在运动导体内存在一个非静电性场强 E_k,洛伦兹力的大小就等于电子电荷与该等效场强的乘积,即

$$- eE_k = - ev \times \boldsymbol{B}$$

因而有　　$E_k = v \times \boldsymbol{B}$

参照静电场电势差公式,将动生电动势写为

$$\varepsilon_i = \int_L \boldsymbol{E}_k \cdot \mathrm{d}\boldsymbol{l} = \int_L (v \times \boldsymbol{B}) \cdot \mathrm{d}\boldsymbol{l} \tag{10-28}$$

式中,$\mathrm{d}\boldsymbol{l}$ 为电子在导体中移动的线元。

第六节　磁场的医学应用

一、生物的磁场现象

生物体中由于各种生命活动会产生如电子传递、离子转移、神经电活动等生物电过程,这些生物电过程便会产生生物电流和相伴随的微弱的生物磁场,如在心脏除极和复极过程中,心动电流会产生交变心磁场;人大脑皮层的电活动来源于神经元有节律的放电,形成脑电流,从而产生随脑电流变化的脑磁场;人眼底视网膜电流会产生视网膜磁场。此外生物磁也可来自生物体自身的磁性颗粒,从物质磁性角度来看,生物体内既有顺磁质,又有抗磁质,组织中的水分是弱抗磁质,含铁离子的血红蛋白、自由基分子呈顺磁性。生物体中小至每一个生物分子、细胞,大到组织器官都存在着磁现象。就整体而言,生物体是呈弱磁性的,其数量级在 10^{-10} ~ 10^{-13} T,常被环境磁噪声掩盖(如地磁场),要测量人体磁场,必须在屏蔽室内进行,以消除地磁场及其他磁场的干扰,同时使用灵敏度极高的磁强计。目前运用高屏蔽效率磁屏蔽室和超导量子干涉仪(SQUID 磁强计),人们已经观测到人的心脏、大脑、肺部、肌肉和神经等产生的微弱生物磁场。虽然生命体的这种磁性极弱,但仍能为医学疾病的诊断提供重要的检测依据。

二、磁场的生物效应

由于生物磁场的存在,外加磁场、环境磁场都会对生命肌体的活动及其生理、生化过程产生影响,即磁场的生物效应。生物体在不同磁场环境中,产生不同的生物效应,它与磁场强弱、频率、方向、均匀性、作用时间等因素有关。即使同样类型的磁场,对于不同的生物层次,如对生物分子、细胞、组织、器官和生物体的影响也不相同;对于不同的生物,如微生物、植物、动物和人类的作用也有差别。

1. 强磁场的生物效应　强度高于 $8 \times 10^8 \mathrm{A} \cdot \mathrm{m}^{-1}$ 或更高的恒定磁场,对于许多生物都有影响。例如,把细菌放置在强度高于 $1.1 \times 10^6 \mathrm{A} \cdot \mathrm{m}^{-1}$ 的均匀和恒定的磁场中,发现这样的磁场会抑制细菌的生长。实验证明,人的红细胞的凝结速率是与它所受到的磁场强度有关的,当磁场分别为 $4 \times 10^3 \mathrm{A} \cdot \mathrm{m}^{-1}$、$3.2 \times 10^4 \mathrm{A} \cdot \mathrm{m}^{-1}$、$4 \times 10^4 \mathrm{A} \cdot \mathrm{m}^{-1}$ 时,放置在磁场中的红细胞凝集速率分别增加 21%、25%、30% 。

2. 地磁场与生物机体的相互作用　地球是一个大磁体,地磁场始终是地球上的生物和人类的一种物理环境因素,生物在长期演化过程中已经适应了这个环境。如果将某种生物放在一种异常的环境,生物的生理机能、习惯行为、组织、细胞等方面都会受到影响。例如将老鼠放在对地磁场完全屏蔽的环境中,老鼠体内酶的活性将会发生强烈的变化从而使老鼠寿命缩短。

鸽子、候鸟、海豚以及昆虫、细菌等生物所具有的定向能力,都是地磁场生物效应的表现。它们都能对地磁场产生反应,利用地磁场导航。

3. 交变磁场的生物效应 交变磁场生物效应除生物的磁效应以外,还能因电磁感应而引起生物电流产生生物效应。当人的头部(或眼部)受交变磁场作用时,或在恒定磁场断开或接通即磁场变化的瞬间,眼中产生光感觉的现象叫做磁闪光效应。实验表明,磁闪光的强度和特性与交变磁场的频率有关,当交变磁场的频率为 $20\sim30Hz$ 时,磁闪光效应最为显著。脉冲磁场对肿瘤产生影响,将移植过肿瘤的小鼠置于 $1.2\times10^5\sim1.4\times10^5 A\cdot m^{-1}$ 交变磁场(频率为 12Hz),能抑制肿瘤的生长,即使去掉磁场后,肿瘤也不能再发育生长。但当肿瘤已长大到可以摸触感知的大小时,虽加交变或恒定磁场,也不再能抑制肿瘤的生长。

一般说来,恒定磁场和低频的变化磁场对机体的作用是磁化和热化学作用,而高频和超高频的变化磁场主要是热作用,所以在临床上应用的感应热疗法就是利用高频磁场在人体内产生的热来达到治疗的目的。频率越高,热作用越显著,越能对深层组织产生高频热。这样就有助于组织生热、改变血液循环以达到杀菌排毒、止痛等功效。高频磁场在生物体中的热效应已作为探索治疗肿瘤的一种新方法。

4. 不均匀磁场的生物效应 生物效应需要有一定的磁场阈值或者需要一定的磁场梯度,而且有时磁场梯度不同引起的生物效应也可以不同。如在眼中能引起磁磷光只需要 $0.02 A\cdot m^{-1}$ 的场强,而抑制细菌生长发育却至少需要 $1 A\cdot m^{-1}$ 的场强。又如 $60 A\cdot m^{-2}$ 的磁场梯度可以杀死果蝇,而磁场梯度小于此值时,即使磁场强度增加到 $0.1 A\cdot m^{-1}$,也没有什么作用。

在强度为 $2.4\times10^5\sim3.2\times10^5 A\cdot m^{-1}$、梯度为 $1.6\times10^6 A\cdot m^{-2}$ 的不均匀磁场中进行创伤愈合实验时,发现纤维细胞增殖和纤维化这两种效应都有所减少,因而由此推断是不均匀磁场干扰了生物大分子的产生;把兔和小鼠的无血浆细胞放在强度为 $1.2\times10^6 A\cdot m^{-1}$、梯度为 $4.0\times10^7 A\cdot m^{-2}$ 的不均匀磁场中作体外培养时,观测到其生长效率有显著的增加;把细菌放在强度为 $1.2\times10^3 A\cdot m^{-1}$,梯度 $1.8\times10^7 A\cdot m^{-2}$ 的不均匀磁场,发现细菌的生长都会受到抑制。

三、磁场疗法(磁疗)

磁场疗法是指在人体的一定部位(经穴或患处)施加恒定或变化的磁场治疗疾病的医疗方法,简称磁疗。目前磁疗所使用的磁场类型有恒定磁场、旋转磁场、脉冲磁场、交变磁场,其强度在 $0.01\sim0.3T$。磁场治疗的方法常用的有贴敷法、旋转法、电磁法和综合法四种。贴敷法是用永磁体块(常称磁片)根据病种贴敷于一定的穴位。旋转法是将几片永磁体贴附在旋转的圆盘上,可产生脉动的磁场。电磁法是用接通交变电流的电磁铁,在磁路的空气隙处产生交变磁场,或者接通脉冲电流产生脉冲磁场。交变磁场或脉冲磁场不仅能直接引起磁效应,而且还具有由于电磁感应所引起的生物电效应和由于磁致伸缩的机械振动而引起的按摩作用。综合法是在治疗过程中综合应用前三种方法。

在磁疗上我国处于国际领先地位,并已广泛应用于多种疾病的治疗,磁疗用品(磁贴片、磁珠、磁项链、磁腰带和磁枕等)也很多。目前,磁场疗法已能治疗急性扭挫伤、腰肌劳损、风湿性关节炎、类风湿性关节炎、骨性关节炎、原发性高血压、神经性头痛、支气管哮喘、功能性腹泻、痛经等数十种常见病和多发病,具有较好的疗效。

磁疗具有安全,无创伤,极少副作用的优点。以往由于用作场源的磁性材料的强度不高,故疗效不显著。近年来研究出了一些新型磁性材料,如铁氧体、铝钴镍合金、稀土钴合金等,大大增强了场源强度,提高了疗效。目前对于磁疗的适应证,以及各种疾病的最佳磁场条件,诸如磁场强度、频率、方向、作用部位以及治疗时间等,还处于不断探索和实践中,理论研究大大落后于应用。随着生物磁学的发展,磁疗的机制将逐渐被揭示。

四、磁技术在生物医学中的应用

1. 心磁图 心脏的心房和心室肌肉的周期性收缩和舒张,会产生复杂的交变电流,由此产生变化的心磁场,测得的心磁场强度随时间变化的曲线称为心磁图(MCG),如图 10-25 (a)所示。它与医院与常用的心电图(ECG)[图 10-25(b)]相类似。心磁图比心电图具有更高的空间分辨率、灵敏度和准确度。心磁图能提供心电图无法提供的许多信息,在某些诊断方面优于心电图。例如心磁图可以提供早期和小范围心肌梗死信息,心电图则不能。原因是早期心梗所产生的损伤电位的直流电磁场可以被测出并反映在心磁图上,而心电图不能测量恒定电场。

目前心磁图还处于研究中。同心电图相比较,心磁图仪可以不和生物体接触,避免电极干扰,心磁图既可以测交变磁场又可以测恒定磁场(心电图只能测交变电场)。然而因心磁场很弱,会受地球磁场的干扰,因此需要高度灵敏的检测仪和良好的测量环境。

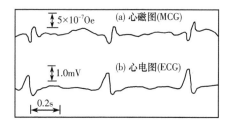

图 10-25 心电图与心磁图

2. 电磁定位 随着微机械、微电子加工技术的飞速发展,越来越多的微型医疗器械以无创或微创的方式被广泛用于临床疾病诊断、治疗和医学基础研究,如胶囊内镜、消化道微型药物释放装置、微创手术器械装置等。

消化道微型药物释放装置是以吞服方式进入人体消化道,通过在体外跟踪其运动,在需要施药的部位由体外触发该装置的执行机构,达到定点释放药物的目的。为了实现药物的定点释放,动态实时跟踪微型装置在消化道的运动是其中的关键环节。此外对各类胶囊式无创诊查系统(如胶囊内镜、胃肠压力、pH 检测胶囊、胃肠温度记录胶囊等),为了保证诊断、治疗过程的有效性,动态跟踪遥测胶囊在体内的运行轨迹,建立检测的生理信息和生理位置的准确对应关系,即对这些微型医疗器械在体内的空间位置进行实时定位,是非常重要的。空间定位的方法有很多,磁性定位是其中的一种。

通常永磁体空间磁场有特定的分布规律,因此可以通过检测永磁体的空间磁场参数变化来确定永磁体的空间位置,这就是磁性定位的基本原理。对体内微型诊疗装置的定位,是把磁性材料和微型诊疗装置结合在一起,利用磁场传感器实时检测空间磁场参数,通过对传感器检测数据的分析计算,确定体内微型装置的空间位置。例如在消化道微型药物释放装置固定磁性材料,通过在体外检测永磁体磁场强度的变化,就可以计算出装置在消化道的位置,从而动态跟踪其运动轨迹。

电磁手术导航系统(Electromagnetic Navigation)是计算机辅助外科(Computer Assisted Surgery, CAS)中的一项新技术。

外科介入技术目前已经有很多介入设备,为了使手术更加微创以及减少术中医生和患者的X光辐射,现在又研制出一种新型的磁力辅助介入导航系统。即磁体导航系统。这种设备利用磁极的吸引控制具有磁性装置的介入导管器械,磁极导管导航是电生理学和介入心脏病学中独特的新方法。Stereotaxis公司和西门子运用电磁导航技术,在两块强大磁体的帮助下,医生可以精确地引导导管和导丝通过血管和心脏各腔,完成各种复杂的手术。

手术导航系统的应用范围非常广泛,它可以广泛的应用在神经外科,神经外科手术术前计划、微创切口设计、各种颅内肿瘤的切除,尤其对边界不清,比较深的肿瘤有更好的引导效果。

3. 核磁共振 1946年美国Stanford大学的Bloch和Harvard大学的Purcell同时发现了外加磁场作用下,正在进动的某些原子核(例如氢核)会发出一定频率的电磁波。同时,他们还证明用适当的射频电磁波,在与主磁场垂直的方向上对进动的原子核进行激励,可以使进动角度增大,当撤除激励电磁波后,原子核又会逐渐恢复到原来的位置,并发射与激励电磁波频率相同的射频信号,这种现象被称为核磁共振(NMR)现象。

磁共振成像(MRI)过程是将人体置于强磁场中,当对人体按某个方向额外施加一个一定频率的交变射频场时,被检测组织的质子会产生共振,并向外辐射共振信号。在接受线圈中产生感应电势。接收信号经过计算机处理形成清晰的检测组织的断层图像。

与X射线计算机断层扫描(CT)技术相类似,MRI可以获得一系列的断层图像,广泛地用于临床诊断。由于MRI对于软组织具有很高的分辨率,因此MRI在脑肿瘤的确认和定位上同CT相比,显示更为清晰、定位更为精确、确诊率更高。在人体脏器疾病的诊断上,MRI可以显示心脏、肺、肝、肾脏等器官的结构组成。在心脏方面,它可以用来诊断先天性心脏病室间隔缺损、心肌梗死等心脏疾病;在肺部方面,可用来诊断肺部肿瘤、肺水肿及肺梗塞等疾病;在肝脏方面,MRI技术应用更广,对门脉性肝硬化、胆汁性肝硬化、占位性肝硬化的诊断有着比其他方法更为精确的优点。

拓展阅读

磁性纳米微粒介导肿瘤热疗:

磁介导热疗(magnetically mediated hyperthermia, MMH)是近些年发展起来的一种新型的肿瘤治疗方法。将磁介质适形精确的分布于肿瘤组织中,在外加交变磁场的作用使导入肿瘤组织的磁粒产热达到治疗目的。

磁介导产热机制是磁介质在交变的磁场中反复磁化,磁畴间相互摩擦,产生磁滞损耗,此外磁介质反复磁化时磁矢量旋转和颗粒本身的物理旋转也会造成能量损失,即奈尔松弛(Ned relaxation)。

磁介质可以分为3个级别——毫米级磁介质、微米级磁介质、纳米级磁介质。毫米级热籽,主要是涡流损耗和磁滞损耗产热;微米级铁氧化物,通过磁滞损耗吸收电磁波能量产热;纳米级磁流体,其产热机制是奈尔松弛。

磁性纳米微粒介导肿瘤热疗是1997年德国科学家Jordan等人采用的纳米技术和热疗相结合的新疗法,这种方法是将纳米级磁介质作为载体,在外部交变磁场的作用下,使肿瘤组织快速形成高温区,达到杀灭肿瘤细胞的目的。

纳米级磁介质是一种磁性纳米粒子（magnetic nanoparticles）。目前在肿瘤磁感应热疗中应用较多的主要是磁流体（magnetic fluids），磁流体是一种新型的功能材料，它既具有液体的流动性又具有固体磁性材料的磁性，是一类铁磁性或超顺磁性纳米粒子，借助表面活性剂稳定地分散于载液中的胶体溶液，主要由基液、表面活性剂和磁性粒子组成。在交变磁场作用下磁流体可吸收电磁能量转化为热能。

应用于肿瘤热疗中的纳米磁性颗粒尺寸一般都在10nm以下，由于其特有的表面效应和小尺寸（单畴）效应，在交变磁场下具有远远高于其相应体相材料的能量吸收率，产热率高，升温效果明显。

磁感应热疗的优点：

（1）磁感应热疗具有很好的靶向性。首先纳米级磁介质外可以包被上肿瘤特异性抗体，可增加对肿瘤细胞的靶向性；其次磁性纳米颗粒导入是在影像学的引导下分布在肿瘤组织中，有利于磁介质达到肿瘤靶向区域，精确地对癌组织进行加热，充分减少对正常组织的损伤。

（2）磁性纳米粒子作为肿瘤磁感应热疗介质导入肿瘤靶区后，可实现更均匀的分布，并且具有高效的能量吸收产热效率，实现对肿瘤靶区的均匀加热，提高热疗效果。

在肿瘤热疗中如果肿瘤区域不均匀地加热往往使癌细胞不能被有效杀灭，从而导致肿瘤复发，而过度加热也可能导致肿瘤周围正常组织受到热损伤，同时肿瘤热疗还存在病灶的准确定位问题。磁感应热疗具有的优点能克服上述缺陷，因此肿瘤磁感应加温治疗引起了肿瘤治疗界的极大关注。

习　题　十

10-1　式 $f = qvB\sin\theta$ 中，f，B，v 三个矢量哪些总是正交？哪些矢量可取任意角度？

10-2　两根无限长直导线互相平行地放置在真空中，如图 10-26 所示，其中通以同方向的电流 $I_1 = I_2 = 10\mathrm{A}$。试求 P 点的磁感应强度。已知 P 到 I_1 和 I_2 的距离都为 0.5 m。　　　　　　　　$(5.65\times10^{-6}\mathrm{T})$

$$\left(\frac{\mu_0 I}{4\pi a}\right)$$

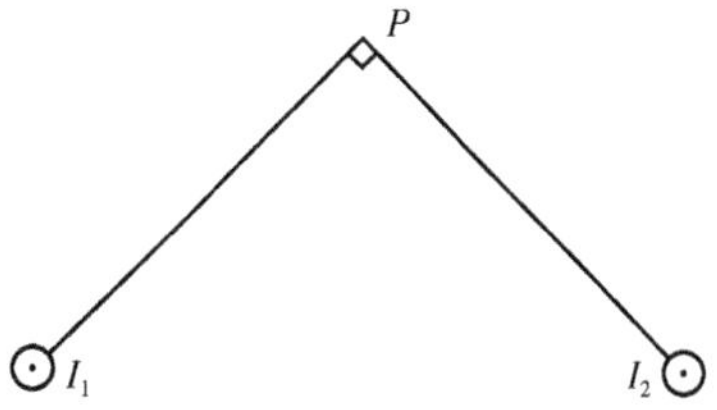

图 10-26　习题 10-2 图

10-3　在半径为 $R=2\mathrm{cm}$ 的长直圆柱形导线中，均匀通过的电流为10A，求：①导线内半径 $r=1.0\mathrm{cm}$ 处的磁感应强度；②导线外半径 $r=10\mathrm{cm}$ 处的磁感应强度。　　　　　　　　$(5\times10^{-5}\mathrm{T},\ 2\times10^{-5}\mathrm{T})$

10-4　图 10-27 所示电路中，无限长直导线中电流强度为 I，求通过与导线同平面的矩形面积的磁通量。　　　　　　　　$\left(\frac{\mu_0 I}{2\pi}\ln\frac{b}{a}\right)$

10-5　载流线圈半径 $R=1\mathrm{cm}$，电流 $I=14\mathrm{A}$，求它轴线上距圆心10cm处和圆心处的磁感应强度。　　　　　　　　$(8.79\times10^{-7}\mathrm{T};8.79\times10^{-4}\mathrm{T})$

10-6 如图 10-28 所示,有一无限长直导线在一处弯折成 1/4 圆周的圆弧,与弧两端连接的直线互相垂直,其延长线相交于圆心,若圆弧半径为 R,导线中电流为 I,求圆心的磁感应强度。

$$\left(\frac{\mu_0 I}{8R}\right)$$

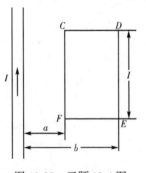
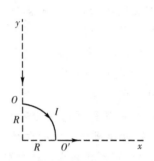

图 10-27 习题 10-4 图　　　　　　图 10-28 习题 10-6 图

10-7 有一电量为 4×10^{-9}C 的电荷,以 2×10^4m·s^{-1} 的速度沿 z 轴正方向运动,磁场对它的作用力 $F_2 = 4\times10^{-5}$N,方向沿 x 轴,磁感应强度大小和方向如何? (0.5 T;y 轴负方向)

10-8 一电子在匀强磁场中做圆周运动,频率为 $\nu = 12$ MHz,半径为 $r = 0.035$ m,已知电子电量为 $e = 1.6\times10^{-19}$C,质量 $m = 9.1\times10^{-31}$kg,求磁场的磁感应强度及电子动能。

$(4.29\times10^{-4}$T;3.17×10^{-18}J$)$

10-9 匀强电场的场强为 300V·m^{-1},匀强磁场的磁感应强度为 2×10^{-4}T,二者方向互相垂直。如果使电子在电场和磁场中做匀速直线运动,问电子的速度应为多大? 其方向应如何(画图表示)? $(1.5\times10^6$m·s$^{-1})$

10-10 有一动能为 2000 eV 的电子,在 $B = 0.1$ T 的匀强磁场中运动,它的速度 v 与 $\boldsymbol{B}$ 成 80° 角,求电子做螺旋运动的周期、半径及螺距。

$(3.57\times10^{-10}$s;1.5×10^{-3}m;1.64×10^{-3}m$)$

10-11 有一电子在 $B = 2.02\times10^{-3}$T 的匀强磁场中沿半径 $R = 20$cm 的螺旋线运动,螺距 $h = 50$cm,已知电子的比荷 $e/m = 1.76\times10^{11}$C/kg,求这电子的回旋频率及速度。

$(5.7\times10^7$ 1/s;7.65×10^7 m/s$)$

10-12 一无限长载流直导线与另一载流直导线 AB 互相垂直如图 10-29,电流强度分别为 I_1 和 I_2,AB 长为 l,A 端和无限长导线相距为 a,求线 AB 所受的作用力。

$$\left(\frac{\mu_0 I_1 I_2}{2\pi}\ln\left(1 + \frac{l}{a}\right)\right)$$

10-13 图 10-30 中所示载流线圈处于匀强磁场中,磁通量为 0.2Wb,磁场方向与 x 轴正方向一致。如线圈能绕 y 轴转动,求维持在图示位置所需的力矩。　(3.46 N·m)

10-14 图 10-31 所示为一置于匀强磁场中的正三角形线圈,磁场方向与线圈平面平行,且平行于 BC 边。设 $I = 10$A,$B = 1$T,正三角形的边长 $L = 0.1$m,求线圈所受的力矩。

$(4.3\times10^{-2}$N·m$)$

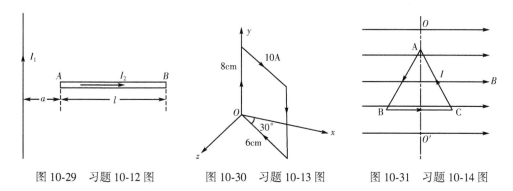

图 10-29 习题 10-12 图　　　图 10-30 习题 10-13 图　　　图 10-31 习题 10-14 图

10-15　在玻尔氢原子模型中,电子绕核做圆周运动,已知:圆周半径 $R = 5.3 \times 10^{-11}$m,电子速度 $v = 7 \times 10^{6}$ m·s^{-1}。求:电子在轨道中心所产生的磁感应强度 $\boldsymbol{B}$ 和电子轨道磁矩 $\boldsymbol{p}_{\mathrm{m}}$。

$$\left(\text{提示:} I = ne = \frac{v}{2\pi R}e\right)$$

$$(39.9 \text{ T}; 3 \times 10^{-23} \text{ A} \cdot \text{m}^2)$$

10-16　有一铜片厚为 $d = 1.0$ mm,放在 $B = 1.5$ T 的磁场中,磁场方向与铜片宽面垂直,已知铜片里每立方厘米有 8.4×10^{22} 个自由电子,求当通有电流 $I = 200$ A 时(I 与 B 垂直),铜片两侧的电势差 $U_{\mathrm{H}} = ?$　　　　　　　　　　　　　$(2.23 \times 10^{-5} \text{V})$

10-17　导线 ABC 置于磁感应强度 $B = 2.5 \times 10^{-2}$T 的匀强磁场中,以 $v = 1.5$ m/s 的速度做匀速直线运动,如图 10-32 所示。问 AC 两端的电势差为多少?已知 $AB = BC = 10$cm。

$$(7.0 \times 10^{-3} \text{V})$$

10-18　铜棒在垂直纸面的匀强磁场中以棒的一端为圆心逆时针做匀速旋转,且转动平面与磁场方向相垂直,如图 10-33 所示。若已知棒长 $L = 50$cm,磁感应强度 $B = 0.1$T,转动角速度 $\omega = 100\pi$ rad/s,试确定铜棒中动生电动势的大小和方向。　　　(3.9V)

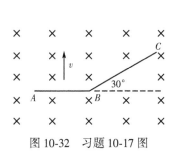

图 10-32 习题 10-17 图

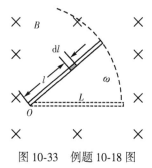

图 10-33 例题 10-18 图

（刘婉华）

第11章 波动光学

本章要求

（1）掌握杨氏双缝干涉、薄膜干涉、夫朗禾费单缝衍射、光栅衍射的实验规律及条纹位置的分析、计算；掌握马吕斯定律。

（2）理解光程、光程差的概念；理解自然光和偏振光；理解线偏振光的获得方法和检验方法。

（3）了解惠更斯-菲涅耳原理；了解双折射现象、旋光现象。

光本质上是电磁波，通常意义上的光是指可见光，即能引起人眼视觉的电磁波。可见光的频率在 $3.9\times10^{14}\sim7.5\times10^{14}\,\mathrm{Hz}$ 之间，相应地在真空中的波长范围为 $760\sim400\,\mathrm{nm}$。波动光学以光的波动理论为基础，研究光的传播及其规律，主要讨论光的干涉、衍射和偏振现象。

第一节 光 的 干 涉

一、光的相干性

两列频率相同、振动方向相同的波在空间相遇，若相遇点的相位差在观察时间内恒定，则在相交的区域内有些地方波动互相加强，有些地方波动互相减弱，表现出波的干涉现象。干涉现象是波动的重要特征之一。

并非任意两列波在空间叠加都能产生干涉，只有两列波满足频率相同、相遇点的振动方向相同、相遇点的相位差恒定的相干条件时，才能观察到干涉现象。

机械波的干涉现象容易观察到，因为其相干条件很容易满足。光波在相遇空间的叠加与机械波的叠加完全相同，但通常很难观察到光的干涉现象，这是由于物质发光的特殊机制造成的。

1. 光的发射机制 普通光源发出的光波很难满足相干条件，即使两个光源的大小、形状、强度完全相同，两列光波在空间相遇，也观察不到干涉现象。

大部分光源发光都属于原子发光，就是物质的原子辐射电磁波的过程。原子的电磁辐射是间歇的，每次发光的持续时间极短，约 $10^{-9}\,\mathrm{s}$，这样，原子发出的光波是由一段段有限长度的波列组成。一般来说，各个原子的电磁辐射是彼此独立的、随机的、间歇进行的，每个原子辐射的不同波列，以及不同原子辐射的各个波列，彼此之间在振动方向和相位上没有任何联系，完全是随机的。实际光源所发射的光波是在观察时间内所有原子辐射的波列的总和，光的振动在所有可能方向上的几率相等，即所谓的自然光。两列自然光在空间叠加时，由于相位差随时间变化，相遇点的光强也随时间迅速变化，观察到的只是一段时间内的平均值，相当于各光源在该点的强度之和。

要观察到光的干涉现象，必需设法使参与叠加的光波满足相干条件。

2. 获得相干光波的方法　在实验室中用普通光源获得相干光,基本方法是从同一光源的同一点发出的光波中分出两束光,当这两束光经过不同的路径再次相遇时,就能实现光的干涉。因为参与叠加的两束光波来自光源中同一批原子的同一次发光,因此它们的频率相同,振动方向相同,在相遇点的相位差恒定不变,这两束光波满足相干条件,在相遇区域内可以产生干涉现象。

由普通光源获得相干光波,一般有分割波振面和分割振幅两种方法。

（1）分割波振面法:从光源 S 发出的单色光波,波阵面到达平行狭缝 S_1 和 S_2 处。S_1、S_2 作为同一波振面上的两个子波源,发出的次级光波就是从同一波阵面分出的两束相干光（图11-1）,当它们在空间相遇时,可以产生干涉现象。

（2）分割波振面法:单色光入射到介质薄膜上,a 和 b 两条光线是同一条光线 S 经薄膜的上下表面反射和折射得到的,因此是相干光,透射光同样是相干光(图11-2)。

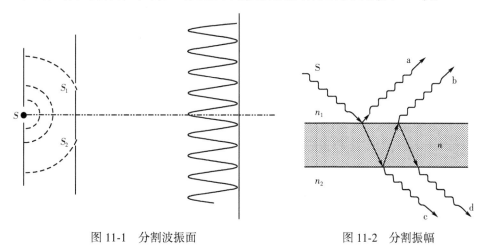

图11-1　分割波振面　　　　　　　图11-2　分割振幅

二、光程、光程差

在机械波一章中所讨论的波的叠加原理对电磁波同样适用。光是电磁波,有 **E** 矢量和 **H** 矢量,能引起人眼视觉的是 **E** 矢量,称之为光矢量。所以光波的叠加就是两列光波在相遇点的 **E** 矢量的叠加。

如图11-3,相干光源 S_1、S_2 的振动方程分别为

$$E_1 = E_{10}\cos(\omega t + \varphi_1)$$
$$E_2 = E_{20}\cos(\omega t + \varphi_2)$$

它们发出的频率相同、振动方向相同的两列光波在空间任意点 P 相遇。由机械波的干涉理论,S_1、S_2 到达 P 点时的相位差为

$$\Delta\varphi = (\varphi_2 - \varphi_1) + \frac{2\pi}{\lambda}(r_1 - r_2) \qquad (11\text{-}1)$$

当 $\Delta\varphi = \pm 2k\pi \quad k = 0,1,2,\cdots$　干涉加强（11-2）

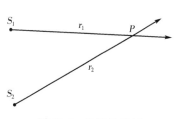

图11-3　光波的叠加

$$\Delta\varphi = \pm(2k-1)\pi \quad k = 1,2,3,\cdots \quad \text{干涉减弱(或抵消)} \tag{11-3}$$

可见,相位差的计算在讨论光的干涉现象时非常重要,为了方便地比较和计算光经过不同介质时引起的相位差,引入光程的概念。

频率为 ν 的单色光,在真空中的传播速度为 c,在真空中的波长 $\lambda = \dfrac{c}{\nu}$。当它在折射率为 n 的介质中传播时,传播速度 $v = \dfrac{c}{n}$,那么在介质中的波长

$$\lambda' = \frac{v}{\nu} = \frac{c}{n} \cdot \frac{1}{\nu} = \frac{\lambda}{n}$$

这说明一定频率的光在折射率为 n 的介质中传播时,其波长为真空中波长的 $\dfrac{1}{n}$。波传播一个波长的距离,相位变化为 2π,若光波在介质中传播的几何路程为 r,则相位变化为

$$\Delta\varphi = 2\pi\frac{r}{\lambda'} = 2\pi\frac{nr}{\lambda} \tag{11-4}$$

上式表明,光波在介质中传播时,其相位的变化不但与光波传播的几何路程及光在真空中的波长有关,而且还与介质的折射率有关。如果对于任意介质,都采用真空中的波长 λ 来计算相位的变化,那么就需要用介质中的几何路程 r 去乘以折射率 n。换言之,单色光在折射率为 n 的介质中通过几何路程 r,相当于在真空中通过 nr 的几何路程。把折射率 n 和几何路程 r 的乘积 nr 定义为光程(optical path),把两个光程之间的差值 δ 称为光程差。一般说来,光程大于光所走过的几何路程,仅当介质折射率 $n = 1$(真空或空气)时,光程才等于几何路程。

显然,决定光波相位变化的不是几何路程和几何路程之差,而是光程和光程差,引入光程和光程差的概念以后,就可以方便地比较和计算出光经过不同介质时所引起的相位变化,并把单色光在不同介质中的传播光程统一折算成光在真空中的传播路程,这在讨论光的干涉时显得尤为方便。

结合式(11-2)、式(11-3)和式(11-4)得

$$\Delta\varphi = \pm 2k\pi \text{ 时}, \delta = \pm k\lambda \quad k = 0,1,2,3,\cdots \text{干涉加强} \tag{11-5}$$

$$\Delta\varphi = \pm(2k-1)\pi \text{ 时}, \delta = \pm(2k-1)\frac{\lambda}{2} \quad k = 1,2,3,\cdots \quad \text{干涉减弱} \tag{11-6}$$

在图 11-4 中,从光源 S_1 和 S_2 发出的两束同相位的相干光波在 P 点相遇,其中一束光波经过空气,而另一束光波还要经过厚度为 x、折射率为 n 的介质,虽然两束光波的几何路程都是 r,但两者光程却不同。光波 S_1 到 P 点的光程就是几何路程 r,而光波 S_2 到 P 的光程却是

$$(r-x) + nx$$

二者的光程差 $\delta = (n-1)x$,
由光程差所引起的相位差则为

$$\Delta\varphi = 2\pi\frac{(n-1)x}{\lambda}$$

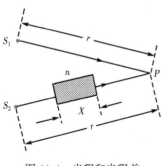
图 11-4 光程和光程差

三、杨氏双缝干涉

1801 年,托马斯·杨(Thomas Young)采用分波振面法获得相干光,完成了光的干涉实验,在历史上第一次测定了光的波长。

杨氏双缝实验装置如图 11-5 所示。用单色光照射单狭缝 S 作为线光源,其长度与纸面垂直,S_1、S_2 为遮光屏 M 上的平行双缝,其长度方向与 S 平行,且 S 到 S_1、S_2 之间的距离相等。S_1、S_2 之间的距离为 d,N 为观察屏,M、N 之间的距离为 D,且 $D \geqslant d$。来自 S 的光波波振面同时到达 S_1、S_2,由惠更斯原理,S_1、S_2 是同一波振面上的两个子波源,其振幅、频率、振动方向以及相位完全相同,所以是相干光源。由 S_1、S_2 发出的相干光波到达观察屏 N 上,可看到相对 O 点对称的、明暗相间的干涉条纹。

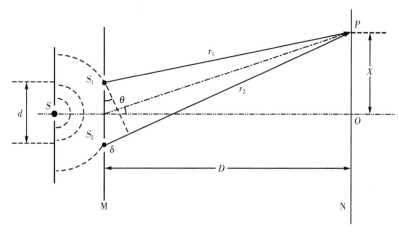

图 11-5 杨氏双缝干涉

现定量讨论观察屏上明、暗条纹分布的条件。设 S_1、S_2 到屏上任意一点 P 的距离分别为 r_1 和 r_2,两光波到达 P 点时的光程差为

$$\delta = r_2 - r_1 \approx d\sin\theta \tag{11-7}$$

由图可知,O 点为 0 级明条纹(中央明纹)的位置,P 点到 O 点的距离为 x,在通常的观测条件下 θ 很小,则 $\sin\theta \approx \tan\theta = \dfrac{x}{D}$,所以

$$\delta = r_2 - r_1 \approx d\sin\theta \approx d\tan\theta = d\frac{x}{D}$$

那么

$$x = \frac{D}{d}\delta$$

当 $\delta = \pm k\lambda$ 时,得到

$$x = \pm k\frac{D}{d}\lambda , \quad k = 0,1,2,3,\cdots \quad \text{明纹位置} \tag{11-8}$$

与 k 相应的明条纹称 0 级、1 级、2 级、⋯明纹;

当 $\delta = \pm(2k - 1)\dfrac{\lambda}{2}$ 时,得到

$$x = \pm(2k - 1)\frac{D}{2d}\lambda \, , \, k = 1,2,3,\cdots \quad \text{暗纹位置} \tag{11-9}$$

与 k 相应的暗条纹称 1 级、2 级、3 级…暗纹。

相邻两明条纹(或暗条纹)之间的距离为

$$\Delta x = x_k - x_{k-1} = \frac{D}{d}\lambda \tag{11-10}$$

Δx 与 k 无关,说明条纹是等宽等间距的。Δx 与波长 λ 成正比,说明波长较长的光波,其干涉条纹间的距离较大,条纹分布较稀疏。若采用白光作光源,除中央明条纹为白色外,其余各级明条纹都是按波长大小排列的彩色条带,而且每一级彩色条纹中,波长短的紫色总是对称地分布在靠近中央明条纹的一边,而红色则对称地分布在远离中央明条纹一边。稍高级次亮条纹之间可能发生重叠。

例题 11-1 在杨氏双缝实验中,观察屏与双缝之间的距离 $D = 1.0\text{m}$,用钠光灯作光源 ($\lambda = 589.3\text{nm}$),问

(1) $d = 2\text{mm}$ 和 $d = 10\text{mm}$ 两种情况下,相邻的两条明纹之间的距离分别为多大?

(2) 如果人眼能分辨的两条纹之间的最小距离是 0.15mm,双缝之间的距离为多大时,肉眼就无法看清干涉条纹了?

解:(1)相邻两明纹之间的距离为 $\Delta x = \frac{D}{d}\lambda$

当 $d = 2\text{mm}$

$$\Delta x = \frac{1 \times 589.3 \times 10^{-9}}{2 \times 10^{-3}}\text{m}$$
$$= 2.95 \times 10^{-4}\text{m} = 0.295\text{mm}$$

当 $d = 10\text{mm}$

$$\Delta x = \frac{1 \times 589.3 \times 10^{-9}}{10 \times 10^{-3}}\text{m}$$
$$= 5.89 \times 10^{-5}\text{m} \approx 0.059\text{mm}$$

(2)如果 $\Delta x = 0.15\text{mm}$

$$d = \frac{D}{\Delta x}\lambda = \frac{1 \times 589.3 \times 10^{-9}}{0.15 \times 10^{-3}}\text{m}$$
$$= 3.93 \times 10^{-3}\text{m} \approx 4\text{mm}$$

结果表明在上述条件下,双缝之间的距离必须小于 4mm,肉眼才能观察到干涉条纹。

例题 11-2 用白光做双缝干涉实验时,能观察到几级清晰可辨的彩色条纹?

解:用白光作光源时,除中央明条纹为白色外,两侧形成内紫外红的对称彩色条纹。当 k 级红色明纹位置 $x_{k红}$ 大于 $k + 1$ 级紫色明纹位置 $x_{k+1紫}$ 时,条纹就发生重叠。

$$x_{k红} = k\frac{D}{d}\lambda_红 \qquad x_{k+1紫} = (k + 1)\frac{D}{d}\lambda_紫 \text{在} x_{k红} = x_{k+1紫} \text{的临界情况下}$$

$$k\lambda_红 = (k + 1)\lambda_紫$$

将 $\lambda_红 = 760\text{nm}$、$\lambda_紫 = 400\text{nm}$ 代入得 $k = 1.1$。

k 只能取整数,所以应取 $k = 1$。这一结果表明,在白色的中央明纹两侧,只有第一级彩

色条纹是清晰可辨的,二级及以上明条纹将发生重叠。

四、洛 埃 镜

洛埃(H.Lloyd)于 1834 年提出了一种更为简单的干涉装置——洛埃镜(Lloyd mirror)。如图 11-6 所示,KL 是一块下表面涂黑的平玻璃片或金属平板,从线光源 S_1 发出的光线,一部分直接照射到屏幕 E 上(ab 部分),另一部分以掠入射角(接近 90° 的入射角)射向 KL,然后反射到屏幕 E 上(cd 部分)。反射光的反向延长线相交于 S_2,S_2 是 S_1 在平面镜 KL 中的虚像,即 S_2 为反射光束的虚光源,虚光源 S_2 与 S_1 构成一对相干光源。图中斜线部分为两相干光束的叠加区域,即相干区域。在屏幕 E 上的相干区域 cd 中可以看到明、暗相间的干涉条纹。

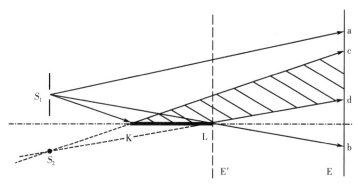

图 11-6 洛埃镜

洛埃镜实验的一个重要意义在于用实验证明了"半波损失"这一事实。当把屏幕 E 左移到平面镜一端时,发现屏幕 E′ 上的 L 处出现暗条纹,而 S_1、S_2 到该位置的光程相等,L 处应出现明条纹。其他的条纹也如此,即按光程差计算应该出现明条纹的位置实际观察到的是暗条纹;而应该出现暗条纹的位置实际观察到的却是明条纹。这说明直接照射到屏幕上的光波和从镜面反射到屏幕上的光波,二者之间必有其一发生了"π"的相位变化。由于直接照射到屏幕上的光波不会有这种变化,所以可以肯定,是反射光存在 π 的相位变化。这一变化等效于反射光的光程在反射过程中增加或损失了半个波长,此现象称为半波损失(half-wave loss)。实验表明,当光波从光疏介质入射到光密介质而被反射时,都会产生半波损失,故在计算光程时,要特别注意将其考虑在内。

五、薄 膜 干 涉

所谓薄膜是指透明介质形成的厚度很薄的一层介质膜,如肥皂液膜、水面上的油膜、光学仪器的透镜表面所镀的膜层等。当光线照射到薄膜表面时,会呈现出美丽的彩色条纹,这就是薄膜干涉现象。薄膜干涉是一种最常见的分振幅干涉。

如图 11-7,表面互相平行的平面透明薄膜置于折射率为 n_1 的介质中,薄膜的厚度为 e,薄膜的折射率为 n_2(假设 $n_2 > n_1$)。单色光源发出的光线 1 以入射角 i 入射到薄膜的上表

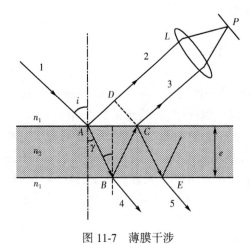

图 11-7　薄膜干涉

面,在 A 点被分成两部分,一部分为反射光 2,另一部分为折射光 AB,AB 在下表面的 B 点被反射后的光线 BC 在上表面的 C 点折射出薄膜,即光线 3。光线 2 和光线 3 经透镜 L 会聚于 P 点。由于 2、3 来自同一光源,因此是相干光,在相遇空间会产生干涉,P 点的干涉情况取决于光线 2 和 3 到达 P 点时的光程差。

显然,光程差是由 AD 和 ABC 两段路程引起的(透镜不产生附加的光程差),即

$$\delta = n_2(AB + BC) - n_1 AD + \frac{\lambda}{2}$$

式中,$\frac{\lambda}{2}$ 是光线 1 从光疏介质 n_1 入射到光密介质 n_2,在二者的界面上的 A 点发生反射时产生的半波损失。由图中的几何关系可知

$$AB = BC = \frac{e}{\cos\gamma}$$

$$AD = AC\sin i = 2e\tan\gamma \cdot \sin i$$

则

$$\delta = 2n_2 \frac{e}{\cos\gamma} - 2n_1 e\tan\gamma \cdot \sin i + \frac{\lambda}{2}$$

根据折射定律

$$n_1\sin i = n_2\sin\gamma$$

可得光程差

$$\delta = 2e\sqrt{n_2^2 - n_1^2\sin^2 i} + \frac{\lambda}{2} \tag{11-11}$$

当 n_1、n_2、e 一定时,光程差 δ 由入射角 i 决定,具有相同入射角的入射光线,其反射光具有相同的光程差,对应同一级干涉条纹。实际应用中,通常使光线垂直入射膜面,即 $i = 0$

$$\delta = 2n_2 e + \frac{\lambda}{2} \tag{11-12}$$

产生明、暗干涉条纹的条件为

$$\delta = 2n_2 e + \frac{\lambda}{2} = k\lambda \quad k = 1,2,3\cdots \text{明纹条件} \tag{11-13}$$

$$\delta = 2n_2 e + \frac{\lambda}{2} = (2k - 1)\frac{\lambda}{2} \quad k = 1,2,3,\cdots \text{暗纹条件} \tag{11-14}$$

应该注意的是,光程差中是否附加半波损失 $\frac{\lambda}{2}$,应根据具体情况确定,比如在薄膜的另一侧,透射光线 4 和 5 也产生干涉,但光线在 B 点和 C 点的反射均是由光密介质射向光疏介质,不存在半波损失,所以透射光线 4 与 5 的光程差

$$\delta = 2e\sqrt{n_2^2 - n_1^2\sin^2 i}$$

透射光光程差与反射光的光程差之间相差 $\frac{\lambda}{2}$,因而它们的干涉条纹明、暗恰好相反,形

成互补,这从能量守恒的角度来看,也是很自然的结果。

在图 10-7 中,若 $n_1 > n_2$,请同学们自己分析一下半波损失问题。

在现代科学技术及医学等方面,薄膜干涉理论有着非常广泛的应用。普通玻璃的反射系数约为4%左右,一个透镜有前、后两个反射面,当光学仪器由多个透镜组成时,由于反射将产生很高的能量损失,有些照相机的能量损失可高达50%以上。于是,人们采用镀膜的方法来解决这一困难,通过适当选择膜层的厚度 e 和膜层介质的折射率 n,如果能使反射光干涉相消,那么透射光增强,这种膜称作增透膜;反之,如果能使反射光干涉加强,这种膜称作增反膜。比如,摄像机镜头及高级相机的镜头上都镀有一层膜(增透膜),目的是让入射到镜头上的光波中波长为550nm左右的黄绿光不被反射掉。由于反射光中缺少黄绿光,因而镜头表面看起来呈蓝紫色。

例题 11-3　照相机镜头(玻璃的折射率为1.5)表面涂敷的膜层通常为 MgF_2(折射率为1.38),如果要使可见光谱中550nm的黄绿光有最小反射,膜层的最小厚度为多少?(图 11-8)

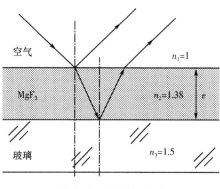

图 11-8　例题 11-3 图

解:要想使玻璃镜头对入射光的反射最大程度地减小,应使 MgF_2 膜层的上、下两个表面反射的光干涉相消。假设光线垂直入射,根据光线在不同介质界面反射产生半波损失的规律,在膜层的上表面反射时有半波损失($n_2 > n_1$),在膜层的下表面反射时也有半波损失($n_3 > n_2$),结果两束反射光之间的光程差为

$$\delta = 2n_2 e$$

若反射光干涉相消,则

$$\delta = 2n_2 e = (2k - 1)\frac{\lambda}{2} \quad k = 1, 2, 3, \cdots$$

MgF_2 膜层的厚度

$$e = \frac{(2k - 1)}{4n_2}\lambda$$

当 $k = 1$ 时膜层的厚度最小,其值为

$$e_{min} = \frac{\lambda}{4n_2} = \frac{550}{4 \times 1.38} \text{nm} = 99.6 \text{nm}$$

六、等 厚 干 涉

当平行光垂直照射在厚度不均匀的薄膜上时,由式(11-12),从薄膜前后表面反射的光波的光程差仅与薄膜的厚度有关,厚度相同的地方,光程差相同,干涉条纹的级数也相同,这种干涉条纹称等厚干涉条纹,相应的干涉现象称等厚干涉(equal thickness interference)。劈尖干涉和牛顿环就是典型的等厚干涉。

1. 劈尖干涉　劈尖的两个表面都是平面,其间有很小的夹角 θ(图 11-9),两表面的交线称为劈尖的棱边。平行单色光垂直入射到劈面上,从劈尖上、下表面反射的光,在劈尖的上表面附近相遇而发生干涉,就会看到干涉条纹。如果入射点处劈尖的厚度为 e,劈尖介质的折射率为 n,两束反射光的光程差为

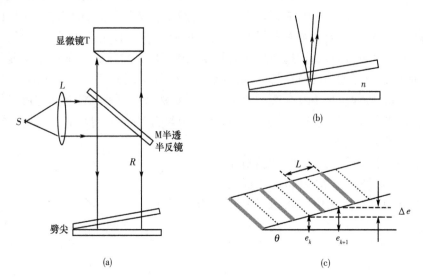

图 11-9 劈尖干涉

$$\delta = 2ne + \frac{\lambda}{2}$$

由于各处劈尖厚度 e 不同,所以光程差也不同,出现明暗条纹的条件为

$$\delta = 2ne + \frac{\lambda}{2} = k\lambda \quad k = 1,2,3,\cdots \text{明条纹}$$

$$\delta = 2ne + \frac{\lambda}{2} = (2k - 1) \frac{\lambda}{2} \quad k = 1,2,3,\cdots \text{暗条纹}$$

上式表明每一明条纹或暗条纹都与一定的劈尖厚度相对应,由于劈尖的等厚线是一些平行棱边的直线,所以干涉条纹是一些与棱边平行的、明暗相间的直条纹,在棱边处形成暗条纹(图 11-9c)。

相邻两暗纹(或明纹)对应的厚度差为

$$\Delta e = e_{k+1} - e_k = \frac{\lambda}{2n} \tag{11-15}$$

相邻两暗纹(或明纹)在劈面上的距离 L 为

$$L = \frac{\Delta e}{\sin\theta} = \frac{\lambda}{2n\sin\theta} \tag{11-16}$$

通常 θ 很小,$\sin\theta \approx \theta$

$$L = \frac{\lambda}{2n\theta} \tag{11-17}$$

可见,条纹是等间距的,且与 θ 角有关,θ 越大,条纹间距越小,条纹越密。

例题 10-4 为了测量一根金属细丝的直径,把金属细丝夹在两块平板玻璃之间,形成空气劈尖(图 11-10)。单色光照射劈面,得到等厚干涉条纹,用读数显微镜测出干涉明条纹的

间距,就可以计算出 D。已知单色光波长 $\lambda = 589.3\text{nm}$,某次测量结果为:金属细丝与劈尖顶点距离 $S = 28.880\text{mm}$,第 1 条明条纹和第 31 条明条纹之间的距离为 4.295mm,求金属细丝的直径 D。

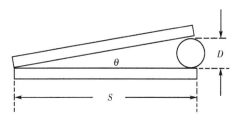

图 11-10　例题 11-4 图

解:相邻两明条纹在劈面上的距离 L 为

$$L = \frac{\lambda}{2n\sin\theta} = \frac{4.295}{30}\text{mm} = 0.1432\text{mm}$$

因 θ 角很小,故可取

$$\sin\theta \approx \tan\theta \approx \frac{D}{S}$$

于是得到　$D = \dfrac{\lambda S}{2nL}$,代入数据得

$$D = 5.94 \times 10^{-5}\text{m} = 0.059\text{mm}$$

2. 牛顿环　在一块光学平板玻璃 B 上放置一个曲率半径 R 很大的平凸透镜 A,A、B 间形成一薄的劈形空气层,如图 11-11。当平行光垂直入射平凸透镜时,在空气层的上、下两表面发生反射,形成两束向上的相干光,这两束相干光在平凸透镜的凸表面处相遇而发生干涉。于是,在透镜的凸表面上可以观察到一组以接触点 O 为圆心的同心圆环,这样的干涉图样称牛顿环。

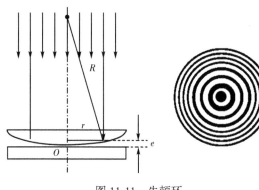

图 11-11　牛顿环

两束相干光的光程差为　　　　　$\delta = 2e + \dfrac{\lambda}{2}$

e 为空气层的厚度,$\dfrac{\lambda}{2}$ 为半波损失。

显然 δ 由厚度 e 决定,因而牛顿环也是等厚干涉,由于空气层的等厚线是以 O 为中心的同心圆,所以干涉条纹为明暗相间的同心圆环。

$$2e + \frac{\lambda}{2} = k\lambda$$

$$k = 1, 2, 3, \cdots \text{明环} \tag{11-18}$$

$$2e + \frac{\lambda}{2} = (2k + 1)\frac{\lambda}{2}$$

$$k = 0, 1, 2, 3, \cdots \text{暗环} \tag{11-19}$$

由图 $r^2 = R^2 - (R - e)^2 = 2Re - e^2$

由于 $R \gg e$,略去高次项 e^2 得

$$e = \frac{r^2}{2R}$$

代入式(11-18)和式(11-19)式得到

$$r = \sqrt{\frac{(2k-1)R\lambda}{2}} \quad k = 1,2,3\cdots \text{明环半径} \tag{11-20}$$

$$r = \sqrt{kR\lambda} \quad k = 0,1,2,3\cdots \text{暗环半径} \tag{11-21}$$

由上式可知,条纹半径 r 与条纹级数 k 的平方根成正比,所以条纹间距是不均匀的,越往外(k 越大),条纹越密。

在实验室,常用牛顿环测量平凸透镜的曲率半径 R,在工业生产中常用牛顿环来检验透镜的质量。

第二节 光 的 衍 射

机械波(如声波、水波)在传播过程中,若遇到障碍物,会偏离直线传播而绕到障碍物的后面去,表现出机械波的衍射现象。衍射是波动的另一基本特征,电磁波也不例外。光是电磁波,但通常总是沿直线传播,遇到障碍物后会投射出障碍物清晰的影子。光的直线传播和电磁波的衍射之间似乎相互矛盾,其实不然,光也能发生衍射现象。当障碍物的线度与光波的波长在数量级上相近时,才能观察到明显的光的衍射(diffraction of light)现象。

观察衍射现象的装置一般由光源、衍射屏和接收屏三部分组成,按照它们之间相互距离的不同,通常把衍射现象分为近场衍射和远场衍射两大类,前一种典型的有菲涅耳衍射(Fresnel's diffraction),在这种衍射中,衍射屏到光源或接收屏的距离为有限远(图11-12);后一种典型的如夫琅和费衍射(Fraunhofer's diffraction),这里光源和接收屏到衍射屏的距离均为无限远(图11-13)。

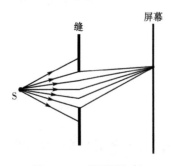

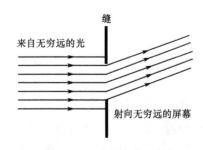

图 11-12 菲涅耳衍射　　　　　图 11-13 夫琅和费衍射

夫琅和费衍射处理起来比较简单,实验室中可用透镜将入射光变成平行光,在衍射屏后面再用透镜使平行光会聚,这样便可实现夫琅和费衍射。

一、惠更斯-菲涅耳原理

惠更斯原理可以定性地解释光波的衍射现象,但不能定量解释光的衍射图样中光强的分布。1815 年法国科学家菲涅耳基于光的干涉原理,对惠更斯原理作了补充,形成了惠更斯-菲涅耳原理(Huygen-Fresnel principle)。该原理指出:波前上每一点都可以看作是发射子波的新波源,空间任一点的光振动就是传播到这一点的所有子波相干叠加的结果。

惠更斯-菲涅耳原理是波动光学的基本原理,为研究衍射奠定了基础。应用该原理原则上可以解决一般衍射问题,但数学过程相当复杂。在下面的讨论中,将采用变通的简便方法进行近似处理。

二、夫琅和费单缝衍射

夫琅和费单缝衍射的实验装置如图11-14所示。单色平行光垂直照射在狭缝上,狭缝宽度为 a。由惠更斯原理,AB 波面上各子波源将发出球面次波向各个方向传播。沿某一方向传播的衍射光与衍射屏 R 的法线之间的夹角 θ 称为衍射角。具有相同衍射角的光线经透镜 L_2 会聚于接收屏 Q 上的不同点,形成一组平行于狭缝的明暗相间的直条纹。

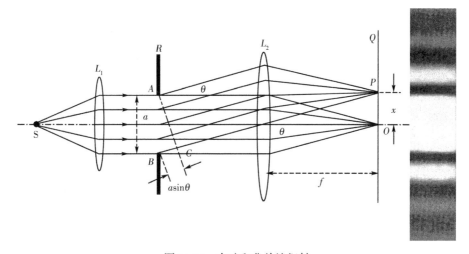

图 11-14　夫琅和费单缝衍射

沿光轴方向传播的光线经 L_2 会聚于屏上的 O 点,各子波到达 O 点时相位相同(初相位相同、光程相同),叠加后互相加强,形成一亮条纹(中央明条纹)。

衍射角为 θ 的平行光线经 L_2 会聚于 P 点,该点是明是暗,由这束光线所满足的干涉条件决定。下面用菲涅耳半波带法分析衍射条纹的分布。

衍射角为 θ 的这束光线中,狭缝边缘的两条光线之间的光程差 BC 为最大

$$BC = a\sin\theta$$

显然,衍射角 θ 增大时 BC 随之增大。

用相距为半个波长的、平行于 AC 的一系列平面把 BC 划分成若干个相等的部分,同时这些平面也把单缝的波阵面 AB 分割成同样数量的、等宽的、并且与狭缝平行的窄带,这些窄带就叫做菲涅耳半波带(half wave zone)。其特点是,相邻的两个半波带上的对应点(例如最上点或是中点或是最下点)发出的衍射角均为 θ 的光线,经透镜会聚于屏幕上的某点时,其光程差为半个波长。衍射角 θ 不同,分割出的半波带的数目也不同,即半波带的数目取决于光程差 BC。

若对应于某一衍射角的一组平行光,其光程差 $BC = 2 \times \dfrac{\lambda}{2}$,相应地,波阵面 AB 被分成

两个半波带(图 11-15a)所示。由于从每个半波带上对应点发出的衍射光线到达屏幕的光程差都是 $\dfrac{\lambda}{2}$,因此,两个半波带上的对应点在该方向上的衍射光线彼此相互抵消,并在屏幕上的相应点处出现一暗条纹。

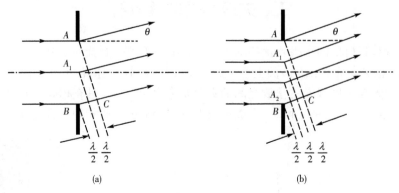

图 11-15 菲涅耳半波带

当对应于另一衍射角的另一组平行光,若其光程差 $BC = 3 \times \dfrac{\lambda}{2}$,则波阵面 AB 被分割为三个半波带(图 11-15b)所示。三个半波带中的两个半波带发出的衍射光彼此相消,剩下一个半波带的衍射光到达屏上相应点,形成一明条纹。

概括地说,若 BC 等于 $\dfrac{\lambda}{2}$ 的偶数倍,波阵面可分为偶数个半波带,所有半波带成对地干涉相消,相应点为暗纹中心。即

$$a\sin\theta = \pm 2k\frac{\lambda}{2} = \pm k\lambda \quad k = 1,2,3,\cdots \text{暗纹中心} \tag{11-22}$$

若 BC 等于 $\dfrac{\lambda}{2}$ 的奇数倍,波阵面被分为奇数个半波带,当半波带两两相消后,还剩余一个半波带,对应点为明纹中心。

$$a\sin\theta = \pm(2k+1)\frac{\lambda}{2} \quad k = 1,2,3,\cdots \text{明纹中心} \tag{11-23}$$

考虑到衍射角 θ 一般较小,$\sin\theta \approx \tan\theta$。由图 11-14,屏上各级暗纹中心的坐标 $x = f\tan\theta$,结合式(11-22)得

$$x = \pm k\frac{\lambda}{a}f \quad k = 1,2,3,\cdots \tag{11-24}$$

第一级暗纹中心的坐标

$$x_1 = \pm\frac{\lambda}{a}f$$

两个第一级暗纹之间的距离即为中央明纹的宽度

$$\Delta x_0 = 2x_1 = 2\frac{\lambda}{a}f \tag{11-25}$$

其他任意两相邻两暗纹之间的距离(即其他各级明纹的宽度)为

$$\Delta x = x_{k+1} - x_k = \frac{\lambda}{a}f$$

可见,除中央明纹外,其他各级明纹有相同的宽度,而中央明纹的宽度是其他各级明纹宽度的两倍,且亮度最大,其光强自中心连续向两侧递减直至第一级暗纹。

由式(11-25),缝宽 a 越小,中央明纹越宽,即光的衍射效应越明显。只有当 $a \gg \lambda$ 时,Δx 趋于零,中央明纹收缩为一条线,其他各级明纹也收缩于中央明纹附近而无法分辨,只能观察到一条亮线,表现为光沿直线传播。当缝宽 a 一定时,入射光的波长越长,衍射角越大,条纹间距越宽。

例题 11-5 在单缝衍射实验中,若光源发出的光有两种波长 λ_1 和 λ_2,且已知 λ_1 的第一级暗纹与 λ_2 的第二级暗纹相重合。试求:

(1) λ_1 和 λ_2 之间的关系。

(2) 这两种光形成的衍射条纹中,是否还有其他暗条纹相重合?

解: (1) 由单缝衍射的暗纹条件可知

$$a\sin\theta_1 = \lambda_1, a\sin\theta_2 = 2\lambda_2$$

由题意知 $\theta_1 = \theta_2$,所以 $\lambda_1 = 2\lambda_2$。

(2) 对波长为 λ_1 的单色光,单缝衍射的暗纹条件为

$$a\sin\theta = k\lambda_1, k = 1,2,3\cdots$$

将 $\lambda_1 = 2\lambda_2$ 代入

$$a\sin\theta = 2k\lambda_2, k = 1,2,3\cdots$$

对波长为 λ_2 的单色光,单缝衍射的暗纹条件为

$$a\sin\theta' = k'\lambda_2, k' = 1,2,3\cdots$$

显然,对于 $k' = 2k$ 的各级暗纹来说,$\theta = \theta'$,即相应暗纹重合。

三、夫琅和费圆孔衍射

若用小圆孔取代图 11-14 中的单狭缝,则在光屏上就能得到圆孔衍射的图样(图 11-16)。

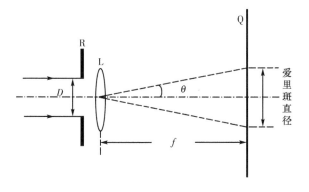
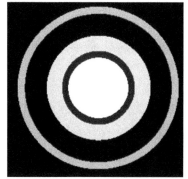

图 11-16 爱里斑及其半角宽度

衍射图样中央是一亮圆斑,外围有一组同心的明暗相间的环带。第一级暗环所包围的中央亮斑称为爱里斑(Airy disk),理论计算可以证明,爱里斑的光强约占入射光总强度的

84%,其余能量分布在各级明环上。第一级暗环的衍射角

$$\theta \approx \sin\theta = 1.22\frac{\lambda}{D} \tag{11-26}$$

常用这个角表示爱里斑的半角宽度,式中 D 是圆孔的直径。显然,D 越小,λ 越大,中央亮斑越大,衍射现象越明显。

大多数光学仪器的进光孔都是圆形的(如光阑、透镜),由于存在圆孔衍射现象,点光源通过光学仪器成像并不能获得点状像,而是衍射成爱里斑,因此研究夫琅和费圆孔衍射,对评价光学仪器成像质量有着重要意义。例如,用天文望远镜观察天空中的星体(可视为点光源)时,若两个星体靠得非常近,那么它们的像斑必然有大部分重叠在一起,那么这两个星体有可能被认为是一个星体了。用显微镜观察一个标本上相距极近的两点时,同样会出现不能分辨的问题。

两个衍射光斑之间的距离应该怎样才能分辨呢? 瑞利(Third Baron Rayleigh)给出了一个判断标准,通常称为瑞利判据(Rayleigh criterion)。该判据指出:当一个衍射图样的爱里斑中心恰好落在另一个衍射图样的第一暗环中心时,这两个像处于可分辨的极限位置(图11-17)。

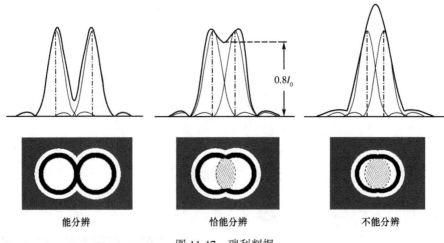

图 11-17 瑞利判据

根据瑞利判据,最小分辨角 $\theta_{\min}$ 恰好等于爱里斑的角半径,即

$$\theta_{\min} = 1.22\frac{\lambda}{D} \tag{11-27}$$

如果两物点对透镜光心的张角 $\theta \geq \theta_{\min}$,这两个物点就能够被分辨。

在光学中,光学仪器的最小分辨角的倒数 $1/\theta_{\min}$ 叫做分辨本领。用 R 表示

$$R = \frac{D}{1.22\lambda}$$

可见,光学仪器的分辨本领与仪器的透光孔径 D 成正比,与波长成反比。透光孔径越大,分辨本领越大;光源的波长越短,分辨本领越强。

例题 11-6 人眼最为敏感的黄绿光的波长 λ =550nm,人眼瞳孔直径约为 3mm,试计算人眼的最小分辨角。若将两物点放在明视距离 25cm 处,人眼可分辨的两物点之间的最小

距离是多少?

解:最小分辨角 $\theta_{min} = 1.22 \dfrac{\lambda}{D} = 1.22 \times \dfrac{550 \times 10^{-9}}{3 \times 10^{-3}} = 2.2 \times 10^{-4} \text{rad}$

明视距离 $L = 25\text{cm}$,恰能分辨的两物点之间的最小距离为

$$\Delta s \approx L \cdot \theta_{min} = 25 \times 2.2 \times 10^{-4}\text{cm} = 0.055\text{mm}$$

四、衍 射 光 栅

由许多等宽的狭缝平行地、等间距地排列起来,所组成的光学元件叫做光栅。原刻的透射光栅是用一块玻璃片制成的,在玻璃片上刻有一系列等宽、等间距的平行刻痕,刻痕处不易透光,两刻痕间的光滑部分相当一条狭缝,可以透光。简易的光栅可用照相的方法制成,一系列平行、等距、等宽的黑色条纹的照相底片就是透射光栅。如果光栅的透光部分的宽度为 a,不透光部分的宽度为 b,则 $a + b = d$ 叫做光栅常数(grating constant),为相邻两缝之间的距离。实用光栅 d 的数量级可达 $10^{-6} \sim 10^{-5}\text{m}$,即1cm宽度内有几千条乃至上万条刻痕。

1. 光栅衍射图样 一束单色平行光垂直照射在光栅上,每一条狭缝都发生单缝衍射,N 条狭缝形成 N 套特征完全相同的单缝衍射条纹。同时,各缝发出的光是相干光,还会发生缝与缝之间干涉效应。因此,每条狭缝的单缝衍射和各缝之间的多缝干涉共同决定了光栅衍射条纹的分布特征,即在大片暗区的背景上分布着一些分立的亮线,狭缝的数目越多,亮条纹就越细、越亮,分得也越开。

2. 光栅方程 如图11-18,一束单色平行光垂直入射光栅面,平行于主光轴的光线经透镜 L 会聚于 O 点,O 点为亮条纹,因为单缝衍射和多缝干涉的0级亮纹都在 O 点。

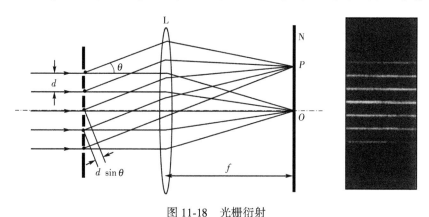

图11-18 光栅衍射

与光轴成 θ 角的平行光线经 L 会聚于 P 点,P 点的明暗取决于到达 P 点时各光线之间的光程差。

光栅自上到下任意两个相邻狭缝发出的光线,到达 P 点时的光程差均为 $d\sin\theta$,当这一光程差为入射光波长的整数倍时,光栅上任意两个不相邻狭缝发出的沿 θ 角方向的平行光线到达 P 点的光程差也一定是波长的整数倍,光栅上所有狭缝发出的光在 P 点都是同相位(或相位差为 $\pm 2k\pi$),缝间干涉将形成明纹。即

$$d\sin\theta = \pm k\lambda \quad k = 0, 1, 2, \cdots \quad \text{光栅方程} \tag{11-28}$$

显然,式(11-28)是形成明条纹的必要条件,称为光栅方程。

由光栅方程,光栅常数 d 越小,入射光波长 λ 越大,对应各级明纹的衍射角就越大,各级明纹间距也越大。当 d 一定时,如果入射光为复色光(如白光),各单色光的同一级明纹的 θ 角各不相同,除中央明纹重合外,其余各级明纹均为按波长大小排列的彩色光带,即光栅光谱。在级次较高的光谱中,部分谱线可能会彼此重叠。

3. 谱线的缺级   如果衍射角 θ 的某些值既满足光栅方程(11-28),而同时又满足单缝衍射的暗纹条件(11-22),单缝衍射的暗纹恰好落在光栅衍射的明条纹上,那么光栅衍射的这些明条纹将不会出现,这一现象称为光栅的缺级现象。即 θ 同时满足

$$d\sin\theta = \pm k\lambda \quad k = 0, 1, 2, \cdots$$

$$a\sin\theta = \pm k'\lambda \quad k' = 1, 2, 3, \cdots$$

所缺的级数为

$$k = \frac{d}{a}k' \quad k' = \pm 1, \ \pm 2, \ \pm 3, \cdots \tag{11-29}$$

例如,当 $d = a + b = 3a$ 时, $k = \pm 3, \ \pm 6, \ \pm 9, \cdots$ 的各级明条纹都不出现。

例题 11-7   用白光垂直照射在每厘米有 6500 条刻线的平面光栅上,求第三级光谱的张角。

解:白光是由紫光($\lambda_1 = 400$nm)和红光($\lambda_2 = 760$nm)之间的各种色光组成,已知光栅常数 $d = \dfrac{1}{6500}$ cm。

设第三级紫光和红光的衍射角分别为 θ_1 和 θ_2,由式(11-28)得

$$\sin\theta_1 = k\frac{\lambda_1}{d} = 3 \times 400 \times 10^{-7} \times 6500 = 0.78$$

$$\theta_1 = 51.26°$$

$$\sin\theta_2 = k\frac{\lambda_2}{d} = 3 \times 760 \times 10^{-7} \times 6500 = 1.48$$

这说明不存在第三级红色明纹,即第三级光谱只能出现一部分谱线。这一部分光谱的张角为 $90.00° - 51.26° = 38.74°$。

设第三级光谱所能出现的最大波长为 λ'(其对应的衍射角 $\theta' = 90°$),

$$\lambda' = \frac{d}{k}\sin\theta' = \frac{d}{k}\sin90° = \frac{d}{3} = \frac{1}{3 \times 6500}\text{cm} = 513\text{nm}$$

所以在第三级光谱中只能看到紫、蓝、青、绿等色光,波长比 513nm 长的黄、橙、红等色光则看不到。

第三节 光的偏振与旋光性

麦克斯韦电磁理论指出电磁波是横波,其电场强度矢量 $\boldsymbol{E}$ 和磁场强度矢量 $\boldsymbol{H}$ 均与电磁波的传播方向垂直。光是特定频率范围内的电磁波,光的干涉和衍射现象为光的波动性提供了有力的证明,而光的偏振现象则证实了光的横波性质。由于光波中可以引起人的视觉和使照相底片感光的均是电场强度 $\boldsymbol{E}$,因此常用电场强度矢量 $\boldsymbol{E}$ 表示光振动矢量,称 $\boldsymbol{E}$ 振

动为光振动(图11-19)。

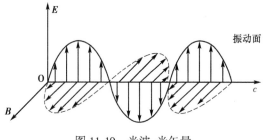

图 11-19 光波、光矢量

一、自然光和偏振光

由于原子、分子发光的独立性和间歇性,普通光源发出的光波中包含各个方向的光矢量,没有哪个方向比其他方向更占优势,也就是说,在垂直于光的传播方向的平面内,**E**矢量在所有可能方向上均匀分布,且振幅相等。所以,普通光源发出的光,光矢量相对于传播方向成轴对称分布,这种光称为自然光(natural light),如图11-20(a)。由于任何一个方向的振动都可以分解为某两个相互垂直的方向的振动,因此可以把自然光分解成两个相互独立、等振幅、相互垂直的振动,如图11-19(b)。自然光也可用图11-20(c)的方法表示。

如果光矢量相对于光的传播方向表现出非轴对称分布,这样的光就叫做偏振光(polarized light)。

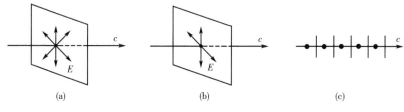

图 11-20 自然光

采用某种光学方法,把自然光的两个相互垂直、独立振动分量中的一个完全消除或移走,则光矢量只限于某一固定方向,这种光叫做平面偏振光(plane polarized light)或线偏振光(图11-21)。

如果只把自然光的两个相互垂直、独立振动分量中的一个,部分地消除或移走,使得相互垂直的两个独立分量不相等,得到的则是部分偏振光(partial polarized light),如图11-22所示。

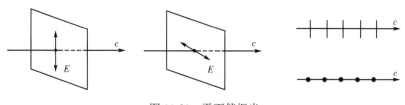

图 11-21 平面偏振光

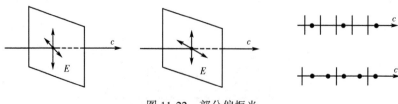

图 11-22 部分偏振光

二、起偏与检偏

使自然光变成偏振光的过程叫起偏,有起偏作用的光学器件或装置称起偏器
(polarizer)。起偏器的种类很多,例如偏振片、玻璃堆、尼科耳棱镜等。起偏器的作用就像
一个滤板,它只允许光波中沿某一特定方向的光矢量通过,因此通过起偏器的光波就是沿该
特定方向振动的偏振光。起偏器允许光矢量通过的方向叫做偏振化方向,如图 11-23 中的
PP'方向。如果入射自然光强度为 I_0,当起偏器以光的传播方向为轴转动时,透射过的偏振
光的强度不发生变化,始终为入射自然光强度的二分之一($I_0/2$)。

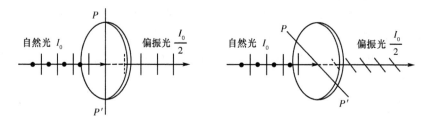

图 11-23 起偏

人眼无法辨别自然光和偏振光,用于检测光波是否偏振并确定其振动方向的装置叫检
偏器(analyzer),任何起偏器都可以作为检偏器。

在图 11-24 中,自然光通过起偏器后成为沿 PP'方向振动的偏振光,偏振光入射于检偏
器。如果检偏器的偏振化方向与起偏器的偏振化方向之间的夹角为 θ,当 $\theta = 0°$ 时,偏振光
可完全通过检偏器,视野为亮场。当 $\theta = 90°$ 时,偏振光完全不能通过检偏器,视野为暗场。
当 θ 为其他角度值时,偏振光只能部分地通过检偏器,视场介于亮场和暗场之间。

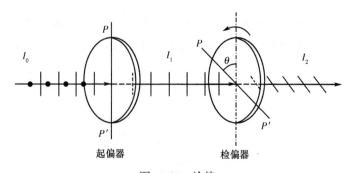

图 11-24 检偏

三、马吕斯定律

如图 11-25,线偏振光强度为 I_1,其光矢量振幅为 E_1,光矢量方向与检偏器偏振化方向的夹角为 θ。将光矢量 E_1 分解为平行于 PP' 方向和垂直于 PP' 方向的两个分振动,它们的振幅分别为 $E_1\cos\theta$ 和 $E_1\sin\theta$。

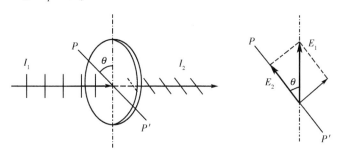

图 11-25 马吕斯定律

只有平行于 PP' 的分量可以透过检偏器,所以透射光的光矢量振幅 E_2 为

$$E_2 = E_1\cos\theta$$

考虑光强与振幅的平方成正比,即 $I \propto E^2$
所以

$$I_2 = I_1\cos^2\theta \quad \text{马吕斯定律} \tag{11-30}$$

当部分偏振光通过检偏器时,透射光的强度随检偏器偏振化方向的改变而改变。设透射光的强度极大值为 I_{max},极小值为 I_{min},$I_{max} - I_{min}$ 越大,偏振光的偏振程度越高。

$$\text{定义偏振度} \quad p = \frac{I_{max} - I_{min}}{I_{max} + I_{min}} \tag{11-31}$$

对于自然光,$I_{max} = I_{min}$,那么 $p=0$;对于线偏振光,$I_{min} = 0$,所以 $p=1$。

例题 11-8 在两块正交偏振片 P_1、P_3 之间插入另一块偏振片 P_2,P_2 与 P_1 偏振化方向之间的夹角为 α。光强为 I_0 的自然光垂直 P_1 入射,求转动 P_2 时,透过 P_3 的光强 I 与角 α 之间的关系。

解:自然光通过 P_1 后,光强 $I_1 = \dfrac{I_0}{2}$;

$$I_1 \text{ 以 } \alpha \text{ 角通过 } P_2,\text{光强 } I_2 = I_1\cos^2\alpha = \frac{I_0}{2}\cos^2\alpha;$$

$$I_2 \text{ 以}\left(\frac{\pi}{2}-\alpha\right)\text{角通过 } P_3,\text{光强}$$

$$I_3 = I_2\cos^2\left(\frac{\pi}{2} - \alpha\right) = \frac{I_0}{2}\cos^2\alpha\cos^2\left(\frac{\pi}{2} - \alpha\right) = \frac{I_0}{2}\cos^2\alpha\sin^2\alpha = \frac{1}{8}I_0\sin^2 2\alpha$$

可以看出,在 P_2 旋转一周的过程中,透过 P_3 的光强有 4 个极大值和 4 个极小值。

四、偏振光的产生

利用多种方法都可以获得偏振光,下面介绍几种起偏原理。

1. 布儒斯特定律　自然光在折射率分别为 n_1 和 n_2 的两种各向同性均匀介质的界面上发生反射和折射时,反射光和折射光都是部分偏振光。反射光中垂直于入射面的光振动多于平行于入射面的光振动;折射光与之相反,如图 11-26(a)。

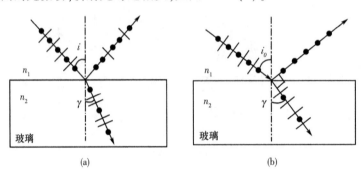

(a)　　　　　　　(b)

图 11-26　反射和折射光的偏振

1812 年,布儒斯特通过实验发现,反射光的偏振化程度与入射角 i 有关。当光线以某一入射角 i_0 入射时,反射光成为光振动垂直于入射面的线偏振光。实验还证明,此时反射光与折射光相互垂直,即

$$i_0 + \gamma = 90°$$

结合折射定律

$$n_1 \sin i_0 = n_2 \sin \gamma$$

有

$$n_1 \sin i_0 = n_2 \sin \gamma = n_2 \cos i_0$$

$$\tan i_0 = \frac{n_2}{n_1} \tag{11-32}$$

此式叫布儒斯特定律(Brewster law), i_0 称布儒斯特角或起偏角。

当自然光以布儒斯特角从空气射向玻璃时,获得的反射偏振光强度不足入射光强度的 10%。为增加反射光的强度同时也提高折射光的偏振化程度,可采用如图 11-27 所示的玻片堆,当玻片数量足够多时,透射光非常接近偏振光,因此玻片堆可以作为起偏器和检偏器使用。

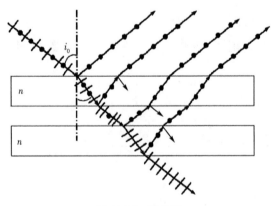

图 11-27　玻片堆

2. 晶体的双折射现象

(1) 寻常光和非常光:当一束光在两种各向同性的介质(如玻璃、水等)的分界面上折射时,通常折射光只有一束,并且遵从光的折射定律。但是,当光束射入各向异性介质(如方解石晶体 $CaCO_3$)时,会产生两束折射光,这种现象称双折射(birefringence)现象(图 11-28)。

实验表明,两束折射光具有以下特征:

1) 一束折射光恒满足折射定律,这束光称为寻常光(ordinary ray),简称 o 光;另外一束光不遵从折射定律,这束光称为非常光(extra ordinary ray),简称 e 光。入射角 $i = 0$ 时,o 光沿着法线方向前进,而 e 光则沿偏离法线某一角度的方向前进。以入射光为轴旋转晶体时,o 光不动,e 光则随着晶体的旋转而绕着 o 光转动。

2) o 光和 e 光是振动方向近似垂直的线偏振光。

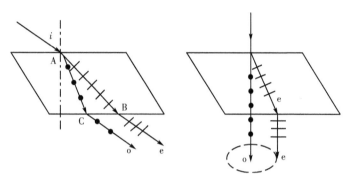

图 11-28　方解石晶体的双折射现象

3) 改变入射角 i 时,会发现在有些方向上不发生双折射现象。晶体内部平行于这些特殊方向的直线称为晶体的光轴。

光轴仅标志一定的方向,并非某一特殊直线,这完全不同于几何光学中光轴的概念。方解石、石英、电气石晶体内只存在一个特殊方向,称单轴晶体;有些晶体(如:云母、硫磺等)具有两个光轴,称双轴晶体。

产生双折射的原因是由于 o 光和 e 光在晶体中的传播速度不同。o 光在晶体中各个方向的传播速度相同,而 e 光的传播速度却随方向的不同而变化。即在各向异性晶体中每一个方向都有两种传播速度,一个是 o 光速度 v_o,另一个是 e 光速度 v_e。一般情况下,$v_o \neq v_e$,只有在光轴方向 $v_o = v_e$。如图 11-29 所示,o 光的波振面是球面,e 光的波振面是旋转椭球面,o 光波振面与 e 光波振面在光轴方向上相切,而在垂直于光轴方向上,o 光和 e 光的速率之差最大。有一类晶体,$v_o \geq v_e$,这类晶体称为正晶体,如石英、冰;另一类晶体,$v_o \leq v_e$,称之为负晶体,如方解石晶体、红宝石晶体。

(2) 惠更斯原理对双折射现象的解释:如图 11-30(a)所示,平行光垂直入射方解石晶体表面,光轴在入射面内并与晶体表面垂直。当平面波的波面到达晶体表面的 A、B 两点时,它们在晶体内分别产生两对球形和椭球形的波面,并在光轴方向上相切。根据惠更斯原理,o 光和 e 光的新波面重合,那么 o 光和 e 光在晶体内的波线重合,不产生双折射。

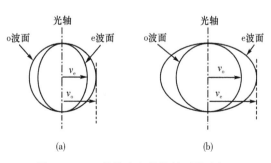

图 11-29　正晶体和负晶体的子波波振面
(a)正晶体;(b)负晶体

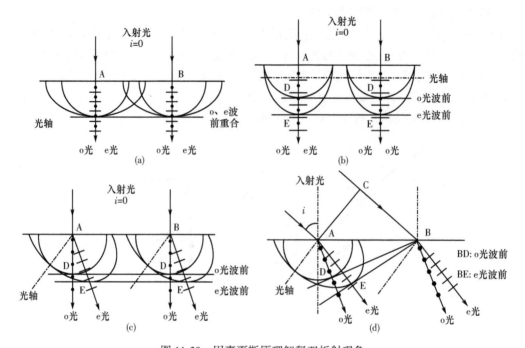

图 11-30　用惠更斯原理解释双折射现象

（a）光轴垂直晶体表面；（b）光轴平行晶体表面；（c）光轴和晶体表面成一定角度；（d）光轴和晶体表面成一定角度

在图 11-30(b)中，光轴平行于晶体表面。尽管 o 光和 e 光在晶体内的波线 AD、AE 仍然重合，此时 o 光和 e 光不分开，但因二者的波面不重合，从而具有相位差。

在图 11-30(c)、(d)中，光轴在入射面内并与晶体表面成一定角度。o 光和 e 光的新波面不重合，那么 o 光和 e 光在晶体内的波线 AD、AE 也不重合，折射光分裂成 o 光和 e 光两条。

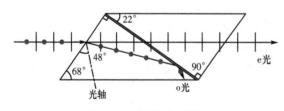

图 11-31　尼科尔棱镜

由方解石晶体制成的尼科尔棱镜（图 11-31），就是利用晶体的双折射现象来获得偏振光的仪器。当一束自然光进入尼科尔棱镜，分裂成寻常光和非常光，o 光经全反射被棱镜的侧壁吸收，而 e 光则无偏转地透过棱镜，从而得到线偏振光。

3. 二向色性　有些晶体不仅能产生双折射现象，对 o 光和 e 光的吸收程度也有很大的不同，如电气石晶体强烈吸收 o 光，对 e 光吸收却很少。当自然光射入电气石晶体时，在 1cm 厚度的晶体内部 o 光几乎全部被吸收，e 光只略微被吸收。晶体对相互垂直的两个光振动具有选择吸收的这种性能称为晶体的二向色性（dichroism）。

一些有机化合物（如碘化硫酸奎宁晶体等）也具有二向色性，利用二向色性晶体可以做成起偏器。但是，天然电气石晶体对两个方向光振动的吸收程度的差别不够大，而性能较好的碘化硫酸奎宁晶体体积又太小，所以应用最广泛的是人造偏振片。人造偏振片一般用含有碳氢长链的透明薄膜作基片，再浸染具有强烈二向色性的含碘溶液，经硼酸水溶液还原稳定后,将其单向拉伸 4~5 倍,使膜分子定向排列,含碘的晶粒则附着在碳氢链长上。当光波入射时,平行于长链方向的光矢量被强烈吸收;垂直于长链方向的电矢量被吸收得很少。这样,就做成了只允许某特定方向光矢量通过的偏振片。这种偏振片偏振度高,可达99.5%,适用于整个可见光范围。

五、物质的旋光性

1811 年阿喇果(D. Arage)发现,当偏振光沿光轴方向通过石英晶体时,偏振光的振动面会发生旋转。随后又在其他一些晶体以及液体中也发现同样的现象,如松节油、糖溶液、酒石酸溶液等。线偏振光通过物质时振动面发生旋转的现象称为旋光现象。

实验表明,对于单色偏振光,旋光物质使振动面旋转的角度 φ 与偏振光通过的物质的厚度 L 成正比,即

$$\varphi = \alpha \cdot L \tag{11-33}$$

比例系数 α 为物质的旋光率(specific rotation),既与物质性质有关,也与入射光波的波长有关。不同波长的偏振光经过同一旋光物质时,其振动面旋转的角度是不同的,这种现象叫做旋光色散(optical rotation dispersion)。一般来说,α 随波长的增加而减小,但也有反常情况。

旋光物质为溶液时,偏振光的振动面旋转的角度还与溶液的浓度 c 成正比,即

$$\varphi = [\alpha]_\lambda^t \cdot c \cdot L \tag{11-34}$$

上式中 φ 的单位为°;c 的单位为 $g \cdot cm^{-3}$;L 的单位为 dm;α 的单位为$°cm^3/(g \cdot dm)$;t 指温度;λ 指偏振光的波长。药典中,旋光率一般用 $[\alpha]_D^{20}$ 表示,指在20℃下用 589.3nm 钠黄光作光源。式(11-34)常用于测定旋光溶液的浓度,如医学上常用旋光仪(或糖量计)测量糖溶液的浓度;在药物分析及商检部门用旋光法测定许多化合物(如可卡因、尼古丁、樟脑等)的浓度。

按旋光物质使偏振光的振动面旋转的方向不同,可将旋光物质分为左旋和右旋两类。面对光的入射方向,使偏振光的振动面沿逆时针方向旋转的物质称为左旋物质(旋光率为-);使偏振光的振动面沿顺时针方向旋转的物质称为右旋物质(旋光率为+)。石英和许多有机物都具有左右旋两种旋光异构体,天然的蔗糖和葡萄糖都是右旋的;某些药物也有左右旋之分,且左旋药物和右旋药物的疗效不同,例如天然氯霉素是左旋的,而人工合成的"合霉素"则是左右各半的混合物,其中只有左旋成分有疗效;一些生物物质,如不同的氨基酸和DNA 等也有左右旋的不同(表 11-1)。

表 11-1　一些物质的旋光率

名称	$[\alpha]_D^{20}$
葡萄糖	+52.5~+53.0
蔗糖	+65.9
樟脑(乙醇溶液)	+41~+44
维生素 C	+21~+22
薄荷油	-17~-24
薄荷脑(乙醇溶液)	-49~-50

拓展阅读

1. 色盲及其物理矫正　色觉障碍为先天遗传性疾病,分为全色盲和部分色盲两种,其中绝大部分为部分色盲。部分色盲中又以红色盲和绿色盲最为常见。目前尚无特效治疗手段,配戴色盲矫正眼镜是唯一有效的矫正方法。

人类的视觉是通过视网膜上的两种感光细胞——视锥细胞和视杆细胞感受的,其中视锥细胞负责对色彩的识别,包括分别感应红、绿、蓝的三种视锥细胞。自然界的任何彩色都可由红、绿、蓝三基色合成,人眼的彩色色觉也由红、绿、蓝三基色合成。如果视锥细胞对红、绿、蓝的感应发生异常,就会出现红色盲、绿色盲及蓝色盲等色盲症状。图11-32是正常眼三基色光谱曲线示意图,图11-33是红蓝色盲眼三基色光谱曲线示意图。

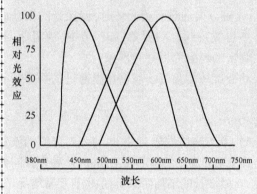

图11-32 正常人眼三基色光谱曲线

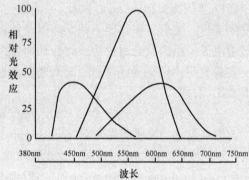

图11-33 红蓝色盲三基色光谱曲线

图中横坐标为波长,纵坐标表示相对光效应,即视锥细胞对可见光的相对吸收值。正常人眼三基色光谱曲线的相对光效应最大值为100%,视锥细胞红要素约在630nm处趋于100%,绿要素约在535nm处趋于100%,蓝要素约在440nm处趋于100%,三基色趋于平衡。而红蓝色盲(色弱)者,绿要素的相对光效应在535nm处趋于1,而蓝要素在440nm处的相对光效应远小于1,红要素在630nm处的相对光效应也远小于1,所以三基色不平衡,导致患眼色觉异常。

色盲矫正眼镜正是根据色盲眼对三基色的不同光谱曲线特征进行设计的。首先测量色盲眼对三基色的感光光谱,绘制三基色光谱曲线,然后按照补色原理,设计出一条与色盲三基色曲线相反的矫正光谱曲线,最后以这条矫正曲线为标准,把有关参数输入真空镀膜机中,在镜片上进行特殊镀膜,制作出符合矫正曲线特征的色盲矫正眼镜。患者戴上矫正眼镜后,由于可见光薄膜干涉,原来导致色盲的过多进入眼睛的光线被减弱了,而原来三基色中不足部分的光线又被补充增强了。由此,眼睛观察颜色变得正常,可以识别原来不能识别的色彩。

2. 3D立体电影 观看立体电影时,观众要戴上一副特制的眼镜,这样,从银幕上看到的景像才有立体感。如果不戴这副眼镜,银幕上的图像就模糊不清。为什么呢?

人的两只眼睛同时观察物体时,在视网膜上形成的像并不完全相同,左眼看到物体的左侧面较多,右眼看到物体的右侧面较多,这两个像经过大脑综合以后就能区分物体的远近,从而产生立体视觉。(图11-34,图11-35)

立体电影就是用两个如人眼那样的拍摄装置,拍摄下景物的双视点图像,再通过两台放映机,把两个视点的图像同步放映,使这略有差别的两幅图像显示在银幕上。这时如果用眼睛直接观看,看到的画面是重叠的,有些模糊不清,要看到立体影像,就要

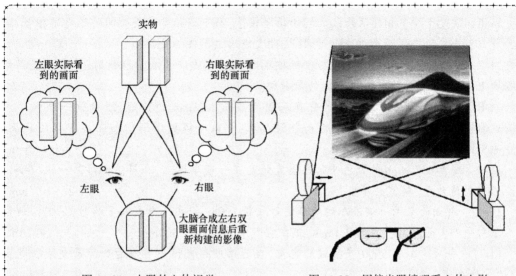

图11-34 人眼的立体视觉　　　　图11-35 用偏光眼镜观看立体电影

采取措施,使左眼只看到左图像,右眼只看到右图像,如在每架放影机前各装一块方向相反的偏振片,它的作用相当于起偏器,从放映机射出的光通过偏振片后,就成了偏振光,左右两架放立体电影效果映机前的偏振片的偏振方向互相垂直,因而产生的两束偏振光的偏振方向也互相垂直,这两束偏振光投射到银幕上再反射到观众处,偏振光方向不改变,观众使用对应上述的偏振光的偏振眼镜观看,即左眼只能看到左机映出的画面,右眼只能看到右机映出的画面,这样就会看到立体景像,这就是立体电影的原理。

习题十一

11-1 在双缝实验中,两缝间的距离为0.3mm,用单色光照明,在离缝1.2m远的屏上测得相邻的11条暗纹中心之间的距离为22.78mm,问所用光波的波长为多少? (569.5nm)

11-2 用复色光做双缝实验,该复色光由两种成分构成,其中一种波长 $\lambda_1 = 550\text{nm}$。已知双缝间距为0.6mm,屏到缝的距离为1.2m,求屏上 λ_1 的第3级明纹的位置。若在屏上 λ_1 的第6级明纹恰与未知波长光波的第5级明纹重合,试求未知光波的波长。

(3.3mm;660nm)

11-3 一双缝装置,一个缝被折射率为1.40的透明玻璃片所覆盖,另一个缝被折射率为1.70的透明玻璃片所覆盖。像屏上原来中央极大所在点,在玻璃片插入后变为第五级明纹。假设光源波长为480nm,两玻璃片的厚度均为 L ,求 L 。 (8.0μm)

11-4 透镜表面通常覆盖一层 MgF_2 ($n = 1.38$)透明薄膜,为的是利用干涉来降低玻璃表面的反射(增透膜),欲使波长为632.8nm的单色光毫无反射地透过,这层薄膜的厚度最小应为多少? (114.6nm)

11-5 白光垂直照射到空气中厚度为380nm的肥皂液膜上,试问该膜的正面呈什么颜色? 背面呈什么颜色? 假设肥皂液膜的折射率为1.32。(668.8nm 红色,401.3nm 紫色;

501.6nm 绿色)

11-6 劈尖干涉中相邻两条纹之间的距离相等,而牛顿环干涉条纹间的距离不相等,这是为什么?若要使牛顿环干涉条纹等间距,对透镜应做怎样的处理?

11-7 当牛顿环装置中的透镜与平板玻璃之间的空气以某液体取代时,第 k 级亮环的直径由 1.40cm 变为 1.27cm,求液体的折射率。 （1.22）

11-8 波长为 500nm 的平行光垂直入射于宽度为 1mm 的狭缝,缝后放一个焦距为 100cm 的薄透镜,在焦平面上获得衍射条纹。求:①第一级极小到衍射图样中心的距离;②中央明纹的宽度。 （0.5mm;1.0mm）

11-9 波长 632.8nm 的红色平行光垂直照射在一条单缝上,在屏上测得第一级极小值对应的衍射角为 5°,缝宽为多少? （$7.26×10^{-3}$mm）

11-10 迎面而来的一辆汽车的两车头灯相距 1.0m,问在汽车离人多远时,它们恰好能被人眼所分辨?设瞳孔直径为 3.0mm,光在空气中的波长为 500nm。 （4918m）

11-11 每厘米刻有 5000 条痕迹的光栅,在其第四级光谱中可以看到的最大波长是多少(设光线垂直入射)? （500nm）

11-12 在光栅光谱中,某未知光波的第三级谱线与 $\lambda=486.1$nm 光波的第四级谱线重合,求未知光波的波长。 （648.1nm）

11-13 为测定一个光栅的光栅常数,用波长为 632.8nm 的红光垂直照射光栅,已知第一级明纹极大位于 38°的方向上,求光栅常数。这个光栅一厘米内有多少条缝?第二级明纹极大出现在何处? （$1.03×10^{-3}$mm;9730 条/cm;不出现）

11-14 一束光可能是①线偏振光;②部分偏振光;③自然光。你如何用实验决定这束光究竟是哪一种光?

11-15 使自然光通过两个偏振化方向夹角为 60°的偏振片时,透射光强为 I_1,若在这两个偏振片之间再插入另一个偏振片,它的偏振化方向与前两个偏振片的偏振化方向均成 30°角。问此时透射光强 I_2 是 I_1 的多少倍? （2.25 倍）

11-16 三块偏振片 P_1、P_2、P_3 依次平行放置,P_1、P_3 偏振化方向互相垂直,自然光垂直入射到偏振片 P_1、P_2、P_3 上。问:①当透过 P_3 的光强为入射自然光强度的 $\frac{1}{8}$ 时,P_2 与 P_1 偏振化方向之间的夹角为多少? ②透过 P_3 光光强为零时,P_2 如何放置? ③能否找到 P_2 的合适方位,使最后透过 P_3 的光强为入射自然光强的 $\frac{1}{2}$? （45°;P_2 平行或垂直于 P_1;不能）

11-17 水的折射率为 1.33,玻璃的折射率为 1.50,当光由水射向玻璃而反射时,起偏角为多少?当光由玻璃射向水而反射时,起偏角又为多少? （48°26′;41°34′）

11-18 在环境温度为 20℃的室内,将尼古丁溶液装满于 10cm 长的玻璃管中,以钠光灯为光源,测出尼古丁溶液使振动面旋转了 20°。已知尼古丁的旋光率为 $[\alpha]_{589.3nm}^{20℃}=-162°\text{cm}^3/(\text{g}\cdot\text{dm})$,试求该溶液里面尼古丁的浓度。 （0.123g/cm³）

（李乐霞）

第 12 章　几 何 光 学

本章要求

(1) 掌握单球面折射成像原理与符号规则,共轴球面系统。

(2) 掌握薄透镜物像公式和薄透镜组合物象关系。

(3) 理解光学显微镜的光学原理和分辨本领。

(4) 了解眼睛的光学系统及屈光不正的矫正。

(5) 了解几种医学中常用的光学仪器。

在光学中,以光的直线传播性质、光的反射规律、折射规律为基础的学科叫做几何光学(geometrical optics)。在医学科学领域中,几何光学的应用是很广泛的。例如,眼睛视觉的物理原理、多种显微镜和内镜以及许多新型光学仪器的光学原理,都是以几何光学的内容为基础的。本章着重讨论球面折射、透镜成像原理,以及和医学关系密切的光学折射系统、眼的屈光、几种常用的显微镜。

第一节　球 面 折 射

一、单球面折射

光线由一种介质进入另一种介质就要发生折射。如果两种介质的分界面是球面的一部分时,所产生的折射现象称为单球面折射。单球面折射规律是我们了解各种透镜原理及眼睛光学系统的基础。

1. 物像公式　图 12-1 中 MP 是球面折射面,P 是球面的顶点,C 是曲率中心,PC 是曲率半径。设折射面左边介质的折射率为 n_1,右边媒质的折射率为 n_2,并假定 $n_2 > n_1$。OPI 叫做主光轴。从主光轴上的一点 O 发出的光线,沿主光轴方向进行的不改变方向,而沿近光轴的任一方向的入射线 OM 经折射后均与主光轴交于 I 点,I 就是点光源 O 的像。

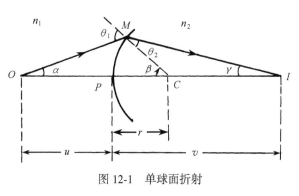

图 12-1　单球面折射

以 u 代表物距 OP,v 代表像距 IP,r 代表折射面的曲率半径 CP,可以导出物距与像距间的关系。

在图 12-1 中,三角形 OMC 中有如下关系

$$\theta_1 = \alpha + \beta \tag{a}$$

三角形 MCI 有类似关系

$$\theta_2 = \beta - \gamma \qquad (b)$$

根据折射定律有

$$n_1 \sin\theta_1 = n_2 \sin\theta_2$$

由于 OM 是近轴光线，MP 比 OP、CP 小得多，因此角 θ_1 和 θ_2 都很小，$\sin\theta_1$ 和 $\sin\theta_2$ 可以用 θ_1 和 θ_2 来代替，折射定律可以写成

$$n_1 \theta_1 = n_2 \theta_2$$

将式（a）和式（b）代入上式得

$$n_1(\alpha+\beta) = n_2(\beta-\gamma)$$

移项得

$$n_1\alpha + n_2\gamma = (n_2 - n_1)\beta \qquad (c)$$

因为 α、β、γ 都很小，所以

$$\alpha = \frac{MP}{OP}, \beta = \frac{MP}{CP}, \gamma = \frac{MP}{IP}$$

式中，$OP = u$，$IP = v$，$CP = r$，所以以上三式可写成

$$\alpha = \frac{MP}{u}, \beta = \frac{MP}{r}, \gamma = \frac{MP}{v}$$

把上式都代入式（c）并消去 MP 得：

$$\frac{n_1}{u} + \frac{n_2}{v} = \frac{n_2 - n_1}{r} \qquad (12\text{-}1)$$

式（12-1）就是单球面折射的物像公式，适用于一切凸的或凹的球面折射面。应该指出：该公式只适用于近轴光线，而且应用式（12-1）时，一定要注意符号的规定：实物、实像的 u 和 v 取正号；虚物、虚像的 u 和 v 取负号；曲率半径 r 与入射光线在同侧时取负号，在异侧时取正号。

2. 焦点和焦距　当点光源位于主光轴上某一点 F_1 时，如果它所发出的光线经折射后变为平行光线，如图 12-2 所示，那么 F_1 点称为第一焦点。从 F_1 点到球面顶点 P 的距离称为第一焦距，用 f_1 表示。它的大小可将 $v = \infty$ 代入式（12-1）求出，即

$$f_1 = \frac{n_1}{n_2 - n_1} \cdot r \qquad (12\text{-}2)$$

当点光源位于无限远处，如果它所发出的平行于主光轴的光线经折射后会聚于主光轴上某点 F_2，如图 12-3 所示，那么 F_2 点称为第二焦点。从 F_2 点到球面顶点 P 的距离，称为第二焦距，用 f_2 表示。f_2 的大小可将 $u = \infty$ 代入式（12-1）求出，即

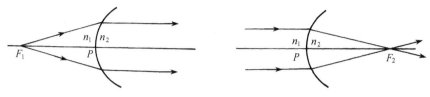

图 12-2　球面的第一焦点　　　　图 12-3　球面的第二焦点

$$f_2 = \frac{n_2}{n_2 - n_1} \cdot r \tag{12-3}$$

由于 n_1 和 n_2 不相等,所以同一折射球面的 f_1 和 f_2 是不相同的。它们的正负由曲率半径 r 和折射面两侧介质的性质决定。由式(12-2)和式(12-3)容易得出它们的比值等于两侧介质的折射率的比值。即

$$\frac{f_1}{f_2} = \frac{n_1}{n_2}$$

焦距 f_1 和 f_2 的大小表征折射面的折射本领,焦距越长,折射本领越小,因此常用介质的折射率与该侧焦距的比值来表示折射本领,叫做折射面的焦度(dioptric strength),用 Φ 表示。即

$$\Phi = \frac{n_1}{f_1} = \frac{n_2}{f_2} = \frac{n_2 - n_1}{r} \tag{12-4}$$

很显然折射面的焦度与折射面的曲率半径 r 成反比,同时也与介质的折射率有关,两边介质的折射率 n_1 和 n_2 相差越大,Φ 就越大,即折射本领越强。

二、共轴球面系统

一个光学系统,由若干个折射球面组成,而且这些球面的曲率中心又都在同一条直线上,此系统称为共轴球面系统(coaxial spherical system),曲率中心所在的直线就是共轴球面系统的主光轴。

在这样的系统中求物体的像时,可以先求物体通过第一折射面的像,然后以此像作为第二折射面的物(实物或虚物),求得第二折射面的像。依次下去,直至求出最终折射面所成的像,便是此共轴球面系统的像。在这逐个成像的过程中,只要前一球面所成的像在下一球面之前,光束到达下一球面时是发散的,就可以把前一球面的像当作下一球面的实物。但有时光束在前一球面折射后是会聚的,应成实像,只是在未成像之前先遇到了下一球面,这时可将会聚光束延长,其会聚点仍看做下一球面的物,不过这物是虚物。原光束的会聚点便是虚物所在之处。

例题 12-1　如图 12-4 所示,一玻璃球($n_2 = 1.5$)的半径为 0.10m,一点光源 O 放在球前 0.40m 处,求近轴光线通过玻璃球后所成的像在何处?

解:对于第一折射面来说,$n_1 = 1$,$n_2 = 1.5$,$u_1 = 0.40$m,$r = 0.10$m,代入公式(12-1)得

$$\frac{1}{0.40} + \frac{1.5}{u_1} = \frac{1.5 - 1}{0.10}$$

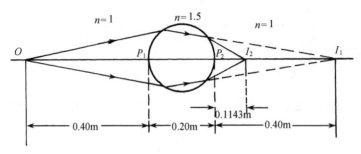

图 12-4　玻璃球成像图

解得：
$$u_1 = 0.60\text{m}$$

　　如果没有第二折射面，此像 I_1 将呈现在第一折射面后 0.60m 处。但由于此像成在第二折射面的后面，因此，对于第二折射面来说是一虚物，$u_2 = -(0.60-0.20) = -0.40\text{m}$。此时，$n_1 = 1.5, n_2 = 1, r = -0.10\text{m}$，代入式(12-1)可得

$$-\frac{1.5}{0.40} + \frac{1}{u} = \frac{1-1.5}{-0.10}$$

解得
$$u_2 = 0.11\text{m}$$

因此最后所成的像在玻璃球后 0.11m 处。

第二节　透　　镜

一、薄　透　镜

　　由两个折射球面组成的共轴光学系统称为透镜(lens)。透镜是放大镜、幻灯机、照相机、显微镜以及其他许多光学仪器的重要组成部分。透镜常用光学玻璃或其他结构均匀的透明物质制成。根据其几何形状可将透镜分为两大类，一类是中央厚、边缘薄的，叫做凸透镜；另一类是中央薄、边缘厚的，叫做凹透镜，如图 12-5 所示。根据透镜对光线的作用，也可以将其分为两类，一类可以使通过它的平行光线会聚，称为会聚透镜；另一类则使入射的平行光线发散，称为发散透镜。

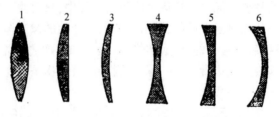

图 12-5　薄透镜

　　连接透镜两折射球面曲率中心的连线叫光轴。透镜两表面在光轴上的间隔称为透镜的厚度。如果透镜的厚度和焦距、物距、像距、球面曲率半径等相比很小、可将其厚度忽略不计时，则称其为薄透镜(thin lens)。若其厚度不能忽略，则称其为厚透镜(thick lens)。

二、薄透镜公式

如图 12-6 所示,假设由点光源 O 所发出的光线从折射率为 n_0 的媒质进入折射率为 n 的透镜,穿出透镜后再进入折射率为 n_0 的媒质成像为 I,利用单球面折射公式,就可以推导出薄透镜的物像公式。

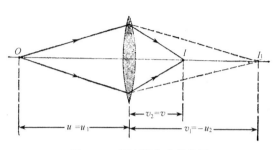

图 12-6　薄透镜公式的推导

以 u_1、v_1、r_1 和 u_2、v_2、r_2 分别表示透镜的第一折射面和第二折射面的物距、像距和曲率半径。用 u 和 v 分别表示透镜的物距和像距。由于是薄透镜,所以 $u_1=u$,$v_1=-u_2$,$v_2=v$ 代入式(12-1)可得

$$\frac{n_0}{u}+\frac{n}{v_1}=\frac{n-n_0}{r_1}$$

及

$$-\frac{n}{v_1}+\frac{n_0}{v}=\frac{n_0-n}{r_2}$$

两式相加得

$$\frac{1}{u}+\frac{1}{v}=\frac{n-n_0}{n_0}\left(\frac{1}{r_1}-\frac{1}{r_2}\right) \tag{12-5}$$

如果透镜处在空气中,则 $n_0=1$,上式可简化为

$$\frac{1}{u}+\frac{1}{v}=(n-1)\left(\frac{1}{r_1}-\frac{1}{r_2}\right) \tag{12-6}$$

以上两式称为薄透镜的普遍物像公式。只要遵守关于正负符号的规定,式(12-5)和式(12-6)对各种形状的凸、凹透镜都适用。

薄透镜也有两个焦点 F_1 和 F_2,因而也有两个相应的焦距 f_1 和 f_2。从式(12-5)和式(12-6)可以看出,当像距为无穷远时的物距,便是第一焦距;物距为无穷远时的像距为第二焦距。当透镜两侧介质相同时,它们的数值相等,即 $f_1=f_2=f$,其大小为

$$f=\left[\frac{n-n_0}{n_0}\left(\frac{1}{r_1}-\frac{1}{r_2}\right)\right]^{-1} \tag{12-7}$$

如果透镜在空气中,$n_0=1$,则上式可写成

$$f=\left[(n-1)\left(\frac{1}{r_1}-\frac{1}{r_2}\right)\right]^{-1} \tag{12-8}$$

将 f 值代入薄透镜的物像公式可得

$$\frac{1}{u}+\frac{1}{v}=\frac{1}{f} \tag{12-9}$$

这就是常用的薄透镜公式。

透镜的焦距越短,它对光线的会聚或发散的本领越强,所以通常用焦距的倒数 $\dfrac{1}{f}$ 表示透镜的会聚或发散的本领,称为透镜的焦度,用 Φ 表示。即

$$\Phi = \frac{1}{f}$$

当焦距以 m 为单位时,焦度的单位是屈光度(diopter),用符号 D 表示。焦度的符号与焦距相同,如会聚透镜的焦度为正;发散透镜的焦度为负。

在眼镜业中,焦度的单位是度,度与屈光度的关系是

$$1D(屈光度) = 100 \ 度$$

例如+3.00D 的远视眼镜为+300 度;−3.00D 的近视眼镜为−300 度。

三、薄透镜的组合

单独的薄透镜只适于做眼镜或简单的放大镜。为了获得清晰而完整的像,实际上在光学仪器中所用的透镜都是由两个或更多的薄透镜所组成。由两个或两个以上薄透镜组成的共轴系统(例如显微镜的物镜和目镜),叫做透镜组。薄透镜组的成像可用薄透镜公式,先求第一透镜所成的像,将这像作为第二透镜的物(实物或虚物),再求出第二透镜所成的像,依次类推,得出最后一个透镜所成的像,便是透镜组的像。

作为一个例子,我们讨论由两个薄透镜合成的透镜组的成像情况。推导出焦距分别为 f_1 和 f_2 的两个薄透镜密切接触时,物距 u 和像距 v 的关系。

如图 12-7 所示,假设透镜组的厚度可忽略不计,物体 O 通过第一透镜成像于 I_1,相应的物距 u 和像距 v_1 间的关系为

$$\frac{1}{u} + \frac{1}{v_1} = \frac{1}{f_1}$$

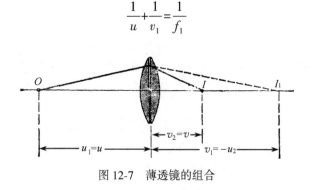

图 12-7　薄透镜的组合

对于第二透镜来说,因为物距 $u_2 = -v_1$(虚物),所以有

$$-\frac{1}{v_1} + \frac{1}{v} = \frac{1}{f_2}$$

将以上两式相加得

$$\frac{1}{u}+\frac{1}{v}=\frac{1}{f_1}+\frac{1}{f_2}$$

也可写成

$$\frac{1}{u}+\frac{1}{v}=\frac{1}{f}$$

式中

$$\frac{1}{f}=\frac{1}{f_1}+\frac{1}{f_2}$$

f 表示透镜组的等效焦距。若用 $\varPhi_1$、$\varPhi_2$ 和 $\varPhi$ 分别表示第一透镜、第二透镜和透镜组的焦度,则有

$$\varPhi=\varPhi_1+\varPhi_2 \tag{12-10}$$

式(12-10)说明透镜组的焦度等于各组成透镜的焦度之和,这一关系式常被用来测定透镜的焦度。例如,要测定一个近视眼镜片(凹透镜)的焦度时,可以用已知焦度的凸透镜和它密接,找出等效焦度为零的组合(即光线通过透镜组后既不会聚也不发散)。此时

$$\varPhi_1+\varPhi_2=0$$

或

$$\varPhi_1=-\varPhi_2$$

即凹透镜的焦度在数值上和凸透镜的焦度相等。

四、厚　透　镜

透镜两曲面在光轴上的间隔叫做透镜的厚度。如果厚度与透镜的焦距相比,不能忽略时,这种透镜就叫做厚透镜。

研究厚透镜成像的规律,采用共轴系统依次成像的方法比较麻烦,如果利用共轴系统基点(cardinal point)的概念,可使问题简化。这种方法适用于包括厚透镜在内的一切共轴系统。共轴系统存在三对基点(焦点、主点、节点),只要知道三对基点的位置,就可以用作图法或计算法求出物像之间的关系,下面介绍共轴系统的三对基点。

1. 一对焦点　任何共轴系统的作用不外是会聚或发散光束。因此,它有两个等效的主焦点。把点光源放在主光轴上的某一点,使它的光束通过折射系统后变为平行光束,如图 12-8 中的①所示,这一点叫做共轴折射系统的第一主焦点,用 F_1 表示。平行于主光轴的光束,如图 12-8 中的②,通过折射系统后与主光轴相交的点叫做折射系统的第二主焦点,用 F_2 表示。

2. 一对主点　在图 12-8 中,把通过 F_1 的 λ 射线①的延长线和通过系统后平行于主光轴的射出线的反向延长线(图中虚线)相交于 B_1 点,通过 B_1 作垂直于主光轴的平面,交主光轴于 H_1,H_1 就称为该折射系统的第一主点(primary principal point),平面 $A_1H_1B_1$ 叫第一主平面。同样把平行于主光轴的入射线②的延长线与射出线的反向延长线相交于 A_2 点,过 A_2 点作一垂直于主光轴的平面与主光轴交于 H_2 点,H_2 点称为该折射系统的第二主点(secondary principal point),平面 $A_2H_2B_2$ 称为第二主平面。

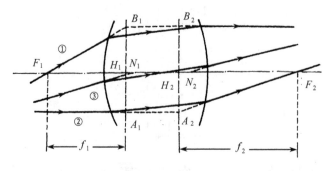

图 12-8　三对基点

从图 12-8 可以看出,不管光线在折射系统中经过怎样曲折的路径,但在效果上只等于在主平面上发生折射。因此,可以把从 F_1 到 H_1 的距离作为第一焦距 f_1,物体到主点 H_1 的距离作为物距 u;F_2 到 H_2 的距离作为第二焦距 f_2,像到 H_2 的距离作为像距。通过一个主平面上任一点的光线,一定通过另一主平面上位置完全相同的对应点(如 A_1 与 A_2,B_1 与 B_2),这样作图就简单多了。

3. 一对节点　在共轴折射系统的主光轴上还有两个特殊的点 N_1 和 N_2,这两点的综合作用犹如薄透镜的光心(厚透镜找不到光心)。如果以任何角度向 N_1 入射的光线都以同样的角度从 N_2 射出,如图 12-8 中的光线③,则 N_1 和 N_2 称为折射系统的一对节点(nodal point)。

根据上面介绍的三对基点的特性,只要知道这三对基点在共轴折射系统中的位置,就可以利用下列三条光线中的任意两条用作图法求出物体所成的像,如图 12-9 所示。

(1)平行于主光轴的光线①在第二主平面上折射后通过第二主焦点 F_2。

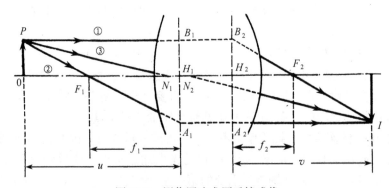

图 12-9　用作图法求厚透镜成像

(2)通过第一主焦点 F_1 的光线②在第一主平面折射后平行于主光轴射出。

(3)通过第一节点 N_1 的光线③从第二节点 N_2 平行于原来的方向射出。

基点的位置决定于折射系统的具体情况,不同形状的透镜的基点位置是不同的。如果厚透镜两侧的介质相同,那么 $f_1=f_2=f$,并且一对节点和一对主点重合(即 N_1 与 H_1,N_2 与 H_2 重合)。在这种情况下,u、v 和 f 间的关系与薄透镜公式相同,即

$$\frac{1}{u}+\frac{1}{v}=\frac{1}{f}$$

不过 u、v 和 f 的值都是从相应的主点计算起。

五、圆柱透镜

上述各种透镜,统称为球面透镜。若透镜的表面不是球面的一部分,而是圆柱面的一部分,这种透镜叫做圆柱透镜(cylindrical lens),如图 12-10 所示。圆柱透镜可以两面都是圆柱面,也可以一面是圆柱面,另一面是平面。和球面透镜一样圆柱透镜也有凸的和凹的两种。

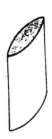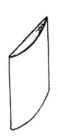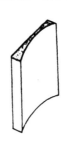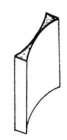

图 12-10　几种柱面透镜

圆柱透镜的横截面和球面透镜的横截面相似,因此在水平面内的光束射入圆柱透镜后,将被会聚(或发散),如图 12-11(a)所示。但在垂直方向的截面却与一块平板的截面一样,所以在竖直平面内的入射光线通过它并不改变进行方向,如图 12-11(b)所示。图 12-11(c)是表示点光源经会聚圆柱透镜后成像的情形。由图中可以看出,点光源经圆柱透镜所成的像是一条铅直线。

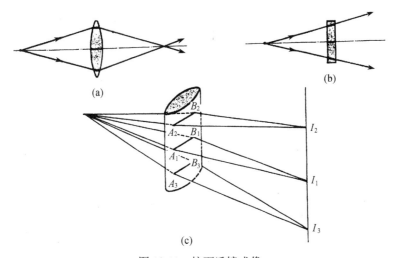

图 12-11　柱面透镜成像

六、透镜的像差

物体经透镜后所成的像,由于种种原因不是完好无缺的,它与理论所预期的像有一定的偏差,这种偏差叫像差(aberration)。下面介绍单透镜成像时的两种主要像差。

1. 球面像差 如图 12-12(a)所示,在主光轴上有一单色点光源 O,所发出的光线射到透镜上。近轴光束通过透镜后相交于 I,经过透镜边缘的光束由于受到较大的偏折相交于 I',其他光束则分别交于 I 和 I' 之间的各点。因此,当射向透镜的光束较宽时,出射光束不相交于一点,这种像差称为球面像差(spherical aberration)。

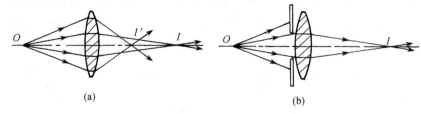

图 12-12 球面像差及矫正

纠正这种像差的方法是在透镜前面加一光阑如图 12-12(b)所示,遮去投射到透镜边缘部分的光线,这样就可得到一个较清晰的像。但由于遮去了许多光线,因而像的亮度要减弱。另外的方法是用透镜组合的方法。例如,在强会聚透镜上加一弱发散透镜,虽然组合透镜的焦度降低了,但由于发散透镜的边缘部分比中央部分更能发散,所以恰好可以用来减小凸透镜的边缘部分比中央部分会聚能力强所引起的球面像差。一般精密的光学仪器都是用这种方法。

2. 色像差 不同颜色的光在同一媒质中的折射率是不相同的。例如,在 20℃ 的水中,红色光(6563Å)的折射率为 1.331,黄色光(5893Å)的折射率为 1.333,而紫色光(4341Å)的折射率为 1.340。由式 12-8 可以看出,当 n 随光的波长不同而改变时,f 也随之改变,n 越大 f 越小。由此可知,同一透镜对于不同波长的光有不同的焦距,因此由物点发出的白光光束经透镜折射后,不能成一清晰的点像,而是形成一个带有彩色边缘的光斑。这种现象叫做透镜的色像差(chromatic aberration),如图 12-13 所示。

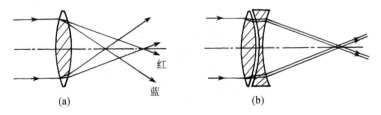

图 12-13 色像差及消色差透镜

消除透镜色像差的方法常采用单色光源,或使用消色差透镜。消色差透镜是由冕玻璃(含硅不含铅)制成的凸透镜和火石玻璃(含铅不含硅)制成的凹透镜所组成,它们的合成焦度对于红光和紫光相等,所以白光通过消色差透镜后可成像于一点,不再有色像差现象。

在光学仪器中,消除像差是一个很重要的问题。通常利用透镜的形状、折射率、透镜的组合以及光阑等互相配合来消除各种像差。当然要把所有像差同时消除是不可能的。实用上根据各种不同的要求而着重消除某些像差,其他影响较小的像差在不妨碍观测的条件下可不考虑。

第三节 眼睛的屈光系统

一、人眼的光学结构 眼睛的调节

人的眼睛是一个相当复杂的天然折射系统。对于各种目视光学仪器来说,眼睛又可看成是光路系统的最后一个组成部分,因此所有目视光学仪器的设计,都要考虑眼睛的特点。

图 12-14 是眼球的水平剖面。在眼球的前面是一层透明的膜,叫做角膜,外面射来的光线由此进入眼内。角膜的后面是虹膜。虹膜中央有一圆孔叫做瞳孔,瞳孔的大小可随环境亮度的改变而改变,用以控制进入眼内的光量,同时还起着光阑作用,使在视网膜上所成的像清晰和减小像差。紧靠着虹膜后面的是晶状体,它是一个透明而富于弹性的组织,两面凸出像一个透镜,其弯曲程度可借睫状肌的收缩而变化,因而有调节作用。眼球的内层叫做视网膜,上面布满了视觉神经,是光线

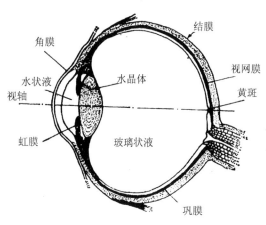

图 12-14 眼球剖面

成像的地方。视网膜上正对瞳孔的一小块黄色区域,叫做黄斑。黄斑中央的凹陷叫做中央凹,是对光线最敏感的地方。在角膜、虹膜和晶状体之间充满了透明的水状液。晶状体和视网膜之间充满了另一种透明液体,叫做玻璃状液。

从几何光学的观点,人眼是由折射率不同的几种介质组成的共轴球面折射系统。它能使物体在视网膜上成一清晰的像。角膜的折射率为 1.376,水状液的折射率为 1.336,晶状体的折射率为 1.424,玻璃状液的折射率为 1.336。它们组成眼的折射系统,其中角膜的折光最显著,不仅是因为它的曲率半径很小(约为 8mm),而且因为光线一般是从空气中射来(空气的折射率为 1.000),界面两侧介质的折射率相差较大,所以折光显著。晶状体的折射率虽大,但它的折射本领却不如角膜,因为它与前后侧介质的折射率相差不多(只差 0.09)。

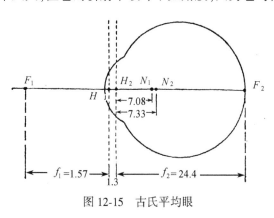

图 12-15 古氏平均眼

从几何光学的观点来看,人眼是一个不同介质组成的共轴球面折射系统,这一系统能使物体在视网膜上成清晰的像。虽然眼睛的成像可用共轴球面折射系统的成像公式计算出,但比较复杂。古氏(Gullstrand)计算了这一系统的光学参数,并提出了古氏平均眼的模型,即将眼睛看成是一厚透镜,如图 12-15 所示。这一系统的光学性质大概有表 12-1 所列的平均数值。

在生理学上常常把眼睛简化为一个单球面折射系统,叫做简约眼,如图 12-16 所示。凸球面(代表角膜)的曲率半径 $r = 5mm$,介质的折射率为 1.33。由此可以得出,$f_1 = 15mm$,$f_2 = 20mm$。但必须指出的是,眼睛的焦度是可以在一定范围内改变的,因为只有这样才可以使不同远近的物体都能在视网膜上成像。眼睛这种改变焦度的本领叫做调节(accommodation),调节是通过改变晶状体表面的弯曲程度来完成的。

表 12-1 古氏平均眼常数

全系统	未调节/mm	最大调节(至近点)/mm
焦度	58.64D	70.57D
第一主点	1.348	1.772
第二主点	1.602	2.086
第一焦点	−15.707	−12.398
第二焦点	24.387	21.016
第一节点	7.08	6.5
第二节点	7.33	6.9
近点位置		−102.3

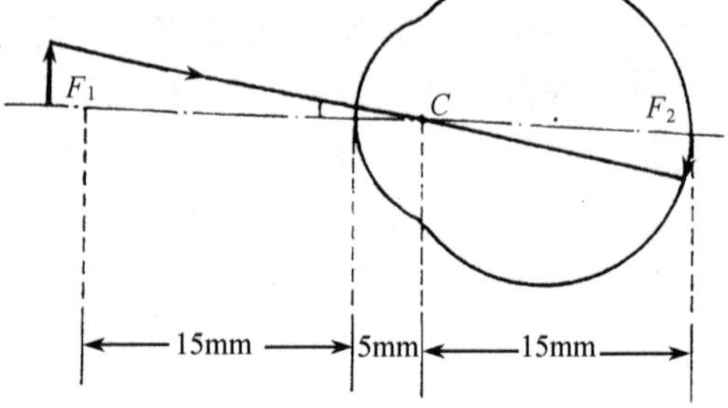

图 12-16 简约眼

在观察远处的物体时,眼睛不用调节,此时晶状体的曲率最低,眼睛不需调节时所能够看清楚物体的位置叫做远点(far point)。视力正常的人远点在无穷远处,即平行光线进入眼睛后刚好在视网膜上会聚。近视眼的远点则要近些。

在观察近处物体时,晶状体的表面就需凸起,以增加眼睛的焦度,使所成的像仍然落在视网膜上。不过,这种调节是有一定限度的,当物距短于一定距离时,经过调节的眼睛也不能使光线在视网膜上成像,这一距离称为近点(near point)。视力正常人的近点约为10~12cm。近视眼的近点要比它近些,而远视眼的近点则远些,因此远视眼看不清近处的物体。在观察近距离的物体时,因为需要高度调节,所以眼睛容易疲劳,在日常工作中最适宜的,在适当的光照下不致引起眼睛过分疲劳的距离大约是 25cm 左右,这一距离称为明视距离(distance of distinct vision)。

二、人眼的分辨本领和视力

当光线进入眼睛后,物体就在视网膜上成一个非常小的像。例如,长为 3mm 的物体,直立在离眼睛 3.0m 远处,它在人眼视网膜上所成的像的大小只有 $20\mu m$。物体在视网膜上所成像的大小由视角(viewing angle)来决定。所谓视角就是指物体的两端射到眼中节点的光线所夹的角度,如图 12-17 所示。视角的大小决定物体在视网膜上成像的大小。视角越大,所成的像也就越大,眼睛就越能看清楚物体的细节。因此,两个大小不同的物体,如果它们对眼睛所张的视角相同,那么它们在视网膜上所成像的大小就相同,因而人们感觉到它们的大小是一样的。

实验指出,眼睛观看两点时,若视角小于 1′,那么眼睛就分不清它们是两点,而感到的只是一个点了。眼睛能分辨的最小视角,叫做眼睛的分辨本领。它主要由视网膜上黄斑内

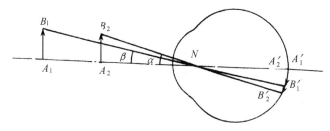

图 12-17 眼的视角

中央凹锥状细胞的特性所决定。在明视距离上两点能够被眼睛分辨的最短距离约为 0.1mm。不同的人眼所能分辨的最小视角是不同的,如果它能分辨的最小视角越小,那么它的分辨本领就越大。因此,我们引入视力的概念,用最小视角的倒数来表示眼睛的分辨本领叫做视力(visual acuity)。

$$视力 = \frac{1}{能分辨的最小视角}$$

式中,最小视角以分为单位。视力表就是根据这个原理制成的,如果眼睛能分辨的最小视角分别为 $0.67'$、$1'$、$2'$ 和 $10'$ 时,视力相应为 1.5、1、0.5 和 0.1。

三、散光眼的矫正

眼的屈光不正包括近视眼(short sight)、远视眼(far sight)和散光眼(astigmatism)三种。前两种属于球性屈光不正,也就是说,折射面角膜是球面的一部分,这种折射面为对称折射面。在这种折射系统中,主光轴上点光源发出的光束,在各个方向上的折射情况都应该完全一样,经折射后的光束将在主光轴的另一点上形成清晰的点像,只不过这个点像不能正好落在视网膜上。关于近视眼和远视眼的矫正,在中学都已学过,在此不再赘述。

散光眼属于非对称折射。这种眼睛的角膜曲率是不均匀的,所以由点光源所发出的光线,经眼折射后不能会聚于一点。图 12-18 是一散光眼成像的示意图。为了说明散光眼成像的情况,首先介绍一下眼睛的子午面与子午线。通过球面主光轴的任一平面都叫做子午面。子午面与折射球面(角膜)的交线叫子午线。图 12-18 中的 $OCHD$ 是一纵子午面,CED 是纵子午线。$OAGB$ 是一横子午面,AEB 是横子午线。曲率均匀的角膜任一子午线的半径都是相等的。图 12-18 所示的散光眼角膜的纵子午线半径最短,横子午线的半径最长,其他子午线介于两者之间。从点光源所发出的光线经角膜折射后,纵子午面里的光线会聚于 I_V,横子午面里的光线会聚于 I_H,其他子午面里的光线会聚于 I_V 和 I_H 之间。因此,点光源在散光眼内不能形成清晰的点像。

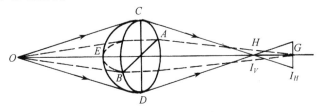

图 12-18 散光眼成像

矫正散光眼的方法不能一概而论。如果眼球具有最大焦度的子午面与具有最小焦度的子午面相垂直,这种散光眼称为正规散光眼,可以借助圆柱透镜加以矫正。一般散光眼还常伴有近视或远视,故有近视散光眼和远视散光眼之分。矫正这种散光眼要配用凹透镜或凸透镜和圆柱透镜结合起来的透镜。至于不规则散光眼,矫正起来就更困难。

第四节　放大镜　检眼镜　纤镜

一、放 大 镜

为了观察清楚微小物体或物体的细节,需要把物体移近眼睛增加视角,从而可使物体在视网膜上成一较大的像。但是眼睛的调节是有一定限度的,眼睛不能使近于 $10\sim12\text{cm}$ 的物体成像在视网膜上。也就是说,为了观察清楚微小物体或物体的细节,不但要增大视角,而且还要有合适的距离,显然,对于眼睛来说,这两个要求是互相矛盾的。不过若在眼睛之前加一个适当的凸透镜,会有助于消除这种矛盾。这实际上是增加了眼睛的调节作用,因而得到更大的视角,可以看清比 10cm 更近的物体,这样使用的会聚透镜叫做放大镜(magnifier)。

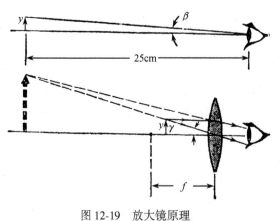

图 12-19　放大镜原理

在利用放大镜观察物体时,通常是把物体放在它的焦点以内靠近焦点处,使通过放大镜的光线成平行光束进入眼睛内,这样眼睛可以不加调节便在视网膜上得到清晰的像。

在图 12-19 中,如果将物体放在明视距离,不用放大镜,那么物体对眼所张的视角为 β。如果利用放大镜就可以使进入眼睛的光线对眼所张的视角增大到 γ,那么在视网膜上所成的像也就增大了。在几何光学中,通常用 γ 与 β 的比值来衡量一个放大镜的放大本领,称为角放大率(angular magnification),用 α 表示。

$$\alpha = \frac{\gamma}{\beta} \tag{12-11}$$

一般利用放大镜所观察的物体都很小,因此上式也可以写成

$$\alpha = \frac{\tan\gamma}{\tan\beta}$$

由图 12-19 可以看出

$$\alpha = \frac{\tan\gamma}{\tan\beta} = \frac{y/f}{y/25} = \frac{25}{f} \tag{12-12}$$

式中,f 是放大镜的焦距。这公式表明,放大镜的放大率和它的焦距成反比,焦距越短,角放大率就越大。但不能无限制地缩短透镜的焦距来提高放大镜的放大倍数。由于像差的存在,单一凸透镜的放大倍数约为几倍,由透镜组构成的放大镜,其放大率也只有 20 倍左右,并且使用时眼睛还须紧靠透镜。

二、检 眼 镜

检眼镜是用来观察眼底(视网膜)病变的一种仪器。它的最简单形式只包括一个光源和一块有孔的反射镜。其原理如图 12-20 所示。从光源发出的光线被平面镜反射到受检者的眼内,将眼底照亮。若受检者的眼睛正常,并且对远处的物体聚焦,使眼睛的焦点正好位于视网膜上面,那么由视网膜反射的光线,在通过角膜射出时将变为平行光束进入检查者眼内,形成视网膜的清晰像。在这里,受检查者眼睛的折射系统起到放大镜的作用,使检查者可以看到视网膜的放大像。如果受检者的眼睛屈光不正(近视或远视),那么可以在光路中插入适当的会聚或发散透镜,直至得到清晰的视网膜的像为止。

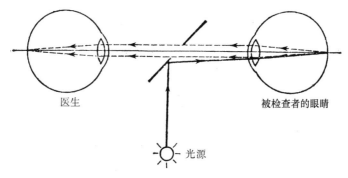

图 12-20　检眼镜原理

三、纤 镜

当光线由光密介质投射到光疏媒质的表面时,若入射角大于临界角,则光线将全部被反射,这种现象叫做全反射。纤镜就是利用全反射原理制成的。把透明度很好的玻璃(或其他物质)拉成很细的纤维,其外表涂一层折射率较低的玻璃介质就可以将光线从其一端传

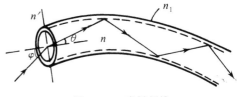

图 12-21　光导纤维

送到另一端,如图 12-21 所示。使光线以不很大的投射角 φ 从一端射入,当进入玻璃纤维中的光线投射到侧壁时的角度大于临界角时,光线将在侧壁上反复地被全反射,并沿着纤维前进而不向外泄漏。设 n 是玻璃的折射率,n_1 为侧面外部所涂介质的折射率,当光线从空气中向纤维端面投射时,不至于向侧面泄漏光线的最大投射角由下式决定

$$\sin\varphi = \sqrt{n^2 - n_1^2} \tag{12-13}$$

上式中的 $\sin\varphi$ 称为光学玻璃纤维的数值孔径(numerical aperture)。若中心为燧石玻璃($n = 1.62$),外围为冕牌玻璃($n_1 = 1.52$),则数值孔径 $N \cdot A \cdot = 0.56$,$\varphi = 34°$。

玻璃虽然是硬而脆的物质,但把它拉成很细的纤维时,就变得柔软可弯曲而且具有一定的机械强度。近 30 年,医学上已广泛使用由光学玻璃做成的各种内镜,简称纤镜(fibroscope),来观察体内某些器官腔壁的病变情况。例如支气管镜、食管镜、胃镜、直肠镜、膀胱

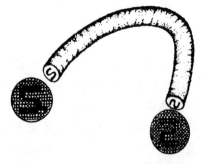

图 12-22　光学纤维束导像示意图

镜等。在这些纤镜中通常是将几万根玻璃纤维捆缚成束,用它来完成两个任务,一方面利用它把外部强光源发出的光导入器官内;另一方面通过它把器官内壁的像导出体外,以便医生观察和摄影。为了达到这一目的,玻璃纤维的两端应当粘结牢固,而且两端纤维的排列必须完全相同,以免影像错乱,如图 12-22 所示。整个纤维束除两端粘结外,中间不能粘结,以便于顺着体内各种管道弯曲前进。在使用纤镜时,可以沿管腔弯曲插入,所得到的像可以用肉眼直接观察,也可以利用摄影等方法显示在电视屏幕上,还可以直接进行活体组织取样,摘除结石或息肉等。

由于纤镜可获得体内器官腔壁的清晰图像,所以成为临床诊断学上的有力武器。

第五节　显　微　镜

一、显微镜的光学原理

显微镜是医学工作者的一种重要工具,它是由两个透镜组组成的。在图 12-23 中左边的小透镜代表第一个透镜组,称为物镜(objective),是焦距极短的会聚透镜;右边的透镜代表另一组会聚透镜,称为目镜(eyepiece)。物镜和目镜的间隔比它们各自的焦距大得多。被观察的物体 y(一般是标本切片)放

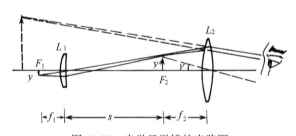

图 12-23　光学显微镜的光路图

在物镜焦点外侧附近的地方,使它成一放大的倒立实像 y',y' 位于目镜焦点以内靠近焦点的地方。目镜的作用和放大镜相同,目的是让眼睛可以更靠近 y',以增加视角。根据上节所讲的角放大率的定义,显微镜的放大率(M)为

$$M = \frac{\tan\gamma}{\tan\beta}$$

由图 12-23 可以看出,$\tan\gamma = y'/f_2$(f_2 是目镜的焦距)。$\tan\beta$ 仍然是 $y/25$,代入上式得

$$M = \frac{y'}{f_2} \Big/ \frac{y}{25} = \frac{y'}{y} \times \frac{25}{f_2} \tag{12-14}$$

y'/y 是物镜的线放大率,以 m 表示。$25/f_2$ 是目镜的角放大率。以 α 表示。因此上式又可以写成

$$M = m\alpha \tag{12-15}$$

即显微镜的放大率等于物镜的线放大率与目镜的角放大率的乘积。一个现代显微镜常常附有可以调换的物镜和目镜,适当配合使用就可以获得不同的放大率。

因为标本是放在靠近物镜的焦点来观察的,所以线放大率 y'/y 近似地等于 s/f_1,s 是标本由物镜成像的像距,故式(12-14)又可以写成

$$M = \frac{s}{f_1} \times \frac{25}{f_2} = \frac{25s}{f_1 f_2} \tag{12-16}$$

式中,s 可以看做是常数,因此显微镜的放大率是和所用的物镜及目镜的焦距的乘积成反比的。

二、显微镜的分辨本领

使用显微镜的根本目的是为了能够更好地观察标本的细节。如果仅提高显微镜的放大率而不能同时把物体的细节看得更加清楚的话,是毫无意义的,就好像把一张照片过分放大一样,所得好处是不多的。在显微镜中,从目镜观察到的细节是从物镜所成的像来的,而物镜成像的细节则受到光的波动性质所限制。

当一个点光源所发出的光进入显微镜时,要产生圆孔衍射,所成的像不是一个清晰的点,而是一个有一定大小的亮斑。这个亮斑的第一暗环的衍射角是

$$\alpha = \arcsin \frac{1.22\lambda}{d}$$

式中,λ 是光波的波长,d 是圆孔(即物镜)的直径。我们可以把标本看做是由许多点光源所组成,每个点光源都在物镜的像平面上产生自己的亮斑。物镜所成的像就是由这些亮斑组成的。图 12-24 表示物体上两个邻近的点 A 和 B 所产生的亮斑重叠的情况。如果两点之间的距离很短,那么亮

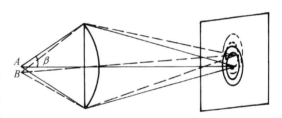

图 12-24　衍射图样的重叠

斑重叠的结果就有可能融合成一个大亮斑,使人眼分辨不出它是两个点的像了。用仪器观察物体时,可以分辨的两个点之间的最短距离称为最小分辨距离。显然,最小分辨距离越小,其分辨本领就越大,它们互为倒数。瑞利认为,当一个点的衍射亮斑的第一暗环与另一点亮斑的中央亮点重合时,这两点就正好处于可以分辨的极限位置。这个条件叫做瑞利分辨判据。

根据显微镜使用的具体情况,阿贝指出,物镜所能分辨的两点之间的最短距离为

$$Z = \frac{1.22\lambda}{2n\sin\beta} \tag{12-17}$$

式中,β 是从被观察的物体射到物镜边缘的光线与主光轴的夹角,n 是物镜与标本之间介质的折射率,λ 是所用光波的波长。$n\sin\beta$ 叫做物镜的孔径数。上式也可以写成

$$Z = \frac{0.61\lambda}{N \cdot A}$$

可见物镜的孔径数越大,能够分辨的两点间的距离越近,越能看清标本的细节,分辨本领就越强。

分辨本领和放大率是光学仪器(如显微镜)的两个重要指标,正确认识两者间的关系是很重要的。在同一显微镜中,两者要配合适当,不能强调一个方面而忽视另一方面。显微镜的分辨本领主要决定于物镜,目镜只能放大物镜所能分辨的细节,但它不能提高物镜的分辨能力。因此,光靠使用高倍目镜来提高总放大率对于整个系统分辨本领的提高是没有帮助的。例如,用一个 $40\times(N\cdot A\cdot 0.65)$ 的物镜配上 $20\times$ 的目镜和一个用 $100\times(N\cdot A\cdot 1.30)$ 的物镜配上 $8\times$ 的目镜,总放大率都为 800,但后者的分辨率比前者高出 1 倍,因而可以看到更多的细节。

为了提高显微镜的分辨本领,可以设法使用波长较短的光或增加孔径数。在可见光范围内,平均 $\lambda = 5500\text{Å}$,λ 值的变化是有限的。用紫外光($\lambda = 2750\text{Å}$)来代替可见光,可以把分辨本领提高 1 倍,但是不能用肉眼观察,只能用照像的方法拍下图像。在孔径数 $n\sin\beta$ 中,$\sin\beta$ 的最大值是 1.0。在通常使用的情况下,物镜外的介质为空气(称为干物镜),如图 12-25(a)所示,因此,$N\cdot A\cdot$ 的最大理论值是 1,实际上最多只能达到 0.95。如果在物镜与标本之间加入折射率与玻璃差不多的液体,例如香柏油,其孔径数 $n\sin\beta$ 就可以增加到 1.5 左右,这就是所谓的油浸物镜(oil immersion objective),如图 12-25(b)所示。油的折射率如果和玻璃一致,光线在它们的交界面上减少反射光,增大了孔径角 β,使进入物镜的光通量也增加了,所产生的像也要亮一些。

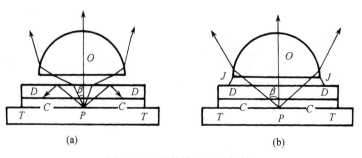

图 12-25 干物镜及油浸物镜

第六节 光学的生物医学应用

光学的生物医学应用具有悠久的历史。早在 1877 年,英国的两位科学家唐斯和布伦特就对阳光在医疗方面的作用进行过研究。1893 年,丹麦医学家芬森公布了利用低折射率的红光和红外线加快天花痊愈的研究结果。1896 年,芬森又发表了名为《聚集的化学光线在医学中的应用》的论文,报道利用紫外光治疗寻常狼斑的研究进展。1903 年 12 月,由于在攻克寻常狼疮的研究上做出的杰出成就,芬森获得了当年的诺贝尔医学或生理学奖。近年来,激光、光谱、光电子、显微及光纤等技术的发展,极大地拓宽了光学在生命科学领域的应用范围,各种新的基于光与生物组织的相互作用、组织结构的光学特性的诊断仪器相继问世,光学的生物医学应用正在成为光学、光电子学、生命科学和计算机科学等诸多学科交叉的一个新兴领域。本节将结合若干具有一定代表性(但并非全面)的实例,介绍光学的生物医学应用的新进展。

一、光学生物医学成像

光学生物医学成像通过记录被测人体或生物组织在某些光波波长下二维（三维）光学及生理参数的空间变化而获得图像,方法可分为拓扑成像（topography）和层析成像（tomography）。前者利用反射测量给出成像目标表面下浅层的光学参数二维变化;后者指重建成像目标的某一断层甚至整个三维空间的光学及生理参数图像。层析成像包含光学相干层析成像（optical coherence tomography, OCT）和扩散光学层析成像（diffuse optical tomography, DOT）。OCT 可实现浅层高分辨率成像（层厚:1mm,分辨率:10μm）,重要应用包括对冠状动脉、眼睛及神经系统的检查,作为外部介入治疗的导向等;而 DOT 能实现器官级（5~10cm）的层析成像,重要应用包括乳腺肿瘤早期诊断、新生儿大脑发育过程供氧状况及血氧动力学观测、脑功能成像等。

1. OCT 成像 OCT 成像系统主要由低相干光源、光纤迈克尔逊干涉仪和光电探测器等组成。光源一般选用低相干光源或飞秒激光光源。光源发出的低相干光经过光纤耦合器后被均匀地分成两束,分别照射在样品臂的样品和参考臂上装的反光镜上。参考臂上的反光镜反射回来的参考光和样品臂上被样品背景反射回来的信号光之间形成一定的光程差,当光程差处在光源的一个相干长度范围内时,这两束光将产生相干信号,而这种相干信号携带了一定的样品组织信息。利用光电探测器接收这种干涉信号,再经过信号放大、滤波、信号采集与处理,最后在计算机上呈现清晰的图像（图 12-26）。

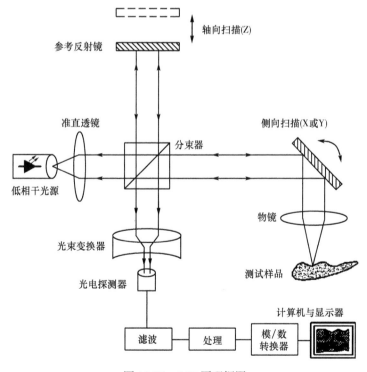

图 12-26　OCT 原理框图

OCT 技术的临床应用首先在眼科学领域进行。常规检查方法不能探测眼底组织的细微变化,而 OCT 具有较高的纵向分辨率,可以测定视神经纤维的厚度、测量视网膜结构、拍摄黄斑疾病、诊断和监测视网膜疾病等(图 12-27),并且 OCT 比超声波、核磁共振以及 X 射线更加安全。近年来,OCT 已经发展了一系列成熟的技术,在基础医学研究和其他疾病诊断方面的应用价值正日益显现。例如,应用 OCT 技术对大鼠乙酸胃溃疡模型的愈合过程进行的研究,探讨了光学层析成像技术在消化性溃疡疾病中的诊断价值及其意义。实验中首先建立大鼠胃溃疡模型,应用 OCT 系统对模型复制后的不同时期进行扫描,观察其在自然愈合过程中溃疡组织的变化情况,并且对其图像进行比较分析。利用 OCT 技术能够很准确的区别正常和非正常的胃组织,并且能够区分不同的愈合时期胃溃疡组织的图像,以及对病变组织进行一定深度的扫描。

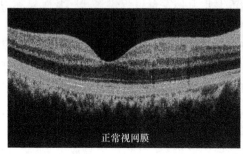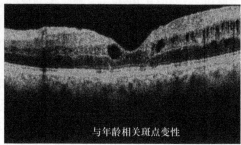

正常视网膜　　　　　　　　　　　与年龄相关斑点变性

图 12-27　视网膜 OCT 图像

目前 OCT 成像技术在临床应用上所面临的主要问题是成像速度和探测深度。OCT 成像速度较慢,因此尚不能实现对大区域生物组织的成像;OCT 探测深度小,因此对于深层组织的病变诊断存在困难。而解决上述问题也成为当前 OCT 技术发展的主流方向。

2. 光学分子成像　人类基因组序列草图的提前完成和后基因组时代的开始,推动了分子影像学(molecular imaging)的兴起和发展。分子影像学在细胞和分子水平上将活体动物及人类复杂的生理、病理过程转变成直观的图像,从而提供传统影像学无法检测到的细胞和分子水平的信息。就成像手段而言,分子影像学主要包括光学分子成像、磁共振分子成像、放射性核素分子成像和超声分子成像。而从方法的特异性、灵敏度、实时性和安全性等方面比较,光学分子成像无疑是其中最具特点的分子影像学技术。

光学分子成像在探测生物组织出射光子的光学信息的基础上,通过引入合适的荧光探针,用特定波长的红光激发荧光染料,使其发射荧光;或通过引入某些报告基因,其表达产物可自发发射荧光,通过光学成像设备可以检测发射荧光并充分挖掘和利用光学信息定量地研究荧光分子的分布,从而直接记录和显示分子事件及其动力学过程。因此,目前光学分子成像主要采用生物发光(bioluminescence)和荧光(fluorescence)两种技术。

生物发光以萤光素酶作为体内报告源,用荧光素酶基因标记细胞或 DNA,荧光素(底物)在 ATP 酶和氧的参与下可生成激发态的氧化荧光素,后者在自发回复到基态时多余的能量以光子形式放出而发出荧光(图 12-28)。生物发光的优点之一是以酶和底物的特异作用而发光,有着很强的特异性;实验对象本身没有任何自发光,使得生物发光具有极低的背景和极高的信噪比。

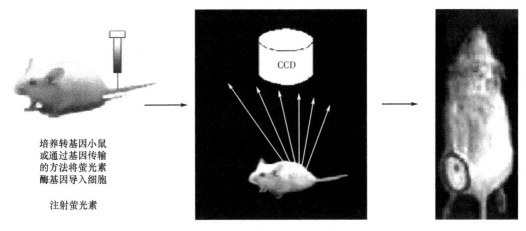

图 12-28 活体生物发光成像

荧光技术采用荧光报告基因标记细胞或 DNA,目前应用较多的报告基因是绿色荧光蛋白(green fluorescent protein,GFP),过程不需要底物的参与,但荧光发光需要外部激发光源的作用(图 12-29)。日本科学家下村修、美国科学家马丁·沙尔菲和钱永健正是因为在GFP 研究和应用方面做出的突出贡献而共同获得了 2008 年度诺贝尔化学奖。荧光技术也可以利用一些荧光基团标记特定的物质,注入实验对象体内而发光。荧光技术的信号强度大大强于生物发光的信号强度,但与生物发光相比,非特异性荧光产生的背景噪声使得图像信噪比有所降低。

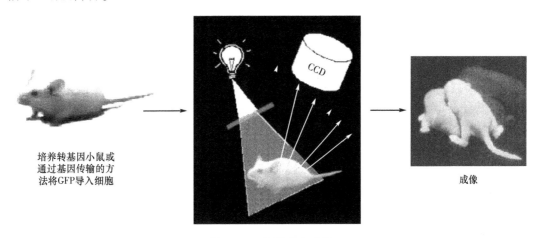

图 12-29 活体荧光成像

由于普通荧光的穿透能力较弱,在生物组织内的传输过程中同时受吸收和散射的影响而产生衰减,因此波长在近红外区域间的荧光成像更受研究人员的青睐。近红外荧光成像(near-infrared fluorescence imaging)是以合适的近红外荧光探针作为标记物,用特定波长的红光激发荧光染料,使其发射波长长于激发光波长的近红外荧光,应用近红外线光学成像设备进行检测,能够直接检测生物体内发生的生化过程、生物机体的生理和病理状态。

光学分子成像目前主要的应用领域包括新药开发、肿瘤研究(肿瘤的侵袭与转移、肿瘤新生血管生成、肿瘤细胞凋亡等)和内窥镜、腹腔镜以及一些开放性的外科手术等。特别要提及的是,光学成像在肿瘤动物模型的应用,将有力促进基因治疗、干细胞治疗、低剂量化疗、联合治疗及抗血管生成治疗等的发展。

二、光学口腔医学诊断技术

生物组织在光的诱导下可以发出荧光和磷光,一般在常温下,生物组织仅发出荧光。光学在龋病早期诊断方面的典型应用是激光荧光技术(laser fluorescence,LF)和定量光导荧光技术(quantitative light fluorescence,QLF)。

龋病发生是一个病因复杂的过程,首先在小范围的高度矿化组织发生,接着由表及里侵犯牙体组织。龋病病变的早期诊断,对于减少今后不必要治疗和相关费用具有重要的意义。LF 技术的原理是,当固定波长光波刺激牙面时可以产生荧光反射,荧光的改变依据牙齿表面的矿化程度,这一改变值能指示牙齿结构的脱矿程度。临床应用结果表明,LF 技术的优点是能够定量地测量牙齿结构的改变,对早期诊断疾病和监控其进展有实用意义。QLF 技术是一种测量牙齿平滑面非成洞性早期釉质龋坏(脱矿)的方法。用一定波长的光(激光)照射到不同矿化程度的牙面上,会产生不同波长和不同强度(与釉质的矿物含量有直接关系)的荧光。通过专门的定量分析手段可最终达到龋病早期诊断目的。

三、光　镊

当用传统的机械镊子夹持物体时,必须通过镊子与物体的实际接触,再施加一定的压力将物体钳住。而对单分子纳米级的操作则必须基于光镊(optical tweezers)技术,以克服集团分子行为的平均效应,进而揭示分子微环境和结构改变导致的反应波动。所谓光镊实际上是指利用聚焦的激光束来束缚微粒从而达到机械镊子夹持物体的相同效果,移动光束可迁移或翻转微粒。光镊系统的构成如图 12-32 所示。光镊的特性包括:

1. 俘获的非机械性　光镊对微粒的捕获是通过"无形"的光来实现的,属于非机械接触的俘获。俘获力是施加在整个微粒上的,而不是像机械捕获那样只集中在很小的区域,因此不会对被捕获的生物微粒产生机械损伤,使得细胞等的生命活动的变化得以完整保留。

2. 操控的非干扰性　与俘获对象的尺度相比,光镊的所有机械部件距俘获对象的距离要远远大得多,几乎不会对生物微粒周围环境和它的正常生命活动形成干扰。选择微粒吸收小的光波长避免光吸收造成的损伤,利用光的穿透性,光镊能够无损伤地穿过封闭系统的透明表层操控内部微粒,如透过细胞膜对其下的细胞器实现操控。

3. 操控的非刚性　光镊夹持和操控微粒的动作是非刚性的,或者说具有弹性。同时光镊不仅是一把"镊子"还是一个力学微探针,可以在操作过程中实时测量微粒间的微小相互作用力,这有助于生物大分子行为的研究。在生物大分子的水平上,生命现象不仅表现为生化过程,还表现为它们的相对位移和速度、受力的大小与方向等运动学和动力学特性,这些特性与它们的结构和功能有着密切的联系,成为表征其特性和生物过程的重要参数。

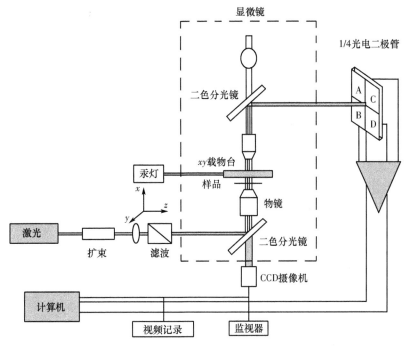

图 12-30 光镊系统原理图

光镊一般通过光压俘获和操控的微球的直径大约为 $25\mu m$ 至 25nm。目前光镊主要在分子和细胞生物学研究上用来实现细胞切割和缝合、细胞位移及作用力的测量、蛋白和 DNA 去折叠的测量、马达蛋白产生的力和位移的测量等。

拓展阅读

1. 光与生物组织的相互作用 光在传播过程中与生物组织相互作用而使光的性质发生了某些变化,在这里光作为信息的载体分别反映了生物组织对光的反射(折射)、散射和吸收能力,而反射(折射)、散射和吸收等现象正是这种相互作用的结果。除了光的反射(折射)、散射和吸收外,光与生物组织的相互作用的表现形式还包括发光、光化学以及光声等现象。在光与生物组织相互作用过程中,吸收是一种最基本的形式,未被吸收的光形成了透射光,生物组织内部的非均匀性可导致光传播方向发生改变,进而产生反射(折射)和散射现象。而光热、光声、光电导现象则与光吸收时生物组织的电子能态的改变相联系,如果能量合适,光吸收可使被照射组织中的电子跃迁到不同电子激发态的不同振动能级上。当处于高能级的电子向下跃迁至低能级时,可以无辐射跃迁方式向周围发出能量从而消耗掉多余的能量,于是产生光热、光声和光电导现象。另外,当电子从高能级向低能级衰变时,还可能发生荧光现象和拉曼散射。从中可以看出,反射(折射)、散射和吸收是影响光在人体或组织中传播的三个基本物理过程。一般用折射率、吸收系数和散射系数等光学参数来定量地描述这三个过程:折射率描述反射和折射;吸收系数和散射系数分别描述组织对光的吸收能力和对光的散射能力。

因此,光学的生物医学应用,首先面临的问题是如何进行光学参数的测量。如果能够用适当的检测方法获得由生物组织出射的光,通过比较出射光相对于入射光的变化,再根据描述光信息与被测生物组织状态之间关系的模型,便能在适当的定量分析基础上获得被测生物组织的状态信息。这也正是光学医学诊断的基本思想。在生物组织内,由光所引起的化学结构改变的所有过程称为光化学反应。化学过程可以生成大量的活性氧,它能够与多种生物大分子相互作用使之氧化,从而损伤细胞结构或影响细胞功能,因此能够获得治疗作用。光学医学治疗基于的就是这种光化学效应。

2. 激光光动力学治疗肿瘤   光动力学疗法(photodynamic therapy,PDT)原称光化学疗法(photochemical therapy,PCT),它是由可见光、近红外光或紫外光驱动的,通过生物组织中激发态光敏物质的退激而引发的一系列物理、化学和生物过程。近年来,由于光敏物质、光激活装置以及导光系统的发展和进步,PDT 已逐步成为肿瘤的基本治疗手段之一。图 12-31 是皮肤癌 PDT 前后的对比效果。

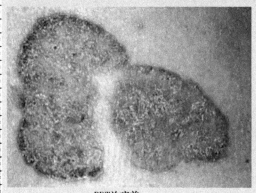

PDT治疗前　　　　　　　　　　　　　　　　PDT治疗后

图 12-31　皮肤癌 PDT 前后的对比效果

PDT 的基本要素包括光敏物质、光和氧。实现过程为(图 12-32):通过光导纤维将激发光导入体内,体内的光敏物质受到相应波长光照射后吸收光子能量,由基态变为激发态。处于激发态的光敏物质是极不稳定的,将迅速经过退激过程释放能量而返回基态,伴随着这一过程会产生大量的活性氧(其中主要是单态氧)。单态氧是强氧化剂,能与多种生物大分子相互作用,使细胞的酶失活,受体丧失,能量代谢降低,细胞骨架破坏甚至失去修复功能和分裂能力。由于光敏物质在不同的生物组织(如正常组织和肿瘤组织)中具有不同的半衰期,而且肿瘤组织可较多地摄取和聚集光敏物质,因此单态氧可与肿瘤细胞结合,肿瘤细胞受到强烈氧化而遭到破坏,但正常细胞不会受到大的损伤。

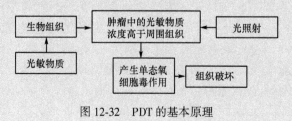

图 12-32　PDT 的基本原理

　　PDT 具有创伤小、选择性强、毒性低微、适用性好和重复治疗的特点。但是 PDT 的主要缺点是作用表浅,对大多数组织而言,PDT 的有效作用深度很难超过 10mm。因此 PDT 的主要临床适应证是皮肤、黏膜的浅表肿瘤、视网膜黄斑变性、动脉粥样硬化和牛皮癣等疾病。对于深部肿瘤或瘤体较大的肿瘤,必须通过特殊的照射方法加以解决。

习题十二

　　12-1　圆柱形玻璃棒($n=1.5$)的一端是半径为 2.0×10^{-2}m 的凸球面。求位于棒的轴线上,离棒端 8.0×10^{-2}m 处的点物经棒所成的像的位置。若将此棒放在水中,物点的位置不变,所成的像又在何处?

　　　　　　　　　　　　　　　　　　　　　　　　(1.2×10^{-1}m;-1.8×10^{-1}m)

　　12-2　从几何光学的角度研究人眼,有几种简化模型,其中之一是将人眼的成像归结为由一个曲率半径 5.70×10^{-3}m,介质折射率为 1.33 的单球面折射,试求这种简化眼的焦点位置。若已知某物在角膜后 2.402×10^{-2}m 处视网膜上成像,该物应在何处?

　　　　　　　　　　　　　　　　　　(1.73×10^{-2}m;2.30×10^{-2}m;4.0×10^{-1}m)

　　12-3　将折射率为 1.50,直径为 8.0×10^{-2}m,端面为凸半球形的玻璃棒,置于液体中,在棒轴上离端面 6.0×10^{-1}m 处有一物体,成像在棒内 1.00m 处,求液体的折射率。　　　(1.35)

　　12-4　一玻璃双凸薄透镜,其两折射面的曲率半径分别为 6.0×10^{-1}m、1.5×10^{-1}m,现将物体置于镜前 1.2×10^{-1}m 处,求像的位置。　　　　　　　　　　　($-\dfrac{12}{13} \times 10^{-1}$m)

　　12-5　有两个薄透镜 L_1 和 L_2,已知 $f_1 = 1.2 \times 10^{-1}$m,$f_2 = -1.0 \times 10^{-1}$m,两镜相距 $d = 7.0 \times 10^{-2}$m。一点光源置于 L_1 外侧 4.0×10^{-1}m 处,问最后成像在何处?

　　　　　　　　　　　　　　　　　　　　　　　　　　　　(最后像为出 L_2 的平行光)

　　12-6　把焦距为 2.0×10^{-1}m 的凸透镜和焦距为 4.0×10^{-1}m 的凹透镜密接,求它们密接后的焦度。　　　　　　　　　　　　　　　　　　　　　　　　　　　　　($+2.5D$)

　　12-7　一显微镜的焦距为 4.0×10^{-3}m,中间像成在物镜像方焦点后 1.6×10^{-1}m 处,如果目镜的倍率是 20×,显微镜的总放大率是多少?　　　　　　　　　(800 倍)

　　11-8　显微镜目镜的焦距为 2.5×10^{-2}m,物镜焦距为 1.6×10^{-2}m,物镜与目镜相距 22.1×10^{-2}m,最后成像于无穷远处,问

　　(1) 标本应放在物镜前什么地方?　　　　　　　　　　　　　　　(1.74×10^{-2}m)

　　(2) 物镜的线放大率是多少?　　　　　　　　　　　　　　　　　(12 倍)

　　(3) 显微镜的总放大率是多少?　　　　　　　　　　　　　　　(1.2×10^4 倍)

　　12-9　用孔径数为 0.75 的物镜去观察 0.3×10^{-4}cm 的细节,能否看清? 若改用孔径数为 1.2 的物镜观察又将如何? 设所用的光源的波长为 600nm。

　　12-10　若有一 0.25μm 长的物体置于一显微镜下,想放大为 0.10mm,用的是 400nm 的蓝光为光源,这显微镜有二物镜 40×,$N \cdot A \cdot 0.65$;100×,$N \cdot A \cdot 1.25$;目镜:10×;4×;你将如何选用? 为什么?

　　　　　　　　　　　　　　　　　　　　　　　　　　　　　　　　(武　宏)

第13章 量子力学基础

本章要求

（1）了解量子力学的基本概念和原理。

（2）理解薛定谔方程在原子结构中的应用。

（3）掌握描述微观粒子的波粒二象性德布罗意波假设和波函数表达。

20世纪以来，随着人类对生命现象认识的不断深入，生物医学已从宏观形态的研究进入到了微观机制的探讨，微观物理在生物医学中的地位也越来越重要。作为基础知识，本章将主要从量子力学的起源入手，讨论光和微观粒子的波粒二象性以及由此引出的量子力学运动规律和描述方法，并从应用角度出发，介绍激光的产生的机制和特征。

第一节 光的波粒二相性

一、黑体辐射

一切固体或液体，在任何温度下（$T>0$）都将向空间发射各种波长的电磁波，所发射波谱的能量叫做辐射能。人体表面也在不断地辐射电磁波，但这些电磁波在远红外区，不能引起人们的视觉。任何物体向外辐射电磁波的本领不仅与该物体的温度有关，而且与波长有关。物体在向周围辐射能量的同时，也吸收周围物体发出的辐射能。物体向外辐射能量的本领与吸收外界辐射能的能力之间有着确定的关系。

处于热平衡态下的辐射体，如果在单位时间内，从物体表面单位面积上所辐射的波长在 λ 到 $\lambda+d\lambda$ 范围内的辐射能为 dM_λ，那么 dM_λ 与波长间隔 $d\lambda$ 的比值叫做单色辐射出射度，简称单色辐出度，表示为 $M_\lambda(\lambda,T)$，它反映了不同温度下辐射能按波长的分布情况。

当辐射能投射到某个不透明的物体表面时，一部分能量被吸收，另一部分能量从表面反射出去，吸收的能量和入射总能量的比值，称为该物体的吸收率。物体在温度 T 时，对于波长 λ 到 $\lambda+d\lambda$ 范围内的吸收率，称为单色吸收率，用 $\alpha(\lambda,T)$ 表示。实际物体的吸收率都小于1，即物体只能部分地吸收投射到表面上的辐射能，其余部分被表面反射或透射过去了。吸收率等于1的物体叫黑体，它能够完全吸收任何波长的辐射能量，而不反射或透射。

黑体就像质点、刚体、理想流体等模型一样，也是一种理想化的模型。在实验室中人们常用等温空腔（图13-1）来研究黑体。

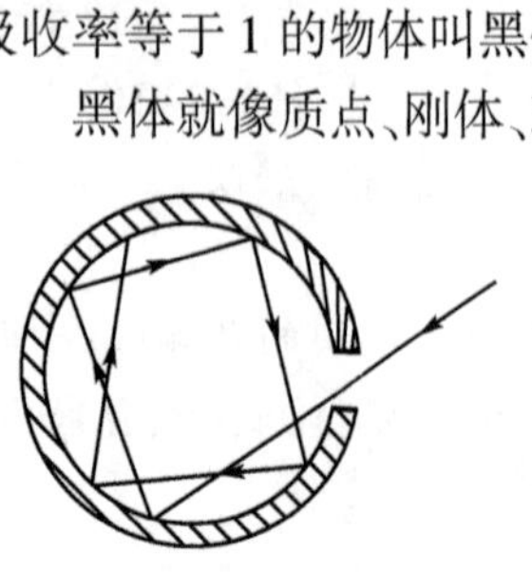

图13-1 黑体辐射

当一束强度为 I_0 的任意波长的光波入射小孔后，将在空腔内发生很多次的相继反射，每反射一次空腔内壁将吸收部分能量，经过 n 次反射后，只要 n 足够大，入射光波的能量就能够几乎全部吸收，所以图13-1中的这个小孔就可近似看成黑体。在一定温度下，利用分光仪器分别测定黑体模型（上述空腔的小孔）

对各种不同波长的能量的辐射功率。然后对腔壁均匀加热以提高它的温度,分别在不同温度下重复上述实验,进而描绘出黑体辐射度 $M_\lambda(\lambda, T)$ 随 λ 和 T 变化的多条实验曲线。由实验曲线,可得出下述两条有关黑体辐射的实验定律:

1. 斯特藩-玻尔兹曼定律 图 13-2 中,每条曲线下的面积等于黑体在一定温度下的总辐射本领,即

$$M(T) = \int_0^\infty M(\lambda, T) \, d\lambda \tag{13-1}$$

黑体的总辐射本领 $M(T)$ 随温度而迅速增加,斯特藩根据实验指出,黑体的总辐射本领与它的绝对温度 T 的 4 次方成正比,即

$$M(T) = \sigma T^4 \tag{13-2}$$

式中,$\sigma = 5.67 \times 10^{-8}$ J/(s·m²·K⁴) 叫做斯特藩恒量。此结果也可由热力学理论导出,玻尔兹曼作了理论推导,因此式(13-2)叫做斯特藩-玻尔兹曼定律。

2. 维恩位移定律 图 13-2 中,每一条曲线都存在着 $M(T)$ 的一个最大值(峰值),对应于这一最大值的波长 λ_m 叫做峰值波长,随着温度 T 的升高,λ_m 向短波方向移动,维恩根据实验指出,黑体辐射的峰值波长与黑体的绝对温度成反比关系,即

$$T\lambda_m = b \tag{13-3}$$

式中,$b = 2.898 \times 10^{-3}$ m·K 称为维恩常数。利用这一定律,只要测得 λ,就可以计算出黑体的温度了。太阳表面的温度就是用这种方法测出来的。人的体温为 37℃,即 $T = 310$K,如果把人体看作黑体,那么 $\lambda_m = 9.38\mu m$,可见人体热辐射能量最大的波长在远红外区。

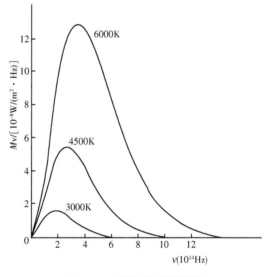

图 13-2 黑体辐射能谱曲线

目前在医学上得到广泛应用的热成像仪的工作范围就在远红外波段,它的工作原理以斯特藩-玻尔兹曼定律为依据。具体工作过程是:以光敏元件为主的扫描器(测温探头),将接受到的来自探测目标如人体表面的红外辐射能量转换为电信号,再经放大后传输到显示单元上。最后显示器将人体温度分布以图像的形式表现出来。现在,热成像技术发展相当迅速,最新的热成像仪的分辨率可达0.01℃,因此,它在临床诊断上应用非常广泛。现已确认的各种适应证包括血液循环障碍、新陈代谢障碍、慢性疼痛、自主神经障碍、炎症、肿瘤等各类疾病。

二、光 电 效 应

当某些金属受到适当波长的光的照射而有电子逸出的现象叫做光电效应,由于光照而逸出的电子叫做光电子,光电子的定向运动所形成的电流叫做光电流。研究光电效应的实验如图 13-3 所示。在真空玻璃管中封进 2 个金属电极:阴极 K 和阳极 A.在两极加上一定的

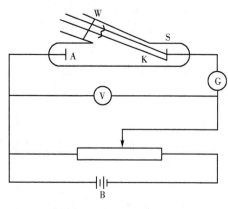

图 13-3 光电效应实验

电压时,可以观察到如下的现象.当阴极 K 未受光照射,电流计指针不偏转,电路中没有电流。如果用紫外光或频率较高的光线通过石英窗口照射到阴极 K 上,则电流计指针发生偏转,表示电路中有电流通过。光照多久,电流就维持多久;光越强则电流越大。实验结果指出,光电效应有下列基本规律:

(1) 阴极表面在单位时间内逸出的光电子数与入射光的强度成正比。在一定的入射光强照射下,光电流 I 随加速电势差 U 的增大而增大,当电势差 U 足够大时,光电流 I 趋于一定的饱和值 I_s,表明此时从金属电极 K 发射出的光电子全部被阳极 A 收集。在相同的 U 值下,增加入射光强度,光电流增加,相应的饱和电流 I_s 也增大。这表明金属电极 K 发射的光电子数与入射光强成正比。

(2) 光电子从金属表面逸出时的初动能随入射光的频率的增加而线性地增加,与入射光的强度无关。当电势差 U 减少到零时,光电流一般并不等于零。这表明从阴极逸出的电子仍有部分能到达阳极。当反向电势差达到某一值 U_a 时,光电流为零,这时电子由阴极逸出时具有的初动能全部消耗于克服电场力做功,即 $\frac{1}{2}mv^2 = e|U_a|$,v 为电子的初速度,U_a 为遏止电势。同时实验表明,U_a 的绝对值与入射光的频率有线性关系,即 $|U_a| = K\nu - U_0$,式中 K 是不随金属性质而变的恒量,U_0 由阴极金属的性质决定,对不同的金属,U_0 的量值不同,而对同一金属,U_0 是恒量,因此电子的初动能为 $\frac{1}{2}mv^2 = e|U_a| = eK\nu - eU_0$。

(3) 光电效应有一定的截止频率。实验指出,要使某一种金属产生光电效应,入射光的频率必须大于或等于某一频率 ν_0,ν_0 称为截止频率,或红限。与截止频率相对应的波长称为临界波长 λ_0,$\lambda_0 = c/\nu_0$。由此得出光电效应的第 3 条规律,如果光的频率小于截止频率 ν_0,则不论光的强度多大,照射的时间多长,都不会产生光电效应。同时对于不同的金属,其逸出功和截止频率是不同的。

(4) 光电效应的瞬时性。实验表明,无论光的强度如何,只要光的频率大于截止频率,则在光照射到金属表面后,几乎立即就有光电子逸出.其时间间隔不超过 10^{-9} s,这就是光电效应的"瞬时性"。

在医学上根据光电效应原理制成的影像增强管被用于 X 光机的透视显示,可大大提高 X 光机的透视条件和效果。根据内光电效应原理制成的光电池,光电二极管等器件在光电比色、CT 图像检测等方面得到了广泛的应用。

三、康普顿效应

1922～1923 年,康普顿首先观察到 X 射线被物质散射后,除了有与入射波长 λ 相同的射线外,还有波长变长的部分出现。康普顿对此现象给出了理论解释,因而这一现象后来被叫做康普顿效应,实验装置如图 13-4。

康普顿用光子的概念成功地解释了康普顿效应。假设单个光子和实物粒子一样能够与实物粒子发生弹性碰撞,并且遵守能量守恒和动量守恒。碰撞如图 13-5,一个光子与散射物质中的一个自由电子或束缚微弱的电子发生弹性碰撞后。光子将沿某一方向散射,这一方向就是康普顿散射的方向。碰撞时,入射光子把一部分能量传递给电子,这样散射光子的能量就比入射光子的能量低。因此,散

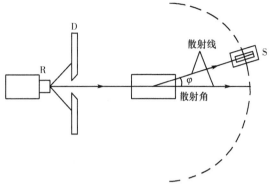

图 13-4　康普顿效应实验

射光的频率要比入射光的频率小,或者说散射光的波长要比入射光的波长大。如果光子与原子中束缚很紧的电子(内层电子)碰撞。光子将与整个原子交换能量,由于原子的质量要比光子质量大很多,因此光子碰撞后不会显著地失去能量,从而散射光的频率几乎不变。所以散射线中有与入射线波长相同的射线。

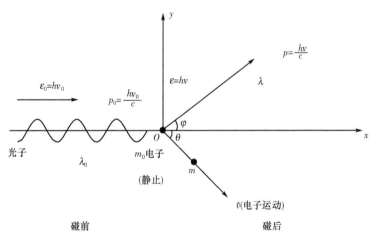

图 13-5　康普顿效应

康普顿效应进一步证实了光子假说的正确性,并说明光子也具有一定的质量和动量。光子的这些特点说明了光子本身也是一种特殊形式的物质。它和电子、原子等实物粒子的不同在于,光子永远以光速运动,因此没有静止质量。总结以上三种光的现象,可以看到当光被物质吸收或与实物粒子相互作用时,必须用光的粒子性来加以解释;而在光传播过程中产生的一些现象则要用光的波动性质才能解释。所以可以说,光是一种具有电磁本质的特殊物质,它具有粒子性和波动性这两重性质,即具有波粒二象性。

第二节　氢原子结构、玻尔理论

早在 19 世纪,人们就已经知道明线光谱是由原子发射的,通过对原子光谱规律性的实验研究,可以进一步了解原子内部结构的信息。进入 20 世纪以后,在这些光谱实验规律的

基础上,玻尔提出了氢原子理论,获得了相当满意的结果。

一、氢原子光谱的规律性

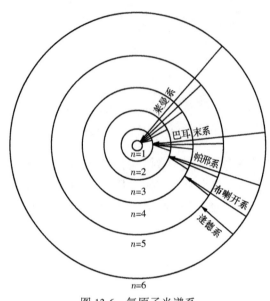

图 13-6　氢原子光谱系

每种元素都有自己特定的光谱,氢原子由于核外只有一个电子,结构简单典型,因此它的光谱最先为人们所认识。1885 年,巴耳末通过运算指出,氢原子的可见光光谱中各谱线的波长可用一个公式表达出来。此后,莱曼、帕邢等人相继发现紫外区和红外区的谱线系也有类似的表达。将氢原子光谱的各个光谱系的波长倒数用波数来替代,可以进一步得到如下的简单公式:

$$\tilde{\nu} = \frac{1}{\lambda} = R\left(\frac{1}{k^2} - \frac{1}{n^2}\right) \quad (13-3)$$

式中,两项 $T(k)$ 和 $T(n)$ 叫做光谱项。参数 R 叫做里德伯常量,其实验值 $R = 1.0967758 \times 10^7 \mathrm{m}^{-1}$。参数 k 可取 1,2,3,… 整数值来表示不同的光谱系,而参数 n 表示光谱系中的各个光谱线。图 13-6 说明氢原子光谱中每条谱线都有一定的位置,而且彼此是分立的。

二、玻尔的氢原子理论

1911 年卢瑟福根据 α 粒子散射实验提出了原子核式模型,认为原子是由一个原子核和若干个绕核运动的电子组成。原子核的半径不到原子半径的万分之一,但占有原子质量的99.9% 以上和全部的正电荷。这个学说成功地解释了一些实验现象,成为研究原子结构的基础。但经典电磁理论与原子的核式模型有矛盾。从经典电磁理论看来,这样结构的原子是完全不稳定的。因为做加速运动的电子会以电磁波的形式辐射能量,这样其轨道越来越小,最终会逐渐落到原子核上。因此,原子是一个不稳定的系统,原子所发射的光谱应当是连续光谱。但事实表明,原子是一个稳定系统,原子光谱是线光谱。

1913 年,玻尔在原子核式模型基础上,考虑到原子光谱的规律性,抛弃了部分经典理论的概念,发展了普朗克的量子理论并提出了三个假设,使原子光谱得到了初步的解释。

1. 轨道量子化假设　在电子绕原子核做圆周运动时,只有电子的动量矩等于 $\frac{h}{2\pi}$ 的整数倍的那些轨道才能实际存在,即

$$L = mvr = n\frac{h}{2\pi} \quad (13-4)$$

式中,m 为电子的质量,v 为电子运动的速度,r 为轨道半径,h 是普朗克常量,n 为 1,2,3,…

整数值,称为量子数,式(13-5)称为轨道角动量的量子条件。

2. 定态假设　电子在上述所许可的任一轨道上运动时,电子虽然做加速运动,但不辐射能量,原子具有一定的能量并处于稳定的运动状态,简称定态。

3. 辐射假设　原子能量的改变,只能从一个稳定状态跃迁到另一个稳定状态来实现,不能任意连续的变化。只有从一个具有能量为 E_n 的定态过渡到一个具有能量为 E_m 的定态时,原子才进行一定频率的电磁辐射,发射光子的频率 v 由下式决定

$$hv = E_n - E_m \tag{13-5}$$

玻尔在上述假设的基础上,定量地计算了氢原子定态的轨道半径和能量,成功地解释氢原子的规律性。电子绕原子核做圆周运动时的向心力由库仑力提供,即 $m\dfrac{v^2}{r} = \dfrac{1}{4\pi\varepsilon_0} \cdot \dfrac{Ze^2}{r^2}$,根据玻尔的第一个假设,即式(13-5)和库仑力公式联立消去 v,并以 r_n 代替 r,即得

$$r_n = \frac{\varepsilon_0 n^2 h^2}{\pi m e^2} \quad n = 1,2,3\cdots \tag{13-6}$$

这就是氢原子量子数为 n 的电子圆形轨道的半径。由此可见,电子轨道并不是任意的,而必须是整数 n 的函数。当 n 取 1 时,就得到氢原子的最小轨道半径,通常把它称作玻尔半径。

$$r_1 = a_0 = \frac{\varepsilon_0 h^2}{\pi m e^2} = 0.529 \times 10^{-10} \text{ m}$$

当氢原子或类氢原子中的电子处于某一定态时,原子的总能量等于电子的动能 $\dfrac{1}{2}mv^2$ 和电子与原子核系统的电势能的代数和

$$E_n = \frac{1}{2}mv_n^2 - \frac{e^2}{4\pi\varepsilon_0 r_n}$$

将式(13-7)中的 r_n 带入上式就可以得到电子在半径为 r_n 的轨道上运动时氢原子的总能量 E_n,即

$$E_n = -\frac{e^2}{8\pi_0 r_n} = -\frac{1}{n^2}\frac{me^4}{8\varepsilon_0^2 h^2} \tag{13-7}$$

由于选择电子与原子核相距为无限远时的势能为零,电子处于束缚态时,总能量一定为负值。当 $n=1$ 时,$E_1 = -13.6\text{eV}$.这是氢原子内部能量的最低值,原子的状态最稳定,称为基态. 对于 n 大于 1 的稳定状态,其能量均大于基态的能量,这些状态称为激发态。n 增大时,相邻的能级越来越靠近。当 $n \to \infty$ 时,$E_\infty = 0$,这时电子不再受原子核的束缚而成为自由电子。由上述可知,氢原子的核外电子只能在一些量子化的轨道上运动,而且电子的动量矩是量子化的,氢原子系统的内部能量也是量子化的。表示量子化的正整数 n 称为主量子数。

根据玻尔的第二个假设,对氢原子光谱可以解释氢原子光谱的产生。原子通常处于能量较小的基态,但原子吸收一定的能量后,能够跃迁到能级较高的激发态,处于激发态的原子能够自发地过渡到能级较低的激发态或基态。按照玻尔的假设,原子从量子数为 n 的高能级过渡到量子数为 k 的低能级时,辐射出单色光,辐射单色光的频率为

$$v_{kn} = \frac{E_n - E_k}{h} = \frac{me^4}{8\varepsilon_0^2 h^3}\left(\frac{1}{k^2} - \frac{1}{n^2}\right) \tag{13-8}$$

换做波数表示,则有

$$\tilde{v}_{kn} = \frac{1}{\lambda_{kn}} = \frac{me^4}{8\varepsilon_0^2 ch^3}\left(\frac{1}{k^2} - \frac{1}{n^2}\right)$$

式中,$R = \dfrac{me^4}{8\varepsilon_0^2 ch^3} = 1.0973730 \times 10^7 \text{m}^{-1}$,这一理论值与实验中得到的 R 值符合的很好,从而为里德伯常数找到了理论根据。

玻尔的氢原子理论第一个提出了原子结构的动态模型,并首先明确地指出了经典理论不适用于原子的微观现象。在玻尔的假设中,定态假设和辐射假设在现代理论中仍然有效,但是它不能解释氢光谱的精细结构,也不能计算多电子原子的能级和光谱频率、谱线的强度,因此它具有很大的局限性和缺点。玻尔理论的局限性的根本原因,是它没有跳出经典理论的范畴,而只是用量子理论对经典理论进行"修补",也就是应用经典理论时,人为地加上量子化条件,缺乏内在的逻辑统一性。所以说,它只是原子理论中一个过渡性的学说。处理原子现象的完善理论是量子力学,它是建立在微观粒子具有波粒二象性基础上的,因此能更准确地解决原子结构问题。但是玻尔理论是原子构造理论发展过程中一个极为重要的事件,它明确指出经典物理学已不适用于研究原子内部的现象,在微观体系中量子规律将体现的更为明显,对现代物理学发展起了很大的推动作用。

第三节 微观粒子的波粒二相性

一、德布罗意波

光的干涉、衍射等现象体现出光的波动性,而热辐射、光电效应等现象说明了光的微粒性。因此,光的本性具有"波粒二象性"。德布罗意在研究微观粒子运动规律时,受到光的波粒二象性的启发,大胆提出假设:波粒二象性不是光学中的特殊现象,而是具有一般意义的,如电子、质子、中子这样运动中的微观粒子也同样具有波粒二象性。与光的波粒二象性相似,代表自由运动粒子的粒子性的能量 E 和动量 p 分别与代表其波动性的频率 v 和波长 λ 满足公式 $E = hv$ 和 $p = \dfrac{h}{\lambda}$,式中 h 是普朗克常量,这两个关系式称做德布罗意公式。

如果是电子这样的微观粒子,当它在电压为 U 的加速电场作用下运动时,电子得到的动能是 $E_k = eU$(e 为电子电量)。则有 $eU = \dfrac{1}{2}mv^2 = \dfrac{p^2}{2m}$,同时,$\lambda = \dfrac{h}{p}$,联立以上二式,并消去动量 p,可得到 $\lambda = \dfrac{h}{\sqrt{2meU}}$,代入 h、m 和 e 的数值,得到 $\lambda \approx \sqrt{\dfrac{1.50}{U}} = \dfrac{1.225}{\sqrt{U}}$ nm。当用 150V 的电压加速电子,其波长是 0.1nm;而电压为 10kV 时,电子波长为 0.012 2nm。由此可见德布罗意波的波长是很短的。

在前一章几何光学中已经提及,光学显微镜的分辨本领除了受数值孔径大小的影响外,还受到照射光波长的限制,波长越短,分辨本领越高。但即便使用紫外光作为照射光源,显微镜的最小分辨距离也仅为 112nm, 仍无法分辨病毒和细胞内部的细节。但若用电子束替代光波, 在 10kV 的加速电压下, 其德布罗意波长为 0.012 2nm, 远小于光波波长, 实际分辨距离可达到 0.1nm。因此, 通过降低波长, 电子显微镜的分辨本领获得很大的提高。

电子显微镜与光学显微镜类似, 具有物镜和目镜系统, 但它们不是光学透镜, 而是静电透镜或是电磁透镜, 通过静电场或磁场对运动电子的偏转作用, 使得电子束会聚或发散。

电子显微镜主要分为透射电镜和扫描电镜两大类型。这里简单介绍透射式电子显微镜的工作原理。

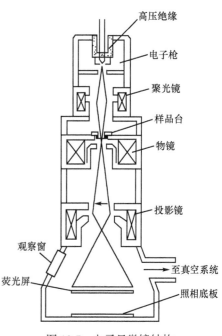

透射电镜的原理如图 13-7 所示, 由灯丝和阳极组成电子枪, 发射电子射线束。电子束经电子会聚"透镜"(实为线圈产生的会聚电子射线的电场)集中投射到待观察的标本上。标本做得极薄, 电子射线穿过标本, 经电子"透镜"聚焦在屏上, 形成标本的放大像, 通常称为中间像, 通过观察窗可看到此像。屏中央有孔, 通过此孔的电子射线经投射"透镜"再次放大后成像在荧光屏上, 这称为最后像, 通过观察窗可直接观察此像。转移开"荧光屏", 可用照相底片把最后的像记录下来。电子束用肉眼无法直接观察, 只能通过荧光屏和照片进行观察分析。

图 13-7 电子显微镜结构

二、电子衍射

德布罗意关于粒子具有波动性的理论其实仅是一个假设, 这样的假设是否成立, 关键在于能否得到实验验证。比如运动的电子束是否具有波动性, 就要通过实验去验证电子束在运动的时候是否具有干涉和衍射等波动的基本特征。

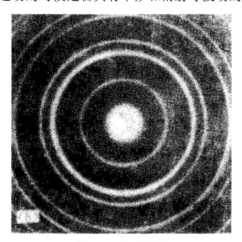

在汤姆逊实验中, 在真空环境里, 让一窄束高速电子流通过一块铝箔片(厚约 10^3nm)后落在荧光照相板上使底片感"光"。在底片上可以观察到, 除了中央有一亮团外, 亮团周围还有若干圆环(图 13-8)。

这些圆环可以认为是物质波受到铝金属晶体的晶格衍射所产生的。金属属于多晶体结构, 与晶体粉末一样, 可视为杂乱排列的微小晶体组成。根据衍射环的距离以及铝金属晶格的大小, 可以计算出物质波的波长。测量结果与德布洛意公式完全符合。20 世纪 30 年代以后, 科学家用各种不同的方法做了大量的电子衍射实验, 利

图 13-8 电子衍射

用单缝、双缝以及其他条件的电子衍射都获得了成功。在实验中,如果入射电子流的强度足够大,即单位时间内有许多电子从晶体薄膜衍射出来,则荧光板上立即出现衍射图样;如果入射电子流的强度很小,这时荧光板上就出现一个一个的亮点,显示出电子的微粒性,随着时间的延长,亮点数目逐渐增多,最终形成衍射图样,显示出波动性。此外,在其他一些实验中观察到中性粒子,如原子、分子和中子射线也具有波动性,因为它们都能产生衍射现象,这些实验结果都证实了德布洛意假设的正确性。

三、不确定关系

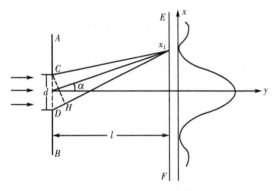

图 13-9 电子单缝衍射实验

在经典力学中,运动的质点(或物体)具有确定的轨道。在任何时刻,宏观物体的运动状态都可以用位置和动量(或速度)来描述。然而对于微观粒子,由于它具有波粒二象性,轨道的概念失去了意义,无法通过实验来同时确定微观粒子的位置和动量。1927 年海森伯提出了同时测量一个物体的位置和动量时测量精度的自然极限。以电子单缝衍射实验为例,设有一束电子,以速度 v 沿 Oy 轴方向 AB 屏上的狭缝(图 13-9),狭缝宽度为 d ,这些电子的动量 p 接近相同,因此与这些电子束相联系的电子波就是近似的平面单色波。

1. 坐标和动量的不确定关系 按照波恩的观点,在进入单缝时,电子空间位置的概率受到缝宽的限制。也就是说电子的坐标位置的最大不确定量为 d ,用坐标 x 表示就是:$\Delta x = d$ 。根据惠更斯原理,电子在缝后的各个方向传播都是可能的($0 \sim \pm \frac{\pi}{2}$)。落入中央极大的那些电子的动量的最大不确定量为 $\Delta p_x = | \pm p\sin\varphi | = p\sin\varphi$,如果入射电子波的波长为 λ ,则根据单缝衍射公式 $\sin\varphi = \frac{\lambda}{d}$ 和德布罗意公式 $p = \frac{h}{\lambda}$,可以得到 $\Delta x \cdot \Delta p_x = d \cdot p \cdot \sin\varphi = d \cdot \frac{h}{\lambda} \cdot \frac{\lambda}{d} = h$,如果进一步考虑次级极大,则 $\Delta x \cdot \Delta p > h$,于是有

$$\Delta x \cdot \Delta p_x \geqslant h \tag{13-10}$$

将上述关系式推广,它适合于所有坐标。可以得到

$$\Delta y \cdot \Delta p_y \geqslant h , \Delta z \cdot \Delta p_z \geqslant h \tag{13-11}$$

这就是存在于坐标和动量之间的不确定关系式,这个关系式表明,如果要求确定粒子在某方向则坐标越准确(Δx 越小),则确定粒子在该方向的动量的准确度就越差(Δp_x 就越大)。换句话说,用经典力学的物理量来描述微观粒子的运动只能在一定范围内适用。

2. 能量和时间的不确定关系 动能是速度的函数,势能量是坐标的函数。由于速度和坐标都有不确定性,微观粒子的能量也具有不确定性。在光谱学中,被激发电子的能量的不确定性与电子在该能量状态停留的时间相关,表现在原子的激发光谱谱线的宽度就证明了

这一点。

根据相对论原理,假设某个粒子的总能量为 $E = m_0c^2 + E_k + E_p$,式中 m_0c^2 是常量,而 E_p 仅是坐标的函数,与粒子的动量 p 和速度 v 无关,对能量公式中的 p 求导,可得:

$$\frac{dE}{dp} = \frac{p}{m} = \frac{mv}{m} = v$$

也就是 $dE = v \cdot dp$,或是 $\Delta E = v \cdot \Delta p$,以 Δt 分别乘以左式两边,即可得到能量和时间的不确定关系式

$$\Delta E \cdot \Delta t = \Delta p \cdot v \cdot \Delta t = \Delta p \cdot \Delta x \geq h \tag{13-12}$$

这就是能量和时间的不确定关系。每个激发态的能量都有不确定量 ΔE ,称为能级宽度。原子不能无限期地停留在一个激发态,或早或迟要跃迁到能量更低的状态。原子停留在一个激发能级的平均寿命越短,其能级宽度就越大。长寿命的激发态叫亚稳态,亚稳态能级宽度很小。激光就是处于亚稳态的原子受激辐射的光,所以激光的单色性非常好。不确定关系是应用经典力学来描述微观粒子的适用性的量度,它使人们对微观粒子的运动规律有了进一步的了解。

第四节 薛定谔方程

一、薛定谔方程的建立

在经典力学体系中,只要知道宏观物体的初始位置和速度,应用运动方程和牛顿定律就可以推算出任何时刻此宏观物体的运动状态和运动轨迹。但对于微观粒子,由于它在运动过程中同时具有波动性和粒子性,不可能同时精确地表达它的频率和动量,而且固定轨道的概念也失去了意义。为了解决这个问题,薛定谔在 1926 年根据微观粒子的波粒二象性以及波恩对物质波的统计解释,提出了用波动力学来研究微观世界运动体系的新方法。以薛定谔方程为基础建立起来的理论体系称为量子力学。

1. 波函数及其统计解释 在经典力学体系中,机械波的波函数表示质点运动的变化规律。在量子力学体系中的波函数则用来描述微观粒子的运动状态。可以用电子衍射的实验结果来说明波函数的物理意义:根据对电子衍射图样的分析,衍射图样中最亮的地方,按照波动的观点,该处电子波振动的振幅最大,强度与振幅的平方成正比。同时,若按照粒子的观点,入射到该处的电子数目则应该最多,强度与电子数目成正比。而这两种观点实际上可以等效为:入射到空间某处的电子数目与该处电子波振动的振幅平方成正比。将这样的表述推广到所有的微观粒子,就是波恩对波函数的统计解释:在空间某处,微观粒子出现的概率正比于此时此处波函数振幅的平方。由此可见,微观粒子的物质波既不是机械波也不是电磁波,而是一种概率波,它反映是微观粒子运动的统计规律,这与宏观物体的运动有着本质的差异。

按照波恩对波函数的统计解释,波函数必须具备以下的三个基本性质:①波函数振幅的平方表示粒子在空间某处出现的概率密度,即 $|\Psi|^2 dV = \Psi \cdot \Psi^* dV$ 。②波函数满足单值、连续、有限的标准条件。因为某时刻粒子在空间某点出现的概率是唯一且有限的,同时概率分布是连续的。③波函数满足归一化条件,因为在整个空间发现一个粒子的总概率应该等于

1,所以有 $\int_V |\psi|^2 \mathrm{d}V = 1$。

2. 薛定谔方程 薛定谔方程是量子力学中的基本方程,相当于经典力学中的牛顿运动方程。它是波函数遵循的微分方程,是微观粒子运动状态变化的基本规律。在此介绍建立该方程的主要思路。

按照量子力学中的一个基本假设,一个沿 x 轴运动,具有确定的动量 $p = mv_x$ 和动能 $E_k = \dfrac{1}{2}mv_x^2 = \dfrac{1}{2m}p^2$ 的粒子的运动相当于一个频率为 $\nu = \dfrac{E}{h}$,波长 $\lambda = \dfrac{h}{p}$ 的单色平面波,它的波函数为 $\psi = A\cos 2\pi(\nu t - \dfrac{x}{\lambda})$,写成复数形式,即 $\psi = \psi_0 \mathrm{e}^{-i\frac{2\pi}{h}(Et-px)}$,取式中只与坐标有关,与时间无关的部分,得到

$$\psi(x) = \psi_0 \mathrm{e}^{i\frac{2\pi}{h}px} \tag{13-13}$$

上式代表微观粒子在空间的定态分布概率直接相关的部分,将波函数 $\psi(x)$ 对 x 求二阶导数,并将 $p^2 = 2mE_k$ 代入,整理得

$$\frac{\mathrm{d}^2\psi(x)}{\mathrm{d}x^2} + \frac{2mE_k}{\hbar^2}\psi(x) = 0 \tag{13-14}$$

式中,$\hbar = \dfrac{h}{2\pi}$,式(13-14)称为一维空间自由粒子的振幅方程。如果粒子是在某个势场中运动,则总能量应该为动能 E_k 和势能 U 之和,即 $E = E_k + U$,代入式(13-14)得

$$\frac{\mathrm{d}^2\psi}{\mathrm{d}x^2} + \frac{2m}{\hbar^2}(E - U)\psi(x) = 0 \tag{13-15}$$

因为 ψ 只是坐标的函数,而于时间无关,所以式(13-15)就是一维空间中粒子运动的定态薛定谔方程。如果粒子在三维空间中运动,则可将式(13-15)推广为

$$\frac{\partial^2\psi(r)}{\partial x^2} + \frac{\partial^2\psi(r)}{\partial y^2} + \frac{\partial^2\psi(r)}{\partial z^2} + \frac{2m}{\hbar^2}(E - U)\psi(r) = 0 \tag{13-16}$$

上式就是三维定态薛定谔方程,它是微观粒子在力场中的非相对论方程。薛定谔方程不是实验事实的直接概括,而是量子力学中的一个假设,它的正确性依靠于实践的验证。只要给出粒子在系统中的势能去解薛定谔方程,就可以求出稳定状态下的波函数和能量。在微观世界中,原子和分子结构的理论信息大多是依靠解薛定谔方程得到的。

二、一维无限深势阱

现在以一维势阱中运动的粒子为例,说明如何求解薛定谔方程而得到能量的本征值和本征函数。设粒子在一方匣中沿 x 方向往复运动,其势能曲线不随时间改变,而且在 $x < 0$ 和 $x > a$ 的阱外,势能为无穷大,而在阱内势能为 0。粒子要从阱内穿越到阱外,必须具有无穷大的能量,所以在阱外发现粒子的概率为 0。这样粒子实际只在阱内做往复运动,这种势能曲线叫做无限深势阱(图 13-10)。

由于势能仅随坐标变化,因此粒子在势阱中的运动是定态的。

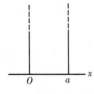

图 13-10 一维势阱

对于阱内的一维运动,定态薛定谔方程为

$$\frac{d^2\psi(x)}{dx^2} + \frac{2m}{\hbar^2}(E - 0)\psi(x) = 0 \quad (0 < x < a)$$

这个式子与谐振子的振动方程形式相同,其通解为

$$\psi(x) = A\sin kx + B\cos kx ,$$

其中, $k = \sqrt{\dfrac{8\pi^2 mE}{h^2}}$

在这个解中,待定系数 A 和 B 由边界条件决定。当 $x = 0$ 时, $\psi = 0$,故 $B = 0$,于是 $\psi(x) = A\sin kx$,又当 $x = a$ 时, $\psi = 0$,得

$$ka = n\pi \qquad n = 1,2,3\cdots$$

波函数 ψ 中的 A 可按归一化条件求出

$$\int_0^a A^2\sin^2\frac{n\pi}{a}x dx = \frac{A^2 a}{n\pi}\int_0^{n\pi}\sin^2\frac{n\pi}{a}x d\left(\frac{n\pi}{a}x\right)$$

$$= A^2 \cdot \frac{a}{2} = 1$$

故 $A = \sqrt{\dfrac{2}{a}}$,从而得到粒子的定态波函数为

$$\psi_a(x) = \sqrt{\frac{2}{a}}\sin\frac{n\pi}{a}x \quad (0 < x < a) \tag{13-17}$$

而粒子的能量由公式 $ka = n\pi$,求得

$$E_n = \frac{h^2}{8ma^2} \cdot n^2 \quad n = 1,2,3\cdots \tag{13-18}$$

从式(13-17)和式(13-18)可以了解,一维无限深势阱中粒子的定态波函数和能量只能取分立值。阱中粒子的波函数的概率分布如图 13-11。

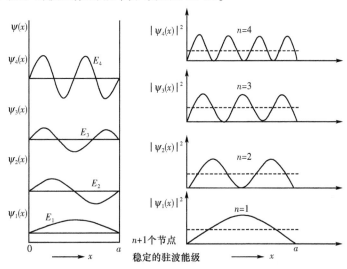

图 13-11 一维无限深势阱中粒子波函数的概率分布

当 $n=1$ 时,粒子的概率分布是起伏的,随着 n 的增大,起伏频率增加;当 n 增至 10^7 数量级时,概率极大值的数目就会变的很大,粒子逐渐趋于连续分布,量子效应逐渐消失。从能量角度看,量子数 n 越小,能级越低,相邻能量间隔越大,不连续性体现的更为明显;而当量子数 n 越大,能级间隔和能级本身相比越来越小,在室温条件下,粒子的能量几乎趋于连续分布。

三、势垒　隧道效应

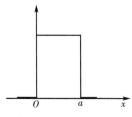

图 13-12　方形势垒

考虑在一维空间运动的粒子,它的势能在有限区域($0<x<a$)内等于常量 U_0($U_0>0$),而在这个区域外面等于零,如图 13-12 所示的方形势垒势能为

$$V(x) = \begin{cases} V_0, 0 \leqslant x \leqslant a \\ 0, x < 0 \text{ 或 } x > a \end{cases} \quad (13\text{-}19)$$

其中,V_0 称为势垒的高度,a 称为势垒的宽度。

在经典物理中,一个能量 E 小于势垒高度 V_0 的粒子是不可能越过势垒而从一侧到达另一侧的,因为该势垒是粒子的一个禁区。但在量子力学理论中,粒子能够以一定的概率进入到经典禁区中,因此也同样能够以一定的概率越过势垒而从一侧到达另一侧。就好像在势垒中有一个"隧道"能使粒子以一定的概率穿过,这种现象称为"隧道效应"(图 13-13)。

隧道效应根源于粒子具有波粒二象性,当一个概率波从左边射向势垒时,就像一束光从光疏介质射向光密介质,在分界面上,一部分光波被反射,还有一部分光波被透射。透射的概率波从势垒的右边射出,它与入射波的强度比称为透射系数,用符号 D 表示。

可以想象,透射系数将随着势垒的高度或宽度的增加而减小,量子力学的计算指出

$$D = D_0 e^{-2ka}, k = \sqrt{2m(V_0 - E)/\hbar^2}$$

其中,m 为粒子的质量,D_0 是一个接近 1 的常数。表 13-1 给出了当势垒的高度 V_0 比能量 E 大 5eV 时,电子越过不同宽度 α 的势垒时的透射系数。

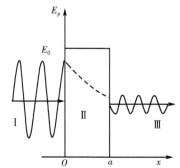

图 13-13　隧道效应

表 13-1　电子越过不同宽度势垒时的透射系数

α (10^{-10}m)	1.0	2.0	5.0	10.0
D	1.0×10^{-1}	1.2×10^{-2}	1.7×10^{-5}	3.0×10^{-10}

由此可见,透射系数对势垒的宽度极为敏感。隧穿效应是微观粒子波动性的重要表现,在原子核的 α 衰变、轻原子核的聚变等过程中,都存在着隧穿效应。

隧道效应理论应用的一个直接例子是扫描隧道显微镜(scanning tunneling microscope,STM)的发明。1981 年,宾尼(G Binnig)和罗雷尔(H Rohrer)发明了扫描隧道

显微镜。STM 的出现使人类能够直接观察到原子在物质表面的排列状态(图 13-14)和与表面电子行为有关的物理化学性质。STM 的工作原理最主要的是基于以下两点：①扫描金属针尖与被扫描样品表面之间的量子隧道效应；②通过电压控制压电陶瓷精确定位和扫描的压电效应。

扫描隧穿显微镜工作时，将极细小的针尖(针尖上只有单个原子)和被研究的材料表面作为两个电极，当样品表面与针尖接近到约 1nm 左右时，在所加电压电场作用下，由于隧穿效应，电子会穿越势垒(即两电极间的空气或液体间隙)产生隧穿电流。实验表明，此隧穿电流的大小对势垒宽度的变化十分敏感，隧穿电流恒定就意味着针尖与样品表面原子间距离不变。实验时保持隧穿电流的大小不变，而让针尖在样品上进行水平横向扫描，这样就使针尖同时随着样品表面原子排列的高低起伏作上下移动。通过计算机处理和图像显示系统，可以得到 0.1nm 量级的超高分辨率的表面原子图像。

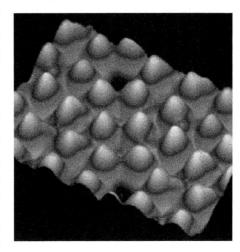

图 13-14　石墨表面的原子图像

利用扫描隧穿显微镜不仅能直接观察到单个原子，还可以按需要搬动单个原子。它的发明对表面科学、材料科学乃至生命科学等领域都具有重大的意义，宾尼和罗雷尔因此获得了 1986 年的诺贝尔物理奖。

四、薛定谔方程在原子分子中的应用

原子中电子的运动可以用薛定谔方程来求解，电子在原子中的高速运动无确定的轨道，但原子中的电子在核外出现的机会在原子核外的分布还是有规律的。核外空间某些区域电子出现的几率较大，而一些区域则出现的几率较小。薛定谔方程的每一组合理解也即波函数 ψ 及其对应的能量 E 就表示了原子中电子的一种可能运动状态，是粒子坐标(空间位置)的函数，波函数进一步求解的结果是三个量子数，再加上电子自旋量子数总共四个量子数一起决定电子的运动状态。

核外电子运动状态的描述通过解薛定谔方程得到的波函数 ψ(俗称原子轨道)能够得到描述原子的四个量子数。俗称原子轨道。

1. 主量子数 n　代表电子层，主量子数为 n，表示第 n 层电子层。是电子能量的主要决定因素。n 可取正整数即 $n = 1, 2, 3, \cdots, n$。

	K	L	M	N…
n	1	2	3	4
	第一层	第二层	第三层	第四层

n 值越大，电子层越远离原子核，其能级越高。

2. 角量子数 l　代表电子亚层，是电子能量的次要决定因素，决定原子轨道的形状。l 取 $0, 1, 2, 3, \cdots, (n-1)$

$$s \quad p \quad d \quad f$$
$$l \quad 0 \quad 1 \quad 2 \quad 3$$

同一电子层中 l 值越小,该电子亚层的能级越低。

3. 磁量子数 m 代表原子轨道在空间的取向。每一个 m 值代表一个具有一定空间取向的原子轨道,m 的总取值数即 n、l 相同的原子轨道(叫简并轨道)的数目。

$$m = 0, \pm 1, \pm 2, \cdots, \pm l$$

4. 自旋量子数 m_s 代表电子的自旋,只有两个取值,$\pm 1/2$。

电子所在的原子轨道离核越近,电子受原子核吸收力越大,电子的能量越低。反之,离核越远的轨道,电子的能量越高,这说明电子在不同的原子轨道上运动时其能量可能有所不同。原子中电子所处的不同能量状态称原子轨道的能级。

根据原子轨道能级的相对高低,可划分为若干个电子层,K,L,M,N,O,P,Q…同一电子层又可以划分为若干个电子亚层,如 s、p、d、f 等。每个电子亚层包含若干个原子轨道。原子轨道的能级可以通过光谱实验确定,也可以应用薛定谔方程求得。原子轨道的能级与其所在电子的电子层及电子亚层有关,还与原子序数有关。

分子轨道理论是 1932 年提出来的,它是从分子的整体出发去研究分子中每一个电子的运动状态,认为形成的化学键的电子是在整个分子中运动的。通过薛定谔方程的解,可以求出描述分子中的电子运动状态的波函数 ψ,ψ 称为分子轨道,每一个分子轨道 ψ 有一个相应的能量 E,E 近似地表示在这个轨道上的电子的电离能。其基本观点为:当一定数目的原子轨道重叠时,就可形成同样数目的分子轨道。

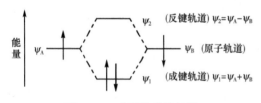

图 13-15 分子轨道能级图

例如,两个原子轨道可以线性的组合成两个分子轨道,其中一个比原来的原子轨道的能量低,叫成键轨道(由符号相同的两个原子轨道的波函数相加而成),另一个是由符号不同的两个原子轨道的波函数相加而成,其能量比两个原子轨道的能量高,这中种分子轨道叫做反键轨道(图 13-15)。

由原子轨道组成分子轨道时,必须符合三个条件:

(1)对称性匹配。组成分子轨道的原子轨道的符号(位相)必须相同。

(2)原子轨道的重叠具有方向性。只能在特定方面上形成的分子轨道。

(3)能量相近。只有能量相近的原子轨道才能组成成分子轨道。

第五节 激 光

20 世纪 60 年代初期,一种新型的光源—激光(light of amplification by stimulated emission of radiation,Laser)诞生了。激光是通过受激辐射光使光不断放大而获得的一种具有高亮度、高方向性、高单色性和相干性的光源。由于这些特性,激光的发展极为迅速,在农业、医药、工业等各个学科都得到了应用。各种激光器在医学诊断、预防、治疗和研究方面都得到了广泛的使用,极大的促进了生物医学等相关学科的飞速发展。

一、激光的产生

1. 自发辐射 在一般情况下,粒子(原子、分子或离子)几乎都处在稳定的基态。处于基态的粒子通过光照射、电子碰撞、化学反应、加热等方式获得一定的能量后,有可能激发到较高能级上去,但由于高能级的粒子相对于低能级粒子来说一般处于不稳定的状态,即使无外界干扰,它也会自动地跃迁到较低能级上去,同时释放出一定的能量。当释放的能量以单个光子方式辐射出去的时候,这种辐射称为自发辐射(图 13-16),辐射的光子频率满足:$v_{21} = \dfrac{E_2 - E_1}{h}$,自发辐射与外界作用无关,辐射出的光的相位、发射方向和偏振方向都不相同,同时由于粒子所处的高能级数量众多,自发辐射出的光的频率也并不单一,这就是普通光源发出非相干光的模式。

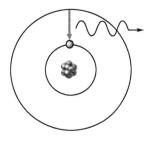

图 13-16 自发辐射

2. 受激辐射 假设粒子处在高能级 E_2 上,当频率为 $v_{21} = \dfrac{E_2 - E_1}{h}$ 的外来光子趋近它时,粒子就有可能受其作用的影响向低能级 E_1 上跃迁,同时辐射出一个与入射光子完全相同的光子,这个过程称为受激辐射(图 13-17),这种受激辐射出的光子与入射光子具有完全相同的特征,即它们的频率、振动方向和传播方向完全相同。在受激辐射中,通过一个光子的作用得到的两个全同光子再次引起其他粒子受激辐射,就能得到大量的特征相同的光子,

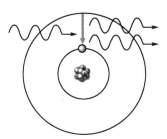

图 13-17 受激辐射

称之为受激辐射光放大。目前最好的激光器,在一个全同量子态中可拥有 10^{20} 个光子,而普通光源如太阳,在平均 1000 个全同量子态中才有数个光子。激光与普通光的辐射机制不同导致了激光的单色亮度要远远超过普通光源。

3. 受激吸收 如果粒子处于低能级 E_1 上,当频率为 v_{21} $= \dfrac{E_2 - E_1}{h}$ 的外来光子趋近它时,粒子就有可能吸收这个光子的能量,向上跃迁到高能级 E_2 上。这个过程称为受激吸收(图 13-18)。受激吸收无法通过自发形式完成,必须经过外来光子的激励作用才能产生,而且这种外来光子的能量必须正好等于粒子两个能级间的能量差。

4. 粒子数反转 物质在光照射下,受激吸收、自发辐射和受激辐射是同时发生的。为了获得激光,必须设法抑制受激吸收和自发辐射,加强受激辐射。而在一般的热平衡状态下,物质中的原子、分子等粒子按照玻尔兹曼分布定律、处于低能级的粒子数要多于处于高能级的粒子数。当光照射时,受激吸收的粒子数要多于受激辐射的粒子数,这样导致受激吸收占优势。为了产生高相干的激光,必须使受激辐射大于受激吸收。也就是要保证在热平衡状态,处于高能级的粒子数目要超过处于低能级的粒子数目。此种状态与热平衡状态下粒子按能级的正常分布相反,称为粒子数反转。

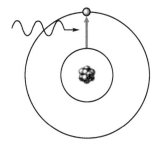

图 13-18 受激吸收

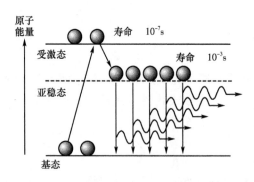

图 13-19　亚稳态能级实现粒子数反转示意图

5. 亚稳态　为了能在较长时间之内,维持粒子数反转的状态,还必须选择工作物质,使粒子被激发到某一个较高的能级上,并处于比一般激发态稳定得多的状态,这样的状态叫做亚稳态。在某些工作物质中的亚稳态寿命可达几个 ms,而一般激发态的寿命约为 10^{-8}s,具有亚稳态的工作物质就能够实现粒子数反转。处于粒子数反转的工作物质,如果有一束能量等于这两个能级差的光子通过它时,受激辐射就占主导地位从而实现受激辐射光放大(图 13-19)。

二、光学谐振腔

仅有激活工作物质,虽然能够产生光放大,但还不能得到激光,这是因为自发辐射的光子的相位、传播方向和偏振方向都是随机的,所以放大后的受激辐射从整体上看并不是频率、相位、传播方向和偏振方向都完全相同的激光束。因此要获得激光,还必须有一个光学谐振腔,如图 13-20 所示的光学谐振腔,其中一个是全反射镜,另一个是部分反射镜,两镜相互平行放置在工作物质两端,组成一个最简单的光学谐振腔。在实现粒子数反转分布的工作物质中,有一部分将产生自发辐射,这是诱导受激辐射的来源。由于自发辐射是沿着任意方向传播的,所以只有沿着轴线方向的光才能经两侧的反射镜在腔内来回往返,并诱导受激辐射,使受激辐射越来越强,得到光增益。这些光子在腔内来回反射,使光子数激增,这种现象叫做光振荡。另一方面,光在工作物质中传播时有损耗,当光放大作用克服了光在腔内的损耗时,就形成稳定的光振荡,从部分反射镜中射出激光。激光器的三大组成部分是:工作物质、激励源和光学谐振腔。

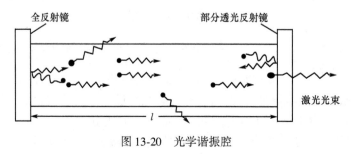

图 13-20　光学谐振腔

三、激光的特点

从性质上讲,激光和普通光源都属于光波波段的电磁波。因此,电磁波的一些基本性质,如光的干涉、衍射、偏振等,激光都具备;反射定律、折射定律、惠更斯原理,激光也同样遵守,这是所有光的共性。另外激光还具备一些特殊的性质,如高强度、单色性好、方向性好、相干性好等。

1. 高强度　激光由于方向性好,能量可集中在很小的角度内,所以强度很大。正因为激光的能量可以在空间和时间上高度集中,因而激光比普通光源在亮度上有很大的提高。激光的亮度比太阳表面的亮度高 10^{10} 倍,这是普通光源无法达到的。所以激光可作为切割、焊接的工具,医学上称为"光刀"。

2. 单色性好 单色光是指波长范围很小的一段辐射,一般小于几个埃。光的颜色由其波长(或频率)决定。在激光出现以前单色性最好的氪灯的谱线相对宽度为 $4.7×10^{-4}$ nm,而一般的氦氖激光器的谱线相对宽度只有 10^{-8} nm。所以激光的单色性很好,这样的特性使它在通信、全息照相、精密计算和超精细光谱分析的方面有及其广泛的用途。

3. 方向性好 由于光学谐振腔的作用,激光束只能沿腔轴线传播,因此它的平行度高,发散角小(为最好的探照灯的发散角的几万分之一),1962 年人类第一次从地球上发射激光束,将月球照亮,用普通光源是无法办到的,即使很强的平行普通光源到达月球上散开的光斑会比月球还大,而且其照度已是弱不可见了。

4. 相干性好 在普通光源中,由于各个发光中心彼此独立,其发光机理是自发辐射,因此两个相同的光源或是同一光源的两个部分发出的光都不会相干。即使用特殊方法得到的相干光,用最好的单色性光源氪灯,其相干长度也只有几十厘米。而激光的相干长度可达几十公里。

四、激光的生物效应

由于激光的强弱悬殊,所以激光对生物组织的作用机理也有所不同。它既与激光的波长、功率、振荡模式、作用时间等因素有关,又与生物组织本身的生物特性及物理性质有关。

1. 热作用 激光对机体的热作用可以通过碰撞生热和吸收生热两种方式来实现。生物组织在激光照射下吸收光能转化为热能,温度升高,这即是热作用。低能量光子(红外激光)可使组织直接生热,高能量光子(可见与紫外激光)则多需经过一些中间过程而使用组织生热。随着温度的升高,在皮肤与软组织上将由热致温热(38~42℃)开始,相继出现红斑、水疱、凝固、沸腾、炭化,燃烧直至 5730℃ 以上的热致汽化等反应。在临床上,热致温热与红斑被用于理疗;沸腾、炭化、燃烧统称为"汽化",被用于手术治疗,热致汽化用于直接破坏肿瘤细胞与检测微量元素等。温升将引起生物组织内的热化反应及生物分子变性,对代谢率、血液循环以及神经细胞带来影响,造成热损伤。对于不同的照射时间,生物组织损伤的阈值温度不同。照射时间越短,生物组织能耐受的温度越高。当可见光或紫外激光与生物分子相互作用时,光子可以被吸收,而生物分子则被激活,被激活的生物分子和其四周分子多次碰撞而逐渐失去它所获得的光能,四周分子因碰撞发热而升温。热作用使体温变化从而影响酶和神经细胞的活动。

2. 光化作用 生物大分子吸收激光光子的能量受激活而引起生物组织内一系列的化学反应称之为光化反应。激光可直接引起生命物质的活动、生长和繁殖等所需要的化学反应,激光引起的光化反应主要有光致分解、光致异构、光致氧化、光致聚合和光致敏化等。其中光致敏化是指生物系统中所特有的由光引起的,在敏化剂参与下发生的化学反应。这种反应因有、无氧分子参加而分为两类,前者称为光动力学作用,常用的敏化剂有血卟啉衍生物(HpD)等;后者即无需氧分子参加的光致敏化反应,常用的敏化剂有呋喃香豆素等。敏化剂能有选择地长时间集中于体内肿瘤病变组织,并在适当波长的激光照射下发生光致敏化反应。因而,光致敏化对肿瘤癌症的治疗具有重要的意义,并有显著的临床效果。光化作用还可引起红斑效应、色素沉着、维生素 D 合成等生物效应。激光照射直接引起机体发生光化反应与热化反应不同(在产生原因、产物、对光频的选择、受温度影响等方面)。光化反应分为两个过程,初级过程有光参与,产物不稳定,可进一步触发化学反应,即次级过程,生成最终的稳定产物。次级过程一般不需光参与。由于激光具有高度的单色性和足够的光强,使得它的光化作用被应用于杀菌、同位素分离、物质提纯、分子剪裁等方面。光化作用可由两个基本定律表达。光化学第一定律(吸收定律)内容是,只有被分子吸收了的光子才能引起光化反应。可见光化反应具有波长选择性。光化学第二定律(量子定律)内容是,在光化反应中,每个分子只吸收一个单色光的光子而成为光化激活分子。因此,光化反应的程度,即最终产物的多少与被吸收的光子总数,亦即激光的总剂量成正比。应当指出第二定律不适用于强激光,因为生物组织对强激光可发生一个分子吸收多个光子,即多光子(或非线性)吸收的现象。即使是红外激光,只要光强足够也能引起光化反应。

3. 压强作用　生物组织受激光照射后,由于光具有波粒二象性,所以当光子和物体碰撞时会产生光压。当激光照射生物组织产生热致沸腾时,组织中的液体被气化,被照射处有气体喷出来,产生气流反冲压强,此外,还有因热效应引起的内部气化压强、热致膨胀压强以及激光强电场引起的电致伸缩压强等都属于激光对组织的二次压强。二次压强使生物组织产生机械损伤和破坏。激光打孔治疗某些疾病、激光手术刀等都利用了激光的压强效应。生物系统吸收激光能量时会产生蒸发和机械波,前者一定伴有后者,而后者不一定伴有前者发生。机械波是由一系列压强因素造成的。激光照射生物组织,可直接或间接产生对组织的压强称为激光的压强作用。光压是由激光本身辐射压力所形成的压强,是光子将其动量传递给被照射组织的结果。气流反冲压是当组织吸收聚焦的激光能量急剧升温,直至沸腾,从受照处喷出气流并夹有组织碎片,同时对组织形成与气流方向相反的反冲压力。此项对致密组织明显。内部汽化压是发生在组织内部或封闭腔(如眼球、脑室)内部的汽化所形成的类似冲击压的瞬变压强。可使其内部"爆炸",造成的损伤是定域的。体膨胀超声压是由于被强激光照射的生物组织迅速升温形成汽化和体膨胀,从而在其边区产生的超声振动发出在生物体内传播的超声波所产生的压强,可造成体内远距离的损伤。强脉冲激光照射生物组织形成的等离子体强烈吸收光能引起体膨胀,并产生冲击波,破坏局部组织,此压强称为等离子体膨胀压。电致伸缩压是在强激光的强电场作用下生物体被极化而出现形变,即电致伸缩所产生的压强。它将在体内激起冲击波、超声波。这种压强显然与能量吸收无直接关系,透明越好的组织此项压强越显著。光压形成一次压强,其他压强因素形成二次压强。前者一般可忽略,只有超短波激光的光压才应该考虑;后者显著,尤其体膨胀超声压是形成机械波最重要的因素,它大约比光压大 6~7 个数量级。激光在生物组织中产生的机械波由于频率高还具有空化作用,从而引起组织发生化学变化,结果使机械能直接转化为化学能。光压的机械作用对临床治疗有利也有弊。例如在眼科利用二次压强打孔,可降低眼压,治疗青光眼、白内障。在外科手术中用于切开组织等。但在眼球与颅内由于二次压强剧升形成"爆炸"性损伤,甚至死亡。二次压强也可使被照射的肿瘤组织被压向深部或反向飞溅而造成转移等。

4. 强电磁场作用　激光是电磁波,激光对生物组织的作用就是电磁场对生物组织的作用。研究证明,激光与生物组织作用时,起作用的仅仅是电场强度,激光的电场强度与其功率密度直接有关。生物组织在激光的强电场作用下会产生电致伸缩效应。该效应可使生物组织产生电致伸缩压和超声波,从而引起细胞破裂或发生水肿。激光的强电场会使生物组织产生极化而形成等效偶极子,而偶极子的振动除产生基本波外还产生高次谐波。这些高次谐波也会对生物组织产生作用。如调 Q 激光和锁模激光,其电场强度极高。当这种强激光与生物组织作用时,可在组织内形成 $10^6 \sim 10^9 \mathrm{V/cm}$ 的高强电场,从而使组织中产生光学谐振波、电致伸缩、受激拉曼散射、受激布里渊散射、等离子体等,并能导致生物组织电系统的重新分布,即可使无序的生物分子发生电离、极化,趋于有序。这又将进一步在组织内引起高温、高压,从而使组织受到破坏或损伤。关于激光的电磁场作用,目前详细的研究报道还较少。

拓展阅读

激光在医学中的应用:

在医学上一般把功率较小,照射生物组织后不会直接造成不可逆性损伤的激光称为弱激光。它的很多生物效应无法用热作用、机械作用、光化学作用和电磁场作用解释,所谓弱激光的刺激效应是激光特有的效应。当弱激光照射生物体时,将产生一系列生物效应,如产生兴奋或抑制,机体免疫功能改变等。生物刺激作用主要是弱激光的作用。弱激光对生物过程(例如血红蛋白的合成,糜蛋白酶的活性,细菌的生长,白细胞的噬菌作用,肠绒毛的运动,毛发的生长,皮肤、黏膜的再生,创伤、溃疡的愈合,烧伤皮片的长合,骨折再生,消炎等)、对神经、通过体液或神经体液反射而对全身、对机体免疫功能等都有刺激作用。目前观察、研究较多的是弱 He-Ne 激光的刺激作用,研究发现它对生物分子、细胞、细菌与微生物都有作用,并总结出定量的规律:一是能量密度小时起兴奋作用,能量密度大时起抑制作用。这是相对受照射的生物过程而言的;二是刺激作用有累积效应,最终效果取决于总剂量;三是刺激作用强弱与刺激次数(等间隔、等剂量)的关系呈现出抛物线特征。应指出以上规律对于其他波长的激光是否成立尚待研究。对于 He-Ne 激光刺激作用的机制研究目前也尚不成熟。为此,在苏联与东欧提出了生物电场、色素调节、细胞膜受体、偏振刺激、受体蛋白质等五种设想。这些设想都是根据各自的实验结果提出来的,都有不完善之处,并有持不同意见者。尽管如此,弱激光的生物刺激作用已被广泛应用于临床,效果是肯定的。对于以上激光的五种生物作用,在临床应用上,强激光主要表现为光压机械作用、电磁场作用与光化作用,弱激光主要表现为生物刺激作用与光化作用,而热作用则在各类激光中普遍被利用。目前研究较成熟的是热作用和光压机械作用。

1. 诊断与研究 激光自身具有极好的单色性、相干性与方向性,因此可以用于临床疾病的诊断以及相关的医学研究。

(1)激光荧光诊断技术:由于激光单色性好,亮度高,所以激光的荧光作用强,某些荧光物质如血叶衍生物、四环素和荧光素钠盐等,对癌组织有较强的亲合力,将这类物质引入患者体内后的一段时间内,用激光照射癌组织部位,滞留在癌组织中的荧光物质便发出特定波长的荧光,从而可诊断、定位癌瘤。

（2）激光多普勒效应血流计：利用激光多普勒效应可制成皮肤血流计、视网膜血流计及光纤所能达到的任何内脏部位的血流计。激光多普勒血流计是非侵入性血流计，测量血流迅速可靠，它在微循环血流检测中有重要的应用。

（3）激光光纤内窥镜检查：利用激光方向性好的特点，可用光纤将激光导入体内各种器官、管腔内，通过光纤内窥镜进行检查、诊断。

（4）激光流式细胞光度术：激光流式细胞光度技术是将荧光色素染色的单个细胞依次通过样品细管，在激光定点照射下，收集细胞的荧光和散射光可得到细胞的多种细胞结构参数(如 DNA、RNA、蛋白质、细胞受体和抗原、细胞质中 Ca^{2+} 等方面的含量及信息)。目前激光流式细胞光度技术已用于癌症诊断、抗癌药物的动力学研究以及细胞分类计数、细胞选择等临床和基础研究，具有很大的发展前途。

2. 激光治疗　激光治疗主要是根据高功率激光器的凝固、止血、融合、气化、切割作用和弱激光的刺激作用。

眼科是激光技术最早应用的领域。利用激光已成功地焊接视网膜。对眼底血管性疾病、糖尿病性视网膜病变、青光眼、视网膜裂孔及其他有关疾病的治疗也都取得了成功。

激光在外科学中的应用也是比较理想的。激光应用于显微外科可进行血管吻合、神经吻合及皮肤焊接，也可进行微切割。大功率激光器做成的激光手术刀用于外科手术时不仅可以切开皮肉和切除病变脏器，还可以封闭较细的血管，具有止血作用。特别是对皮肤良性和恶性肿瘤的治疗，简单、迅速、效果好。

激光在治疗肿瘤方面有独到之处。激光动力学治疗癌症也叫激光光敏治癌的方法引人注目。其原理是将血卟啉衍生物(HPD，是一种对肿瘤有选择性亲合力的光敏化剂)注射于体内，利用肿瘤吸收多、排泄慢的特点，使用激光照射肿瘤后引起光敏化反应而死癌细胞。另一种方法是激光手术疗法，就是用强激光凝固、气化或切割肿瘤。

激光治疗妇科、口腔科、五官科、内科及神经科等方面的疾病都取得了良好的治疗效果。弱激光照射治疗的应用几乎渗透到临床医学的各个学科。在这些领域中的激光针灸疗法是现代激光技术与古老中医技术相结合的新方法。

习题十三

13-1　波函数的物理意义可怎样表达？

13-2　设粒子只在一维空间运动，它的状态可用波函数来描写，式中 E 和 a 分别为确定的常数。求：①几率密度 ω ；②几率密度最大的位置。

$$\omega = \begin{cases} 0 & (x \leq 0, x \geq a) \\ \dfrac{2}{a}\sin^2 \dfrac{\pi}{a}x & (0 < x < a), \end{cases} \qquad x = \dfrac{a}{2}$$

13-3　一维运动的粒子处在

$$\psi(x,t) = \begin{cases} Axe^{-\lambda x} & (x \geq 0) \\ 0 & (x < 0) \end{cases}$$ 的状态，其中 $\lambda > 0$，

（1）将此函数归一化；

（2）求粒子坐标的几率分布函数；

（3）在何处发现粒子的概率最大。

$$\psi(x) = \begin{cases} 2\lambda^{\frac{3}{2}}xe^{-\lambda x} & (x \geqslant 0) \\ 0 & (x < 0) \end{cases};$$

$$\omega(x) = |\psi|^2 = \begin{cases} 4\lambda^3 x^2 e^{-2\lambda x} & (x \geqslant 0) \\ 0 & (x < 0) \end{cases};$$

$$x_{\max} = \frac{1}{\lambda}$$

13-4　已知无限深势阱中粒子的波函数的定态形式为

$$\psi_n(x) = \begin{cases} \sqrt{\dfrac{2}{d}}\sin\dfrac{n\pi x}{d} & (0<x<d) \\ 0 & (x \leqslant 0, x \geqslant d) \end{cases} \qquad n=1,2,3\cdots$$

（1）试求处于最低能态的粒子在 $x=0$ 与 $x=d/3$ 之间找到的概率；

（2）若粒子处于第二最低能态，粒子在 $x=0$ 与 $x=d/3$ 之间被找到的概率为多少？

$$P = 0.19; P = 0.40$$

13-5　什么叫做自发辐射与受激辐射？各有何特点？

13-6　激光器有哪些基本组成部分？对于形成激光它们各自有什么作用？

13-7　激光有哪些生物作用与效应？

（方立铭）

第 14 章　X　射　线

本章要求
（1）掌握 X 射线强度、硬度和短波极限的概念、X 射线的衰减规律及应用。
（2）理解 X 射线谱及 X 射线产生的微观机制、X 射线的基本性质和 X-CT 成像原理。
（3）了解 X 射线机的基本组成部分、X 射线在医学上的应用、X 射线的衍射。

X 射线又叫伦琴射线,俗名 X 光。是 1895 年由伦琴在研究稀薄气体放电时发现的。这种射线具有穿透能力,利用胶片可显示 X 射线透过手掌形成的骨骼影像。X 射线的发现对物质微观结构理论的研究和技术上的应用都具有重大意义,尤其在医学方面,已成为现代医学不可缺少的工具。本章着重介绍 X 射线的产生、性质、强度、硬度、X 射线谱及物质对其吸收规律和医学上的应用。

第一节　X 射线的基本性质

X 射线在本质上是一种比紫外线频率更高的电磁波,频率范围约在 $3\times10^{16}\sim3\times10^{20}$ Hz,相应波长在 $0.001\sim10$ nm(医用 X 射线波长范围约在 $0.001\sim0.1$ nm)。由于频率高,X 射线粒子的能量大,因此除具有电磁波的共性外,还具有以下性质。

1. 电离作用　它能使原子或分子电离。因此在 X 射线照射下,气体分子将电离成离子而成为导电体。X 射线越强,电离作用越大。常常可利用 X 射线产生的电离作用,测量它的强度和治疗某些疾病。

2. 荧光作用　X 射线能使某些物质如硫化锌、铂氰化钡、钨酸钙、磷等产生荧光。因为这些物质在 X 射线照射下,分子、原子处于激发态,当它们向低能级跃迁时便发出荧光。在早期 X 射线透视诊断中,就是利用荧光物质制作荧光屏,来观察 X 射线透过人体后产生的影像。

3. 光化学作用　X 射线可使很多物质发生光化学反应,如使照相底片感光。感光程度与 X 射线的强度有关。因此常用照相底片记录 X 射线强度的分布情况,使胶片上产生明暗不同的阴影,X 射线摄影就利用了这一特性。

4. 生物效应　生物组织在 X 射线的照射下,会造成组织细胞损害,抑制细胞生长,甚至使细胞坏死。X 射线的这种生物效应是放射治疗的基础,同时也是从事放射工作人员应注意防护的。

5. 贯穿本领　因 X 射线波长短,光子能量大,所以对物质有很强的穿透能力。物质对 X 射线的吸收与 X 射线的波长,物质的原子序数或密度有关,医学上就是利用 X 射线的贯穿本领和不同物质对它吸收程度的不同,构成了 X 射线透视、摄影和 X-CT 显示各组织影像的基础。

第二节 X 射 线 的 产 生

一、X 射线发生装置

X 射线发生装置主要包括三部分:X 射线管、低压电源和高压电源(图 14-1)。低压电源的任务是将 220V 交流电经变压器 T_2 降至 5 ~7V,为灯丝提供工作电压;高压电源是通过升压变压器 T_1 和桥式整流电路为 X 射线管提供所需的直流高压(达几百千伏)。

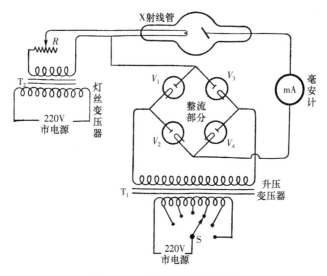

图 14-1 X 射线机的基本线路

X 射线管是一种真空器件($10^{-8} \sim 10^{-6}$ mmHg)。管内一端是由钨丝制成的阴极,也叫灯丝,由低压电源提供电流,使其炽热而发射电子。通过灯丝的电流越大,灯丝温度越高,单位时间内发射的电子越多。管内另一端设有铜制的阳极,其上正对着阴极的斜面上嵌有一小块钨靶。工作时,在阴极和阳极间加上几十千伏到几百千伏的直流高压(管电压,以 kV 为单位)。从阴极发射的电子在飞向阳极时形成电流(管电流,以 mA 为单位)。被电场加速的高速运动电子突然被钨靶阻止时,就会产生 X 射线。

二、X 射线的产生

从前面的介绍中可以看出,产生 X 射线必须具备两个基本条件:一要有高速运动的电子流;二要有适当的障碍物(靶)来阻止电子运动,把电子的动能转变成 X 射线光子的能量。

高速电子在与阳极靶碰撞时,通过两种方式损失能量。总体而言,电子与靶原子的内层电子和原子核的作用,以 X 射线辐射的形式损失能量,这种能量损失方式称为辐射损失;电子与靶原子的外层电子作用,外层电子不断受激发和再复原,过程将产生大量的热,这种能量损失方式叫做碰撞损失。实验和理论计算都表明,与辐射损失相比,碰撞损失所造成的能量损失所占比例可高达总能量的99% 。因此,高速电子撞击阳极靶时,除很少一部分(不到

1%)动能转为 X 射线光子的能量外,其余的都转变为热,致使阳极靶温度升高。因此,阳极靶需要用耐高温、导热性能好的材料制作。靶一般采用熔点高的重金属材料,如钨或钼;阳极则通常选用导热性能好的铜。除此以外,还有降低阳极靶温度、提高使用寿命的许多方法,如把阳极做成空心状,用流动的油来冷却,或把阳极做成旋转式,使电子冲击一个可转动的环形靶面等。

第三节　X 射线的强度和硬度

X 射线的强度和硬度在医疗实践中是很重要的两个物理量。在治疗和诊断中需要选用适当的质和量,避免过量或不足而达不到预期的目的。

一、X 射线的强度

X 射线强度的概念与其他波强度的概念相同,即单位时间内通过垂直于 X 射线方向的单位面积的辐射能。它表示 X 射线的量,用 I 表示。

设 $N_1, N_2, N_3, \cdots, N_n$ 分别表示每秒钟垂直通过 $1m^2$ 面积上具有相对应能量为 $h\nu_1, h\nu_2, h\nu_3, \cdots, h\nu_n$ 的光子数,则 X 射线的强度 I 为

$$I = \sum_{i=1}^{n} Nh\nu = N_1 h\nu_1 + N_2 h\nu_2 + N_3 h\nu_3 + \cdots + N_n h\nu_n \tag{14-1}$$

显然,它与单位时间内打在靶上的电子数成正比,即电子数越多,转变的光子数也越多,X 射线的强度越大。因此,在临床上,X 射线的强度常用管电流的 mA 数来表示,称为毫安数。通常是保持一定的管电压,通过调节管电流来控制 X 射线的强度。调节图 14-1 中的灯丝电路中的可变电阻 R,改变灯丝电压,可达到调节 X 射线强度的目的。

二、X 射线的硬度

X 射线的硬度是指 X 射线对物质的贯穿本领,表示 X 射线的质。它仅取决于 X 光子能量的大小,与光子的数量无关。对一定的物质来说,光子的能量越大,越不易被吸收,其贯穿本领越大,即 X 射线越硬。

加大管电压,电子撞击阳极时的速度增大因而动能增大,导致产生的光子的能量也增大,则波长变短,贯穿本领增强,即 X 射线的硬度增加。因此,调节图 14-1 中的 S,改变管电压,就能控制 X 射线的硬度。在医学上,习惯用管电压千伏值间接表示 X 射线的硬度,称为千伏数。表 14-1 列出按 X 射线硬度的分类,相应的管电压、波长和用途。

表 14-1　射线按硬度的分类

名称	管电压(kV)	最短波长(nm)	主要用途
极软 X 射线	5~20	0.25~0.062	软组织摄影, 表皮治疗
软 X 射线	20~100	0.062~0.012	透视和摄影
硬 X 射线	100~250	0.012~0.005	较深组织治疗
极硬 X 射线	250 以上	0.005 以下	深部组织治疗

需要说明的是,当管电压增加时,每个光子的能量增加了,由 14-1 式可知 X 射线的强度也随之增加。X 射线强度会随着硬度的增加而增加,这在临床上是不希望出现的。通常 X 射线机都采用这样一种措施,在灯丝电路中串联一个可变电阻器,它能够与管电压调节器联动,R 值随管电压增大(或减小),灯丝电流将变小(或增大)。恰好抵消因管电压增大(或减小)引起的强度增大(或减小),保持 X 射线强度不变。

第四节 X 射线谱

X 射线谱有两部分:连续 X 射线谱和叠加在其上的线状 X 射线谱(图 14-2)。

一、连续 X 射线谱

连续 X 射线谱包含各种波长的 X 射线,是由一个很宽的连续带组成。连续 X 射线(continuous X-ray)是因管内的高速电子撞击阳极靶时,受到靶原子核强电场的作用而急剧减速,使每个电子所失去的能量的一部分转化为 1 个光子的能量 $h\nu$ 辐射出

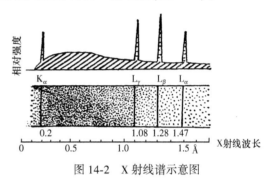

图 14-2　X 射线谱示意图

来,这种辐射叫做轫致辐射(bremsstrahlung)。由于每个电子在核电场中受阻情况各不相同,电子失去的能量也各不相同,因而转化为 X 光子的能量值就各不相同,表现为辐射出的 X 射线具有各种频率的连续谱。

实验表明,在 X 射线管的管电压较低时,只发射连续 X 射线。图 14-3 是钨为阳靶的 X 射线管在不同低压下产生的连续 X 射线谱,由图 14-3 可见,它有以下特点:①谱线的相对强度从长波开始逐渐增大,到达最大值后,很快下降至零。与相对强度为零相对应的波长是连续谱中的最短波长,叫短波极限。②随管电压的增大,各波长的强度都增大,且强度最大的波长和短波极限都向短波方向移动。连续 X 射线谱中短波极限的产生,是大量高速电子撞击阳极靶,受阳靶原子核电场作用时,极个别电子把全部动能都转变为光子能量而产生的,发生的概率约为零。因其能量最大,频率最高,所以在谱线中波长最短。设管电压为 U,那么电子在加速电场中获得的动能为 eU_0X 光子的最大能量为 $h\nu_{max}$(ν_{max} 是与短波极限 λ_{min} 对应的最高频率),则

$$h\nu_{max} = h\frac{c}{\lambda_{min}} = eU$$

$$\lambda_{min} = \frac{hc}{e} \cdot \frac{1}{U} \qquad (14-2)$$

(14-2)式表明,连续 X 射线谱的最短波长与管

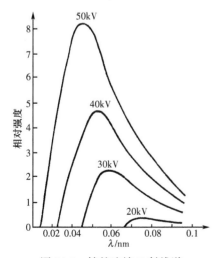

图 14-3　钨的连续 X 射线谱

电压成反比。管电压越高,短波极限越短,与靶的物质种类无关。与图 14-3 所示的实验结果一致,将

$$h = 6.62×10^{-34}J·s, c = 3×10^8 m·s^{-1}, e = 1.60×10^{-19}C 代入上式得$$

$$\lambda_{min} = \frac{1.242}{U}(nm) \tag{14-3}$$

式中,管电压 U 的单位用 kV。

二、标识 X 射线谱

前面讨论的是钨靶 X 射线管在 50kV 以下的工作情况。当管电压升高到 70kV 以上时,在连续谱 0.02nm 附近叠加了四条谱线,在曲线上出现了四个高峰(图 14-4)。当管电压继续升高,连续谱会发生很大变化,而这四条谱线的位置却始终不变,即它们的波长不变。实验表明,这些谱线的波长取决于阳靶的材料。不同元素制成的靶具有不同的线状谱,它们可作为这些元素的标识,因此这些线状 X 射线叫做标识 X 射线(characteristic X-ray)。微区分析技术就是用很细的电子束打在样品上,根据所发出的标识 X 射线鉴定各微区中的元素成分,这项技术已应用于医学研究中。

标识 X 射线产生的原因是,当高速电子进入靶时,如果它与原子内层某个电子发生强烈的相互作用,就有可能把一部分能量传递给这个电子,使它从原子中脱出,于是原子内层因失去电子而出现一个空位。若被打出去的是 K 层电子,则空出来的位置就会被 L、M 或更外层的电子来填补,并在跃迁过程中发射一个光子。光子的能量等于两能级的能量差。这样辐射的几条谱线就组成 K 线系(图 14-5)。如果是 L 层电子获得能量后脱离原子,则在 L 层出现 1 个空位,这个空位将会被 M、N 或 O 层电子来填补,在电子跃迁的过程中,辐射的光子就组成 L 线系。总之,电子由不同能级到达同一壳层的空位时所辐射的谱线就组成一个线系。

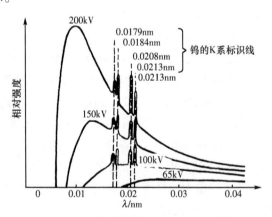

图 14-4 钨在较高管电压下的 X 射线谱

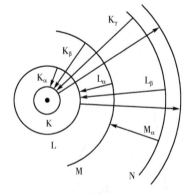

图 14-5 标识 X 射线发生原理示意图

由于原子内各壳层轨道能量随原子序数增大而增加,原子序数越高,能级差越大,辐射的标识 X 射线的波长也越短。因此,原子序数高的元素产生的各线系标识 X 射线的波长要小于原子序数低的各线系相对应的标识 X 射线的波长。应该指出,医用 X 射线管发出的 X 射线,主要是连续 X 射线,标识 X 射线在全部射线中所占分量很少。

第五节 物质对 X 射线的吸收

X 射线通过物质时,由于与物质发生相互作用而使其出射总能量减少,因此 X 射线的强度随着 X 射线通过物质厚度的增加而减弱,这种现象叫做物质对 X 射线的吸收。实验表明,单能 X 射线通过物质时的吸收规律与可见光相同,也服从指数衰减规律:

$$I = I_0 e^{-\mu d} \tag{14-4}$$

式中,I_0 是入射 X 射线的强度,I 是通过厚度为 d 的物质后的强度,μ 是物质的线性吸收系数 (linear attenuation coefficient),其值与物质的原子序数 Z 和 X 射线的波长 λ(能量)有关,如果厚度 d 的单位用 cm,则 μ 的单位为 cm^{-1}。实验表明,μ 与 Z、λ 近似地适合下式:

$$\mu = kZ^4\lambda^3 \tag{14-5}$$

式中,k 是比例常数。由上式可得出两个有实际意义的结论:

1)由于对一定的物质,吸收系数与 X 射线波长的三次方成正比,即长波 X 射线(软 X 射线)比短波 X 射线(硬 X 射线)更容易被吸收。因此,在浅表治疗时,应使用低能 X 射线,在深部治疗时,则使用高能 X 射线。

2)吸收系数与物质的原子序数的四次方成正比,即原子序数越高的物质,吸收本领越大。如人体肌肉组织的主要成分是 H、O、C 等,而骨的成分主要是 $Ca_3(PO_4)$,由于 Ca、P 的原子序数比肌肉主要成分的原子序数高,因而骨的吸收系数比肌肉组织大得多。在 X 射线透视时,会出现骨骼的明显阴影。在胃肠透视时,患者吞服钡盐也是因钡的原子序数高,吸收本领大,可显示出胃肠的阴影。因铅的原子序数很高,被广泛用做 X 射线的防护材料。

在临床上,常用质量吸收系数 μ_m(mass attenuation coefficient)和质量厚度 d_m,以消除密度的影响。μ_m 等于线性吸收系数除以物质的密度 ρ,即 $\mu_m = \mu/\rho$,单位是 $cm^2 \cdot g^{-1}$。d_m 等于通过物质的厚度 d 乘以物质的密度 ρ,即 $d_m = d \cdot \rho$,单位是 $g \cdot cm^{-2}$。于是 X 射线的吸收规律可写为

$$I = I_0 e^{-\mu_m d_m} \tag{14-6}$$

这样 μ_m 对同种物质不会因密度不同而有差异,而更便于各种物质对 X 射线吸收的比较。

X 射线被物质吸收得快慢,除用吸收系数表示外,还常用半价层(half value layer)表示。半价层是指使射线强度衰减一半所需经过物质的厚度。若以 $d_{\frac{1}{2}}$ 和 $d_{m\frac{1}{2}}$ 表示半价层,则与 $d_{\frac{1}{2}}$ 和 $d_{m\frac{1}{2}}$ 关系式为

$$I = \frac{1}{2}I_0 = I_0 e^{-\mu d_{\frac{1}{2}}}$$

$$I = \frac{1}{2}I_0 = I_0 e^{-\mu_m d_{m\frac{1}{2}}}$$

则

$$d_{\frac{1}{2}} = \frac{\ln 2}{\mu} = \frac{0.693}{\mu} \tag{14-7}$$

$$d_{m\frac{1}{2}} = \frac{\ln 2}{\mu_m} = \frac{0.693}{\mu_m} \tag{14-8}$$

可见,半价层与线性或质量吸收系数成反比。利用换底公式可将 14-4 改写为

$$I = I_0 \left(\frac{1}{2} \right)^{\frac{d}{d\frac{1}{2}}} \tag{14-9}$$

上式说明 X 射线通过一个半价层厚度后强度减为入射强度的 1/2,通过二个半价层强度减为 1/4,… 通过 N 个半价层强度减为 $1/2^N$。

由于在物质中 X 射线的长波成分比短波成分衰减得快,因此在医疗上利用这一点,用不同金属如铝、铜做成滤过板。当连续 X 射线通过后,长波成分被强烈吸收,这样得到的 X 射线不但硬度高,而且射线谱的范围变窄,可以适应医疗上的不同需要。

第六节 X 射线的医学应用

X 射线的医学应用,开创了人类利用电离辐射等能量源进行医学成像和临床治疗的历史,对人类的进步与发展产生了巨大影响。

一、治 疗 应 用

肿瘤的 X 射线治疗是放射治疗的重要组成部分,X 射线的激发与电离作用是 X 射线治疗肿瘤的物理基础。X 射线照射肿瘤组织时,会通过光子和物质的相互作用机制向组织转移能量。过程是先将电子从吸收组织的原子中击发出来,这些高速电子沿其运行轨迹使原子电离、受激,于是完成能量转移的过程。足够的能量沉积在细胞内时,就会破坏它们的再生能力,从而达到治疗肿瘤的目的。

二、诊　　断

1. 透视和摄影　前已提及,人体不同组织器官对 X 射线的吸收本领不同,因而强度相同的 X 射线透过人体不同部位后的强度也随之不同。例如,骨骼吸收 X 射线多,肌肉、脏器等吸收 X 射线少,因此从骨骼透过的 X 射线强度小,从肌肉等透过的 X 射线强度大。利用影像增强器,把这些透过人体后强度不同的 X 射线转换成可见荧光投射到荧光屏上,就可出现明暗不同的影像,这种技术叫做 X 射线透视术(fluoroscopy)。若将这些射线投射到医用胶片上,使之感光,可得到各部位明暗不同的影像,这叫做 X 射线照相术(roentgenography),亦称 X 线摄影。X 射线透视和摄影都可以清晰地显示骨折的情况、肺部的病灶、体内肿瘤的位置和大小等。X 射线影像胶片,还可供长期观察及保存,以便日后进行病情比较。在 X 射线摄影时,为克服由于 X 射线的贯穿本领大,底片上乳胶吸收的射线不多,感光效率不高的问题,常将胶片夹在由两个荧光屏组成的片盒中,以提高胶片对 X 射线的利用率,这种装置叫做增感屏。胶片的感光作用95%~98%是由增感屏引起的。使用增感屏后,可适当降低 X 射线的强度,或缩短照相时间,减少患者接受的照射量。

随着数字医学成像技术的发展,常规 X 射线摄影已逐渐被计算机放射摄影(computed radiography,CR)和数字放射摄影(digital radiography,DR)所取代。这两种数字 X 射线摄影技术可提供更高的影像对比度,更合理地降低病人的受线量,更有效地组织影像检查流程,为实现无胶片医院创造了条件。

2. 造影检查　人体中许多组织和器官都由软组织构成,它们之间的密度大致相同,X 射线对其缺乏分辨能力。为了扩大 X 射线诊断范围,可人工地将某种物质(吸收系数较大或较小的物质)导入体内,提高组织和器官与邻近组织的对比度,从而显示其形态和功能。这种检查方法称为造影检查(contrast examination)。例如做胃肠检查时,让受检者吞服吸收系数很大的硫酸钡。这样在 X 射线照射下,在荧光屏或照相底片上,就能把胃肠部分清楚地显示出来。在做某些关节腔的检查时,先在关节腔内注入密度很小的空气,再进行 X 射线透视或照相,就可显示出关节周围的结构。在血管中注入有机碘,可显示动脉影像。

数字减影血管造影(digital subtraction angiography,DSA)是计算机图像处理技术在医学中的应用之一,其原理是将血管造影前、后获得的数字图像进行减法运算,在减影图像中消除骨骼和软组织结构(造影前、后图像中不变化的部分),使浓度很低的对比剂充盈的血管(造影前、后图像中变化的部分)在减影图像中显示出来。

3. 软 X 射线的应用　对密度相差较小的软组织显像,除人工造影外,近年来还采用软 X 射线摄影。它是利用低的管电压和大的管电流对软组织进行摄影。由于物质对 X 射线的吸收本领除与物质本身的性质有关外,还与波长的三次方成正比。因此,与短波长 X 射线摄影相比,波长较长的软 X 射线摄影对密度差异较小的软组织的分辨能力要高得多。软组织 X 射线摄影最适宜的波长是0.06~0.09nm。用钼做靶制成的 X 射线管发出的 X 射线波长为 0.07 nm,专门用于软组织特别是乳腺摄影,具有对比度高和清晰度好等特点,为乳腺的良性病变和乳腺癌的早期诊断提供了良好的手段。

4. 计算机断层成像技术　X 射线计算机断层成像(computed tomography,CT)以 Radom 变换原理为数学基础,通过测定 X 射线在人体内的投影数据,利用计算机的计算重构能力,求解出在人体某断层上的衰减系数 μ 的二维分布矩阵,然后按照 CT 值的定义将各个体素的衰减系数 μ 转换为对应的 CT 值,得到 CT 值矩阵,应用图像处理与显示技术将该 CT 值矩阵转变为真实图像的灰度分布。与传统的 X 线检查手段相比,CT 具有非常高的密度分辨率,可准确测量各组织的 X 射线衰减系数 μ,并通过各种计算进行定量分析。

普通 X 射线摄影是将人体的三维结构投影在一个二维平面上,结构互相重叠,不能观察到内部的细节。而断层摄影将被检体的三维结构通过扫描方式形成一系列的二维断层图像,不存在前者的结构影像重叠问题,同时利用图像三维重建技术,还可显示人体的三维结构。

以头部 CT 扫描为例,X 射线 CT 的 X 射线管和具有高灵敏度的探测器都装在同一个可旋转的扫描架上,并作同步直线移动。当 X 射线管作直线移动,扫过头部时,穿过头部的 X 射线被同步移动的探测器接收,完成一次直线扫描。然后,扫描架旋转 1°角,再做一次直线扫描。这样,每转动 1°角,直线扫描一次,直至转动 180°为止(图 14-6)。可以设想将每一层脑组织分成若干

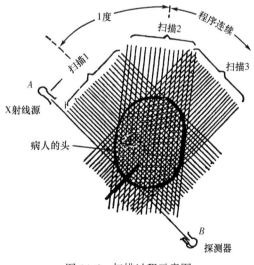

图 14-6　扫描过程示意图

个相等的小体积元,在同一体积元内吸收系数 μ 相同。这些小体积元常称为体素。当 X 射线经过每一体素时,都有一定的吸收,因此每一束 X 射线在路径上的每一个体素的吸收值的总和就等于路径上所有体素对射线的总吸收值。若 X 射线束在这一组织层中作一次直线扫描,探测器可接收到 k 个 X 射线强度值,那么可列出 k 个以各体素吸收系数为未知数的方程

$$\ln \frac{I_1}{I_0} = d(\mu_{11} + \mu_{12} + \mu_{13} + \cdots + \mu_{1n})$$

$$\ln \frac{I_2}{I_0} = d(\mu_{21} + \mu_{22} + \mu_{23} + \cdots + \mu_{2n})$$

$$\cdots\cdots$$

$$\ln \frac{I_k}{I_0} = d(\mu_{k1} + \mu_{k2} + \mu_{k3} + \cdots + \mu_{kn})$$

扫描架旋转 1°角,就要作一次直线扫描,旋转 180°角则可建立 $180k$ 个方程。

对头部扫描,断层可被分为 $160 \times 160 = 25\,600$ 个体素,一次直线扫描可探测到 $k = 240$ 个 X 射线投影值。当旋转 180°后,就可得到 $240 \times 180 = 43\,200$ 个投影值。这样总共可列出包含 25 600 个未知数的 43 200 个方程。将这些从探测器获得的大小不同的投影值转换为数字信号,送进计算机求解,获得关于 μ 值的 160×160 方阵,图 14-7 显示的是计算机打印出的一个 μ 值方阵。再经过 μ 值到 CT 值的转换,利用窗口技术在显示器上显示灰度断层图像(图 14-8)。

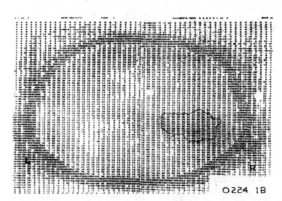

图 14-7 电子计算机打印出的体积元吸收系数值的方阵

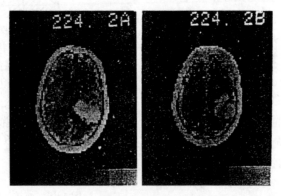

图 14-8 吸收系数方阵转换成荧光屏上两个连续断层的像

以上介绍的联立方程法是早期 CT 采用的图像重建算法。目前较为流行的是直接反投影法、滤波反投影法、迭代法和二维傅立叶变换法等重建算法,其中滤波反投影法则是许多 CT 机普遍采用的算法。直接反投影法又称总和法,其原理是沿扫描路径的反方向,把所得投影值直接反投回各体素中去,并用计算机进行运算,求出各体素 μ 值而实现图像重建的方法,其优点是图像重建速度快,缺点是会出现图像的边缘失锐现象(即边缘伪像)。以四体素矩阵为例,对直接反投影法作定性说明。按 0°、45°、90°、135°扫描,获得这四个方向的投影值,再将投影值反投回原矩阵的对应位置(即扫描通过的各个体素)上,即可将原矩阵的体素衰减系数 μ 值解出(图 14-9)。运算中的基数等于所有体素的特征参数的总合,也等于任一方向上投影值的总和。

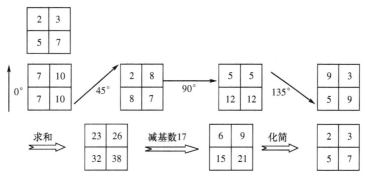

图 14-9　四体素矩阵的反投影法图像重建

可利用卷积运算先对投影值进行滤波处理,然后用直接反投影法成像,从而消除边缘失锐的影响,这就是滤波反投影法的原理。

拓展阅读

X 射线衍射:

1912 年德国物理学家劳厄提出一个重要的科学预见:晶体可以作为 X 射线的空间衍射光栅,当一束 X 射线通过晶体时将发生衍射。1913 年英国物理学家布喇格父子在劳厄发现的基础上,成功地测定了 NaCl、KCl 等的晶体结构,并提出了作为晶体衍射基础的著名的布喇格定律,从而创立了一个极重要和极有意义的科学分支——X 射线晶体结构分析。

如图 14-10 所示,晶体结构中,对于多层原子面,当 X 射线以掠角 θ(入射角的余角)入射到某一点阵平面间距为 d 的原子面上时,干涉加强的条件是晶体中任意相邻两个原子面上的原子散射波在原子面反射方向的光程差为波长的整数倍。图中光程差:

$$\delta = AN + NB = 2 \cdot MN \cdot \cos\theta = 2d\cos\theta$$

所以,干涉加强的条件为:

$$2d\cos\theta = n\lambda \qquad (14\text{-}10)$$

上式就是布喇格方程。当 x 射线被晶体衍射时,每一种结晶物质都有自己独特的衍射花样,因而可以根据它们来鉴别结晶物质的物相。非晶态

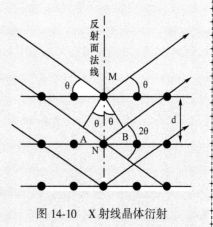

图 14-10　X 射线晶体衍射

的物质(或结晶度很低的物质)在已知波长 X 射线的辐射下,同样可以产生衍射。历史上 DNA 纤维的 X 射线衍射图形分析就对 DNA 分子双螺旋结构的发现起到了重要影响。

习题十四

14-1　试用 X 射线与物质的相互作用来解释本章第一节所列举的 X 射线的基本性质。这些基本性质在 X 射线的应用上各有什么意义?

14-2　管电压不同或靶物质不同,但管电流相同时,X 射线的强度是否相同?

14-3　X 线机的管电压峰值为 80kV,计算光子的最大能量和 X 射线的最短波长。

(80keV,0.0155nm)

14-4　X 射线被吸收时,要经过多少个半价层,强度才减到原来的 1%? 　　(6.6 个)

14-5　在一 X 射线管内,电子从阴极到达阳极的过程中,从静止开始,经过电压为 180kV 的电场加速,它的动能是多少电子伏特?该管电压下短波极限波长是多少?

$(1.8\times10^5 eV;6.9\times10^{-3}nm)$

14-6　对波长为 0.154nm 的 X 射线,铝的吸收系数为 132cm^{-1},铅的吸收系数为 2610cm^{-1}。要和 1mm 厚的铅层得到相同的防护效果,铝板的厚度应为多大?　　(1.98cm)

14-7　铜对某单色 X 射线的吸收系数为 8.05cm^{-1},其半价层是多少?若要使该单色 X 射线的强度减弱到原来的 1/5,铜片厚度应为多少?　　(0.086cm,2mm)

(马远新)

第 15 章　原子核和放射性

本章要求

(1) 掌握放射性原子核的衰变类型、衰变规律、放射性活度及半衰期。

(2) 理解原子核的基本性质、射线与物质的相互作用。

(3) 了解放射性核素在医学上的应用、辐射防护。

原子核物理学(nuclear physics)研究原子核的结构和变化规律；射线束的获得、探测和分析技术；以及同核能、核技术应用有关的物理问题。它的发展同时极大地促进了放射性核素和原子能技术在基础医学研究和临床诊断及治疗领域中的应用。本章主要讨论原子核的结构与基本性质、原子核的放射性衰变及其规律、放射性核衰变的类型、射线与物质的相互作用，并简要介绍放射性核素在医学中的应用。

第一节　原子核的结构与基本性质

一、原子核的组成

在德国物理学家海森堡(W. K Heisenberg，1901~1976 年)提出的原子核的中子—质子模型中，关于原子核的表述是：原子序数(atomic number)为 Z、质量数(mass number)为 A 的原子核由 Z 个质子(proton)和 N 个($N=A-Z$)个中子(neutron)组成，质子和中子统称为核子(nucleon)。质子与中子的质量近似相等，每个质子带正电 e，而中子不带电。基于原子核的这种模型，人们通常将质量数为 A、质子数为 Z、中子数为$(A-Z)$的某种原子核标记为$_Z^A X$，X 是元素的符号。如$_{92}^{235}U$ 表示铀原子核，它的质量数为 235，原子序数为 92，中子数是 143。将具有确定数目的中子和质子的原子核称为核素(nuclide)。例如^{10}B 和^{10}Be是两种不同的核素，它们的质量数相同但中子数不同；^7Be 和^9Be 是两种独立的核素，它们的质子数相同但中子数不同。根据质量数 A、质子数 Z 和中子数 N 的不同，可以把核素分成以下几种类型。

1. 同位素(isotope)　Z 相同而 N 不同的各核素统称为某元素的同位素。同一种元素，在元素周期表里有确定的位置。同位素的各核素在元素周期表中处于同一个位置，具有相同的化学性质。例如，^3H、^2H、^1H 是氢的三种同位素。自然界存在的元素往往是由几种同位素所组成，并且各种同位素的含量有一定的比例，这种比例称为同位素的丰度。例如，自然界存在的氧有三种同位素，即$_8^{16}O$、$_8^{17}O$ 和$_8^{18}O$，它们的丰度分别为 99.756%、0.039%、0.205%。

2. 同量异位素(isobar)　A 相同而 Z 不同的核素，例如$_{18}^{40}Ar$ 和$_{20}^{40}Ca$。

3. 同质异能素(isomer)　Z 和 A 都相同，但处于不同能量状态的核素。例如$_{43}^{99m}Tc$ 和$_{43}^{99}Tc$，在左(或右)上角加"m"，表示处于较高能级。

二、原子核的大小与密度

实验证明了各种原子核的半径 R 与原子核的质量数 A 存在以下关系

$$R = R_0 A^{1/3} \tag{15-1}$$

式中，R_0 的实验测量值为 $R_0 = 1.2 \times 10^{-15} \mathrm{m}$。

如果视原子核的形状为球形，则原子核的体积与核的质量成正比。设原子核的质量为 m，其密度 ρ 为

$$\rho = \frac{m}{\frac{4}{3}\pi R^3} = \frac{1.66 \times 10^{-27} \times A}{\frac{4}{3}\pi(1.2 \times 10^{-15} \times A^{\frac{1}{3}})^3}$$

$$= 2.3 \times 10^{17} \mathrm{kg \cdot m^{-3}} \tag{15-2}$$

由此可知，原子核是物质密度最集中的地方。

三、原子核的性质

1. 核力　原子核的密度如此之大，究竟是什么力量使质子、中子聚合在一起的呢？物理学研究表明，宇宙间存在四种作用力，其强度从大到小依次为强核力、电磁力、弱相互作用力和万有引力（表 15-1）。

表 15-1　四种力的作用强度、范围和时间

种类	相对强度	范围	相互作用时间（s）
强核力	1	1fm*	10^{-23}
电磁力	10^{-2}	∞	10^{-17}
弱相互作用	10^{-13}	$<10^{-2}\mathrm{fm}$	10^{-19}
万有引力	10^{-40}	∞	10^{17}

　＊　$1\mathrm{fm} = 10^{-15}\mathrm{m}$

实验证明，核内的核子之间存在的强相互作用力就是核力（nuclear force）。核力具有以下的主要特征：

（1）核力是"短程力"：仅当核子之间的距离小于 $3.0 \times 10^{-15}\mathrm{m}$ 时，核力才显示出来。它在核子间距小于 0.4×10^{-15} 表现为极强的斥力；当核子间距大于 0.4×10^{-15} 之后，核力由斥力转变为强引力。可见，核力的存在是使质子、中子聚合在一起的原因。

（2）核力与电荷无关：无论核子带电与否，核子之间的核力都是一样的，即中子与中子、中子与质子、质子与质子之间的核力的大小相差无几。

（3）核力具有饱和性：一个核子仅与它附近的几个核子有核力作用，而不是与核内所有核子都有核力作用。

2. 原子核是一个带电系统　原子核是一个带正电荷的旋转系统，具有动量矩，也具有磁矩。

3. 核能级　原子核和其他原子一样，也可以处在不同的能量状态（能级）上，因此，原子

核的能级必然是不连续的,并且在外界干扰下可以发生核能级的跃迁。

四、质量亏损和结合能

实验测量原子核的质量,发现任何一个原子核的质量总是小于组成它的所有核子独自存在时的总质量,这个质量差值称为质量亏损(mass defect)。其计算公式为

$$\Delta M=\left[ZM_p+(A-Z)M_n\right]-M_0 \tag{15-3}$$

其中,Z 为电荷数,A 为质量数,M_0 为原子核质量,M_p 为质子质量,M_n 为中子质量。

质量和能量都是物质的基本属性。根据相对论,这两个属性是相互联系的,具有一定质量的物体具有相应的能量,当它的质量发生了变化,则其能量也发生相应变化,反之亦然。因此,原子核在形成时,质量减少了 ΔM,就必然有相应的能量 ΔE 被释放出来。

$$\Delta E=\Delta M \cdot c^2 \tag{15-4}$$

核子结合成原子核时所放出的能量 ΔE 叫做结合能(binding energy)。

国际上规定一种专用的质量单位——原子质量单位(用符号 u 表示)来度量核子质量,1 个原子质量单位等于 1 个碳原子(自然界中含量最丰富的 ${}_6^{11}C$)质量的 1/12,即

$$1u = 1.6605402 \times 10^{-27} kg$$

一个原子质量单位(atomic mass unit)的能量是

$$E = 1u \cdot c^2 = 1u \times (2.997924580 \times 10^8)^2 = 1.4924418 \times 10^{10} J = 931.5016 MeV$$

结合能越大,核子结合成核时释放的能量就越多。原子核的结合能随核子数 A 的增加而增加。相反,如果要将原子核分解为单个核子,外界必须提供与结合能等值的能量。

五、原子核的稳定性

根据原子核的稳定性,可以把原子核分为稳定原子核和不稳定原子核。在实验上已发现的约 2000 种核素中仅有近 300 种是稳定的,其余为不稳定核素。不稳定核素会自发地衰变,放射出一些射线,同时本身转变成其他核素。这些不稳定的核素,叫做放射性核素(radionuclide)。影响核稳定性有如下主要因素:

1. 中子数与质子数之间的比例关系　一般排在元素周期表最前面的"轻核"的质子数和中子数相等,例如,${}^4He$ 的原子核有 2 个质子和 2 个中子,${}^{28}Si$ 各有 14 个质子和中子。对于轻核,质子数和中子数相等的核素较稳定。但是"重核"的核子比例大多数为中子多于质子,${}^{197}Au$ 有 79 个质子和 118 个中子,${}^{238}U$ 有 92 个质子和 146 个中子。对于重核,由于核内质子数增多,相互间的库仑排斥力增大,而中子有核吸引力,没有库仑排斥力,从而缓和了质子之间库仑排斥力的影响。因此,要保证原子核稳定,就需要更多的中子来增加相互间的核吸引力。但是,中子数的增加并非越多越好,而是需要与质子数保持合理的比例关系。图15-1 给出了核的稳定性与质子数、中子数的关系,可以看到,稳定核素分布在一条狭长的区域内,狭长区域的中心线可以用一个关于质子数 Z 和质量数 A 的经验公式表示

$$Z=\frac{A}{1.98+0.0155A^{2/3}} \tag{15-5}$$

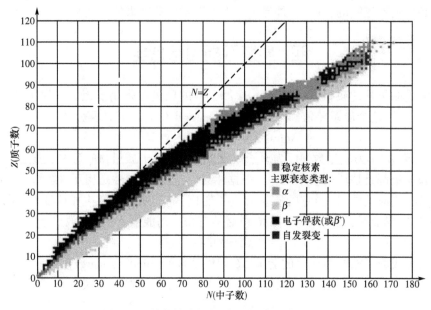

图 15-1　核的稳定性与质子数、中子数的关系

2. 核子数的奇偶性　如果将近 300 种稳定核素按质子数和中子数的奇偶性分类,就会发现大多数是偶偶核,奇偶核和偶奇核各占约 20%,剩下的不到 2% 是奇奇核,这表明质子数和中子数各自成对时,原子核较稳定。

3. 重核的不稳定性　超过 83 号元素铋的原子核都不稳定,它们自动分解或衰减成更小的原子核。超过第 92 号元素铀的原子核十分不稳定,无法在自然状态下存在。如第 94 号元素钚是人工制造出来的,主要用于核武器,在宇宙中无法找到。

第二节　原子核的放射性衰变

不稳定核素能自发地放出射线,转变为另一种核素,这种现象称为放射性核衰变,这些核素称为放射性核素。还有一些人工产生的某些元素的同位素,也具有放射性。放射性衰变是不稳定核素自发地进行衰变而趋于稳定的过程,同时发出各种射线。

一、核的衰变规律

实验发现,在时间间隔 $t \to t+dt$ 内发生衰变的原子核数目 dN 和 t 时刻的原子核数目 N 以及时间间隔长度 dt 成正比,即

$$-dN = \lambda N dt \tag{15-6}$$

式中,负号表示原子核数随时间减少,比例系数 λ 称为衰变常数,表示单位时间内每个原子核衰变的概率;其数值大小因核素而异,值越大,衰变越快。

利用初始条件 $t=0$ 时,$N=N_0$,求解(15-6)式得

$$N = N_0 e^{-\lambda t} \tag{15-7}$$

式(15-7)即为放射性核素的衰变定律表达式。它指出,放射性核素是按时间的指数规律衰

减的(图 15-2)。应该强调,上式表示的是统计规律,只有当放射源是由大量原子核组成时才适用。

二、半衰期和平均寿命

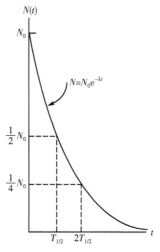

除了用衰变常数 λ 来表示每种原子核衰变的快慢外,人们在实际工作中常采用半衰期(half-life)T 来表征放射性核素衰变的快慢程度。放射性核素其原子核数目衰减到原来数目一半所需要的时间称为放射性核素的半衰期。将 $N = N_0/2$ 代入(15-7)式,得到半衰期与衰变常数的关系为

$$T_{1/2} = \frac{\ln 2}{\lambda} = \frac{0.693}{\lambda} \qquad (15\text{-}8)$$

上式表明:半衰期 $T_{1/2}$ 与衰变常数 λ 成反比,即衰变常数愈大,则半衰期愈短,放射性核素衰变得愈快。一般而言,$T_{1/2}$ 的单位是秒(s),对 $T_{1/2}$ 长的核素可以用分(min)、小时(h)、天(d)、年(a)来表示。表 15-2 列出了部分放射性核素的半衰期。

图 15-2　衰变曲线

表 15-2　一些放射性核素的半衰期

核素	衰变类型	半衰期	核素	衰变类型	半衰期
$_{1}^{3}\mathrm{H}$	β^-	142.33a	$_{19}^{40}\mathrm{K}$	β^-	1.28×10^9a
$_{6}^{14}\mathrm{C}$	β^-	5730a	$_{38}^{90}\mathrm{Sr}$	β^-	28.8a
$_{11}^{24}\mathrm{Na}$	β^-, γ	15h	$_{49}^{113}\mathrm{In}$	γ	99.5min
$_{15}^{32}\mathrm{P}$	β^-	14.3d	$_{53}^{125}\mathrm{I}$	EC, γ	60d

若用式(15-8)取代式(15-7)中的衰变常数 λ,则衰变定律可变成另一形式

$$N = N_0 \left(\frac{1}{2}\right)^{\frac{t}{T}} \qquad (15\text{-}9)$$

平均寿命(mean life)τ 是指放射性原子核平均生存的时间。在时间间隔 $t \to t + \mathrm{d}t$ 内有 $\mathrm{d}N$ 个原子核发生衰变,这些原子核的寿命是 t,t 可以从 0 变化至 ∞,因此 N_0 个原子核的平均寿命可表示为

$$\tau = \frac{\int_0^\infty (-\mathrm{d}N)t}{N_0} = \int_0^\infty \lambda t \mathrm{e}^{-\lambda t} \mathrm{d}t = \frac{1}{\lambda} = 1.44 T_{1/2} \qquad (15\text{-}10)$$

由 $T_{1/2}$、λ、τ 三者之间的关系可知,只要知道其中的一个,便可求出其余的两个物理量。

三、有效半衰期

当放射性核素引入生物体内时,原子核的数量一方面按物理衰变规律递减;另一方面还会通过生物体的新陈代谢而排出体外,因此,生物体内核素数量的减少要比单纯的物理衰变快。如果生物体的排泄作用使放射性核素数量的减少也按指数规律衰减,且令与此相对应的衰变常数为生物衰变常数 λ_b,则在生物体内放射性核素的衰变速率可写为:

$$-\mathrm{d}N/\mathrm{d}t = (\lambda_p + \lambda_b)N = \lambda_e N \tag{15-11}$$

式中，λ_p 为物理衰变常数，$\lambda_e = \lambda_p + \lambda_b$ 称为有效衰变常数。依据半衰期与衰变常数的关系，有

生物半衰期(biological half-life) $T_{1/2b} = \dfrac{\ln 2}{\lambda_b}$

物理半衰期(physical half-life) $T_{1/2p} = \dfrac{\ln 2}{\lambda_p}$

则有效半衰期(effective half-life) $T_{1/2e}$ 与 $T_{1/2b}$ 和 $T_{1/2p}$ 的关系为

$$\frac{1}{T_{1/2e}} = \frac{1}{T_{1/2b}} + \frac{1}{T_{1/2p}} \tag{15-12}$$

因此，有效半衰期比物理半衰期和生物半衰期都要短。

这里所举的一些半衰期的例子(表 15-3)，显示了放射性同位素在生物体内的排泄有时是主导性的，而在某些时候则是物理衰减起支配作用。^{3}H 尽管具有相当长的物理半衰期，但在体内的清除速度则非常快，减少了照射量；^{32}P 用于核医学中某种类型的骨扫描，它往往被保留在骨骼中，导致了较长的生物半衰期，然而其物理半衰期如此之短以至于照射量也很小；^{90}Sr 对环境而言极为不利，它的性质与钙相似因而被骨骼所收集，这导致其不仅具有长的生物半衰期而且具有长的物理半衰期，因此产生了双重的危险；^{99m}Tc 是核医学中诊断扫描常用的同位素之一，因为它同时具备了短的物理半衰期和生物半衰期，故对于成像过程后体内同位素的迅速清除非常有利。

表 15-3　一些放射性核素的物理、生物、有效半衰期比较(d)

同位素	物理半衰期	生物半衰期	有效半衰期
^{3}H	4.5×10^3	12	12
^{32}P	14.3	1155	14.1
^{90}Sr	1.1×10^4	1.8×10^4	6.8×10^3
^{99m}Tc	0.25	1	0.2

四、统计涨落现象

放射性核素的衰变彼此是独立的，这种大量孤立事件的组合使得放射性计数服从统计规律。在一定时间内，放射性样品中实际衰变的原子核个数通常并不等于按衰变定律所计算的结果，有时多些，有时则少些，但每次都围绕着一个统计平均值上下波动，这种现象称为放射性计数的统计涨落(statistical fluctuation)。

统计涨落现象是存在于一切放射性测量中的误差因素，为了获得适当的准确度，则必须探测到足够多的原子核衰变。若按衰变规律计算，某样品在一定时间内应当有 n 个原子核衰变，理论和实践指出在相同的条件下作多次观测，得到的平均值将近似等于 n，标准偏差将近似为 $\sqrt{n}$，相对误差可估计为 $1/\sqrt{n}$。因此，观测到的衰变原子核个数越多，由于统计涨落而发生的相对误差则越少。为保证计数在一定的误差限定之内，常常要求测量计数在几千以上。

五、放射性活度

在核医学中,一个常用的反映放射性强弱的物理量是放射性活度(radioactivity, A)。它定义为单位时间内原子核衰变数量。单位时间内原子核的衰变数与原子核数成正比,即 $A = \lambda N$,因此有

$$A = \lambda N_0 e^{-\lambda t} = A_0 e^{-\lambda t} \tag{15-13}$$

可见放射性活度也是随时间按指数规律衰减的。图 15-3 显示的是 ^{99m}Tc 的放射性活度衰减曲线,由图可知,两天后 ^{99m}Tc 的放射性活度可被忽略。

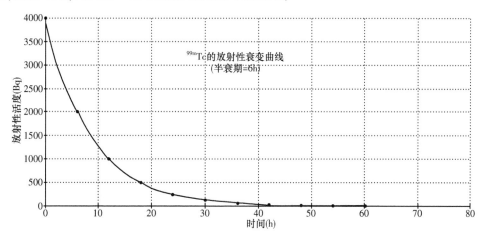

图 15-3 ^{99m}Tc 的放射性活度衰减曲线

放射性活度的国际单位采用贝可勒尔,记作 Bq(Becquerel 的简写),1Bq = 1 衰变/秒。曾经使用的旧单位是居里 Curie(Ci)。国际上规定:1Ci = 3.7×10^{10}Bq。由于 Ci 是个很大的单位,因此在核医学中通常也用 mCi 和 μCi 等单位。

需要说明的是,首先,同样 Ci 数的不同放射性核素发出的射线强度和贯穿本领是大不相同的。这是由于不同的核素在衰变时发出射线的种类和能量是各不相同的。其次,同样多的 Ci 数,衰变常数 λ 大的,即半衰期 $T_{1/2}$ 短的核素,放射性原子核的个数就少。这对核医学很重要,因为引入人体的放射性物质,除部分排泄掉以外,先后在体内衰变,而射线对人体的伤害有累积作用。在对人体损伤相同的条件下,短半衰期的核素所使用的居里数可以比长半衰期的核素大得多。

例题 15-1　计算 ^{60}Co 的衰变常数,单位用 month^{-1},已知 ^{60}Co 的半衰期 $T_{1/2} = 5.26$a;4 年后 5000Ci 的 ^{60}Co 源的放射性活度是多少?

解:由式(15-8),$\lambda = \dfrac{0.693}{T_{1/2}}$

因为 $T_{1/2} = 5.26 \times 12 = 63.12$ month,

所以 $\lambda = \dfrac{0.693}{T_{1/2}} = \dfrac{0.693}{63.12} = 1.0979 \times 10^2$ month^{-1},即每月约衰变 1.1%

又因为 $t = 4a = 48$ month,根据式(15-13)得

$$A = A_0 e^{-\lambda t} = 5000 e^{-1.0979 \times 10^2 \times 48} = 2952 \text{Ci}$$

以 month 为单位，^{60}Co 的衰变常数为 1.0979×10^2；4 年后 5000Ci 的 ^{60}Co 源的放射性活度为 2952Ci。

例题 15-2 5mCi 的 ^{131}I$(T_{1/2} = 8.05\text{d})$ 和 2mCi 的 ^{32}P$(T_{1/2} = 14.3\text{d})$ 衰变到何时两者的放射性活度相等？

解：由给定条件

$$^{131}\text{I}：A_0 = 5\text{mCi}，\lambda = 0.693/8.05 = 8.609 \times 10^{-2} \text{d}^{-1}$$

$$^{32}\text{P}：A_0 = 2\text{mCi}，\lambda = 0.693/14.3 = 4.846 \times 10^{-2} \text{d}^{-1}$$

假定在 t 天后相等，则根据式(15-13)，有

$$5e^{-8.609 \times 10^{-2} \times t} = 2e^{-4.846 \times 10^{-2} \times t}$$

等式两边取自然对数，得

$$\ln 5 - 8.609 \times 10^{-2} \times t = \ln 2 - 4.846 \times 10^{-2} \times t \quad 即 \quad 1.609 - 8.609 \times 10^{-2} \times t = 0.693 - 4.846 \times 10^{-2} \times t$$

所以 $t = 23.34\text{d}$

经过 23.34 天衰变之后，5mCi 的 ^{131}I 与 2mCi 的 ^{32}P 的放射性活度相等。

第三节　核衰变方式

不稳定核素能自发地放出某种射线而由一种核素变为另一种核素。所有放射性核素在衰变过程中，都严格遵守质量和能量守恒、动量守恒、电荷守恒和核子数守恒定律。根据质能关系，核衰变前后的质量差值转变为核衰变过程中所释放的能量 Q，称之为衰变能(decay energy)。按照发射射线的不同，放射性衰变有多种类型，这里主要介绍三种类型：α 衰变、β 衰变和 γ 跃迁。

一、α 衰变

原子序数>82 的放射性核素原子核，有可能自发地发射 α 射线(或 α 粒子)后变成另一种原子核，这一过程称为 α 衰变(alpha decay)。由于 α 粒子从母核中发射出来而带走了两个质子和两个中子，因此 α 衰变所形成的子核比母核少了两个质子和中子，子核的原子序数和质量数分为 $Z-2$ 和 $A-4$。其反应式为

$$^A_Z\text{X} \rightarrow ^{A-4}_{Z-2}\text{Y} + ^4_2\text{He} + Q \tag{15-14}$$

式中，Q 为衰变能，其值可由反应式两侧的原子质量的差值来计算。

例如，放射性核素 $^{226}_{88}$Ra 经过 α 衰变发射一个 α 粒子后，形成的子核是 $^{222}_{86}$Ra，这个过程可表示为

$$^{226}_{88}\text{Ra} \rightarrow ^{222}_{86}\text{Ra} + ^4_2\text{He} + Q$$

现在计算该过程中所释放的衰变能 Q 的大小。

衰变前母核 $^{226}_{88}$Ra 的质量

$$m_1 = 226.02544u$$

衰变后子核 $^{222}_{86}$Ra 的质量

$$m_2 = 222.01761u$$

α 粒子的质量: $m_3 = 4.00260u$

衰变能 $\Delta E = [m_1 - (m_2 + m_3)]c^2$

$= [226.02544 - (222.01761 + 4.00260)]u \times c^2$

$= 0.00523\ u \times c^2 = 0.00523 \times 931.5 \text{MeV}$

$= 4.87 \text{MeV}$

该能量作为动能在子核和 α 粒子之间分配。子核的反冲动能约占 2%,粒子将获得其中绝大部分能量(4.785MeV)。

二、β 衰 变

β 衰变(beta decay)按其放射粒子的情况有三种类型,发射电子的衰变称为 β^- 衰变;放射正电子的衰变称为 β^+ 衰变;原子核从核外 K 壳层俘获一个电子而引起原子核结构的变化称为电子俘获(或称 K 俘获)。

1. β^- 衰变　放射性核素发射 β^- 粒子的过程,称为 β^- 衰变。β^- 粒子就是电子。在 β^- 衰变的过程中,同时释放出反中微子 $\bar{\nu}$。衰变的反应式为

$$_Z^A X \rightarrow _{Z+1}^A Y + \beta^- + \bar{\nu} + Q \tag{15-15}$$

母核经过 β^- 衰变后,质量数不变,子核的原子序数增加 1,在元素周期表中后移一位。

中微子和反中微子是不带电荷、质量数基本为 0 的粒子,两者自旋方向相反。

富中子放射性核素的原子核主要发生 β^- 衰变。例如:^{14}C 放出 β^- 粒子后衰变为 ^{14}N。^{12}C 是自然界中碳丰度最大的稳定同位素,它含有 6 个质子和 6 个中子,质子数与中子数的比值为 1;而 ^{14}C 的质子数与中子数的比值为 8/6 = 1.33,对于较轻的原子核,质子数与中子数的比值为 1 时比较稳定,由此推断,^{14}C 原子核中的中子数比稳定时过多了,处于不稳定状态,因此会发生 β^- 衰变,原子核内一个中子变成一个质子和一个电子,同时发射一个反中微子。

β^- 衰变也有衰变能释放,这个能量要在 β^- 衰变的三种产物即子核、β^- 粒子和反中微子之间按能量和动量守恒来分配,有许多分配方式。因为能量在这三个粒子上的分配是任意的,所以 β^- 粒子的能量可以从零到一极大值,极大值等于衰变能。这便是 β 粒子能谱连续的成因(图 15-4)。

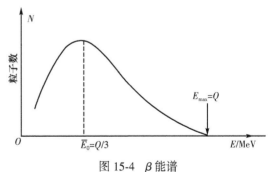

图 15-4　β 能谱

2. β^+ 衰变　放射性核素发射 β^+ 粒子的过程,称为 β^+ 衰变。β^+ 粒子就是正电子,是电子的反粒子。在 β^+ 衰变的过程中,同时释放出中微子 ν。衰变的反应式为

$$_Z^A X \rightarrow _{Z-1}^A Y + \beta^+ + \nu + Q \tag{15-16}$$

母核经过 β^+ 衰变后,质量数不变,子核的原子序数减少 1,在元素周期表中前移一位。

贫中子放射性核素的原子核主要发生 β^+ 衰变。例如:^{18}F 放出 β^+ 粒子后衰变为 ^{18}O。这一过程实质上是原子核中的一个质子发生了衰变释放出一个正电子而变成了中子,同时发射一个中微子。

3. 电子俘获　电子俘获(electron capture)是指原子核从核外俘获一个轨道电子的过

程。电子俘获一般也主要发生在贫中子放射性核素。由于核内中子相对不足而从核外内层的电子轨道上俘获一个电子,发射一个中微子转化为中子。发生电子俘获后,子核的质子数比母核少 1,质量数不变。在元素周期表中前移一个位置。其衰变反应式表示为

$$^A_Z X + e \rightarrow ^A_{Z-1} Y + \nu + Q \tag{15-17}$$

由于原子核最容易从原子内层(K 层)俘获电子,因而称之为 K 俘获。当然也存在 L 俘获和 M 俘获的可能。当母核发生电子俘获后,所形成的子核电子壳层中必定少一个内层电子,此时外层电子就跃迁至内层而放出标识 X 射线,探测此类 X 射线是追踪电子俘获的主要方法。此外,有可能在外层电子填充内层电子的同时,将多余的能量交给外层的另一个电子,使之成为自由电子。这种自由电子称为俄歇电子。

三、γ 衰变和内转换

原子核反应的产物和放射性原子核衰变所形成的子核往往处于激发态能级。激发态是非稳定态,它要直接退激或者级联退激到基态。原子核由激发态向基态或由高能态向低能态跃迁时,放出 γ 射线的衰变过程称为 γ 衰变(**gamma decay**)。γ 射线由光子组成,不带电荷,质量数为 0,又称为 γ 光子。由于发生 γ 衰变后原子核的质子数和质量数都不变,只是能量状态发生改变,而能量不等的原子核称为同质异能素,因此 γ 衰变也叫做同质异能跃迁(**isomeric transition**)。以衰变反应式表示为

$$^{Am}_Z X \rightarrow ^A_Z Y + \gamma \tag{15-18}$$

但是,γ 衰变并非是同质异能素惟一的衰变方式,例如 $^{115m}_{49}$In 既可以放射 γ 射线衰变成 $^{115}_{49}$In,也可以放射 β 射线衰变为 $^{115}_{50}$Sn(图 15-5)。

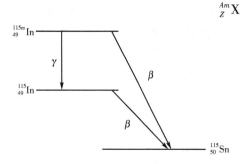

图 15-5 同质异能素的衰变方式

处于激发态的原子核还有另一种释放能量的方式,这些原子核从高能态向低能态跃迁时并不发射 γ 光子,而是把能量交给某一内层电子,使电子飞离原子而成为自由电子,这种现象称为内转换(**internal conversion**),发射的电子叫内转换电子。根据能量守恒定律,内转换电子的动能等于跃迁的能量减去轨道电子的结合能。由于 K 层电子最靠近原子核,因此,只要能量足够,K 层转换的概率最大。内转换的发生与 γ 衰变的发生是竞争性的,例如 203Hg 发射 β 粒子后形成 203mTl,可以有两种途径使处于激发态的 203mTl 回到基态 203Tl,一是发射能量为 279.19keV 的 γ 射线;二是通过内转换。在这种情形下内转换发生的概率更大,因为内转换过程可以与任何轨道电子相互作用,其结果是形成一个可见的叠加在 β 发射电子能谱上的内转换电子的能谱(图 15-6),各壳层的结合能分别为 K:85.529keV;L I:15.347keV,L II:14.698keV,L III:12.657keV;M:3.704keV。

发生内转换所形成的轨道电子的发射将在所涉及的壳层上创造一个空位,从而导致标识 X 线或俄歇电子的产生。

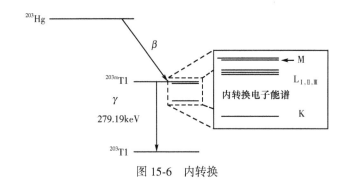

图 15-6　内转换

第四节　放射平衡和放射性核素来源

一、放射平衡

不稳定核素衰变后,生成的核素往往还是不稳定的,生成后又开始衰变,它们的子体仍然可能具有放射性,于是便一代接着一代地衰变下去,直至稳定下来为止。这种可以延续好几代的放射现象形成一个个放射性核素的"家族",称为放射系(radioactive series)。例如,从 $^{235}_{92}U$ 开始,陆续衰变到 $^{206}_{82}Pb$ 为止才成为稳定核素,这个放射性就是铀系。

在各个放射系中,母体和各个子体是共存的,各代子体在衰变过程中的数量关系也存在着一定的规律。设母体 A 衰变为子体 B,再衰变为孙代子体 C,即 A→B→C。

对于母核 A 的数量变化仅决定于它自身的衰变过程,而与其子核的存在和数量多少无关。但对子核 B 情况就比较复杂,这是因为 B 核一方面不断衰变为 C 核,另一方面又从 A 核的衰变中获得补充。这样,子体 B 在数量上的变化不仅和它自己的衰变常数有关,而且也和母体 A 的衰变常数有关。

对在母体 A 半衰期远大于子体 B 半衰期的情况下,由于母体 A 的衰变,子体 B 的核数将逐渐增加。这些新生子体 B 又按自己的规律进行衰变。因为衰变率是与现存核数成正比,所以随着子核 B 的积累,子核每秒衰变的核数也将增加。经一段时间后,子核每秒衰变的核数将等于它从母核衰变而得到补充的核数,子核的核数就不再增加,达到放射平衡(radioactive equilibrium)。在达到放射平衡时,母核和子核的放射性活度相等。

在远小于母体半衰期的时间内,母核的衰减是可以忽略的,因而它的放射性强度可以认为保持不变,所以子核的放射性活度在达到平衡后也是保持不变的。这种动态平衡称为长期平衡。若在达到动态平衡后把子体分离出来,那么经过子体半衰期几倍时间后,又将重新达到动态平衡。放射平衡在放射性核素应用中具有重要意义。

半衰期很短的同位素在医学应用中有很多优越性,但在供应上有很大困难。由于寿命较短,无法单独存在较长时间,但有些短寿命同位素是由较长寿命的同位素(母核)衰变而来的。由前述递次衰变现象可知,当母体、子体达到放射平衡后,子体会与母体共存并保持一定的含量比例。如果通过物理或化学方法把子体从母体中分离出来,经过一段时间后,子体与母体又会达到或接近新的放射平衡,可以再把子体分离出来。此种由长寿命核素不断获得短寿命核素的装置叫做核同位素发生器(isotope generator),俗称"母牛"(cow)。目前

常用的有 $^{90}_{42}Mo \rightarrow ^{99m}_{43}Tc$、$^{113}_{50}Sn \rightarrow ^{113}_{49}In$、$^{68}_{32}Ge \rightarrow ^{68}_{31}Ga$、$^{137}_{55}Cs \rightarrow ^{137m}_{56}Ba$ 和 $^{226}_{88}Ra \rightarrow ^{222}_{86}Rn$ 等。

由于母牛中母核的半衰期较长,因而一条母牛可以在较长一段时间内供应短寿命同位素。在 $^{113}_{50}Sn \rightarrow ^{113}_{49}In$ 母牛中,$^{113}_{49}In$ 半衰期为 118 天,可连续使用 2~3 个月。这对距离同位素生产中心较远或交通不便的地区,开展短寿命同位素的应用工作是很适宜的。

二、医用放射性核素来源

医用放射性核素一般由核反应堆和加速器生产,此外在反应堆的核燃料 ^{235}U 余烬内,也存在多种放射性核素,其中可以分离出一些在医学和生物学中有实用价值的核素。

1. 核反应堆生产的医用放射性核素 利用反应堆提供的高通量中子流照射特定的靶材料引起核反应可生产一些有用的子核素,通过一定的分离和纯化,可以得到多种放射性核素(表 15-4)。虽然通过反应堆生产的放射性核素是医用放射性核素的主要来源,但必须注意,这类核素多为富中子核素,常伴有 β^- 衰变,可能对被检查者带来明显的辐射生物效应,不利于制备诊断用放射性药物。核医学治疗所用的放射性核素使用最多的是反应堆生产的 ^{131}I、^{32}P、^{153}Sm。

表 15-4 常见的反应堆生产的医用放射性核素

放射性核素	半衰期 $T_{1/2}$	放射性核素	半衰期 $T_{1/2}$
^{24}Na	14.659h	^3H	12.33e
^{55}Fe	2.7a	^{14}C	5 730a
^{59}Fe	44.6d	^{24}Na	14.659h
^{75}Se	118.5d	^{32}P	14.28d
^{133}Xe	5.25d	^{51}Cr	27.7d
^{125}I	60.2d	^{35}S	87.4d
^{131}I	8.04d	^{45}Ca	165d
^{99}Mo	66.02h	^{58}Co	70.8d
^{153}Sm	46.8h	^{64}Cu	12.7h
^{203}Hg	46.8d	^{138}Au	2.696d

2. 加速器生产的医用放射性核素 加速器生产放射性核素是利用加速器把带电粒子加速到一定能量,轰击特定的靶材料,引起核反应而实现的。加速器生产的适用于人体的生命核素有 ^{11}C、^{13}N、^{15}O 和 ^{18}F 等(表 15-5)。这类核素能量适度、半衰期短、辐射危害小,具有容易标记到生物分子上和化学修饰作用小等特点,对功能影像有重要的意义。近十几年来,国内外医学界应用的放射性核素,在品种和数量上都有很大的变化。由反应堆生产的长半衰期的核素减少,而由加速器生产的短半衰期的核素有所增加。质子和其他重粒子加速器是生产人工放射性同位素的重要工具。虽然成本、产量和效率不如核反应堆,但是几乎所有属于 β^+ 和 K 俘获衰变类型的医用同位素,都必须用加速器生产,核反应堆不能代替。另外,专为制造同位素用的加速器可以做得比较简单,能够设置在医院中,便于就地生产一些短半衰期同位素以供使用。

表 15-5　常见的加速器生产的医用放射性核素

放射性核素	半衰期 $T_{1/2}$	主要衰变方式	放射性核素	半衰期 $T_{1/2}$	主要衰变方式
^{11}C	20.38min	β^+	^{67}Ga	78.3h	EC
^{13}N	9.96min	β^+	^{68}Ge-^{68}Ga	288d	EC, β^+
^{15}O	122s	β^+	^{111}In	2.83d	EC
^{18}F	109.8min	β^+	^{123}I	13.0h	EC
^{22}Na	2.602a	β^+, EC	^{201}Tl	74h	EC
^{52}Fe	8.27h	β^+, EC	^{57}Co	271.77d	EC
^{68}Ga	68.1min	β^+, EC			

3. 中子源　中子不带电,与原子核没有库仑力的作用,所以容易接近原子核,是引起核反应的一个良好途径。不仅能量很大的快中子可以引发核反应,即使是能量很低的所谓热中子(只具有热运动的能量)也能引起核反应,并且相当有效。中子本身不稳定,具有放射性,会自动发生 β 衰变,半衰期很短(平均寿命 15.3min)因此,自然界中不存在自由状态的中子,必须在需要时生产出来,并且不易保存。实验室中最常用的一种 Ra-Be 中子源是用镭家族放射的 α 粒子与铍发生核反应而发射出中子,如 $^9_4$Be+$^4_2\alpha \rightarrow ^1_0$n+$^{12}_6$C+$\Delta E$ 由于不能获得很强的镭源,这种中子源的强度很弱。核自发裂变时也能产生中子,像超重核锎 $^{252}_{98}$Cf 自发裂变时会放出多个中子,每克 $^{252}_{98}$Cf 每秒可放出 3×10^{12} 个中子,这个强度已经相当大了,所以目前被广泛使用。上述的中子源都是天然放射性中子源,其能量和强度均不能调节,而且中子能量是连续的(即各种能量的中子都有)。核反应堆可产生极强的中子流,但为了获得单一能量的中子流,还是要用加速器引起核反应的方法,随着医用加速器的发展,这种中子源得到日益广泛的应用。

中子源在医学上的应用有三个方面。一是用中子流照射和破坏恶性肿瘤,疗效比 X 射线或 γ 射线要好得多。二是用中子流照射样品,使其中的很多核素转变为放射性核素,然后探测它们所发出的 γ 射线,依据这些 γ 射线的能量来鉴别这些放射性核素,进而判定样品中原先的稳定核素的含量,此法称为活化分析,它的灵敏度比光谱分析还要高得多,因此在某些稀少元素鉴定中获得广泛应用。这两种应用至少需要每秒 10^{10} 中子的强度。三是利用中子源来制造某些短半衰期核素以适合于医学应用,为了造出足够数量的放射性核素,中子流强度需在每秒 10^{12} 个以上。

第五节　射线与物质的相互作用

放射性核素会放出 α, β, γ 和中子等射线,利用加速器或反应堆也能产生各种射线。这些射线通过物质时,将和物质发生一系列的相互作用,射线的能量随之逐渐降低,最后被物质所吸收。射线与物质相互作用的基本规律是人们进行射线探测、防护、分析、诊断和治疗的基础。具体而言,了解各种射线与物质相互作用的基本规律有三个方面的意义:①进行必要的防护,以避免射线对人体造成危害。②利用各种射线实现诊断、治疗等医学应用;实现测厚、探伤及育种等工农业应用等。③设计制造出各种有效的探测设备。

一、带电粒子与物质的相互作用

α,β 等射线都是由带电粒子组成的。当这些运动着的带电粒子在物质中穿行时,其速度将逐渐降低而损失能量,这些能量主要是消耗在使物质中的原子电离或激发上。这种能量损失常称作电离损失。

1. 电离与激发 当带电粒子(α、β 粒子)通过物质时和物质原子的核外电子发生静电作用,使电子脱离原子轨道形成一个带负电荷的自由电子,失去核外电子的原子带有正电荷,与自由电子形成一离子对,这一过程称为电离(ionization)。而这些脱离出来的自由电子通常又具有较大的动能,继而又可引起其他原子或分子的电离,称为次级电离。如果核外电子获得的能量不足以使其形成自由电子,只能由能量较低的轨道跃迁到能量较高的轨道,使整个原子处于能量较高的激发态,称为激发(excitation);激发的原子不稳定,这些处于激发态的原子或分子将会发射光子,或将激发态的能量转变为热运动的能量。

带电粒子对物质的电离、激发作用是放射性核素治疗与放射性探测的基础。

电离效应的强弱用电离比值(specific ionization)来表示,定义为带电粒子通过物质时,在它所经历过的每厘米路径上所产生的离子对数。电离比值又称为电离密度。电离比值的大小取决于带电粒子的电量、速度和被照射物质的密度。粒子带电量多,则作用于原子外层电子的力大;速度小则作用的时间长;同时,物质的密度大,意味着它的外层电子密度大,这样作用的机会就相应增加,故所产生的电离比值就大。所以粒子的速度小、电荷量多,物质的密度大,电离比值就大;反之就小。由于 β 粒子的质量远小于 α 粒子,带电量也少些而速度却比 α 粒子的速度大得多,在同样能量的条件下,在同一物质中 α 粒子的电离比值要比 β 粒子大得多。例如 1MeV 的 α 粒子在空气中的电离比值为 4×10^4 离子/cm,而 1MeV 的 β 粒子的电离比值只有 50 对离子/cm。同能量的 β^+ 粒子与 β^- 粒子和物质的作用略有不同,但是一般都近似地认为两者相同。α 粒子与 β 粒子的电离比值的差别主要原因有两点:①α 粒子的电荷量是电子电荷的两倍;②同是 1MeV 能量的 α 粒子和 β 粒子,它们的速度相差很远,前者远小于光速 c,而后者的速度则为光速的 94%,几乎为光速,所以两者电离比值的差别是情理之中的事。图 15-7 给出了两种不同能量的 α 粒子在空气中所产生的电离比值随距离变化的情况。开始时电离比值较小,随着能量的渐次损耗,α 粒子的速度减慢,此时的电离比值逐渐增大,从而达到某一峰值,此后当 α 粒子能量消耗殆尽之时,跟着电离比值便急剧下降至零。曲线(1)对应着能量较小的 α 粒子;曲线(2)对应于能量较大的 α 粒子。由此可见,两者由于起始速率值的不同,导致它们的电离比值也不相同。然而对于 β 粒子来说,其质量比 α 粒子小很多,它在物质中通过时,径迹甚为曲折复杂,不便于用上面类似的图形来表示它的电离比值。通常是采用测量 β 粒子的能量与 β 粒子的电离比值关系来表征出 β 粒子的电离情况。表 15-6 列出不同能量的 β 粒子在空气中的电离比值。

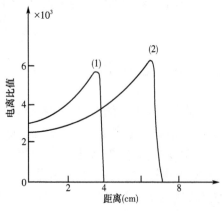

图 15-7 α 粒子在空气中径迹上电离比值

表 15-6　β 粒子在空气中的电离比值

能量(MeV)	10^{-5}	1.46×10^{-4}	10^{-2}	0.05	0.10	0.50	1.0	2.0	3.0
电离比值	0	7700	1100	200	150	60	50	46	44

2. 散射与韧致辐射　当带电粒子通过物质时,因受原子核静电作用而改变其运动方向,此种现象称之为散射(scattering)。前已述及,α 粒子质量远大于 β 粒子的质量,因此 α 粒子的散射现象不太明显,其径迹基本上呈一直线,但 β 粒子的散射则十分明显。

散射作用对测量和防护都有一定影响。

当带电粒子深入物质后,受到原子核的阻挡,其速度突然锐减而将其损失的动能以光子的形式辐射出来,这种辐射称为韧致辐射(bremsstrahlung)。实验研究表明,由韧致辐射损失的能量与物质原子序数的平方成正比,而与带电粒子质量的平方成反比,并随着带电粒子能量的增加而增大。由于放射性核素所发出的 α 粒子的能量还不够大,所以其韧致辐射可以忽略。β 粒子在空气和水中的辐射损失较少,只是在原子序数较高的钨和铅中达到总能量损失的 1%。

3. 射程与吸收规律　带电粒子在通过物质时,由于电离、激发、散射和韧致辐射,其能量不断地损失,最后停止下来。能量耗尽后的 α 粒子将俘获两个自由电子变成中性的 He 原子;β 粒子成为自由电子;而 β^+ 粒子将与电子结合转化为两个能量各为 0.511MeV 的光子。此时,原来的 α、β^-、β^+ 粒子消失掉了,这种现象称为粒子的吸收。

带电粒子在气体中由开始到停止所通过的最大距离称为射程(range)。一般在气体中 α 粒子的射程为数厘米左右,例如由镭射出的 α 粒子,其开始速度约 15000km/s,在空气中的射程约 3.2cm;又比如钍的 α 粒子初速度约为 20000km/s,它在空气中的射程约 8.2cm,但在液体及固体中它可通过的距离就变短了。实验表明:电离比值愈大,粒子的能量损失愈快,射程就愈短。β 粒子的电离比值远小于 α 粒子,故同能量的 β 粒子的射程比 α 粒子长得多,即同能量的 β 粒子穿透能力强于 α 粒子。如同能量的 α 粒子在生物体内的射程为 0.03~0.13mm,β 粒子在生物体内的射程为几至几十毫米,且 β 粒子在空气中的射程可达数米之遥。因此,在外照射情况下,α 粒子的危害性不大,也易于防护,而 β 粒子的危害就大得多了。在内照射情况下,α 粒子的电离比值大,伤害非常集中,故它的伤害严重性应尤为注意。

同一种物质对带电粒子的吸收作用与物质层的厚度有关,也与射线的种类有关。能量等同的 α 射线,通过不同厚度的空气时,分别测出通过后的粒子数,就可得 α 射线的吸收曲线(图 15-8)。α 粒子的数目开始时并不随吸收体厚度的增加而减少,但每个 α 粒子的能量在减小,速度在减慢。当接近射程末端时,粒子数急剧减少为零,这表明能量单值的 α 粒子的射程基本上趋于一致,习惯上一般用 α 粒子在空气中平均射程来反映它的能量。图 15-9 表示出 β 粒子穿过铝板时的吸收曲线,可见 β 粒子与 α 粒子的吸收曲线不同,这是因为即便同一放射源发出的 β 粒子也都具有不同的能量值,故能量值小的先被吸收掉,能量大的经过较厚的吸收体才被吸收掉。实验表明:物质对 β 粒子的吸收情况遵守指数衰减规律 $N=N_0\mathrm{e}^{-\mu d}$。式中 μ 为 β 射线在该吸收物质中的线性衰减系数,因物质不同而异;d 为吸收厚度。

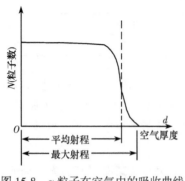

图 15-8　α 粒子在空气中的吸收曲线

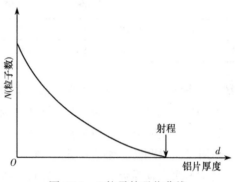

图 15-9　β 粒子的吸收曲线

二、γ 射线与物质的相互作用

γ 射线是一种波长比 X 射线更短的电磁波。γ 射线透过物质时将会逐渐减弱,其强度随吸收物质的厚度按 $I = I_0 e^{-\mu d}$ 规律衰减。衰减包括吸收和散射两种原因,因此衰减系数 μ 是由两部分构成的。

γ 光子不带电,因此不像带电粒子那样通过静电作用发生电离。γ 光子的能量被吸收的形式主要有光电效应、康普顿效应和电子对生成。此外还可能发生相干散射和光核反应,这些是与辐射防护相关的过程。

1. 光电吸收　光子与物质原子的轨道电子(主要是内壳层电子)碰撞,把能量全部传递给轨道电子,使之脱离原子,光子消失,这种作用过程称为光电吸收(photoelectric absorption),如图 15-10 所示。脱离原子轨道的电子称为光电子。发生光电吸收后,原子内壳层上出现了一个空位,于是该原子便处于激发态,但这一空位很快由外层轨道电子填充掉,轨道电子从外层向内层跃迁过程中必然释放出多余的能量,这个能量以 X 射线辐射的形式表现出来。因此,在光电吸收发生时,入射光子消失,其所携带的能量最终转化为两部分,一部分为光电子的动能;另一部分为标识 X 射线能量。

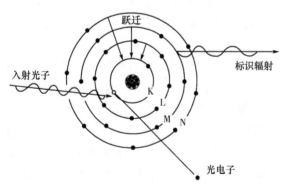

图 15-10　光电吸收示意图

光电吸收发生的概率与入射光子的能量以及吸收物质的原子序数有关,光电吸收发生的概率与入射光子能量的 3 次方成反比,光电吸收发生的概率与原子序数的 3 次方成正比。以核医学为例,对于常用的 γ 射线而言,在原子序数较高的物质中,光电吸收占主要地位,在低原子序数的介质如水、生物组织中,几乎不发生光电吸收。因此,在临床中病人不会因光电吸收完全吸收光子能量而导致辐射生物效应。光电吸收在高原子序数的介质如碘化钠晶体、铅中发生的概率高。γ 射线测量仪器的基本原理就是利用光子与物质的光电吸收产生的光电子来探测 γ 射线的。

2. 康普顿效应 能量较高的 γ 光子与原子的核外电子碰撞,将一部分能量传递给电子,使之脱离原子轨道成为自由电子,入射 γ 光子本身能量降低,运动方向发生改变,称为康普顿效应(Compton effect),如图 15-11 所示。释放出的电子称作康普顿电子,也称为反冲电子,入射光子经散射后称为康普顿散射光子。

康普顿效应发生的概率与光子的能量和吸收物质的每克电子数有关,当 γ 光子的能量为 500~1000keV 时,康普顿效应比较明显;康普顿效应涉及的是吸收物质中的自由电子,因此康普顿效应发生概率与原子序数 Z 无关,仅与物质的每克电子数相关。

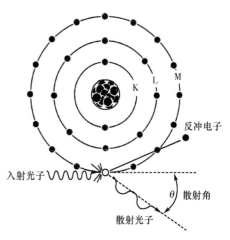

康普顿效应在核医学中是一种不利的效应。例如,在 γ 照相机探测中,由于康普顿效应使 γ 射线方向改变,可导致对显示的组织与病灶错误定位,并且使影像模糊。

图 15-11 康普顿效应

3. 电子对生成 若入射光子的能量大于 1.02MeV,即大于两个电子的静止质量所对应的能量时,它与物质的相互作用将产生一种新的现象,其中 1.02MeV 的能量在物质原子核电场作用下转化为一个正电子(positron)和一个负电子(negatron),余下的能量变成电子对的动能。这一现象叫做电子对生成(pair production),如图 15-12 所示。

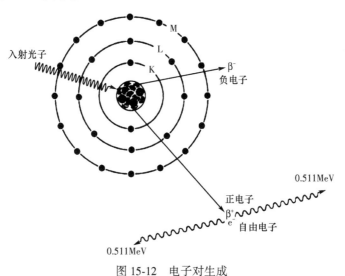

图 15-12 电子对生成

获得动能的正负电子在物质中通过电离或辐射的方式损失能量。当正电子与物质中的原子相互作用后将逐渐失去动能而停止下来时,它与一个自由电子结合并转化为能量相同(均为 0.511MeV)、飞行方向相反的两个光子,这一过程称为电子对湮没(pair annihilation)。

原子的电子对生成的发生概率大约与原子序数的 2 次方成正比。在核医学中,诊断用的 γ 射线一般能量较低,不发生电子对生成。

光子与物质作用的三种主要形式与光子的能量和物质的原子序数 Z 有关。由图 15-13 可见,低能光子与高原子序数的物质以光电效应为主;中能光子与低原子序数的物质以康普顿散射为主;电子对生成则主要发生在高能光子和高原子序数的物质中。

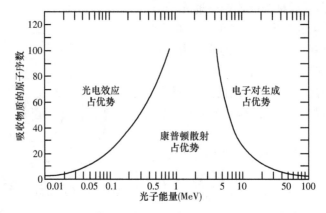

图 15-13　三种主要作用方式与光子能量、吸收物质原子序数的关系

三、中子与物质的相互作用

将中子按能量划分为四类,①热中子:能量在 0.5eV 以下的中子;②中能中子:能量在 0.5eV 到 10keV 之间的中子;③快中子:能量在 10keV 到 10MeV 或 15MeV 之间的中子;④特快中子:能量在 10~15MeV 以上的中子。

中子不带电,不能直接引起物质原子的电离或激发。但由于其不受原子核静电场的作用,即便是很低能量的中子也可能深入到原子核内部,同原子核碰撞发生弹性散射、非弹性散射或引起其他核反应。这些过程中产生的一些次级粒子,如反冲核、γ 光子、α 粒子以及其他带电粒子,可以使其物质原子电离或激发。因此,中子是一种间接电离辐射粒子。

中子不会与壳层电子发生作用,而仅仅与原子核发生作用,它与原子核的作用可分为中子的散射和中子的俘获两类过程。前者是中子与原子核发生弹性散射或非弹性散射并形成反冲核;后者则是中子被原子核俘获而产生复合核再蜕变而产生其他次级粒子。

1. 中子的散射　中子与原子核弹性碰撞时,中子偏离自己原来的轨道,受到碰撞的类似刚性球体的原子核——反冲核则以电离和激发方式损失掉能量。由能量守恒原理可知,中子在与氢原子核弹性碰撞时,其能量损失最大,如果是对心碰撞,中子将把自己的动能全部转移给氢原子核。中子能量不高时,弹性散射是中子与一些轻核物质作用的主要过程,在这些过程中,反冲核越轻,中子转移给它的能量就越多(表 15-7)。

表 15-7　弹性散射能量的转移

反冲核	^1H	^4He	^{14}N	^{16}O
最大能量	1	0.64	0.25	0.22
平均能量	0.5	0.32	0.125	0.11

中子与原子核非弹性碰撞时,中子的部分能量被反冲核吸收,致使反冲核可能处于激发态,此时不仅有中子发射,而且还会有 γ 射线发射。在中子引起的其他核反冲中还会有质子

和 α 粒子等发射,它们在物质中通过电离方式损失其能量。非弹性碰撞一般在高能量的中子与核子数较大的物质相互作用时发生。

2. 中子的俘获 中子的俘获又称中子的吸收。在这个过程中,中子与原子核形成"复合核",可能发射一个或多个光子,也可能发射一个或多个带电粒子而回到基态。前者称为"辐射俘获";后者则相应于一些核反应,例如

$$^{1}H+n \rightarrow {}^{2}H+\gamma$$

$$^{31}P+n \rightarrow {}^{32}P+\gamma$$

$$^{14}N+n \rightarrow {}^{14}C+{}^{1}P$$

这些核反应的产物可引起电离作用。

第六节 辐射剂量与辐射防护

各种射线(带电粒子、中子和光子)通过物质时都直接或间接地产生电离作用,因此统称为电离辐射(ionization radiation)。当它们照射在生物体上时,都能引起一系列的生物效应,其大小与射线的照射量有关,也与生物组织吸收射线的能量多少有关。在射线应用中,常用药物学上的"剂量"一词来表示人体接受射线照射的量。在医学上常用的辐射量除前面介绍过的放射性活度以外,还有照射量、吸收剂量和当量剂量三种。

一、照 射 量

照射量(exposure)是直接度量 X(γ)对空气电离能力的物理量,常用于度量 X(γ)射线辐射场强度。照射量以 X 表示,其定义为 X(γ)射线在质量为 dm 的干燥空气中所形成的同一种符号(正或负)离子的总电量 dQ 与空气质量 dm 之比,即

$$X=\frac{dQ}{dm} \tag{15-19}$$

照射量的国际单位制单位是 C/kg,即在每 kg 干燥空气中产生 1C 电量的正(或负)离子。旧的专用单位为 R(伦琴)。照射量的国际制单位与 R 的换算关系为

$$1C/kg=3.876 \times 10^{3}R$$

单位时间内的照射量称为照射量率 $\dot{X}$,$\dot{X}=dX/dt$。

照射量只对空气而言,仅适用于 X(γ)射线。照射量是根据 X(γ)射线在空气中的电离本领来衡量 X(γ)射线源的输出量的一个辐射量。由于在其基准测量中遇到的某些困难,照射量只能用于测量能量在 10keV 到 3MeV 范围内的 X(γ)射线。当测量作为防护辐射目的时,可以允许有较大的误差,照射量适用的能量上限允许扩大到 8MeV。

二、吸 收 剂 量

吸收剂量(absorbed dose)定义为单位质量的被照射物质从射线中所吸收的能量值,即

$$D=\frac{dE}{dm} \tag{15-20}$$

式中,dm 为被照射物质的质量元,dE 为其吸收的能量元。吸收剂量 D 的国际制单位为 J/kg,专用名词称为戈瑞(Gray,Gy),1Gy = 1J/kg。工作上常用西戈瑞 cGy 作为吸收剂量的单位,cGy 与 Gy 的关系为:1cGy = 10^{-2}Gy。

吸收剂量曾用的旧单位为拉德(rad),1rad = 10^{-2}Gy = 1cGy。

辐射作用于物质引起的效应主要决定于该物质所吸收的辐射能量。因此吸收剂量在辐射效应的研究中是极为重要的。吸收剂量适用于任何类型和任何能量的电离辐射,以及适用于受到照射的任何物质。

单位时间内吸收剂量的增量称为吸收剂量率,记为 $\dot{D}$,单位是 Gy/h。

照射量 E 与吸收剂量 D 是意义完全不同的两个辐射量,但在一定条件下可以相互换算。实际工作中,对 X(γ)射线通常是先测得照射量后再换算为吸收剂量。同时,还常常需要确定生物组织中的剂量,要求将测得的空气中的照射量换算为各种生物介质中的吸收剂量。例如测出 X(γ)射线在空气中某点的吸收剂量 D_{air},可按下列公式算出在该点的照射量 E 的大小

$$E = \frac{D_{air}}{8.73 \times 10^{-3} \text{Gy}} \tag{15-21}$$

三、当量剂量

当量剂量(equivalent dose)是辐射防护中与个体相关的辐射量。因为辐射生物效应受到辐射类型、剂量与剂量率大小、生物体种类和照射条件以及个体差异等因素的影响,所以相同的吸收剂量未必产生相同的生物效应。例如,在相同吸收剂量的情况下,α 粒子比 β^- 粒子造成的辐射损伤更集中,因此生物效应更强。另外,即使是同一类型的辐射和相同的剂量,一次性照射比分次照射所致的生物效应也不尽相同。为了比较不同类型辐射引起的辐射损伤,需要在吸收剂量的基础上同时引入一与辐射类型及能量有关的权重因子或修正系数,以便使用同一尺度来比较不同类型辐照所造成的生物效应的严重程度或发生概率。

辐射类型 R 在组织(器官)T 中产生的当量剂量由下式给出

$$H_{T,R} = W_R \cdot D_{T,R} \tag{15-22}$$

式中,$D_{T,R}$ 称器官剂量,是辐射 R 在组织(器官)T 中产生的平均吸收剂量,W_R 是辐射权重因子(radiation weight factor),与射线的种类和能量有关。W_R 越大,表明生物效应越强。各种辐射的辐射权重因子如表 15-8 所示。

如果多种辐射作用于某组织(器官),则该组织(器官)的总的当量剂量为

$$H_T = \sum_R W_R \cdot D_{T,R} \tag{15-23}$$

式中,H_T 为组织(器官)T 所接受的全部当量剂量,相同的平均吸收剂量在不同的组织(器

表 15-8 辐射权重因子

辐射的类型及能量范围	辐射权重因数 W_R
光子,所有能量	1
电子,正电子及介子,所有能量	1
中子,能量<10keV	5
10keV~100keV	10
>100keV~2MeV	20
>2MeV~20MeV	10
>20MeV	5
质子(不包括反冲质子),能量>2MeV	5
α 粒子、裂变碎片、重核	20

官)中产生生物效应的概率是不同的。

当量剂量 H_T 的国际制单位是希沃特(Sievert, Sv),$1Sv = 1J \cdot kg^{-1}$。工作中常用 mSv 和 μSv,它们与 Sv 的关系为

$$1mSv = 10^{-3}Sv$$

$$1\mu Sv = 10^{-6}Sv$$

旧的曾用单位为雷姆(rem),$1\ rem = 10^{-2}\ Sv$。

当量剂量随时间的变化率为当量剂量率,记为 $\dot{H}_T$,单位为 Sv/h。

例题 15-3　在一混合辐射场中,γ 剂量率为 $5\mu Gy/h$,快中子剂量率为 $40\mu Gy/h$,热中子剂量率为 $50\mu Gy/h$。如某一辐射工作人员最多能接受 4 mSv,试求最多可工作多久?(γ、快中子以及热中子的辐射权重因子 W_R 分别为 1、20 和 5)

解:$\dot{H}_T = \sum_R W_R \dot{D}_{T,R} = 5\times 10^{-6}\ Gy/h\times 1\ Sv/Gy + 40\times 10^{-6}\ Gy/h\times 20\ Sv/Gy + 50\times 10^{-6}\ Gy/h\times 5\ Sv/Gy = 1.055\times 10^{-3}\ Sv/h$

最多可工作时间 $= 4\times 10^{-3}\ Sv/(1.055\times 10^{-3}\ Sv/h) = 3.8\ h$

四、有　效　剂　量

当放射性核素进入人体内时,受照射者全身受到的内照射一般是非均匀性的,其生物效应大小与放射性在体内的分布有关。为更准确地反映针对特性组织(器官)的辐射生物效应,还需在当量剂量的基础上对组织(器官)所受辐射的敏感度进行修正,这个修正因子称为组织权重因子 W_T。经 W_T 修正后的当量剂量称为有效剂量(effective dose, E),它是用于评价全身受到非均匀性照射情况下,发生随机效应概率的物理量。即:在全身受到非均匀性照射的情况下,受照组织(器官)的当量剂量(H_T)与相应的组织权重因子(W_T)乘积的总和。

$$E = \sum_T W_T \cdot H_T \tag{15-24}$$

将单位当量剂量(1Sv)在接受辐射的组织(器官)中引起随机效应的概率称为危险度。组织权重因子 W_T 表示受照组织(器官)的相对危险度,可根据组织(器官)的危险度与全身的总危险度之比进行计算。例如,乳腺的危险度为 2.5×10^3,全身的总危险度为 16.5×10^3,因此,$W_T = 2.5\times 10^3/16.5\times 10^3 = 0.15$;再譬如,红骨髓的危险度为 2.0×10^3,于是 $W_T = 0.12$。W_T 的数值由国际辐射防护委员会(ICRP)推荐(表 15-9),可以看到,人体的各个组织(器官)的 W_T 都是小于 1 的纯数。

表 15-9　组织权重因子

组织或器官	W_T	组织或器官	W_T
性腺	0.20	胸部	0.05
红骨髓	0.12	肝脏	0.05
结肠	0.12	食管	0.05
肺	0.12	甲状腺	0.01
胃	0.12	骨表面	0.01
膀胱	0.05	其他	0.05

五、天然本底辐射

人类无时无刻地不在受着各种天然放射性核素的照射,这些天然射线的照射称为天然本底辐射(natural background radiation),其主要来源包括:

(1) 地球壳层中的放射性物质。

(2) 地球释放的放射性气体。

(3) 作用于地球的宇宙射线。

(4) 体内的微量放射性物质。

当地球形成于 40 亿年前时,它就包含了许多放射性核素。从那时起,所有较短寿命的放射性核素都已经衰变,仅留存下那些具有非常长的半衰期(10 亿年或更长)的放射性核素,连同这些长寿命的核素衰变后形成的子代核素。这些天然出现的放射性同位素包括铀(uranium)、钍(thorium)、镭(radium)和它们的衰变产物,比如氡(radon)。土地中这些放射性核素的存在,导致人类同时受到 γ 射线的外照射以及来自氡及其衰变产物的内照射。

宇宙射线是一些能量极高的粒子,主要是质子,起源于太阳、其他星球和遥远太空的剧烈骤变。宇宙射线粒子与地球的大气层的上层相互作用并产生大量的较低能量的粒子,这些较低能量的粒子中的大部分被大气层所吸收。在海平面附近,宇宙辐射主要由 μ 介子组成,伴随一些 γ 射线、中子和电子。由于地球的大气层起到了防护作用,因此高于海平面的地区受到的宇宙射线的辐射较高。例如,在海拔 3000m 处的地方,本底辐射要比海平面高 20%。同时也可以推断,大型客机上的飞行员和空姐所受到的本底辐射一定比机场地勤人员的要高得多。

人体本身存在一些非常微量的自然产生的放射性物质,它们主要来自于人们食用的食物和水以及呼吸的空气中。这些同位素包括 ^{3}H、^{14}C 和 ^{40}K 等。

氡有 27 种不同寿命的子体(^{200}Rn ~ ^{226}Rn,其中 ^{225}Rn 未完全确定),最重要的是三个天然放射系中镭的子体 ^{222}Rn(Radon)、^{220}Rn(Thoron)和 ^{219}Rn(actinon)。^{222}Rn 的半衰期为 3.82 d,^{220}Rn 的半衰期为 55s,而 ^{219}Rn 的半衰期不到 4s。因此通常所说的氡指 ^{222}Rn。人体呼吸系统受天然辐照的主要辐射源是吸入氡的短寿命子体,$^{222}_{86}$Rn 及其短寿命子体的主要衰变链为

$$^{222}_{86}\text{Rn}(3.82\text{d}) \xrightarrow{\alpha} {}^{218}_{84}\text{Po}(3.10\text{min}) \xrightarrow{\alpha}$$

$$^{214}_{82}\text{Pb}(26.8\text{min}) \xrightarrow{\beta} {}^{214}_{83}\text{Bi}(19.9\text{min}) \xrightarrow{\beta}$$

$$^{214}_{84}\text{Po}(164\mu\text{s}) \xrightarrow{\alpha} {}^{210}_{82}\text{Pb}(22.3\text{a})$$

室内氡的主要来源有:①从建筑材料中析出的氡;②从房基土壤中析出的氡;③由于通风从户外空气中进入室内的氡;④从供水及用于取暖和厨房设备的天然气中释放出的氡。氡是由镭衰变产生的,镭又是由铀衰变而来,这表明建筑材料和建筑物底层下土壤中的铀起了一个氡的永久源的作用。人吸入由氡的衰变子体与水、氧或其他痕量气体(如二氧化碳、甲烷、氧化亚氮、氟氯烃类等)形成的簇及其附着的气溶胶粒子后,最终在呼吸道内及肺部的不同部位沉积下来,形成了内照射放射源。因此,肺部每年受到的辐射比身体其他部

位受到的辐射要高出9倍。

六、辐　射　防　护

1. 电离辐射生物效应　电离辐射生物效应是指电离辐射的能量传递给生物机体后所造成的效应。电离辐射生物效应一方面可导致人体的辐射损伤,另一方面又在临床上可被应用于疾病治疗,特别是肿瘤放射治疗。

电离辐射生物效应的发生机制可分为原发作用和继发作用。

(1) 原发作用:指机体在射线作用下,能量的吸收、传递、转化及相应的生物大分子和细胞细微结构的损伤,分为直接作用(direct effect)和间接作用(indirect effect)。前者是指射线直接作用于具有生物活性的大分子,如核酸、蛋白质等,使其发生电离、激发或化学键断裂,造成分子结构和性质的改变;后者是指射线作用于体内的水分子,引起水分子的电离和激发,生成氧自由基等性质活跃的产物,它们具有非常强的氧化作用,导致生物大分子的损伤。

(2) 继发作用:在生物大分子损伤的基础上,细胞代谢发生变化,功能和结构遭到破坏,从而引起亚细胞和细胞水平的损伤,导致机体的代谢紊乱,功能障碍和病理形态改变。

需要注意,在受到辐射损伤的同时,细胞、组织(器官)又具有修复、再增殖代偿能力,机体的预后受到这两者的共同作用。

2. 确定性效应和随机性效应　电离辐射生物效应有多种分类方法,可以按照效应出现的对象分为躯体效应(somatic effect)和遗传效应(genetic effect);按照效应出现的时间分为近期效应(short-term effect)和远期效应(long-term effect);按照效应发生与剂量之间的关系分为随机性效应(stochastic effect)和确定性效应(deterministic effect)。这里主要介绍效应发生与剂量之间的关系。

随机性效应:是指发生概率与剂量大小相关的电离辐射生物效应(主要是指癌症效应和遗传效应),但其严重程度与之并无多大关系,随机性效应不存在剂量阈值,即使剂量很小也有可能发生,只是发生概率小而已。到目前为止,随机性效应的发生概率与剂量之间的定量关系尚未完全确定。

确定性效应:与随机性效应不同,确定性效应以剂量阈值为特征,低于阈值剂量,电离辐射生物效应不会发生。换言之,确定性效应在剂量阈值与效应之间具有明确的关系。另外,效应的程度和剂量的大小存在直接比例关系。典型地,在很短的时间内接收大剂量的辐射,确定性效应就会发生。这些效应在数小时和若干天内常常很明显。确定性效应的剂量阈值是相当大的,在正常情况下不可能达到这一水平,除非是发生放射性事故时。

3. 辐射防护的基本原则　辐射防护的基本原则是,①实践的正当性(justification of practice)—只有涉及辐射的任何实践带来的利益可以抵偿它所引起的辐射危害时,这样的实践才被认为是正当的;②防护的最优化(optimization of protection)—如果一项辐射实践具备正当化性质,并欲付诸实施,就需考虑采用何种措施降低对个人和公众的辐射危险;③个人剂量限值(dose limitation)—提出该限制是明确规定的一个界限,以保证对每个人提供足够的防护,适用于对实践的控制。ICRP-60 建议:放射性工作人员在规定的 5 年内年平均有效剂量不应超过 20 mSv·a^{-1},任一年内年有效剂量不得超过 50mSv·a^{-1};公众在规定的 5 年内年平均有效剂量不应超过 1 mSv·a^{-1}。

4. 辐射防护　电离辐射对人体的照射分为外照射和内照射。位于人体外的放射源释放 X(γ)光子和粒子照射人体称为外照射;放射性核素经由食管、呼吸道或伤口进入人体,在未排出体外之前,持续释放 X(γ)光子和粒子照射人体称为内照射。

(1) 外照射防护:外照射防护的基本方法可归纳为距离防护、时间防护和屏蔽防护。

1)距离防护:与放射源接触的工作人员应尽可能远离放射源,操作放射源尽量采用长柄机械、机械手、遥控装置等来代替手工操作,这是防止工作人员直接接触放射性物质,减少放射性污染的最积极措施。

2)时间防护:尽量减少接触放射源的时间。提高放射性操作的熟练性。在剂量率较高场所工作时,可采用多人轮换操作,以保证个人受照剂量不超过规定限值。

3)屏蔽防护:在放射源和工作人员之间设置屏蔽物,借助于物质对射线的吸收减少人体受照剂量。在设置屏蔽物时,应针对不同的射线种类和不同的能量选用不同的屏蔽材料和手段。对 X(γ)光子的防护采用密度大的材料(如铅)屏蔽。对 α 射线和低能 β 射线不需要设置屏蔽;高能 β 射线采用中等原子序数的物质作为屏蔽材料,如铝、有机玻璃和聚氯乙烯塑料等,外层再加用密度大的材料以阻挡韧致辐射。对中子射线的防护主要考虑三个方面,一是快中子慢化,根据能量分别采用水(与氢核的弹性散射作用)、铁和铅(与中等或重原子核的非弹性散射作用)等材料;二是热中子吸收,采用原子质量较轻、氢含量较高的防护材料,如聚乙烯、石蜡和石墨等,在屏蔽层加入适量的 ^{10}B 和 ^{6}Li,以减少吸收过程中产生的俘获 γ 辐射;三是次级 γ 射线防护,对于快中子慢化和热中子吸收过程中产生的次级 γ 辐射,则应用一般衰减 γ 射线的方法来衰减它们。事实上,屏蔽体在防护中子的过程中也往往足以屏蔽这些次级 γ 辐射。

(2) 内照射防护:内照射是由开放型放射源(指有可能向周围环境逸散气体、液体或灰尘的放射性物质)进入人体造成的。因此,为了避免内照射的伤害,对开放型放射性工作场所的要求是,要有液体污物的处理措施,安全可靠的放射源和固体废物的储存空间和设备,适于封闭操作的设备等。工作人员应严格执行与放射性核素接触的有关规章制度,进入开放型放射性工作场所要合理穿戴个人防护用品,遵守操作规程,既要防止放射性物质从呼吸道、食管或外伤进入人体,又要防止对环境和他人的污染。

第七节　放射性核素的医学应用

一、射 线 探 测

人们根据射线与物质相互作用使物质的原子或分子电离或激发的原理,设计制作了多种射线探测仪器,利用这些探测仪器可以探测各种射线的存在及测定和记录各种射线的种类、强度和能量等。常用的射线探测仪器有:①利用射线在气体中产生的电离效应的气体电离探测器;②利用射线在闪烁晶体中产生的发光效应的闪烁探测器;③利用射线在半导体中产生的电子和空穴的半导体探测器。此外,还有其他类型的探测器,如热释光探测器、固体径迹探测器等。

1. 气体探测器　气体探测器的主要类型有电离室(ionization chamber)、正比计数器(gas proportional counter)和盖革－米勒计数器(G-M counter)。它们的结构相似,一般都是具有两个电极的密闭容器,其间充有某种气体,电极间加电压,差别在于工作电压的范围不同。这里主要介绍电离室。

电离室主要用于记录一定时间内由大量带电粒子所引起的电离的平均效应。图 15-14 表示电离室的电路图。各种电离室的结构基本类似,在一个充有干燥空气或纯净惰性气体的密闭容器里,容器里放置着绝缘良好的正、负两个电极。工作时,两极间加有一定大小的工作电压,在两极间形成电场,当带电粒子闯入探测器时,使容器内气体发生电离,产生许多正、负离子对。在电场作用下正、负离子分别向负极和正极运动,基本上全部被两电极收集而形成电流,该电流在电阻 R 上产生电压信号,在确定的时间间隔内,其大小决定于大量入射粒子的总电离的平均量,再由测量系统读出相应的计数值。

2. 闪烁计数器　闪烁计数器(scintillation counter)是由闪烁体(碘化钠加铊 NaI[Tl]的晶体)、光电倍增管和电子放大测量装置组成(图 15-15)。当 γ 射线或带电粒子进入闪烁体后,使闪烁体原子激发从而发出荧光,这些荧光光子打到光电倍增管的阴极 K 上便产生光电子,而且光电子在光电倍增管内逐级倍增后到达阳极 A 上,输出一个脉冲信号,经前置放大器放大后,由电子电路甄别、计数和显示。闪烁计数器具有许多优点。闪烁计数器的灵敏度很高,它不仅可以百分之百地探测 α 和 β 粒子,而且还能高效率地探测 γ 光子,且其时间分辨率为 10^{-8}s;远远高于 G-

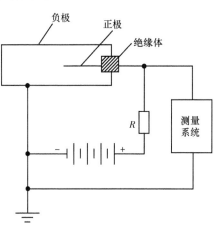

图 15-14　电离室电路图

M 计数器的时间分辨率(10^{-4}s);其次闪烁计数器的电脉冲高度与入射粒子的能量成正比,而 G-M 计数器不论入射粒子的能量大小,均产生相同高度的电脉冲;再者闪烁计数器的使用寿命大大超过 G-M 计数器的使用寿命。综合上述诸多优点,使得闪烁计数器成为用途极广的重要探测仪器,在医学上目前主要用于探测 X(γ)射线,也可用来探测 β 射线和中子射线。此外液体闪烁计数器,近年来在医学科研中也有日益广泛的应用。如将放射性样品悬浮或混合在荧光液体中,主要测量很弱的低能 β 射线,如 ^{3}H 的 β 射线。

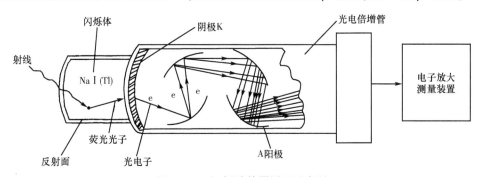

图 15-15　闪烁计数器原理示意图

3. 半导体探测器　半导体探测器是近年来迅速崛起的、具有多品种的新型探测器,其结构简单,工作电压低,坚固耐用;体积小、重量轻;对电离本领大的射线的探测效率较高。

常用的金硅面垒型半导体探测器由于其材料(硅)纯度高,含放射性杂质少,对 γ 射线不灵敏等特点,多用于低水平 α、β 放射性活度的测量。半导体材料本身的放射性本底低,便于实施重量较轻的屏蔽。只要选择反向漏电流小的探测元件,解决好电子学部分的噪声和电磁屏蔽,便能达到较低的本底。半导体探测器结构如图 15-16 所示。在一块 N 型硅单晶片上喷一层薄金,其厚度为 0.01~0.04μm,两端接出引线,当加上反向电压后,阻挡层变厚,而且所有的反向电压实质上都加在这个区域,所以该区(δ)是探测器的灵敏区厚度。当射线经过该区时,因电离效应而产生电子空穴对,为两极所收集,故在电阻 R 上形成一个电脉冲信号,经电子放大检测回路记录下来。因为射线在硅中产生一对电子空穴(或离子)消耗 3.5eV 能量,而在空气中产生一对离子要耗去 32.5eV 的能量,所以对于一定能量的射线,在半导体内能形成更多的载流子,即得到更大的电信号,故它的分辨率高。加之半导体密度大,射线在其中的射程短,所以脉冲上升的时间短等特点,使它成为临床核医学方面常用的探测器之一。

4. 热释光剂量计 热释光剂量计 (thermo luminescent dosimeter ,TLD)是一种新型的固体剂量计,主要用于 X(γ)射线照射量的监测,也可用于 β 和热中子的剂量监测。热释光的工作原理:某些物质(例如 LiF、CaF_2、$CaSO_4$、BeO 等)具有的热释光特性。它们经过放射辐照后,物质结构内部的电子能级发生变化,部分电子跃迁到较高的能级,并被由于晶体掺杂后的缺陷所形成的陷阱所俘获。把经过放射辐照后的材料加热,则受激发的电子返回基态能级,同时把储存的能量以发光的形式释放出来。发光强度与加热温度之

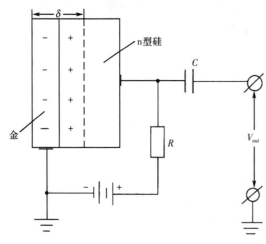

图 15-16 半导体探测器

间的关系曲线称为发光曲线,它通常具有一个或几个峰值。在某一温度范围内的发光峰的面积与材料所受到的剂量大小成正比。热释光材料可以做成方片、圆片、粉末等各种形式,并可由若干个剂量片组成卡片, 由被测试对象佩在身上,定期地用热释光剂量仪测量。利用特殊的设计,把若干个剂量片组合起来,构成卡片式剂量计,可同时对 α、β、X(γ)、中子的累积能量进行测量。热释光具有测量范围宽、精度高、线性好、携带方便、可重复使用等优点。

图 15-17 是热释光剂量计的发光原理图。具有晶体结构的固体,因含有微量杂质而形成晶格"陷阱"。当这种晶体受到辐射照射时,其原子外壳层电子会从价带跳到能自由运动的空间——导带。电子在导带中有可能落入陷阱,若陷阱足够深,在常温下电子在陷阱中将长时间停留,只有当固体受热后才能从陷阱中跳出,跳出陷阱的电子从导带回到价带,会以发光形式释放能量,其发光强度与陷阱释放的电子数成正比,而电子数又与物质吸收辐射能量有关。经过标定可用于测量吸收剂量。常用的热释光材料有氟化锂 (LiF TLD 100)晶体,它的发光光谱在 0.35~0.6μm,其有效原子序数 Z=8.2,与软组织 Z=7.4 比较接近,适用于临床。图 15-18 是热释光计量计示意图。热释光材料的剂量响

应与受照射和加热条件有关。如 LiF 在照射前要经过 1 小时 400℃ 高温和 24 小时 80℃ 低温退火,它的剂量响应在 10Gy 以前呈线性关系。由于用热释光材料可以制成任意大小和形状,或制成个人剂量笔,随身携带。使用时只要将热释光粉末放在欲测量处一段时间,用热释光计量计读出的读数,便可确定所在地的环境辐射和个人接受电离辐射的照射剂量。此外,还可以将热释光材料放进病人体内,如空腔、膀胱、肛门及阴道等,以测量病人治疗中所接受的辐射。

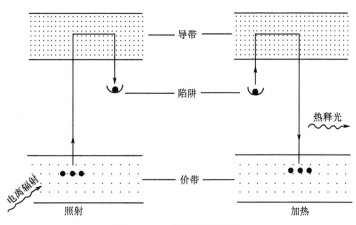

图 15-17　热释光原理图

二、放射性核素在医学上的应用

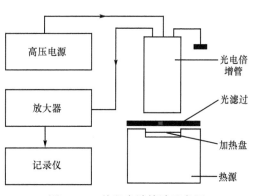

图 15-18　热释光计算计示意图

放射性核素在医学上的应用基本上可分为影像诊断与疾病治疗两个方面。

1. 功能成像方面的应用　利用放射性核素标记的特定化合物称为示踪剂。当这些示踪剂与活体内一定的靶分子(蛋白质、酶、受体等)特异地结合,参与体内的各种生物活动时,通过体外的射线探测设备测量并记录下射线的强度及其分布,就能研究这些靶分子在体内某些组织(器官)中聚集和分布的特点以及参与代谢的过程。根据示踪剂发出的射线种类,功能成像有单光子成像和正电子成像两种类型。前者所用示踪剂中的放射性核素(如^{99m}Tc)发射 γ 光子,利用 γ 相机或单光子发射计算机断层仪(single proton emission computed tomography,SPECT)进行成像;后者用的示踪剂中的放射性核素(如^{18}F)发射正电子,主要利用正电子发射计算机断层仪(positron emission tomography,PET)实现成像。这两类成像技术特别是正电子成像是目前临床上占主导地位的功能成像技术。

在肿瘤治疗时,明确诊断有助于确定肿瘤分期、选择治疗方案、指导肿瘤治疗以及对病人的预后评价,PET 在这些方面有着其他成像技术无法比拟的优势。众所周知,生物体内各部分的结构和功能密切相关,结构的改变与功能的改变也是紧密联系着的。但是对于诊断图像而言,结构改变的表现一般要晚于功能或分子水平的改变。有时从解剖图像上并不能发现组织(器官)的改变,但却可在其功能图像上观察到代谢变化。如图 15-19 所示,利用 PET 能够发现 CT 不能发现的肺癌转移灶。因此,基于远距离探测放射性核素标记的示踪剂参与生命过程发出的 γ 射线,并且重建断层图像的功能成像技术(以 PET 为代表),可反映人体的动态化学或代谢过程,在分子水平上揭示人体疾病早期细微的功能或代谢变化,实现了人体活体内分子水平的显像。

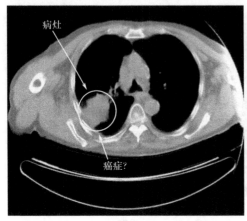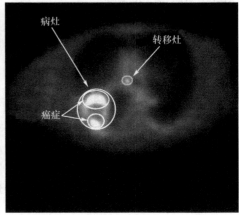

图 15-19　利用 PET 发现 CT 不能发现的肺癌转移灶

2. 功能测定方面的应用　脏器功能测定是将示踪剂引入受检者体内后,用功能测定仪在体表对准特定脏器,连续或间断地探测和记录示踪剂在脏器和组织中被摄取、聚集和排出的情况,并以时间活性曲线等形式显示,从而实现对脏器的血流及功能状态的判断。如应用 ^{131}I 标记的马尿酸作为示踪剂,静脉注射后通过肾图仪描记下肾区的放射性活度随时间的变化情况,可反映肾动脉血流、肾小管分泌功能和尿路的排泄情况。又如甲状腺摄 ^{131}I 试验,有助于鉴别诊断甲状腺自身机能亢进和非甲状腺自身功能亢进引起的血清甲状腺激素水平升高,虽然两者都有血中 T_3、T_4 水平增高的表现,但前者的摄 ^{131}I 率增高,而后者的则降低。

3. 疾病治疗方面的应用　放射性核素治疗的原理是,利用高度选择性聚集在病变部位的放射性核素或其标记化合物在衰变过程中发射的射线(主要是 γ 射线和 β^- 射线),对病变进行集中照射,在局部产生足够的电离辐射生物学效应,达到抑制或破坏病变组织的目的。放射性核素治疗具有方法简便、安全、疗效可靠、实用价值高等优点,已成为疾病治疗的一种有着广阔前景的方法。

　　放射性核素治疗常用的方法有:① γ 射线远距离照射治疗肿瘤;如利用 ^{60}Co 治疗机治疗鼻咽癌和颅内肿瘤;② γ 射线近距离治疗肿瘤,如利用高剂量率 ^{192}Ir 后装机进行腔内放疗(食管癌、鼻咽癌、宫颈癌、直肠癌等)或组织间插植照射(乳腺癌、前列腺癌等);③特异性内照射治疗,如 ^{131}I 治疗甲亢及甲状腺癌转移灶;④敷贴治疗,如用发射 β^- 粒子的放射性核素 ^{90}Sr 敷贴器治疗毛细血管瘤;⑤其他治疗,如组织间插植,采用 ^{125}I、^{103}Pd 和 ^{198}Au 等粒子源植入方法治疗实体瘤;在血管内支架上覆盖一层放射性核素 ^{192}Ir,治疗冠状动脉狭窄血管成形术后血管再狭窄等。

拓展阅读

核医学的重要分支学科：

核医学是一门利用放射性核素诊断和治疗疾病的学科,它的主要内容是核技术在临床诊断、治疗及医学研究中的应用。核医学的发展不仅提供了灵敏、特异和快捷的诊断分析手段,而且对于认识生命现象的本质、弄清疾病的病因和药物的作用机制都有重要作用。自20世纪30年代开创临床核医学以来,核医学已经得到了很大的发展,现在的核医学不但是一门独立的学科,而且产生了许多分支学科,其中肿瘤核医学、神经核医学、核心脏病学都取得了很大的发展。

1. 肿瘤核医学 肿瘤是危害人类健康的极为严重的疾病,寻求早期诊断是多年来的重要研究方向。20世纪90年代以来,加速器和正电子药物以及SPECT (Single-Photon Emission Computed Tomography)、PET(Positron Emission Tomography)等仪器进入临床使用,使肿瘤核医学有了飞速发展,众多核素的临床应用和研究为肿瘤的诊断和治疗开辟了新途径。新肿瘤显像剂,例如加速器药物^{67}Ga、^{201}Tl、^{18}F-FDG等提高了肿瘤诊断的灵敏度和特异性。^{67}Ga可以鉴别肺单个结节的良恶性;^{99m}Tc-MIBI、^{99m}Tc-tetrofosmine可以在早期发现肺癌的纵隔淋巴结转移;^{18}F-FDG已经广泛应用于良性及恶性肿瘤的鉴定诊断,特别是对肺癌、黑色素癌、乳腺癌、头颈部癌症、食道癌、转移性肿瘤及原发灶的探察有重要意义。^{18}F-FDG-PET肿瘤显像也已经从基础研究进入到临床应用,取得了肯定的效果。^{131}I治疗分化型甲状腺癌已经积累了许多经验,可以减少甲状腺癌的复发和延长生存。

2. 神经核医学 神经核医学在神经精神疾病的临床诊治中有着极其重要的价值。20世纪80年代,PET、SPECT脑显像药物的出现,使脑化学在活体中的显像成为可能。PET的应用提高了脑显像的精度。由于核医学显像的"功能显像"的优点,使用^{99m}Tc-hmpa和^{99m}Tc-ECD等脑显像剂显像可以反映脑的功能和病变状态,例如早期发现缺血性病变,显示脑梗死区的缺血范围和相邻脑组织的组织功能,定位癫痫病,鉴别不同病因的老年痴呆症等。对于癫痫病,用SPECT来观察药物诱发发作期和发作期间局部脑血流变化,能客观地反应治疗前后的变化和疗效,提供直观图像和定量数据,优于其他的显像方法。用放射性核素标记物进行人脑受体显像,是分子生物学和核医学结合用于神经核医学研究的一个新领域,其中应用最广的是多巴胺受体(Dopa-R)显像。目前国内患帕金森(PD)的病人已经超过了150万人,临床上,用多巴胺受体显像可以显示其病变部位的异常,但CT、MRI显像却无特异性变化。多巴胺受体显像还可以鉴别脑垂体腺瘤的病理类型。

3. 核心脏病学 20年来,核心脏病学取得了较大进展,主要表现在:ECT显像代替了平面显像,大大提高了图像的分辨率;PET的进一步完善与发展,可以量化心肌存活测定与心肌灌注显像;由单纯的心肌灌注显像发展到心肌代谢显像,进入到神经心脏病学;心肌灌注显像剂由^{201}Tl发展到^{99m}Tc标记的多种化合物;由单一的运动实验发展到药物符合试验。现在,核素心肌灌注显像已经成为评价冠心病的、广泛应用的非创伤性技术。随着临床心脏病学的发展,核心脏病学也由宏观的诊断转向了内部结构的微观观察。1991年,But-ler等用^{111}In标记物进行下肢静脉栓塞显像成功,现已临床应用。冠心病介入治疗已经成为冠状动脉血运重建的主导方法之一,美国每年治疗人数超过了50万例。

新世纪核医学的焦点是分子核医学,也当代最引人注目的核医学新分支,代表了今后核医学发展的方向。分子核医学研究的关键,是寻找可以用核素标记的特异探针。现在虽然已有一些不错的探针(核素显像剂),例如检查直肠癌的^{111}In-B72.3、^{99m}Tc-IMMU-4;用于肺癌的^{99m}Tc-NR-LU-10 等。但其数量及性能还难以满足人类健康事业的实际需要,等到我们有能力找到更多的能反映特定生化反应的特异探针、能识别特定组织细胞的特异探针,以及能够抑制各种疾病发生发展中某一环节的特异探针,那时临床医学和预防医学都将会有新的重大突破,我们的健康理念和保健措施将大为改观,人们的生命质量也将大为提高。

参考:刘军、许甫荣、郑春开,《核科学技术在医学中的应用》,《物理》32 卷(2003年)7 期,475-476。

习 题 十 五

15-1　指出下列核素中哪些是同位素,哪些是同量异位素:$^{12}_5$B、$^{16}_4$C、$^{14}_8$O、$^{14}_7$N 和 $^{16}_8$O。

15-2　试计算$^4_2$He 和$^6_3$Li 的质量亏损及结合能。

15-3　某种放射性核素在 24h 内衰变为原来的 1/8,求它的半衰期、衰变常数和平均寿命。

（8h；0.0866h^{-1}；11.5h）

15-4　写出核素$^{198}_{79}$Au 的 β^- 衰变方程式。已知$^{198}_{79}$Au 的半衰期为 3.1d 求(1)求其衰变常数和平均寿命;(2)1.0μCi 的$^{198}_{79}$Au 经 1.55d 后其活度减弱了多少?

（0.22d^{-1}；4.5d；0.29μCi）

15-5　已知^{131}I 的半衰期为 8.1d ,问 12mCi 的^{131}I 经 24.3d 后,其活度为多少?

（1.5mCi）

15-6　某放射性同位素的活度在 80h 内从 0.8Ci 减少到 0.03Ci,求该同位素的半衰期。

（16.9h）

15-7　购入^{59}Fe(半衰期:45d)含有不纯物^{60}Co(半衰期:5.3a),其中^{60}Co 的放射性活度为全部的 0.1%,请问两年后^{59}Fe 与^{60}Co 的放射性活度比值为多少?　　　　（0.015）

15-8　某放射性同位素的物理半衰期为 2d,生物半衰期 0.25d,若进入体内的初始活度为 $5×10^6$ Bq,试问滞留 4d 后仍有多少活度保留在体内?　　　　（19Bq）

15-9　试比较两种生物半衰期不同的核素,以相同的放射性活度做体内照射时,对人体的损伤情况。

15-10　中子射线的屏蔽有哪些重点?

15-11　人体内含钾量约占体重的 0.20%。在天然钾中,放射性同位素^{40}K 的含量为 0.012%,求在体重为 75kg 的人体中,^{40}K 的活度是多少?已知^{40}K 的半衰期为 $1.3×10^9$ 年。

（$4.6×10^3$Bq）

15-12　试说明为何 β^- 衰变时,β^- 的能量为连续能谱。

(李乐霞)

附 录

一、常用物理常数(表附 1-1)

表附 1-1 常用物理常数

物理量	符号	数值	单位
真空中光速	c	2.9979	$10^8 \mathrm{m \cdot s^{-1}}$
真空介电常量	ε_0	8.854	$10^{-12} \mathrm{F \cdot m^{-1}}$
牛顿引力常量	G	6.6720	$10^{-11} \mathrm{N \cdot m^2 \cdot kg^{-2}}$
普朗克常量	h	6.626	$10^{-34} \mathrm{J \cdot s}$
基本电荷	e	1.602	$10^{-19} \mathrm{C}$
标准大气压	atm	1.01325	$10^5 \mathrm{Pa}$
原子质量单位	u	1.6605655	$10^{-27} \mathrm{kg}$
电子质量	m_e	9.109	$10^{-31} \mathrm{kg}$
中子质量	m_n	1.008665	u
质子质量	m_p	1.007276	u
氢电子质量	m_H	1.007825	u
普适气体常数	R	8.314	$\mathrm{J \cdot mol^{-1} \cdot K^{-1}}$
库伦定律常数	k	8.9874	$10^9 \mathrm{N \cdot m^2 \cdot C^{-2}}$
阿伏伽德罗常量	N_0	6.022	$10^{23} \mathrm{mol^{-1}}$
法拉第常数	F	9.6484	$10^4 \mathrm{C \cdot mol^{-1}}$
玻耳兹曼常量	k	1.381	$10^{-23} \mathrm{J \cdot K^{-1}}$
摩尔体积(理想气体)$T = 273.15\mathrm{K}; P = 101325\mathrm{Pa}$	V_m	22.414	$\mathrm{L \cdot mol^{-1}}$
圆周率	π	3.141 592 65	
自然对数底	e	2.718 281 83	
对数变换因子	$\log_e 10$	2.302 585 09	

二、国际单位制(SI)基本单位表(表附 1-2)

表附 1-2 国际单位制(SI)基本单位表

物理量	单位名称		单位代号	
	中文	国际	中文	国际
长度	米	meter	米	m
质量	千克	ilogram	千克	kg
时间	秒	second	秒	s
电流	安培	ampere	安	A

物理量	单位名称		单位代号	
	中文	国际	中文	国际
热力学温度	开尔文	kelvin	开	K
物质的量	摩尔	mole	摩	mol
光强度	坎德拉	candela	坎	cd

三、国际单位制的一些导出单位(表附 1-3)

表附 1-3　国际单位制的一些导出单位表

物理量	单位名称	单位代号	
		中文	国际
面积	平方米	米^2	m^2
体积	立方米	米^3	m^3
速度	米每秒	米/秒	m/s
加速度	米每秒平方	米/秒^2	m/s^2
密度	千克每立方米	千克/米^3	kg/m^3
电流密度	安培每平方米	安/米^2	A/m^2
磁场强度	安培每米	安/米	A/m
比体积	立方米每千克	米^3/千克	m^3/kg
光亮度	坎德拉每平方米	坎/米^2	cd/m^2

四、国际单位制辅助单位(表附 1-4)

表附 1-4　国际单位制辅助单位表

物理量	单位名称	单位代号	
		中文	国际
平面角	弧度	弧度	rad
立体角	球面度	球面度	sr

五、国际制词冠(表附 1-5)

表附 1-5　国际制词冠表

代号		词冠	因数
中文	国际		
艾[可萨]	E	exa	10^{18}
拍[它]	P	peta	10^{15}
太[拉]	T	tera	10^{12}

续表

代号		词冠	因数
中文	国际		
吉［咖］	G	giga	10^9
兆	M	mega	10^6
千	k	kilo	10^3
百	h	hecto	10^2
十	da	deca	10^1
分	d	deci	10^{-1}
厘	c	centi	10^{-2}
毫	m	milli	10^{-3}
微	μ	micro	10^{-6}
纳［诺］	n	nano	10^{-9}
皮［可］	p	pico	10^{-12}
飞［母托］	f	femto	10^{-15}
阿［托］	a	atto	10^{-18}

六、具有专门名称的国际制导出单位（表附 1-6）

表附 1-6　具有专门名称的国际制导出单位表

p 物理量	单位名称		单位代号		其他国际单位制表示关系式	用国际制基本单位制表示的关系式
	中文	国际	中文	国际		
频率	赫兹	hertz	赫	Hz		s^{-1}
力	牛顿	newton	牛	N		$m \cdot kg \cdot s^{-2}$
压力、压强、应力	帕斯卡	pascal	帕	Pa	N/m^2	$m^{-1} \cdot kg \cdot s^{-2}$
功、能量、热量	焦耳	joule	焦	J	$N \cdot m$	$m^2 \cdot kg \cdot s^{-2}$
功率、辐射通量	瓦特	watt	瓦	w	J/s	$m^2 \cdot kg \cdot s^{-3}$
电量、电荷	库仑	coulomb	库	C		$A \cdot s$
电位、电压、电动势	伏特	volt	伏	V	W/A	$m^2 \cdot kg \cdot s^{-3} \cdot A^{-1}$
电容	法拉	farad	法	F	C/V	$m^{-2} \cdot kg^{-1} \cdot s^4 \cdot A^2$
电阻	欧姆	ohm	欧	Ω	V/A	$m^2 \cdot kg \cdot s^{-3} \cdot A^{-2}$
电导	西门子	Siemens	西	S	A/V	$m^{-2} \cdot kg^{-1} \cdot s^3 \cdot A^2$
磁通量	韦伯	weber	韦	Wb	$V \cdot s$	$m^2 \cdot kg \cdot s^{-2} \cdot A^{-1}$
磁感应强度	特斯拉	tesla	特	T	Wb/m^2	$kg \cdot s^{-2} \cdot A^{-1}$
电感	亨利	henry	亨	H	Wb/A	$m^2 \cdot kg \cdot s^{-2} \cdot A^{-2}$
光通量	流明	lumen	流	lm		$cd \cdot sr$
光照度	勒克斯	lux	勒	lx	Im/m^2	$m^{-2} \cdot cd \cdot sr$

续表

p 物理量	单位名称		单位代号		其他国际单位制表示关系式	用国际制基本单位制表示的关系式
	中文	国际	中文	国际		
放射性强度	贝科勒尔	becquerel	贝可	Bq		s^{-1}
吸收剂量	戈瑞	gray	戈	Gy	J/kg	$m^2 \cdot s^{-2}$
粘滞系数	帕斯卡秒		帕·秒	Pa·s		$m^{-1} \cdot kg \cdot s^{-1}$
力矩	牛顿米		牛·米	N·m		$m^2 \cdot kg \cdot s^{-2}$
表面张力	牛顿每米		牛/米	N/m		$kg \cdot s^{-2}$
热容、熵	焦耳每开尔文		焦/开	J/K		$m^2 \cdot kg \cdot s^{-2} \cdot K^{-1}$
比能	焦耳每千克		焦/千克	J/kg		$m^2 \cdot S^{-2}$
导热系数	瓦特每米开尔文		瓦/(米·开)	W/(m·K)		$m^2 \cdot kg \cdot s^{-3} \cdot K^{-1}$
能量密度	焦耳每立方米		焦/米³	J/m³		$m^{-1} \cdot kg \cdot s^{-2}$
电场强度	伏特每米		伏/米	V/m		$m \cdot kg \cdot s^{-3} \cdot A^{-1}$
介电常量	法拉每米		法/米	F/m		$m^{-3} \cdot kg^{-1} \cdot s^4 \cdot A^2$
磁导率	亨利每米		亨/米	H/m		$m \cdot kg \cdot s^{-2} \cdot A^{-2}$

七、希腊字母表(表附 1-7)

表附 1-7 希腊字母表

序号	大写	小写	英文注音	国际音标注音	中文读音	意义
1	A	α	alpha	a:lf	阿尔法	角度;系数
2	B	β	beta	bet	贝塔	磁通系数;角度;系数
3	Γ	γ	gamma	ga:m	伽马	电导系数(小写)
4	Δ	δ	delta	delt	德尔塔	变动;密度;屈光度
5	E	ε	epsilon	ep`silon	伊普西龙	对数之基数
6	Z	ζ	zeta	zat	截塔	系数;方位角;阻抗;相对黏度;原子序数
7	H	η	eta	eit	艾塔	磁滞系数;效率(小写)
8	Θ	θ	thet	θit	西塔	温度;相位角
9	I	ι	iot	aiot	约塔	微小,一点儿
10	K	κ	kappa	kap	卡帕	介质常数
11	Λ	λ	lambda	lambd	兰布达	波长(小写);体积
12	M	μ	mu	mju	缪	磁导系数微(千分之一)放大因数(小写)
13	N	ν	nu	nju	纽	磁阻系数
14	Ξ	ξ	xi	ksi	克西	
15	O	o	omicron	omik`ron	奥密克戎	
16	Π	π	pi	pai	派	圆周率=圆周÷直径=3.14159 26535 89793
17	P	ρ	rho	rou	肉	电阻系数(小写)

续表

序号	大写	小写	英文注音	国际音标注音	中文读音	意义
18	Σ	σ	sigma	ˈsigma	西格马	总和(大写),表面密度;跨导(小写)
19	T	τ	tau	tau	套	时间常数
20	Y	υ	upsilon	jupˈsilon	宇普西龙	位移
21	Φ	φ	phi	fai	佛爱	磁通;角
22	X	χ	chi	phai	西	
23	Ψ	ψ	psi	psai	普西	角速;介质电通量(静电力线);角
24	Ω	ω	omega	oˈmiga	欧米伽	欧姆(大写);角速(小写);角

八、与国际单位制并用的一些单位(表附 1-8)

表附 1-8　与国际单位制并用的一些单位

量的名称	单位名称	单位符号	与 SI 单位的关系
时间	分	min	$1\text{min} = 60\text{s}$
	[小]时	h	$1\text{h} = 60\text{min} = 3600\text{s}$
	日,(天)	d	$1\text{d} = 24\text{h} = 86400\text{s}$
[平面]角	度	°	$1° = (\pi/180)\text{rad}$
	[角]分	′	$1′ = (1/60)° = (\pi/10800)\text{rad}$
	[角]秒	″	$1″ = (1/60)′ = (\pi/648000)\text{rad}$
体积,容积	升	L(l)	$1\text{L} = 1\text{dm}^3 = 10^{-3}\text{m}^3$
质量	吨	t	$1\text{t} = 10^3\text{kg}$
	原子质量单位	u	$1\text{u} \approx 1.660540 \times 10^{-27}\text{kg}$
旋转速度	转每分	r/min	$1\text{r/min} = (1/60)\text{s}^{-1}$
长度	海里	n mile	$1\text{n mile} = 1852\text{m}$ (只用于航行)
速度	节	kn	$1\text{kn} = 1\text{n mile/h} = (1852/3600)\text{m/s}$ (只用于航行)
能	电子伏	eV	$1\text{eV} \approx 1.602177 \times 10^{-19}\text{J}$
级差	分贝	dB	
线密度	特[克斯]	tex	$1\text{tex} = 10^{-6}\text{kg/m}$
面积	公顷	hm²	$1\text{hm}^2 = 10^4\text{m}^2$

英中名词对照索引

voxel　体素　292